Abigail Tucker

Was es bedeutet, eine Mutter zu werden

Abigail Tucker

Was es bedeutet, eine Mutter zu werden

Die Superkräfte von Müttern und was die Wissenschaft heute darüber weiß

Aus dem amerikanischen Englisch
von Susanne Reinker

Ullstein

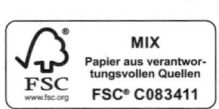

Ullstein Paperback ist ein Verlag der Ullstein Buchverlage
www.ullstein-buchverlage.de

1. Auflage November 2021
© für die deutsche Ausgabe Ullstein Buchverlage GmbH, Berlin, 2021
Die Originalausgabe erschien 2021 unter dem Titel *Mom Genes*
bei Gallery Books/Simon & Schuster, New York
Satz: Pinkuin Satz und Datentechnik, Berlin
Gesetzt aus der Scala OT
Druck und Bindearbeiten: CPI books GmbH, Leck
ISBN 978-3-86493-188-8

Für Ross

Da riefen alle: »Wendy, sei unsere Mutter.«

»Soll ich?«, fragte Wendy strahlend. »Natürlich ist das schrecklich verlockend, aber, versteht ihr, ich bin nur ein kleines Mädchen. Ich habe keine Erfahrung.«

»Macht nichts«, sagte Peter, als wäre er der einzige, der sich auskennt, obwohl er in Wirklichkeit am wenigsten wusste. »Wir brauchen bloß eine nette mütterliche Person.«

»Wisst ihr«, sagte Wendy, »ich habe das Gefühl – genau das bin ich.«

J. M. Barrie, *Peter Pan*

Inhalt

Von Mäusen und Müttern

»Ich fühl mich, als wär mir ein neues Herz gewachsen.«
Das sagte meine beste Freundin an dem Tag zu mir, an dem sie ihre Tochter zur Welt brachte. Damals verdrehte ich innerlich die Augen bei so viel Frischgebackene-Mama-Gesülze. Aber zehn Jahre und drei eigene Kinder später kommt mir Emilys Satz wieder in den Sinn, als ich in einem überfüllten Aufzug zum Forschungszentrum des New Yorker Mount Sinai Hospital stehe. Dort ergründen Kardiologinnen und Kardiologen die Geheimnisse unserer Mutterherzen.

Tausende schwangerer Mütter und Wöchnerinnen landen jährlich wegen plötzlich auftretender, lebensbedrohlicher Herzschwächen in der Notaufnahme. Zu den Symptomen zählen Atemnot und geschwollene Halsvenen. Die Herzen der Mamas schlagen wie wild. Die Ursache dieser »peripartalen Kardiomyopathie«, kurz PPCM, ist unbekannt, obwohl es sich um einen Gesundheits-GAU handelt, der normalerweise auf direktem Wege zu einer Herztransplantation führt. Oder auf den Friedhof.

Und doch hat das Schicksal mit frischgebackenen Müttern etwas anderes vor. Bei ungefähr der Hälfte von ihnen kommt es zu einer spontanen Zustandsverbesserung und damit zur proportional höchsten Heilungsrate bei dieser Krankheit.[1] Einige Mamaherzen sind schon nach zwei Wochen quasi wieder so gut wie neu.[2] Normalerweise erholt sich Herzgewebe längst nicht so schnell, aber Mütter sind offenbar in der Lage, so einfach neue Herzzellen sprießen zu lassen wie Eidechsen einen neuen Schwanz.

Im Forschungszentrum des Mount Sinai Hospital arbeitet die Kardiologin Hina Chaudhry, die hofft, die Erklärung für dieses

Phänomen gefunden zu haben. Sie und ihr Team lösten bei trächtigen Mäusen zunächst künstlich einen Herzinfarkt aus. Als sie die winzigen Herzen dann unter die Lupe nahmen, entdeckten sie, was sie bereits vermutet hatten: Herzzellen, deren DNA nicht derjenigen der Mausmütter entsprach.

Die mysteriösen Zellen stammen von ihren ungeborenen Mäusebabys. Während der Tragezeit dringen ihre Zellen durch die Plazenta hindurch in den Körper ihrer Mamas und unternehmen fröhlich Spritztouren durch ihre Blutgefäße, bis das Mutterherz gefährlich erhöhte Entzündungswerte aufweist. Woraufhin die Babyzellen umgehend auf Notfalleinsatz umschalten und dem geschädigten Herz zu Hilfe eilen – ganz so wie meine zweitgeborene Tochter mit einem Pflaster angerannt kommt, wenn ich mich beim Parmesanreiben fürs Abendessen am Finger verletzt habe.

»Sie sind von jetzt auf gleich da«, erklärt Dr. Chaudhry. »Sie rasen zum Herz wie Wärmesuchraketen.«

Diese sogenannten fetalen Stammzellen vermehren sich in der Herzgegend der Mutter, entwickeln sich zunächst zu winzigen blutgefäßartigen Röhrchen und dann weiter zu etwas, das man getrost als Heiligen Gral der Kardiologie bezeichnen könnte: voll entwickelte Herzmuskelzellen. Seit Jahrzehnten beißen sich einschlägige Spezialisten die Zähne daran aus, sie im Reagenzglas nachzuzüchten. Diese Zellen sind es, die den lädierten Mutterherzen zur schnellen Genesung verhelfen.

»Ich fühl mich, als wär mir ein neues Herz gewachsen.«

Auf ihrem Computerbildschirm zeigt Dr. Chaudhry mir stark vergrößerte Videoaufnahmen von ausgebüchsten Mausbaby-Stammzellen in einer Petrischale. Sie sind mit einem grün fluoreszierenden Protein markiert worden und sehen aus wie frische grüne Erbsen in grauer Sauce.

Als sie auf *Play* klickt, beginnen die Erbsen zu zucken, zu pulsieren. Kurz bilde ich mir ein, sie sogar zu hören. *Ga-gung, ga-gung.* Wie damals Patrick Swayze in *Dirty Dancing.* Ich kneife die Augen zusammen, um es besser erkennen zu können. Warum um alles in der Welt, frage ich die Forscherin, hüpfen die Stammzellen so wild herum?

Dr. Chaudhry grinst. »Sie schlagen.«

Es ist nicht nur das Herz. Der Körper einer Mutter ist wie ihr Wohnzimmer, überall liegen die Sachen ihrer lieben Kleinen herum. Wissenschaftler*innen finden fetale Stammzellen an den unfassbarsten Stellen, genau wie ich irgendjemandes Schienbeinschoner hinter dem Fernseher finde oder eine Kindertiara im Wäschekorb. Unsere Kinder besetzen unsere Lungen, Nieren und Schilddrüsen, unsere Milz und unsere Haut. Ihre Zellen machen es sich in unserem Knochenmark und in unseren Brüsten gemütlich.

Und oft bleiben sie für immer. Forschende entdeckten schon wanderlustige fetale Stammzellen im Gewebe verstorbener alter Damen, deren letztgeborene Söhne heute Männer mittleren Alters sind. In den Körpern von Leihmüttern finden sich noch lange nach der Geburt überall Gene der Nachkommenschaft völlig fremder Menschen.

Die Wissenschaft bezeichnet dieses Phänomen als »fetalen Mikrochimärismus« – »Mikro«, weil es sich normalerweise nur um winzige Zellmengen handelt.

Eine »Chimäre« wiederum ist ein merkwürdiges Monster aus der griechischen Mythologie. Ein Mix aus verschiedenen, eigentlich ganz normalen Tieren, der ein völlig neues Wesen ergibt.

Gedankenversunken starre ich auf das Foto einer Bronzeskulptur auf meinem Bildschirm. So haben sich die alten Griechen also eine Chimäre vorstellt: Ziegenbeine, Löwenherz, Drachenflügel. Und Feueratem aus den Nüstern eines der insgesamt drei Köpfe.

Das ist kein Monster, denke ich. *Das bin ich, und zwar fast jeden Morgen. Das ist ganz eindeutig eine Mutter.*

Obwohl fetaler Mikrochimärismus aus evolutionsbiologischer Sicht nichts Neues ist und bei Säugetiermüttern von Kühen bis Katzen vorkommt, wird dieses Phänomen erst seit Kurzem wissenschaftlich erforscht. Und bei der Mütterforschung sieht es kaum anders aus, obwohl derzeit gut und gerne zwei Milliarden von uns diesen Planeten bevölkern.[3] Genau genommen sind wir sogar noch viel mehr, weil Mikrochimärismus auch in die umgekehrte Richtung funktioniert: Mütterliche Rumtreiberzellen verschaffen sich Zugang zu den Körpern ihres Nachwuchses und leben dort weiter. Deshalb sind ein paar Zellen einer meiner besten Freundinnen, die vor drei Jahren an Krebs starb, derzeit in der zweiten Klasse.

Weltweit werden über neunzig Prozent aller Frauen zu Müttern.[4] Doch bis vor gar nicht allzu langer Zeit interessierten sich Wissenschaftler*innen, vor allem Vertreter so bahnbrechender Bereiche wie den Neurowissenschaften, höchstens am Rande für das, was so alles in uns vorgeht. Von mir aus können Sie jetzt mit dem Finger auf die historisch gewachsenen Macho-Strukturen des wissenschaftlichen Establishments zeigen. Einige Intellektuelle verorten den Ursprung dieses Desinteresses sogar bei Charles Darwin, der mutterlos aufwuchs und jedweden Gedanken an unsereins vermutlich nicht ertragen konnte, der arme Kerl. Jedenfalls haben die *National Institutes of Health*, die wichtigste Behörde der USA für biomedizinische Forschung, bis 2014 gebraucht, um die »übermäßige Konzentration auf männliche Tiere und Zellen« zuzugeben und weibliche Lebensformen (gelegentlich sogar Mütter) hochoffiziell in ihre Forschungsarbeit zu integrieren.[5]

Ein weiteres altbekanntes Problem der Mütterforschung ist die Tatsache, dass die wenigen überhaupt existierenden Ansätze oft nichts anderes sind als verkappte Säuglingsforschung. Schließlich sind Babys als Abbild der Menschheit eine ganze Ecke niedlicher, völlig unbeeinflusst von so lästigen Variablen wie Persönlichkeit und kultureller Prägung und außerdem mit ein paar Crackern als Lohn für ihren Zeitaufwand völlig zufrieden (schon kapiert, Leute). Im Vergleich zu ihrem sich rasend schnell weiterentwickelnden Nachwuchs stehen Mütter in dem Ruf, langweilig und durchschaubar zu sein und damit alles andere als ein Nährboden für sexy Hypothesen. In der Natur verwechseln manche Tiere, etwa Walbabys, ihre Mütter mit Bojen und sonstigen großen, runden, unbelebten Objekten. Wissenschaftler erliegen offenbar ähnlichen Trugschlüssen.

Doch nun ist es endlich so weit: Immer mehr Akademiker, unter ihnen viele junge Frauen, widmen sich der Mütterforschung.[6] Sie befestigen winzige Beobachtungskameras auf Babyköpfen und nähen Knopfmikrofone in Strampler.[7] Ihr megamodernes Forschungsinstrumentarium umfasst die Basics eines jeden Mutterlebens: Fotoalben, Froot Loops, Kinderknete. Und langsam entdeckt die Wissenschaft, dass auch die Mütter selbst gar nicht so langweilig sind. Möglicherweise sind wir sogar vielschichtiger und faszinierender, als alle immer dachten.

Genau das ist an Dr. Chaudhrys Herzforschung so bemerkenswert: Sie ist der unwiderlegbare Beweis dafür, dass Mütter oft genug völlig anders aussehen als der Rest der Menschheit. Jedenfalls, wenn man genau hinschaut.

Derweil versuchen Wissenschaftler*innen weiterhin zu ergründen, warum das so ist und welche Folgen es für die Mütter hat. Denn Dr. Chaudhry und ihr Team hoffen zwar,[8] dass ihre Mikrochimärismus-Forschung letztlich zu einer Vielzahl vielversprechender Therapieansätze für Herzkrankheiten führt, von denen weltweit viele Menschen betroffen sind. Aber noch weiß niemand, was genau die Babyzellen in den Körpern ihrer Mamas so alles anstellen.

Immerhin besteht die Hoffnung, dass sie im Wesentlichen Gutes tun. »So läuft das in der Evolutionsbiologie«, sagt Dr. Chaudhry,[9] die ihre erste Studie über Mikrochimärismus bereits 2012 veröffentlichte. »Der Fötus ist biologisch so angelegt, dass er die Mutter schützt«, sprich den Organismus, von dem sein Überleben abhängt.

Tatsächlich halten sich die fetalen Zellen im Wesentlichen brav an die Musterkindnummer, ganz so, als wäre demnächst das Taschengeld fällig. Sie können nicht nur angegriffene Mütterherzen flicken, sondern auch Fleischwunden – mein Kaiserschnitt wird mit ihrer Hilfe vermutlich schneller zusammenwachsen –, und ganz allgemein leisten sie uns Beistand bei einem Haufen schwerer Erkrankungen. So wurden im Rahmen einer niederländischen Langzeitstudie 190 Mütter im Alter zwischen fünfzig und siebzig Jahren über zehn Jahre regelmäßig untersucht.[10] Teilnehmerinnen, in deren Körper sich noch ein paar Zellen ihrer Kinder fanden, waren vor so gut wie jeder lebensbedrohlichen Krankheit besser geschützt. Es wird sogar vermutet, dass solche Wanderzellen den Alterungsprozess verlangsamen, ganz ohne 300-Dollar-Beauty-Seren.

In einem berühmt gewordenen Fall stellten die Ärzte fest, dass ein paar übrig gebliebene Sohnemannzellen in der ruinierten Leber seiner Mutter einen komplett neuen Leberlappen hatten wachsen lassen.[11] (Dieser Fall ist vor allem deshalb bemerkenswert, weil die betreffende Mutter gar kein Kind zur Welt gebracht hatte. Ihr Sohn war nicht geboren, sondern abgetrieben worden, seine Zellen lebten aber in ihr weiter.)

Manchmal machen die Zellen unserer Babys allerdings auch ziemliche Dummheiten. Wer Kindern schon mal beim Verkleiden zugeschaut hat, kann sich prima vorstellen, dass es unklug wäre, den lieben Kleinen auch bei der Umgestaltung des menschlichen Körpers immer wieder bereitwillig freie Hand zu lassen. Gierige Babyzellen – okay, eigentlich sind Zellen bloß geistlose Einheiten, aber sogar Wissenschaftler*innen neigen dazu, sie sprachlich zu vermenschlichen, wenn es sich um Kinderzellen handelt – können mit bestimmten Krebsarten, insbesondere Brustkrebs, in der subversiven Absicht kooperieren, Mamas Milchproduktion in die Höhe schießen zu lassen. Sie können auch unsere Schilddrüse überschwemmen, um unsere Körpertemperatur anzuheizen, damit sie es kuschelig warm haben. Schön für sie. Uns bescheren sie damit allerdings diverse Stoffwechselprobleme.

Trotz der süßen Muppet-Show-Stimmchen unserer Knirpse spricht also einiges dafür, dass wir *ihre* Marionetten sind und sie möglicherweise etwas unsanft mit uns umgehen. (Einige Evolutionsbiologen vermuten sogar, dass im Falle mehrerer Geburten die jeweiligen Babyzellen einander im Mutterleib bekriegen. Ganz ehrlich: Meinen drei Kids würde ich das durchaus zutrauen.)

Dass Kinder zu süßem Verrat fähig sind, weiß jede Mutter, die schon mal erlebt hat, wie sie liebevoll Konfetti für Mamas Geburtstag fabrizieren und einen Moment später mal eben kurz die Spülmaschine außer Gefecht setzen.[12] Aus diesem Grund habe ich ganz genau hingeschaut, als ich erfuhr, dass es auch in Müttergehirnen Hinweise auf Mikrochimärismus gibt. Bedeutet das etwa, dass Undercover-Babyzellen in meinem Kopf die Erklärung für die verwirrenden Veränderungen sind, die ich in den letzten zehn Jahren verspürt habe: meine plötzliche Begeisterung für samtige Bäckchen, meerblaue Augen, tiefe Grübchen und sinnfreies Krähen? Und dieses hartnäckige geistige Wegdriften von den präzisesten Plänen? Die Überlagerung meines bisherigen durch ein anderes Ich?

So, wie es aussieht, spielen sich sogar noch viel seltsamere Dinge in Müttergehirnen und -gemütern ab. Genau darum geht es in diesem Buch.

Über die harten wissenschaftlichen Fakten hinter dem so weich klingenden Mutterinstinkt dachte ich erstmals nach, als ich vor einigen Jahren das berühmte Präriewühlmaus-Forschungszentrum der Emory University, Atlanta, besuchte. Der wissenschaftliche Leiter Larry Young erklärte mir damals, dass diese Tierart aufgrund einer Besonderheit ihres Botenstoffsystems zur lebenslangen Paarbildung in der Lage ist. Dieses greift offenbar auf eine der ältesten und grundlegendsten Säugetiereigenschaften zurück: den mutterspezifischen neuronalen Schaltkreis, der aktiviert wird, wenn Säugetierweibchen Nachwuchs bekommen.

Obwohl ich damals schon mein zweites Kind erwartete, hatte ich bis dato immer gedacht – oder möglicherweise einfach glauben *wollen* –, dass Mutterschaft eine selbst gewählte Lebensform ist und nicht etwa eine biologische Kategorie, eine Bezeichnung und kein Seinszustand und letztlich nichts anderes als eine der vielen Kopfbedeckungen, die ich manchmal je nach Laune aufsetze – im Gegensatz zu meinem Kopf selbst und all seinen teuer erworbenen Inhalten. Aber so wie mir Professor Young seinerzeit in Atlanta Mutterschaft beschrieb, handelte es sich dabei offenbar um eine unmerkliche und bisher kaum erforschte Zellen-Revolution, an deren Ende der Totalumbau des weiblichen Gehirns steht.

Hmmm ... kann schon sein. In den letzten Jahren war ich tatsächlich ziemlich neben der Spur gewesen mit meinen zwei Schwangerschaften plus Vollzeitjob als Journalistin für eine Zeitschrift. Ich war oft zerstreut; anstatt sich zu konzentrieren, zog mein Gehirn einzelne Gedanken hervor und warf sie gleich wieder weg, so ähnlich wie meine Hände das mit den Babyfeuchttüchern machten.

Sobald ich wieder ein bisschen mehr Schlaf bekomme, ist der Spuk bestimmt vorbei, dachte ich. Dann läuft mein Gehirn doch locker wieder zu seiner alten Hochform auf, genau wie mein Körper wieder problemlos in die Vor-Schwangerschafts-Jeans passt (so meine naive Hoffnung), die im untersten Kleiderschrankregal zwischengelagert waren, gerade mal eine Armlänge entfernt – und trotzdem völlig außer Reichweite. Bis zu jenem Tag in Atlanta hatte ich mir wesentlich mehr Gedanken über meine alten Jeans gemacht als über mein neues Gehirn.

Dieser oberflächliche Blickwinkel ist nur zu verständlich. Denn allein schon die sichtbaren Veränderungen, die das Muttersein nach sich zieht, geben mir reichlich Grund zum Grübeln, auch wenn ich nicht gerade mit Piratenstickern beklebt bin. Im Laufe dreier Schwangerschaften habe ich über 45 Kilo zu- und anschließend ... nicht ganz wieder abgenommen. (Wobei, es könnte schlimmer sein: Tragende Blauwale nehmen über 45 000 Kilo zu.) Mein Bauch ist bedeckt von blitzförmigen Schwangerschaftsstreifen.

Während einer Schwangerschaft ist unser gesamter Körper quasi im Fluss. Muttermale werden dunkler, die Stimme fällt eine

Oktave tiefer. (Die Schauspielerin und Sängerin Kristen Bell war während der Tonaufnahmen für *Die Eiskönigin* schwanger, der Soundtrack hätte also stellenweise noch wesentlich schriller ausfallen können). Die Nase weitet sich, das Fußgewölbe flacht ab, und die Zehennägel lösen sich. Manchmal wechselt das Haar seine Farbe oder wird lockig. Nicht auszuschließen, dass wir rülpsen müssen, als hätten wir einen Tornado verschluckt. Vielleicht produziert die Leber so viel Gallenflüssigkeit, dass ein bisschen davon in Blut und Gewebe gerät und uns einen teuflischen Juckreiz beschert. Und wegen unserer erhöhten Körpertemperatur und CO_2-Emission werden wir nachweislich zum Leckerbissen für Mücken.

Diese Spielarten der Ganzkörper-Revision von Müttern sind keine Peanuts. Serena Williams ist ihretwegen an der Qualifikation für die French Open gescheitert, Beyoncé konnte deshalb nicht beim Kultfestival Coachella auftreten – insgesamt können die Folgen sehr, sehr lange andauern. Manchmal für immer. In einer wissenschaftlichen Arbeit wurde der körperliche Wandel durch Mutterschaft fast karikaturartig fies beschrieben, »erhöhter Bauchumfang bei vermindertem Oberschenkelumfang« hieß es da.[13] Als wären wir alle per Mamamorphose von sexy Mädels zu schwabbeligen, schlampigen *Mom bods* geworden. Obendrein stellt sich gerade heraus, dass an dem alten Sprichwort »Jedes Kind kostet die Mutter einen Zahn« tatsächlich etwas dran sein könnte[14] – im Vergleich zu kinderlosen Frauen ihrer Altersgruppe haben Mütter ein erhöhtes Risiko für Zahnausfall, sei es nun wegen ihrer geplünderten Kalziumspeicher oder einfach nur wegen all der Zahnarzttermine, die sie in letzter Sekunde absagen mussten. Ältere Mütter leiden eher an Gangstörungen. Immerhin gibt es für Mamas, die gestillt haben, auch etwas Positives zu vermelden: Sie haben ein geringeres Schlaganfallrisiko.

Und diese einschneidenden Veränderungen sind noch gar nichts im Vergleich zu dem, was so alles in den Gehirnen von Müttern passiert.

Die gute Nachricht zuerst: Die zahnlosen Mütterchen, von denen gerade die Rede war, können sich möglicherweise erstaunlich gut gegen Alzheimer zur Wehr setzen.[15] Eine kürzlich durchgeführte Studie mit 14 000 Frauen deutet jedenfalls darauf hin, dass das Risiko, an Demenz zu erkranken, bei Müttern mit drei und mehr Kindern zwölf Prozent geringer ist.

Kommen wir zu den weniger guten Nachrichten für die Mamagehirne: Zahlreiche rätselhafte bis gefährliche psychische Probleme können unsereins heimsuchen, insbesondere während der Übergangsphase in den Muttermodus. So etwa der Babyblues. Für über die Hälfte der Betroffenen ist er kein großes Thema, aber bei etwa zwanzig Prozent entwickelt er sich zu einer waschechten postpartalen Depression.[16] Die Wissenschaft hat bisher nicht ergründen können, warum das so ist. Zudem sind nicht nur Wöchnerinnen betroffen; noch Jahre später haben Mütter ein erhöhtes Depressionsrisiko. Gut möglich, dass schwangerschaftsbedingte körperliche Prozesse der lang gesuchte Grund dafür sind, dass Mütter überproportional häufig an psychischen Störungen leiden. So ist für sie beispielsweise die Gefahr, an einer bipolaren Störung zu erkranken, im ersten Monat nach der Geburt 23-mal höher als im Rest ihres Lebens.[17]

Das alles sind ziemlich deutliche Anzeichen dafür, dass die Veränderungen in unseren Köpfen genauso extrem ausfallen wie die eher unliebsamen Veränderungen unseres äußeren Erscheinungsbilds. Während der Geburt dürfen Mamas Neuronen sich mit coolen Hormonen und Botenstoffen bedröhnen, wodurch ein paar ihrer Gene ein- oder ausgeschaltet werden. All das löst im Gehirn Wandel und Wachstum aus. Innerhalb von gerade mal ein paar Monaten werden unsere grauen Zellen einer radikalen Modernisierung unterzogen, die jede Realityshow über den Einsatz von Renovierungsprofis in Altbauwohnungen in den Schatten stellt. Die Folge: Plötzlich ändert sich unser Blick auf die Welt. Unsere Wahrnehmung eigentlich banaler Dinge – die Farbe Rot, der Geruch eines winzigen Hemdchens, das Gesicht einer fremden Person – ändert sich auf ziemlich seltsame Weise. Auf einmal ist ein Kinderlächeln für uns das A und O. Unsere ursprüngliche Bedürfnisskala wird vollkommen neu justiert.

Der wichtigste Wandel, den das Muttersein mit sich bringt, hat also nichts damit zu tun, wie wir aussehen. Sondern wie wir *sehen*.

Entführt, gehackt, umprogrammiert, umfunktioniert oder sonst wie mit einer neuen Identität versehen – es ist kein Zufall, dass dieser Grundgedanke filmische Dystopien über Frauen prägt, von *Die Frauen von Stepford* bis *The Handmaid's Tale*.

Bei dem einen oder anderen Glas »Schwarzwein« (für meine Töchter das Gegenteil von Weißwein) habe ich nächtelang am Küchentisch darüber nachgedacht, wie es ist, »eine neue Dame« zu werden – so haben die Kids mich getauft, nachdem ich mich mal darüber beschwert hatte, als »alte Dame« bezeichnet zu werden. Ich bin zu dem Schluss gekommen, dass das Ganze eigentlich recht erfrischend ist.

Seit ich beim Arzt zum ersten Mal den Herzschlag eines anderen Wesens in mir hörte, verfalle ich in eine Art Mamarausch, wenn ich an die sechs leuchtenden Augen meiner Kinder denke oder mir nach einer unseligen Rutschbahnfahrt meiner Tochter das Röntgenbild ihres Sprungbeins anschaue. *Diese Menschlein sind in meinem Bauch gewachsen.* Ein denkbar seltsamer Gedanke; da scheint es fast normaler, mir vorzustellen, wie ich mich selbst zur Welt bringe.

Was eigentlich eine ziemlich treffende Vorstellung von dem ist, was Mütter im Grunde tun. Die Veränderungen, die durch das Muttersein ausgelöst werden, sind so einzigartig und extrem, dass Forschende inzwischen sogar Begriffe auf uns anwenden, mit denen sie früher ausschließlich unsere stärksten Konkurrenten im Wettbewerb um wissenschaftliche Erforschung ehrten: unsere Babys. Denn tatsächlich sind Mütter das genaue Gegenteil von »langweilig und durchschaubar«. Wir stehen nicht für Sackgassen, sondern für Neuanfänge. In Psychologenjargon übersetzt: Mütter befinden sich »in kontinuierlicher Entwicklung«.

Ist »Mutterinstinkt« das richtige Wort, um die besondere Form von Verstand und Gefühl zu bezeichnen, die durch diese gefühlte Wiedergeburt von Müttern durch ihre Kinder entsteht? Heutzutage ist *Instinct* ein Herrenparfum von Giorgio Armani, kein wissenschaftliches Schlagwort. Forschende glauben nicht an Instinkte, so was tun nur Jedi-Ritter.

Vor hundert Jahren und sogar noch bis vor Kurzem ließen die *New York Times* und andere Zeitungen sich über »typisch weibliche« Fehltritte und Missetaten aus, wie beispielsweise über den bedauerlichen Modegeschmack von Hula-Tänzerinnen, über »alte Vetteln«, die Müttern ihre Babys stehlen (= »frustrierter« Mutterinstinkt) und Mütter, die Mann und Kinder im Stich lassen (= skandalöses Fehlen selbigen Instinkts).[18] Das war auch die Zeit, in der Mütter in einem Atemzug ihre Babys und ihre besten Zuchtsauen zu einschlägigen Wettbewerben von Jahrmarkt-Leistungsschauen anmeldeten und das Radio einschalteten, wenn das amerikanische Landwirtschaftsministerium seine beliebte Rezeptsendung für Farmersfrauen ausstrahlte.

Und trotzdem mag ich das I-Wort. Und viele Wissenschaftler*innen stören sich letztlich nicht daran, vor allem weil es ein »Kann-ich-mir-was-drunter-vorstellen«-Begriff ist, mit dem Frauen sich noch immer identifizieren können und ihn entsprechend verwenden. (Mal ganz abgesehen davon, dass ich wahrscheinlich nicht von »Frauen« spräche, wenn es nach dem Sprachgeschmack der Forscher ginge, sondern von »maternalem Substrat mit Reproduktionspotenzial«.) Außerdem bereitet es mir eine gewisse Genugtuung, neueste Forschungsergebnisse mit dem Hype zu verknüpfen, den die amerikanische Schauspielerin und Autorin Mindy Kaling online über ihren neu erwachten »Wahnsinnsmutterinstinkt« verbreitet – denn Frauen wissen nun mal eindeutig, wovon sie reden.[19] Mutterinstinkte sind real und mächtig, ein komplexes Gefühls- und Handlungsgeflecht, das mehr oder weniger auf einen Schlag die Wahrnehmung von und den Umgang mit Babys bestimmt.

Gleichzeitig ist »Instinkt« auch ein ziemlich bedeutungsschwangerer Begriff, wenn ich das mal so sagen darf. Deshalb hier ein kurzer Überblick über alles, was ich damit *nicht* meine. Kinderlose Frauen verwenden oft die Formulierung, sie hätten keinen Mutterinstinkt, als Chiffre dafür, dass sie keine Kinder wollen. In diesem Buch will ich aber (eigentlich) nicht erklären, warum manche Frauen Mutterschaft gar nicht erst planen oder anstreben und ob das nun gut ist oder schlecht. (Obwohl: So etwas hätte mir ziemlich ähnlichgesehen. Vor ein paar Jahren wollte ich mir mit dem Kinderkriegen eigentlich noch Zeit lassen und ließ mich dann nur auf diese abenteuerliche Mutter-Nummer ein, weil mein Mann nicht länger warten wollte). Die bewusste Entscheidung für oder gegen eigene Kinder ist zwar ein interessantes Thema, basiert aber letztlich auf einer Fehleinschätzung, denn diese Entscheidungsfreiheit hat einzig und allein der Homo sapiens, und das noch gar nicht so lange. Weibliche Säugetiere »wollen« ganz allgemein keinen Nachwuchs. Sie wollen Sex. Nachwuchs ist nur die logische Folge. Darüber hinaus kann man sich bei diesem Thema nicht immer darauf verlassen, dass Mütter hier die Wahrheit sagen. Einer im letzten Jahr veröffentliche Studie zufolge sind viele Menschenmamas so dermaßen von Babyliebe überwältigt,[20] dass sie zufällige Schwangerschaften im Nachhinein auch schon mal als gewollt darstellen.

Deshalb interessiere ich mich wesentlich mehr dafür, wie weibliche Wesen – Menschen wie Tiere – sich mit dem Beginn der Schwangerschaft verändern. Denn genau an diesem Punkt nimmt die Entstehung der zukünftigen Mutter ihren Lauf, die neue Mamamentalität entfaltet sich, und der bisherige Masterplan für die Zukunft, wenn es jemals einen gab, fliegt aus dem Fenster wie ein Kaugummi auf der Fahrt zum Schwimmunterricht.

Die andere »instinktive« Fehleinschätzung, die ich vom Tisch haben will, ist der Glaube, Menschenmütter wüssten auf magische Weise von Anfang an, wie Muttersein funktioniert. Dazu später viel mehr, hier vorab nur eines: Wir wissen es *nicht*. Wenn ich von Mutterinstinkten spreche, meine ich einen veränderten Bewusstseinszustand, ein neues Repertoire an Sinneswahrnehmungen, Gefühlen und Impulsen – und nicht etwa eine Art inneres Handbuch für die perfekte Mutter.

Was ich hingegen wirklich faszinierend finde, sind zwei große Fragen, die dieses neue, mysteriöse Mutterrepertoire aufwirft. Erstens: Wie und warum sind Mütter anders als andere Menschen – und gleichzeitig allen möglichen Säugetiermüttern so ähnlich? Quer durch die gesamte Säugetierfamilie, von Hamster- über Wallaby- bis Menschenmama existieren erstaunliche, weit zurückreichende Parallelen. Und obwohl diese Ähnlichkeit zwischen uns und unseren pelztragenden Cousinen manchmal verwirrend ist, ist sie letztlich ein Segen, denn Wissenschaftler*innen dürfen uns zwar nicht sezieren, wohl aber unsere tierischen Verwandten. So haben Studien an Schafen und Mäusen vieles von dem zutage gefördert, was wir heute über unsereins wissen.

Zweitens: Wenn wir unseren Säugetiercousinen so ähneln – warum unterscheiden Menschenmütter sich dann so enorm voneinander? Genau wie die Geschehnisse im Geburtskanal nehmen nämlich auch Mamastorys gelegentlich eine überraschende Wendung. Da reicht bereits ein Blick auf einschlägige Bezeichnungen: In Japan schwingen megaengagierte »Monstermütter« das Zepter, die »Rabenmütter« in Deutschland haben nur die eigene Karriere im Blick. Es gibt »späte« Mütter (um einen französischen Euphemismus zu verwenden) und »alleinerziehende« Mütter. Australische »Murfers«, eine Kombination aus Mutter und Surferin, stehen lieber auf dem Brett als an der Wiege.[21] Und in den USA rangeln unterschiedlichste Mamaspezies um die vorderen Plätze: Vollzeitmütter, Homeoffice-Mütter, Office-Mütter, Freilauf- oder Helikoptermütter, Fläschchen- oder Brustbefürworterinnen, Mitschläferinnen und Schreien-Lasserinnen, Lego- oder Playmobil-Fans.

Einige Wissenschaftler sind inzwischen der Überzeugung, das Geheimnis unserer Unterschiedlichkeit liege im spezifischen Genom jeder Mutter verborgen. Was sich allerdings erst belegen ließe, wenn wir Glückskeks-mäßig einfach unser Innerstes aufbrechen und mal reinschauen könnten. Unabhängig davon hängt der Wandel vom Frau- zum Muttersein, wie wir noch sehen werden, von zahllosen, teilweise kuriosen Lebensumständen ab, etwa davon, ob frau schon mal Babysitterin war, Oboenunterricht hatte oder zu viel Fast Food gegessen hat. Und auch davon, wer sie geliebt hat.

Für die lästige Angewohnheit, uns von oben herab die Welt zu erklären, haben Männer zur Strafe ein eigenes Wort bekommen: *Mansplaining*. Ich für meinen Teil möchte hier nicht *MOMsplaining* betreiben, sondern mit Ihnen zusammen herausfinden, was Mütter voneinander trennt und was sie verbindet. Ich möchte mit eigenen Augen die Kräfte beobachten (ob nun unter dem Mikroskop oder in einem Affenfreigehege), die auf uns alle einwirken. Ich will wissen, wer und was genau dahintersteckt, wenn wir das Kind schaukeln.

Nun ist Mamabiologie ja vielleicht einfach nicht Ihr Ding. Vielleicht teilen Sie ja die Meinung der »Keine-Kinder-der-Umwelt-zuliebe«-Mittzwanzigerin, die ich neulich im Radio hörte. Sie war sich sicher, alles übers Muttersein zu wissen, weil jemand aus ihrem Basketballteam mal ein Kind bekommen hatte. Vielleicht finden Sie es auch einfach nicht so interessant, dass die Mutterinstinkte nicht nur das Rohmaterial für Paarbindungen und ganz allgemein für die soziale Interaktion von Säugetieren liefern, sondern wahrscheinlich auch ganz verschiedene typisch menschliche Phänomene befeuern, etwa Frauenfreundschaften, Religiosität, Rechtshändigkeit, Altruismus, weibliche Homosexualität, Sprache, Musik, Zwangsstörungen und Heimtierhaltung. Darüber hinaus sind sie womöglich eine der Ursachen dafür, dass das schwache Geschlecht die Männer um Längen schlägt, wenn es darum geht, schlimme Krisen wie Hungersnöte und Epidemien zu überstehen. Und ja: Das gilt sogar für Covid-19 und sonstige Seuchen. (Danke, liebe Ur-Ur-Ur-Uroma!)

Abgesehen davon gibt es auch eine Menge ganz praktischer, sogar machiavellistischer Gründe dafür, die Fakten zu ergründen, die das Muttersein bestimmen. Täglich kommen weltweit zehntausende neuer Mütter hinzu.[22] Die meisten davon in Entwicklungsländern wie dem mamareichen Simbabwe, wo einige Kreißsäle und Entbindungsstationen immer noch die Anzahl der Schmerzensschreie als Rechnungsgrundlage verwenden. Die Geburtenraten in der westlichen Welt legen zwar die Vermutung nahe, dass Muttersein nicht mehr in Mode ist, aber in Wirklichkeit liegen wir immer noch voll im Trend.[23] Wir bekommen weniger Kinder, wir lassen uns mehr Zeit damit, und dennoch gibt es mehr amerikanische Mütter als vor zehn Jahren: Mit Mitte vierzig haben 86 Prozent der Frauen das Gefühl erlebt, wie es ist, »sich selbst zur Welt zu bringen«. Sogar unter den Millennials sind inzwischen jährlich eine Million Mamas.[24]

All das macht Mütter nicht nur zu einer Natur-, sondern auch zu einer Wirtschaftsmacht. Mit siebzig Prozent bilden wir den Löwenanteil des amerikanischen Arbeitsmarkts.[25] Die meisten von uns arbeiten Vollzeit, in vierzig Prozent aller Familien sind wir die Hauptverdienerinnen. Und offenbar sind wir ziemlich gut in dem, was wir da tun, weshalb der Finanzriese Goldman Sachs sogar versucht, frischgebackene Mütter im Team mithilfe transatlantischer Muttermilchtransporte bei der Stange zu halten. Auch der britische Geheimdienst MI6 bemüht sich aktiv darum, Mamaspione anzuwerben – allerdings leider nicht wegen ihres Sex-Appeals, sondern wegen ihrer »emotionalen Intelligenz«.

Marketingfirmen sind eifrig bemüht, unsere Denke zu entschlüsseln,[26] um uns zielgerichtet alles Mögliche anzudrehen, *»From bras to booze«*, wie der Titel eines Seminars lautete. Neuesten Studienergebnissen zufolge klicken Mütter sich schon ab fünf Uhr morgens durch diverse Verbraucherapps und treffen Kaufentscheidungen fünfzehn Prozent schneller als andere Leute.[27] (»Nicht vergessen: Mutterschaft ist Schufterei«,[28] mahnte ein Consultant und riet Unternehmen, gestresste Mütter mit »leicht verdaulicher Information« zu ködern.) Microsoft-Nerds haben sogar einen Algorithmus entwickelt, der Neumütter online identifizieren kann, indem er linguistische Spitzfindigkeiten wie den veränderten Gebrauch unpersönlicher Personalpronomen analysiert.[29]

Und nicht zuletzt sind wir auch eine entscheidende Wählerinnengruppe,[30] denn bei vergangenen Abstimmungen war die weibliche Wahlbeteiligung generell höher als die männliche. Der versteckte Wandel, den das Muttersein mit sich bringt, verändert offenbar manchmal auch unsere politischen Einstellungen – und zwar nicht nur, was die naheliegende Unterstützung dezidiert mütterfreundlicher Politik betrifft. Der mysteriöse Wandel kann auch ganz andere Folgen haben, etwa eine potenziell »positivere Einstellung zum Militär«. Doch derartige Meinungswechsel sind nicht weltweit vergleichbar. Es gibt komplexe Wechselwirkungen zwischen Müttern und den politischen Systemen, in denen sie leben; entsprechend können die Mutterinstinkte für ganz verschiedene politische Strömungen eingespannt werden. Unabhängig davon haben in den USA knapp zwei Dutzend weibliche Abgeordnete minderjährige Kinder, die zu Hause auf sie warten.[31] Will sagen: Ein wachsender Anteil unserer Politikerinnen steht selbst knietief in Windeln und weiß daher, was Sache ist.

Die Aussicht, globale *Mompower* zu einer politischen Kraft zu bündeln, um Müttern weltweit das Leben zu erleichtern, ist ziemlich verlockend. Trotzdem ist es mir bei Weitem wichtiger, herauszufinden, wie jede *Einzelne* von uns aus den Erkenntnissen der neuen Mütterforschung einen Nutzen ziehen könnte.

Angesichts der immer weiter verbreiteten Ansicht, dass Mutterschaft eine Wahlmöglichkeit ist, ein Lebensweg unter vielen, fragen sich immer mehr Frauen, ob sie mit einem Mamadasein wohl glücklich wären. In den USA ist der Rekordanteil älterer und gut ausgebildeter Mütter ein Indiz dafür, dass viele von uns viele Jahre lang im Nichtmuttermodus glücklich und zufrieden waren. So gesehen ist es wahrscheinlich kein Wunder, dass heutzutage die Schwangerschaftsdepressionsrate werdender Mütter fünfzig Prozent höher ist als noch eine Generation zuvor.[32] Ich selbst sage geradeheraus, dass ich noch nie so unglücklich war wie seit meinem Einstieg ins Mutterleben, aber auch noch nie so glücklich.

Die Frage »Werde ich als Mutter glücklich sein?« lässt sich aus wissenschaftlicher Sicht eigentlich nicht beantworten. Gleichwohl enthüllen biologische und anthropologische Studien allmählich die Kräfte, die das Pendel zum Schwingen bringen. Wir sind unzähligen Mächten ausgeliefert, von mikroskopisch klein bis riesengroß, von dem Zeug, das in unseren Zellen vor sich geht, über die Vorurteile ganzer Kulturkreise bis hin zu Krankheiten, die uns aus dem Nichts befallen und uns und unsere lieben Kleinen monatelang von der Außenwelt abschneiden. Es gibt keinen Standardweg durchs Mutterdasein, und in jeder Frau steckt das Potenzial, sich in viele verschiedene Mütter zu verwandeln. Auch ich bin schon viele Mütter gewesen, und die Mütterforschung hat mir geholfen, zu verstehen, wie und warum es zu diesen besten und schlechtesten Versionen meiner selbst kommen konnte.

Genau darin besteht das Paradoxon und das Wunder der Mutterinstinkte. Sie sind gleichzeitig starr und hochflexibel, mächtig und schwach, uralt und ganz modern, allgemeingültig und einzigartig. Wie ich bei meiner sterbenden Freundin gesehen habe, die ihre letzten Tage mit der Kontrolle des Cupcake-Konsums ihrer Tochter und der Zusammenstellung einer schicken Garderobe für ihre nächsten Schuljahre verbrachte, kann noch nicht einmal der Tod die Mutterinstinkte besiegen. Und doch können sie unter bestimmten Umständen geschwächt oder sogar ausgelöscht werden.

Da ist es gut zu wissen, dass sie auch wieder aufgebaut und genährt werden können. Sich intensiv mit diesen Aspekten befassende Forschende gehen davon aus, dass die Entwicklung neuartiger, wirksamerer Medikamente für uns nur noch eine Frage der Zeit ist und dass bei Schwangerschaftsuntersuchungen eines Tages Gehirnscanner ebenso standardmäßig eingesetzt werden wie Blutdruckmesser. Unabhängig davon existieren zahllose nichtmedizinische Möglichkeiten, die Regierungen, Gemeinden, Familienmitglieder und Freund*innen nutzen können, um uns das Muttersein zu erleichtern.

Aber brauchen wir überhaupt Hilfe? Immerhin ist die weibliche Ausgabe des Homo sapiens schon seit zweihunderttausend Jahren im Mamabusiness. Auf gewisse Weise sind heutige Mütter besser ausgerüstet als je zuvor. Wir selbst können entscheiden, wann wir schwanger werden und welche Geburtsmethode verwendet werden soll. Wenn's ganze dicke kommt (beziehungsweise eben nicht), können wir sogar auf eine fremde Gebärmutter zurückgreifen. Wir können kabellos Milch abpumpen und bei genügend sportlichem Ehrgeiz sogar Halbmarathon laufen. Früher wurden Schwangere unter dem Vorwand, sich schonen zu müssen, aus der Öffentlichkeit verbannt – heute können sie schlicht machen, was sie wollen: Nachrichten aus Kriegsgebieten senden, um Olympisches Gold kämpfen, Alpengipfel besteigen, Premierministerin werden oder Vorstandsvorsitzende.

Doch trotz unserer selbstfahrenden Kinderwagen und trendigen Babymonitore mit eingebauter Audiofunktion (damit wir unseren Kleinen jederzeit ein Schlaflied singen können, auch wenn wir gerade am anderen Ende der Welt sind), haben wir längst nicht immer das Sagen. Genau genommen sind wir auch nicht mehr die, die wir mal waren. Dabei ändern wir im Laufe unseres Übergangs in den Muttermodus nicht etwa unsere Einstellungen – sie *werden* schlicht und einfach geändert.

Diese Formulierung erfüllt mich mit Unbehagen, schließlich befinden wir uns im Zeitalter des Individualismus mit all seinen Möglichkeiten, die eigene Persönlichkeit nach Herzenslust auszuleben. Und doch ist die grundlegende Erkenntnis, dass zahlreiche Aspekte des Mutterseins unser Handeln ungefragt und ungebeten verändern und einschränken, der erste Schritt in Richtung einer neuen Selbstbestimmung.

Eine Studie der Princeton University lässt vermuten,[33] dass die allgegenwärtige Müttermisere größtenteils schlicht auf die Diskrepanz zwischen weiblichen Klischeevorstellungen in Sachen Mutterschaft und der nackten Realität zurückzuführen ist, insbesondere im Ausbildungsbereich und am Arbeitsplatz. Sich also weiterhin vorzugaukeln, wir wären immer noch dieselben

– anders ausgedrückt: wir wären so wie alle anderen – und hätten auch nur ansatzweise ein Recht auf das letzte Wort zum Thema, ist extrem kontraproduktiv und sogar gefährlich.

Kann sein, dass einige von uns sich vor diesen unbequemen Wahrheiten am liebsten verkriechen würden, ganz so wie Nashornvogelmamas, die sich und ihre Küken (mithilfe ihrer eigenen Exkremente) in der ersten Zeit in Baumlöchern einkapseln und nur gelegentlich herausschauen, um vom Nashornvogelpapa eine reife Feige entgegenzunehmen.

Was mich betrifft, schaue ich den Tatsachen lieber ins Auge, auch auf die Gefahr hin, dass es ab und an tränt. Sogar wenn mein armes Mutterhirn deswegen am Ende aussieht wie eine Portion Rührei oder Pulled Pork, wie ich insgeheim befürchte. Und wenn schon: Die fundamentale Veränderung meines psychischen wie physischen Schwerpunkts zu begreifen ist für mich der beste Weg nach vorn.

Neulich schrieb eine meiner Töchter mir mit rotem Filzstift aufs Bein, was ich für sie bin. Das macht sie öfters, aber diesmal stand ich über sie gebeugt – und entdeckte etwas ganz Neues: Andersherum gelesen wird aus MOM ... WOW.

Kapitel 1

Mutterinstinkte zwischen Dichtung und Wahrheit

Was durch die Schwangerschaft so alles passiert – und was nicht

»Mama.« Die hartnäckige Tiefschläferin neben mir zeigt keinerlei Reaktion. Schlaftrunken dämmert mir, dass sie ihr Hörgerät herausgenommen hat. Egal. Eigentlich habe ich meine 71-jährige Mutter ja sowieso nur in diesen Schlafraum auf der Rückseite eines windumtosten Schafzuchthofs mitten in Connecticut mitgeschleift, um ein bisschen moralische Unterstützung zu bekommen.

Mom und ich halten heute Abend Wache in dem riesigen windschiefen Stall neben dem Hof, wo wir uns das Lager teilen. Wir beaufsichtigen vierzehn hochträchtige Mutterschafe; einige werden wahrscheinlich noch in dieser eisigen Märznacht ablammen. Alle zwei Stunden sollen wir nach ihnen schauen. Natürlich bin ich beim ersten Weckerklingeln meines Handys aus dem Schlaf hochgeschreckt. Zu Hause habe ich schließlich drei Kinder, die noch immer zu den unmöglichsten Zeiten aufwachen. Einsätze in finsterer Nacht sind mir also wohlvertraut. Meine Mutter ist zwar inzwischen etwas aus der Übung, trotzdem sind wir innerhalb kurzer Zeit bereit.

Die meisten der übernächtigten Freiwilligen kommen hierher in der Hoffnung, früher oder später neugeborene Lämmer mit zartrosa Näschen und knubbligen Knien im Arm halten zu können, doch ich bin wegen der Schafmütter hier. Schafstudien sind nämlich äußerst aufschlussreich für Wissenschaftler*innen, die sich für die Auslöser mütterlicher Verhaltensmuster interessieren, und damit für die ersten Momente des Mutterseins. Schafe sind Herdentiere, deren Nachwuchs schon kurz nach der Geburt von einer riesigen unübersichtlichen Menge Hunderter Tiere verschluckt wird. Entsprechend rasant verläuft die Mutter-Kind-Bindung:[34] Dreißig Prozent der Mutterschafe können ihre Lämmer schon gleich nach der Geburt in der Gruppe identifizieren, alle anderen ziehen innerhalb von vier Stunden nach.

Draußen ist es so kalt, dass die Sterne glänzen wie Tränen.

Es knirscht unter unseren Füßen, als meine Mutter und ich über das verschneite Gras laufen. Wir betreten den stockfinsteren Stall und werden von Wärme und strengem Schafsgeruch eingehüllt. Im Geiste gehe ich noch mal die Notfallmaßnahmen durch, die wir anwenden sollen (die nervenaufreibendste erfordert, Lämmer ohne Lebenszeichen kreisförmig über unseren Köpfen zu schwingen), falls es bei einer Geburt zu Komplikationen kommen sollte und die Verwalterin es nicht rechtzeitig hierherschafft. Man hat uns eine laminierte Broschüre gezeigt, in der die ganzen beängstigenden Knäuelformen abgebildet sind, die die Beinchen von Schafzwillingen und -drillingen unter der Geburt so bilden können. Und einer der Gründe, warum ich bisher nicht gerade gut geschlafen habe, ist die Tatsache, dass das Lady 56 genannte Schaf, das letztes Jahr fünf Lämmer geboren hat, jeden Augenblick niederkommen kann.

Ich atme tief ein und schalte das Licht an.

Nichts. Die Mutterschafe haben sich nicht auf wundersame Weise in Mamas transformiert. Stattdessen malmen sie gleichmütig Heu wie eine Clique kaugummibegeisterter Teenager. »Futtern die wirklich die ganze Nacht?«, flüstert meine Mutter mit einem Unterton von Neid in der Stimme (ich habe nur einen Müsliriegel für sie dabei). Die Schafe sind riesig und sanftmütig; gleichwohl streifen sie mit ihren enormen Bäuchen manchmal ein anderes Muttertier. »Sie haben keine Ahnung, wie enorm rund sie sind«, hatte uns ein Mitarbeiter der Farm gewarnt – eine Einschätzung, die Frauen im letzten Schwangerschaftsdrittel sicherlich nachvollziehen können.

Wir kontrollieren die Schafe auf typische Anzeichen für eine bevorstehende Geburt: hervortretende Augen, gereckte Hälse, geschürzte Lippen. Ich untersuche wollige Hinterteile auf der Suche nach Fruchtblasensäcken (»sieht aus wie eine Wasserbombe, die hinten raushängt«, hatte man uns gesagt) und Schleimpfropfen (»wie ein Rotzhaufen«). Zuvorkommend hebt Lady 56 den Schwanz, als ich vorbeikomme, und heraus fällt ein niedliches Häufchen schokorosinenartiger Köttel. Sie seufzt, dann rülpst sie. Heute Nacht werden die Lämmer nicht mehr kommen, meiner braven Nachtwache zum Trotz.

Doch als ich ein paar Wochen später wieder dort bin, ist der Stall eine völlig andere Welt. Eins nach dem anderen, oder drei nach drei anderen, je nachdem, kamen die Lämmer zur Welt, und jetzt springen sie im Stall herum wie Popcorn in einem heißen Topf.

Und ihre Mütter sind völlig andere Wesen.

Nicht nur, dass sie im Vergleich zum letzten Mal, als sie an schlimmer Blähsucht zu leiden schienen, nun fast lachhaft dünn aussehen. Auch ihr Verhalten hat sich radikal verändert. Ich lasse mich auf einem Heuballen mitten im Getümmel nieder, um ein Euter in Augenschein zu nehmen, und achte nicht auf die schnuckeligen Neuankömmlinge, die an meinen Ellenbögen und an meinem Notizbuch knabbern.

Mit dem schwesterlichen Seit-an-Seit-Mampfen ist es aus und vorbei. Die frischgebackenen Schafmamas sind regelrecht griesgrämig und lieber für sich allein, was für ein Herdentier sehr ungewöhnlich ist. Zwei Mütter raufen sich um einen Platz an der Krippe, sie rammen einander mit den Köpfen, wie das sonst nur Schafböcke tun. »Sie sind permanent in höchster Alarmbereitschaft«, erklärt Laura Mulligan, die Verwalterin von *Hickories*, wie die Farm heißt. »›Wer berührt mich da? Wo ist mein Kleines? Wo ist mein anderes Kleines?‹«, ist alles, was sie interessiert. Die Lämmer suchen sich irgendwo Milch, egal, bei wem. Ihre Mütter müssen sich darum kümmern, dass alles passt.« Das tun sie, indem sie auf der Suche nach ihren Kleinen komische Laute ausstoßen – eine Art tiefes Blöken, auch »Muttergrummeln« genannt, das nur Schafe von sich geben, die gerade abgelammt haben.

Schaf Nummer 512 durfte mit ihrem Nachwuchs gerade erst aus ihrem »Loch«, genauer gesagt aus ihrer Ablammbucht, in der sie mit warmem Melassewasser wieder aufgepäppelt worden ist. Sie ist eins der wenigen schwarzen Schafe in der Herde, aber ihre zwei Lämmer sind schneeweiß wie alle anderen und verschwinden sofort in der Menge wie zwei Flocken im Schneesturm. Es scheint unmöglich, festzustellen, welches Lamm zu welcher Mutter gehört. Eine Millisekunde lang durchzuckt Panik die Herde, und in einer Art Schaf-Memory finden Große und Kleine wieder zueinander. Auch die schwarze Schafmama spürt unter den ganzen gleich aussehenden Lämmern ihre eigenen Schnuckelchen wieder auf, wie sie im roten Licht einer Heizlampe dösen.

Hofbesitzerin Dina Brewster kann sich an diesem Schauspiel nicht sattsehen. Sie ist selbst gerade erst Mutter geworden, und ein buntes Durcheinander aus Baby- und Ablammausrüstung ist überall verstreut. (Einen Moment lang halte ich ein im Stall hängendes Bocksprunggeschirr für eine Babytrage.) Oft fragt sie sich, was die Tiere wohl denken.

»Was da passiert, ist ein Riesenrätsel – aber es stecken bestimmt jede Menge Hormone dahinter«, sagt sie, den Blick von einer Galerie aus auf das Gedränge unter ihr gerichtet. »Ich frage mich immer, wie sie das machen. Und woher sie das alles überhaupt wissen?!«

Auf der Suche nach den Ursachen für die schlagartige Transformation von Schafen in Mütter nehmen einige Forscher den Geruchssinn der Tiere ins Visier. Denn zumindest für Schafe ist die Nase ein Hauptauslöser für Mutterverhalten. In einer Versuchsanordnung wurden Lämmer in durchsichtige, luftdichte Boxen verfrachtet, durch die die Mutterschafe sie zwar sehen, aber nicht riechen konnten.[35] Die Mamas verloren schnell das Interesse. Waren die Lämmer hingegen in blickdichten, aber luftdurchlässigen

Boxen aus Metallgewebe versteckt, verhielten sich die Mütter weiterhin mamamäßig.

Schafmütter speichern den spezifischen Geruch ihrer Kleinen sofort nach der Geburt und können »Schwindlerlämmer« sofort erschnüffeln:[36] 2011 gab ein Forscherteam in einem Experiment sein Bestes, um Mutterschafen fremde neugeborene Lämmer unterzuschieben, die dafür eigens in clever konzipierte Jäckchen gesteckt wurden. Diese waren mit einem künstlich hergestellten Geruch imprägniert, der demjenigen des echten Nachwuchses fast völlig entsprach, aber eben nicht komplett identisch mit dem Original war, das aus über hundert flüchtigen organischen Verbindungen besteht. Die Mütter ließen sich nicht täuschen. Sie kennen den spezifischen Geruch ihrer Kleinen bis aufs letzte Molekül.

Ist so ein Power-Riecher auch ein Markenzeichen für menschliche Mutterliebe? Bis zu einem gewissen Grad schon: So beglückten kanadische Forschende frischgebackene Mütter mit Mini-Eisbechern von Häagen-Dazs.[37] Darin befanden sich jedoch (gemeinerweise) weder Cookies & Cream noch Salted Caramel, sondern mit diversen Gerüchen imprägnierte Wattebällchen, darunter auch spezifische Babydüfte. Und siehe da: Den Müttern gelang es häufig, das Bouquet ihres Nachwuchses zu erschnüffeln.

Und doch bietet diese verblüffend gesteigerte Wahrnehmungsfähigkeit – die übrigens bei Schafen wesentlich besser erforscht ist als bei Menschen – nur einen winzigen Einblick in den Komplettumbau, den Neumütter durchleben. Was mit ihnen passiert, ist nichts weniger als ein Gezeitenwechsel. Eine tektonische Verschiebung. Eine finale Gesetzesänderung. Ein elftes Gebot. Ein System-Upgrade, ein neues Leitbild, ein unsanftes Erwachen. Unser Drehbuch wird komplett umgeschrieben, unsere Karten werden neu gemischt.

Wir sehen Schwangerschaft und Geburt immer als Prozess, der sich von unten nach oben vollzieht, weil er mit dem Wachstum in unserem Bauch beginnt (und leider auch oft genug mit dem Wachstum unserer Hinterteile). Doch unsere Mutterwerdung vollzieht sich in Wirklichkeit von oben nach unten, denn die Schwangerschafts- und Geburtshormone, die zunächst von der siegreichen Plazenta (dazu später mehr) und dann von unserem eigenen System gesteuert werden, verändern nicht nur unseren Körper, sondern auch unsere Gehirnstruktur.

Ehrlich gesagt bin ich mir nicht sicher, ob ich wirklich so genau wissen will, was im Laufe dreier Schwangerschaften alles mit meinem Gehirn passiert ist. Allein der Gedanke daran löst ein diffuses Schamgefühl in mir aus – so ähnlich wie meine Tupperdosensammlung, in der kaum noch ein Deckel passt oder nicht von der Mikrowelle in Mitleidenschaft gezogen wurde. Besonders seit Kurzem bin ich ziemlich durch den Wind.

Und trotzdem: Als eine von zwei Töchtern einer Mutter, die mich vierzig Jahre nach meiner Geburt bereitwillig in winterliche Schafställe begleitet, und als Mutter einer Tochter, die tagesaktuell »das erste Mädchen auf dem Mars« sein, aber auch 22 Kinder bekommen möchte, habe ich jede Menge Fragen zu der Reise ins Unbekannte, auf die Frauen ohne ihr Wissen geschickt werden. Gibt es ihn wirklich, den Mutterinstinkt – oder besser gesagt: die Mutterinstinkte, im allerweitesten Sinne des Wortes? Kann man sie offiziell feststellen und messen? Haben alle Mütter sie? Haben nur Mütter sie? Ist dieses neue Mutter-Selbst eine endgültige Sache?

Genau wie die Hofbesitzerin damals im Stall frage ich mich:

Wie machen wir das? Und woher wissen wir das alles überhaupt?

Fangen wir am besten mit einer klaren Erkenntnis an: Der Begriff »Mutterinstinkt« legt zwar nahe, dass Menschenmütter wie durch ein Wunder wissen, was sie tun. Aber das ist ein Trugschluss. »Diese Art Mutterinstinkt«, sagt Dr. Jodi Pawluski, Neurowissenschaftlerin an der Université de Rennes 1 mit Forschungsschwerpunkt Mutterverhalten, gibt es beim Menschen nicht. »Frauen müssen mütterliches Fürsorgeverhalten erst lernen.«

Das klingt wie Musik in meinen Ohren. Ich für meinen Teil habe nämlich schon lange die Hoffnung aufgegeben, irgendwann die innere Supermama in mir zu entdecken.

Bereits zu Beginn meiner ersten Schwangerschaft, vor fast zehn Jahren, keimte in mir der Verdacht, nicht den blassesten Schimmer vom Mutterwerden und Muttersein zu haben. Meine Babysitterjobs in Highschool-Tagen hatte ich nur noch vage (und nicht unbedingt freudig) in Erinnerung, und seitdem hatte ich insgesamt bestenfalls ein paar Stündchen in der Gesellschaft von Krabbelkindern verbracht. Die Behauptung, sie zu vermissen, wäre recht weit hergeholt gewesen. Mein Mann und ich, damals beide in den Zwanzigern, lebten in Washington, D. C., und erfreuten uns eines ziemlich coolen Lebens. Als Journalisten reisten wir rund um den Globus, und wenn wir mal nicht unterwegs waren, pflegten wir unseren Ruf als Stammkunden des hipsten Balkanrestaurants in unserer Gegend oder drehten auf den örtlichen Laufstrecken im Zeitlupentempo unsere Runden. Dass wir so viele Wochenenden für Hochzeiten von Freunden verplanen mussten, war so ziemlich das Einzige, was mich damals ernsthaft störte.

Aber nun war Schluss mit lustig. Ein blinder Passagier wartete in mir auf das Go. Bald würde ich Mutter sein, obwohl ich mir das kaum je ernsthaft vorgestellt hatte. Was mütterliches Fachwissen betraf, herrschte in meinem Kopf bedrohliche Leere. Ich hatte das Gefühl, irgendwelche Vorbereitungen treffen zu müssen – aber welche? Eines Tages während meines zweiten Schwangerschaftsdrittels schlenderte ich zum nahe gelegenen Einkaufszentrum. Doch anstatt zielsicher eine Babydecke oder so zu kaufen, suchte ich eine halbe Ewigkeit nach einem Morgenmantel mit passenden Pantöffelchen – ein Ensemble, das ich nie zuvor gewollt, geschweige denn besessen hatte, das mir aber die perfekte Kleidung für den wehenfördernden Marsch durch die Gänge der Entbindungsstation zu sein schien. Schon sah ich mich mit anderen ähnlich gut gekleideten Damen im trauten Trott, den wir nur gelegentlich unterbrachen, um bei einer Kontraktion (möglichst) elegant zusammenzuzucken.

Als ewige Streberin musste ich natürlich auch einen Geburts-vorbereitungskurs nach Lamaze buchen. Damals wusste zwar niemand so genau, ob diese Methode nicht schon längst von anderen, trendigeren Techniken abgelöst worden war. Aber es passte nicht zu meinem Selbstbild, irgendwelchen Modetrends hinterherzulaufen; außerdem hatte meine Mutter diesen Kurs dreißig Jahre zuvor spielend hinter sich gebracht, und das mit Erfolg, schließlich hatten ihr Atemübungen à la »... und jetzt die Kerze auspusten« den Durchbruch zum Mutterglück gebahnt.

Die Lamaze-Lehrerin hatte sorgfältig frisiertes graues Haar und erstaunlich ausladende Hüften. Dank dieser Hüften, so erzählte sie uns zu Kursbeginn, hatte sie ihr erstes und einziges Kind innerhalb von gerade mal zehn Minuten herausquetschen können und daher gar keine Zeit gehabt, die ganzen Lamaze-Weisheiten, die sie uns beibringen wollte, selbst anzuwenden.

Eine meterlange Strichliste ausgeblasener Kerzen später schloss ich den Lamaze-Kurs mit nur einer einzigen denkwürdigen Erkenntnis ab, und die gewann ich gleich zu Anfang. Da bekamen alle zukünftigen Mamas nämlich ein ungewöhnlich großes, rundes Namensschild aus Bastelpapier verpasst. Und irgendwann verriet die Kursleiterin uns, dass diese Bagel-großen Kreise genau zehn Zentimeter Durchmesser hatten – exakt die Größe eines völlig geöffneten Muttermunds. Andere durchaus nützliche Fakten habe ich vergessen, aber dieses eine Bild ist mir im Gedächtnis geblieben.

Zehn Jahre und drei Kinder später bin ich nicht wesentlich klüger, sondern vielmehr eine Art schlachterprobte Hausmutter, deren Altersweisheit und persönliche Sammlung heißer Tipps in Sachen Geburt und Kindererziehung beängstigend mickrig ist. Ich habe nie herausbekommen, wie die Schlafphasen von Säuglingen verlaufen und wann welcher Backenzahn kommt. Ich habe Experten zu Rate ziehen müssen, von deren Existenz ich keine Ahnung hatte, um meinen Kindern Richtig-Schlafen (Schlafcoach), Richtig-Essen (Ernährungscoach) und Fahrradfahren (ein bemitleidenswerter Mitarbeiter des Fahrradladens) beizubringen. Einmal bin ich mit meiner Tochter zum Arzt gegangen, bloß weil sie einen Splitter im Zeh hatte. Jahrelang trug ich die Visitenkarte eines professionellen Läusebekämpfungsunternehmens mit mir herum.

Und immer, wenn ich glaube, endlich mal einen cleveren Elternkniff parat zu haben, oder auch nur einen Hauch von dem verspüre, was »mütterliche Intuition« sein könnte, werde ich schnell eines Besseren belehrt. Neulich zum Beispiel musste ich mein Baby während einer Familienwanderung plötzlich stillen – und fand mich oben ohne (Sport-BHs sind in dieser Lage einfach zu lästig) inmitten eines fernglasbewehrten Rentnertrupps in Tarnkleidung wieder. (»Genau hier legen die Grasmücken auf ihrem Zug einen Halt ein, und Sie stehen da mittendrin!«, rügte einer der Vogelfans mich verächtlich.) Und dann das Wochenende, als ich mich nicht weiter um die Magen-Darm-Grippe eines meiner Kinder scherte, um endlich zu einem lang geplanten Familienausflug aufbrechen zu können. Eine Entscheidung, die unseren Ferienaufenthalt nicht nur um ausuferndem Brechreiz bereicherte, sondern auch um die Suche nach einer verlegten Geldbörse, den Diebstahl unserer Autoschlüssel und letztlich auch unserer treuen Familienkutsche. (Das Auto bekamen wir zurück, nachdem der Dieb sich ein wildes Verfolgungsrennen mit der Polizei geliefert und die Vorderfront des Wagens zu Schrott gefahren hatte. »Ist das Ihr Kinderwagen?«, fragte der Polizist, der unsere Sachen aus dem Wrack fischte. »Gehören Ihnen auch die Schlagringe?«)

Mein Mann und ich haben sogar einen Code für solche typischen Schneeballeffekte bei innerfamiliären Desastern erfunden: KKK – Kinderkatastrophenkaskade.

Gott sei Dank stehe ich mit dieser Ahnungslosigkeit nicht allein da. Die natürliche Inkompetenz von Menschenmüttern wurde bereits in x Studien nachgewiesen. Die amtlichen Richtlinien für gesunde Kinderernährung sind uns unbekannt. Wir haben nicht die geringste Ahnung, was zu tun ist, wenn ein Kind Fieber hat oder zu ersticken droht oder wie man einen Säugling richtig schlafen legt. Einer Schlagzeile zufolge ist »Töpfchentraining ein Rätsel von akademischem Ausmaß«[38] – für die Mütter. (Und tatsächlich hat sich das Durchschnittsalter, in dem Kinder trocken werden, seit den Fünfzigerjahren von zwei auf drei Jahre erhöht, und noch ist kein Ende abzusehen.[39] Unsere mageren Muttertalente scheinen noch weiter zu verkümmern.) Kein Wunder, dass ebenso betuchte wie besorgte Hipstermamas Schlange stehen, um gemeinsam mit ihren Sprösslingen Mitglied in Gruppen wie *Loom* zu werden.[40] Das ist eine Art Country Club für Babys, der, etwa in Los Angeles, »wertfreie Hilfestellung im Umgang mit den unüberschaubaren Normen zeitgemäßer Kinderfürsorge« anbietet. Und auch kein Wunder, dass unsereins Übersetzungs-Apps wie *ChatterBaby* herunterlädt, die angeblich entschlüsseln können, warum bloß der oder die liebe Kleine jetzt schon wieder schreit.

Als ich zum ersten Mal von *Snoo* hörte, einer brandneuen Hightech-Wiege, die für schlappe 1300 Dollar mit allen nur denkbaren Raffinessen ausgestattet ist (Mikrofone, Lautsprecher, WLAN, iPhone-Steuerung), um Babys vollautomatisch wieder in den Schlaf zu wiegen, wenn sie krähen oder schreien – da habe ich schallend gelacht.

Ein paar Monate später habe ich so ein Teil bestellt. (Gott sei Dank nur auf Mietbasis, ich habe nämlich nie richtig herausgefunden, wie es funktioniert. Die Maschine war eindeutig klüger als ich.)

Nicht alle Menschenmütter sind derart ahnungslos. Aber unsere Kompetenz hinkt der von umtriebigen Schafmüttern auf vielfältige Weise hinterher. Das Verhalten anderer Säugetiermütter ist zwar nie komplett vorhersehbar, aber insgesamt gesehen können sie wesentlich mehr von dem vorweisen, was Wissenschaftler »Instinktverhalten« nennen – angeborene, automatisch auftretende Verhaltensmuster, die ihnen helfen, ihren Mutterjob zu erledigen.

Unmittelbar nach der Geburt funktioniert eine Rattenmutter wie auf Autopilot: Sie frisst die Plazenta, versammelt alle Neugeborenen, säubert und trägt sie, säugt sie, wacht über sie und leckt eifrig ihren Anogenitalbereich. Und das ist auch schon alles, was sie zu tun hat.

Kaninchenmütter legen das wahrscheinlich heftigste und spezifischste Verhalten an den Tag. Genau einen Tag vor der Geburt rupfen sie sich wie wild Haare aus dem Schenkelfell und kleiden damit ihr Nest aus. Wenn sie im Rahmen von Tests rasiert und so an diesem Automatismus gehindert werden, kommt ihr gesamtes mütterliches Instinktverhalten aus dem Tritt, und ihre Jungen werden wahrscheinlich sterben.

Möglicherweise haben auch Menschenmütter ein bisschen was von diesem »Nestbautrieb«.[41] Die Ergebnisse schriftlicher Befragungen lassen jedenfalls vermuten, dass bei Schwangeren die Wahrscheinlichkeit, ihr Zuhause »zwanghaft umzugestalten und zu reinigen« in dem Maße zunimmt, in dem die Geburt näher rückt. (»Haargummis sortieren!« stand auf einer To-do-Liste, die ich während einer meiner Schwangerschaften unbedingt abarbeiten wollte.) Doch wenn man werdenden Menschenmüttern ihren Meister Proper wegnimmt, werden sie sich trotzdem weiter um ihren Nachwuchs kümmern.

Die Forschung ist seit Langem auf der Suche nach dem spezifischen »Instinktverhalten« beziehungsweise einem klar identifizierbaren Verhaltensmuster, das beim weiblichen Homo sapiens durch die Mutterschaft automatisch ausgelöst wird. Ein heißer Kandidat ist *Motherese*, auch »Mutterisch« oder »Baby Talk« genannt, also die hohe Stimmlage und affektiert klingende Ausdrucksweise, die Mütter verwenden, wenn sie mit Babys sprechen. Sie ist nachgewiesenermaßen von Amerika bis Japan verbreitet, und selbst taube Mütter passen die Gebärdensprache offenbar instinktiv auf vergleichbare Weise an. Einschlägige Expertinnen und Experten können sofort heraushören, ob da gerade eine Mutter spricht[42] – und zwar nicht nur an den bescheuerten Dingen, die wir so von uns geben, während wir unter wissenschaftlicher Beobachtung stehen (»Nein, Katzikatz können wir jetzt nich aufessen« steht in einem Protokoll vermerkt), sondern am Timbre unserer Stimme. Einige Wissenschaftler*innen sind sogar felsenfest davon überzeugt, dass das archetypische Mutter-Kind-Duett die Basis für die Entwicklung der menschlichen Sprache überhaupt ist, und möglichweise auch der Musik.

Dennoch ist *Motherese* kein so speziesweit verbreiteter Automatismus wie das Fellrupfen der Kaninchenmütter und das Muttergrummeln von Schafen. In einigen Kulturkreisen sprechen die Mütter fast nie mit ihren Säuglingen und schauen sie in der Regel noch nicht einmal richtig an. (In Papua-Neuguinea etwa verschwinden Babys fast zwei Jahre lang in einer Art tief hängendem Rucksack, dessen Träger über die Stirn der Mutter gespannt sind.) Auch Wiegenlieder sind längst nicht überall verbreitet:[43] Eine Studie brachte an den Tag, dass vierzig Prozent der Mütter, deren Kinder in einer Säuglings-Intensivstation lagen, nicht auf die Idee kamen, ihren Kleinen ein Ständchen zu singen.

Sogar das namensgebende Säugetierverhalten fällt je nach Spezies völlig verschieden aus. Während Rattenmütter auf die Stunde genau 21 Tage säugen, ist bei Menschenmüttern von gar nicht bis fünf Jahre lang so ziemlich alles möglich. Und wenn Stillen wirklich so eine völlig natürliche, instinktive, tief in uns verwurzelte Angelegenheit ist – warum brauchen wir dann einen 400-Seiten-Klassiker wie *Das Handbuch für die stillende Mutter*? (Ich für meinen Teil habe selbstverständlich eine Stillberaterin konsultiert.)

Der erstaunlichste der unter Menschenmüttern *fast* universell verbreiteten Verhaltensreflexe ist die Tatsache, dass Mütter ihre Kinder automatisch auf dem linken Arm halten. Unter den rechtshändigen Müttern tun das über achtzig Prozent[44] – und unter den linkshändigen sind es bemerkenswerterweise fast genauso viele. Die meisten Statuen der Jungfrau Maria zeigen sie mit Jesus im linken Arm, also da, wo auch ganz gewöhnliche Menschenkinder landen. Obwohl ich stark rechtshändig bin, schaffe ich es irgendwie nicht, ein Baby im rechten Arm zu halten. Es fühlt sich einfach falsch an. Dieses Phänomen ist zwar in den ersten drei Monaten besonders ausgeprägt, aber obwohl sie inzwischen in der Schule sind, kämpfen meine Kinder vor dem Fernseher oder beim Vorlesen nach wie vor erbittert um den Platz zu meiner Linken.

So, wie es aussieht, sind linksgerichtete Mütter auch im Tierreich weit verbreitet. Kürzlich erst haben Wissenschaftler*innen eine Liste aller Tiermütter mit Linksneigung veröffentlicht[45] – ein kunterbuntes Spektrum von indischen Flughunden bis hin zu Walrossen, die ihre Kleinen gern backbord haben, wenn sie kopfüber schlafen beziehungsweise durchs Wasser gleiten.

Diese weltweit existierende Vorliebe ist wahrscheinlich auf den asymmetrischen Aufbau des Säugetiergehirns zurückzuführen. Das Baby auf dem linken Arm zu halten und aus dieser Perspektive wahrzunehmen erleichtert die Informationsübermittlung an die rechte Hemisphäre des mütterlichen Gehirns, die für die Emotionen zuständig ist. Gleichzeitig ist der Blick des Kindes so auf die ausdrucksstärkere linke Gesichtshälfte der Mutter gerichtet. Als Forschende sich die Fotos in Familienalben genauer anschauten, stellten sie fest, dass »depressivere und weniger empathische Mütter« ihre Säuglinge vorzugsweise auf dem rechten Arm trugen.[46] Der italienische Entwicklungspsychologe Gianluca Malatesta, einer der Experten auf diesem Gebiet, machte mich darauf aufmerksam, dass auch die depressionsanfällige Prinzessin Diana ihre Kinder bevorzugt auf dem rechten Arm trug. (Es kann natürlich auch sein, dass so ein Prinzessinnenleben, in dem frau nie auch nur den kleinsten Finger krumm machen muss, nicht unbedingt die beste Voraussetzung für Schlepptätigkeiten aller Art ist, Babys eingeschlossen.) Einer hochinteressanten Studie zufolge können rechtsarmig getragene Babys in ihrem späteren Leben Mimik schlechter deuten.[47] Und selbst kleine Mädchen halten ihre Puppen im linken Arm – wobei ich das nicht aus eigener Erfahrung bestätigen kann, weil ich nie mit Puppen gespielt habe.

Es kann allerdings sein, dass die Linksvorliebe zumindest beim Menschen keine reine Müttersache ist.

Im Rahmen einer kürzlich durchgeführten, herzerwärmenden Studie sollten 98 englische Kindergartenkinder ein Kissen halten, was sie auch brav taten, ohne einen Arm zu bevorzugen.[48] Dann zeichnete das wissenschaftliche Team Strichmännchengesichter auf die Kissen – und auf einmal nahmen viele der fünfjährigen Mädchen (aus naheliegenden Gründen war keine einzige Mutter dabei) *und* Jungen die Kissen in den linken Arm. Bei erwachsenen Männern tritt die Baby-links-kuscheln-Vorliebe zwar nicht so deutlich zutage, ist aber offenbar durchaus vorhanden (wobei: Mein eigener Mann ist entschiedener Rechtsträger).

Womit wir beim nächsten Problem hinsichtlich der korrekten Definition der menschlichen Mutterinstinkte angekommen wären.

Die meisten nachwuchslosen Säugetiere, etwa Rattenmännchen und -weibchen, ignorieren Junge oder – noch schlimmer – fressen sie auf. Ein Charakteristikum des Menschen hingegen ist die sogenannte *alloparentale Fürsorge*, sprich die Bereitschaft, auch andere als nur die eigenen Kinder zu versorgen. Wir sind extrem gemeinschaftsverbundene Wesen mit umfassenden, vielfältig ausgeprägten Fürsorgekompetenzen, und Babys haben in den Herzen von Männern und Frauen und auch in ihren Gehirnstrukturen einen festen Platz.

Einiges von dem, was wir für »Mutterinstinkte« halten, ist also bei allen Menschen zu finden. Ein Säugling ist einer der stärksten Reizauslöser überhaupt, und zwar unabhängig vom biologischen Geschlecht und dem Vorhandensein eigenen Nachwuchses. Wenn wir Babys anschauen oder gar in den Arm nehmen, steigt unsere Körpertemperatur. Unser Gehirn verarbeitet Babygesichter in der Regel anders als Erwachsenengesichter, es werden mehr Gehirnregionen aktiv. Im Rahmen einer 2012 in Italien durchgeführten Studie betrachteten kinderlose Erwachsene Fotos von ihnen unbekannten Erwachsenen und Säuglingen sowie Tieren, während mithilfe funktioneller Magnetresonanztomografie (fMRT) ihre Gehirnaktivität aufgezeichnet wurde.[49] Ergebnis: Babygesichter aktivierten ganz spezielle Bereiche der grauen Substanz. »Diese speziesspezifische Reaktion«, so der Abschlussbericht, »reicht über die Grenzen der biologischen Beziehung zwischen Erwachsenen und Säuglingen hinaus.«

Dasselbe gilt für ethnische Zugehörigkeiten.[50] Erwachsene reagieren zwar unterschiedlich auf Fotos von *Erwachsenen* einer als fremd empfundenen biogeografischen Herkunft, aber beim Anblick von Säuglingsfotos ist dieser Faktor offenbar irrelevant, wie ein japanisch-italienisches Experiment zeigte. Bei Babys machen unsere Gehirne keine Umstände: Sie sind in alle vernarrt.

Mit der Reaktion auf Säuglingsschreien verhält es sich ähnlich. Anlässlich einer britischen Studie wurden Patienten, die zuvor einen neurochirurgischen Eingriff hinter sich gebracht hatten (die Wahl fiel auf sie, weil in ihren Gehirnen praktischerweise – zumindest aus Sicht der Forschenden – sowieso schon Elektroden steckten), Tonaufnahmen eines schreienden Babys vorgespielt.[51] Bereits eine 49-Tausendstel-Sekunde später feuerten die Neuronen eines im Hirnstamm liegenden Bereichs namens »zentrales Höhlengrau«. Das ist ungefähr doppelt so schnell wie die Reaktion des Gehirns auf ähnliche Laute, etwa das typische Schreien einer Katze in Not.

Elementare Babysignale lassen uns sofort aufhorchen und hinschauen und lösen Handlungsbereitschaft aus. In einer Versuchsanordnung schnitten Erwachsene, die kurz zuvor Babyweinen vorgespielt bekommen hatten, bei dem schnelle Reflexe erfordernden Spiel *Hau-den-Maulwurf* bedeutend besser ab als Probanden einer Vergleichsgruppe, die zuvor einem angenehmeren akustischen Reiz wie etwa Vogelgesang ausgesetzt waren.[52]

Diese und andere Studienergebnisse deuten darauf hin, dass nicht nur Mütter, sondern alle Menschen von Natur aus geneigt sind, Säuglingen Beachtung zu schenken und zumindest ansatzweise Mutterverhalten an den Tag zu legen. Wenn eine Frau oder ein Mann ein hilflos schreiendes Baby am Straßenrand entdeckt, wird nahezu jede beziehungsweise jeder dem armen Wurm zu Hilfe eilen. Nicht alle wären womöglich dazu bereit, das Findelkind für immer bei sich aufzunehmen – würden ihm aber wahrscheinlich zumindest erst einmal Beistand leisten, anstatt es als appetitliches Horsd'œuvre zu betrachten. Was gerade mal als das absolute Minimum adäquaten Umgangs erscheint, ist de facto ein Verhaltensmuster, das uns von fast allen anderen Säugetieren unterscheidet.

Doch die Forschung hat auch ans Licht gebracht, dass einige ganz spezielle Eigenschaften einzig und allein den Müttern vorbehalten sind.

Ein paar Monate nach unserer Nachtwache im Stall steigen meine Mutter und ich in den Flieger, um einen ähnlichen Ort zu besuchen: die Entbindungsstation des Pittsburgh Hospital, auf der meine jüngere Schwester gerade weilt. Meine eigene Brut habe ich daheim in Connecticut zurückgelassen, und jetzt pfeife ich gerade auf jeglichen Mutterinstinkt und genieße meine Ferien vom Mama-Ich: Es ist eine Ewigkeit her, seit ich das letzte Mal geflogen bin, ohne bei der Sicherheitskontrolle für Sprengstofftests Proben mitgeführter Muttermilch auszuschenken oder meinen Kinderwagen so akribisch zu zerlegen wie ein Elitesoldat sein Gewehr. Ausgeschlafen, frisch geduscht und beladen mit den neuesten Haus-Garten-Lifestyle-Magazinen winke ich in Schönheitsköniginnenmanier meinem hohläugigen Schwager zu. Der frischgebackene Papa wartet an der Gepäckausgabe auf uns. »Ich hab ein Bein gehalten«, sagt er und vertieft sich während der langen Fahrt zum Krankenhaus in ein Gespräch mit meiner Mutter. Tief befriedigt stelle ich fest, dass auch er an einem Becher Kaffee von Dunkin' Donuts nuckelt, einem typischen Elterngetränk, das er und meine Schwester neulich noch verächtlich als »braunes Wasser« bezeichnet hatten. *Für euch ist jetzt Schluss mit selbst gerösteten Kaffeebohnen!*, grinse ich auf dem Rücksitz in mich hinein. *Und mit Hot Yoga sowieso!*

Derart schadenfrohe Gedanken sind vermutlich typisch für »Multipara« – so die wissenschaftliche Bezeichnung für Mütter mit mehreren Kindern –, wenn sie mitbekommen, mit welchen Widrigkeiten Erstgebärende beziehungsweise »Primipara« wie meine arme Schwester sich herumplagen.

Nach einem kurzfristigen Zwangsstopp vor einem mit der Verteilung von Mittagessen betrauten Krankenhausroboter bin ich endlich im Wöchnerinnenzimmer meiner Schwester. Überall steht becherweise griechischer Joghurt herum. Mein frisch geschlüpfter Neffe lustwandelt gerade mit einer Krankenschwester.

Erst jetzt, als ihr Baby nicht mehr im Zimmer ist, fühlt meine Schwester sich dazu imstande, aufzustehen. Sie hat sich fest vorgenommen, es nie stehend zu halten, aus Angst, mit ihm im Arm einfach umzukippen. »Sein Köpfchen riecht so gut«, erklärt sie mir. »Das ist wie eine Droge. Ich hab ständig das Gefühl, ich fall in Ohnmacht.«

Sie ist keinesfalls verrückt geworden: Säuglinge riechen nicht nur *besonders* für ihre Mütter, wie die Tests mit Lammparfum und den gefakten Häagen-Dazs-Eisbechern gezeigt haben. Für uns Mamas riechen sie unerklärlich *wunderbar*.

In einer weiteren geruchsbasierten Studie bekamen die Probandinnen Käse, Gewürze und Babyhemdchen zu schnuppern.[53] Die Mütter von zwei Tage alten Säuglingen gaben den Babyaromen höhere »Glückswerte« als Nichtmütter. Für Neumütter duften windelbehoste Wichte offenbar ähnlich wie Fliederbüsche und frisch gebackene Chocolate-Chip-Cookies.

Dieser unerklärlich wunderbare Duft ist eine Geheimwaffe der Natur, eine riesenhafte Bereicherung, die nicht ohne Kehrseite zu haben ist und unserem Leben eine vollkommen unerwartete Wendung gibt. Diese ist nicht weniger als eine Art Renaissance aller Sinne, eine komplette Neufassung all dessen, was Mütter als angenehm und bereichernd empfinden. Das Belohnungszentrum unseres Gehirns wird komplett neu justiert; ähnlich wie bei Drogensüchtigen schrumpfen unser Verlangen und unsere Vorstellung von Genuss auf einige wenige Dinge zusammen. Die kleine haarlose Lebensform, die sich ungefähr neun Monate zuvor in unser Immunsystem eingehackt hat, ist für uns auf einmal wie Sonne, Mond und Sterne, wie eine neu ausgerichtete innere Kompassnadel. Wir verflüssigen nicht nur bereitwillig alle unsere

Kalzium- und Fettreserven, um den Knirps zu füttern. Ab sofort hat unser gesamtes Gesichtsfeld einen (ziemlich kleinen) neuen Fokus.

Das Bemerkenswerteste an diesen aufregenden genuss- und freudebringenden Gefühlen: Sie sind die unmittelbare Folge größter Angst und Pein. Denn das heiß geliebte Träumerlein in den Armen einer frischgebackenen Mutter hat ihr höchstwahrscheinlich erst kurz zuvor den schlimmsten Albtraum ihres Lebens beschert.

Obwohl meine Schwester nach zwei Tagen übelster Wehen ziemlich fertig ist, gilt der Verlauf ihrer Entbindung immer noch als »gute Geburt«.

Meine erste Erfahrung war ... nicht so gut.

Alle um mich herum wirkten so zuversichtlich, dass die Natur ihren normalen Gang gehen würde. Anlässlich der ersten Ultraschalluntersuchung sah mein Arzt – der eigentlich nichts weiter zu tun hatte, als nach genetischen Besonderheiten wie etwa Zwillingen Ausschau zu halten – sich veranlasst, mich zu meiner »enormen Tragfähigkeit« zu beglückwünschen. War das etwa vornehm ausgedrückt für »pummelig«? Offenbar irgendwie schon. Auf meine Frage hin erklärte er mir, ich hätte seines Erachtens eben einen stämmigen, kräftigen Körperbau, der im Gegensatz zu demjenigen manch armer dürrer Geschöpfe in seiner Sprechstunde genau der richtige sei für die großen körperlichen Anstrengungen, die nun vor mir lägen. Mein Mann folgte seinen Ausführungen mit leicht bangem Blick. Ich für meinen Teil zwang meine Lippen zu einem Lächeln und meine Faust dazu, in der Tasche zu bleiben.

Offenbar hatte ich wirklich ein Talent dafür, Kilos anzusammeln, sonst passierte bis zum Ende des dritten Schwangerschaftsdrittels nicht viel. Ich fühlte mich wie eine Zeitbombe, dick und rund und tickend und obendrein hochgradig süchtig nach Äpfeln mit Erdnussbutter.

Die 41. Woche ging ins Land, dann allmählich auch die 42., und obwohl ich inzwischen über zehn anstatt der fälschlich versprochenen neun Monate schwanger war, bekam ich keine Wehen. Stattdessen bekam ich einen Termin für die Einleitung der Geburt: Superbowl-Sonntag, um genau zu sein. Ich packte meine schicken Pantöffelchen, den dazugehörigen Morgenmantel und eine Menge anderes eher willkürlich zusammengewürfeltes Zeug ein und machte mich auf den Weg ins Krankenhaus. Am ersten Abend bekam ich Medikamente, die die Reifung des Muttermunds beschleunigen sollten. Am nächsten Morgen kam ich an den Wehentropf. Oxytocin und dann noch mehr Oxytocin. Die Kontraktionen kamen zunächst in Plätscherwellen, die sich schnell zu Sturmwellen steigerten. »Gib ihr mehr Oxy«, ordnete eine Krankenschwester sachlich an. Die Wellen nahmen immer gewaltigere Ausmaße an. Irgendwo hatte ich mal gehört, dass bei starken Wehen kreative Visualisierung hilfreich ist, also versuchte ich brav, mir mich als Surferin vorzustellen, das Brett immer hart am Kamm dieser Monsterwellen. Als das nicht funktionierte, verlegte ich mich darauf, meine Aufmerksamkeit meditationsmäßig auf ein bestimmtes Objekt zu richten. Da nichts von Symbolkraft in Blickweite war, fixierte ich am Ende mit aller noch verfügbaren Macht die rote Kappe einer Colaflasche.

Mein erklärtes Ziel einer schmerzmittelfreien Geburt basierte weder auf irgendwelchen elterlichen Prinzipien (ich hatte keine), noch auf der Sorge um mein ungeborenes Baby (ich kannte es ja noch nicht mal), sondern eher auf meiner chronischen Angst vor Blut und Spritzen und, vor allem seit ein paar Tagen, vor Kaiserschnitten. Ich wusste, dass der Verzicht auf Medikamente unter der Geburt eine gute Vermeidungsstrategie war, wenn es um einen Skalpelleinsatz und die Urangst vor der Ausweidung ging, auch wenn Letzteres nur zeitlich begrenzt und eine medizinische Routinesache war.

Doch leider machten die massiven künstlichen Wehen mich allmählich mürbe. Nach einem langen Morgen voller unterdrückter, dann zunehmend weniger unterdrückter Schreie kam eine

Krankenschwester ins Zimmer marschiert, um zu kontrollieren, wie weit mein Muttermund schon geöffnet war. Vier Zentimeter.

Vier Zentimeter!, dachte ich. *Das ist ja noch nicht mal halb so groß wie damals das Namensschild im Lamaze-Kurs!* Vielleicht war ich also doch keins von den Mädels mit Ochsenstatur, die sich locker durch die Tücken der Natur kämpfen. Offenbar scheiterte ich an einer Aufgabe, die ich noch nicht mal richtig verstand. Also Periduralanästhesie. Hallöchen, dicke Nadel! Der reinste Albtraum, als sie gelegt wurde. Aber dann kam eine wunderbare Ruhe über mich. Zumindest kurzfristig.

Da ich brustabwärts gelähmt war, konnte ich nicht wie geplant in meiner schicken Niederkunftsgarderobe über die Krankenhausflure wandeln. Also hängten mein Mann und ich uns vor die Glotze und schauten nonstop Fernsehen. Es war ein kalter grauer Wintertag. Wir hatten die Jalousien komplett heruntergelassen.

»Hey, wollen Sie hier drinnen nicht ein bisschen Tageslicht?«, fragte eine Schwester missbilligend.

Es wurde Abend, und scheinbar passierte nicht viel – aber offenbar doch, denn als der Arzt irgendwann reinkam, stellte er fest, mein Muttermund sei nun zehn Zentimeter geöffnet. Ich solle jetzt mit Pressen anfangen.

Der erste Anlauf war ein Desaster. Die Herzfrequenz des Babys, zuvor ein schwungvolles Auf und Ab auf dem Monitor, verringerte sich plötzlich; jeder neue Ausschlag auf dem Bildschirm kam ein bisschen später als der vorherige. Der Arzt kam wieder herbeigerannt. Doch die Herzfrequenz stabilisierte sich. Also presste ich wieder – und wieder und wieder.

Eigentlich sah alles nach einem gewissen Fortschritt aus. Der Geburtskanal kann in die Bereiche -3 bis +3 unterteilt werden, +3 als letzter Halt vor dem Tageslicht. Eine Schwester sagte mir, mein Baby sei von -3 über -2 und -1 direkt bis 0 gestürmt. Nie zuvor war ich so stolz, die Null zu erreichen. Null – das war ja unglaublich! Nur noch drei Stationen!

Doch kaum zwanzig Minuten später stellte sich heraus, dass irgendetwas nicht stimmte. Ein weiterer Check unter Deck und – yeah, die andere Schwester hatte falsch gemessen. Mein Baby war nach wie vor am Start, auf –3. Obwohl ich mich stundenlang stöhnend und schnaufend abgerackert hatte, war das Baby keinen Millimeter weiter gerutscht.

»Ich glaube nicht, dass Sie es schaffen, ihr Baby so noch rauszukriegen«, sagte die Krankenschwester kühl, das Kinn nonchalant auf mein zitterndes Knie gestützt.

Mein inzwischen ziemlich verzweifelter Gatte entschied sich für den entgegengesetzten Ansatz. »Los jetzt!«, brüllte er in Richtung meines Geburtskanals, als bliese er zum letzten Gefecht einer unsichtbaren Truppe getreuer Vasallen.

Wie konnte ich diese ganzen Leute nur möglichst höflich darauf hinweisen, dass ich im Sterben lag? Aber eigentlich auch egal, ich verlor kein Wort darüber. Die vorhin erst besiegten Schmerzen meldeten sich mit Macht zurück. Mein sonst so starker Wille wurde immer schwächer. Auf einen Schlag bekam ich hohes Fieber. Die Gesichter um mich herum flimmerten und verschwammen. Ich machte einen großen Schritt steil hinab in ein sternerfülltes Tal.

Ein Operationssaal. Eine Art blaue Plastikplane, flink und fast festlich vor meinen Augen hochgezogen wie ein soeben errichtetes Zirkuszelt, versperrte mir gnädig die Sicht. Die Chirurgen plauderten munter vor sich hin – es war wohl kaum der dramatischste Kaiserschnitt, mit dem sie es jemals zu tun bekommen hatten. Sie ließen mich sogar bei Bewusstsein, was ich alles andere als großartig fand. In meinem Bauch ging ein heftiges Geziehe und Gezerre vonstatten, und kurz fühlte es sich so an, als springe jemand auf meinem Brustkorb herum. *Jetzt kratzen sie mich aus wie eine riesige Wassermelone,* dachte ich. Aber immerhin spürte ich keine Schmerzen mehr, als ich so dalag und in die funkelnden Operationslampen über mir starrte. »Das Baby ist draußen«, sagte jemand. Danach nichts als unheilvolle Stille. Schließlich ein zaghafter erster Schrei.

Die Ärzte fanden »Kindspech« – fetale Ausscheidungen – im Fruchtwasser, ein Indiz dafür, dass das Baby drinnen genauso in Panik gewesen war wie ich draußen und etwas von dem zähen schwarzen Zeug in die Lunge bekommen haben könnte. Deshalb musste es zur Beobachtung möglichst schnell für mindestens 24 Stunden auf die Neugeborenen-Intensivstation.

Alles, was ich sah, war ein fleischwurstfarbener verschwommener Fleck – und dann war das Wesen weg.

Morgengrauen. Obwohl ich dank der ganzen Medikamente noch ziemlich benebelt war, schaffte es die schmerzende Wunde in meinem Bauch allmählich in mein Bewusstsein. Aufgrund des Blutverlusts hatte sich meine Haut grün-gelblich verfärbt, und die vielen Infusionen hatten meine Unterschenkel und Füße grotesk anschwellen lassen. Laufen konnte ich immer noch nicht, aber jetzt wollte ich auch gar nicht mehr. Ich wollte weder meine Mutter anrufen noch mit Emily reden. Ich wollte keinen Termin für ein Neugeborenen-Fotoshooting vereinbaren und auch keinen »straffen Plan« mit der Stillberaterin aufstellen, die schon vorbeigekommen war, um sich vorzustellen. Keinesfalls wollte ich an gestern, an morgen oder an das Baby denken. Ich wollte einfach nur wieder einschlafen.

Nach einiger Zeit – Minuten oder Stunden später, keine Ahnung – sprach mein völlig fertiger Mann auf seinem provisorischen Lager auf der plastikbezogenen Couch in meinem Zimmer die ersten Worte:

»Sollten wir nicht mal nach ihm schauen?«

(Tatsächlich hatten wir ein Mädchen bekommen.)

Er hatte vermutlich recht. Mir war's eigentlich ziemlich egal, aber ich fragte mich, was das Personal wohl von mir denken würde, wenn ich nicht wollte.

Mein Infusionsbeutel und ich ließen uns in einen Rollstuhl fallen und von meinem Mann in den Eingangsbereich der Station schieben. Zur Abwechslung musste *er* sich jetzt mal anstrengen,

damit etwas vorwärtsging. Wir schlängelten uns an einem Auf-
marsch babypräsentierender Jungmütter vorbei, einige von ihnen
in Morgenmänteln mit passenden Pantöffelchen, genau wie ich
es mir vorgestellt hatte. *So viel zum Muttersein*, dachte ich.

Die Neugeborenen-Intensivstation war ein kleiner Raum. Mehrere einsame kleine Würmchen lagen in durchsichtigen Plastikboxen, von den Schwestern als »Isolettes« bezeichnet. Für mich
ein bisher unbekanntes Wort – und eines der traurigsten, die ich
jemals gehört hatte. Eine der Schwestern zeigte auf eine Box ganz
hinten in der Ecke. Mein Mann schob mich hin, und ich schaute
hinein.

Ausgestreckt lag sie da, nur mit einer Windel bekleidet. Überall
kreuz und quer eine Unmenge Kabel und Schläuche, einer davon
in ihrer Nase, um sie mit Sauerstoff zu versorgen. Aber das alles
nahm ich gar nicht richtig wahr.

Ich sah sie. Ich sah ihr Gesicht. Ihre winzigen Lippen waren wie
missbilligend nach unten gezogen. Sie hatte die runden Ohren
meines Mannes und meine spitz zulaufenden Augenbrauen.

»Sie hat sogar unten Wimpern!«, staunte ich. »Sie ist so was
von cool!«

Sie war mehr als cool. Sie war das exquisiteste, strahlendste,
faszinierendste kleine Wesen, das ich je gesehen hatte. Ich spürte, wie sich ihr Bild förmlich in meine Augen einbrannte, genau
wie der Anblick des einstürzenden World Trade Center oder das
Gesicht meines Vaters, wie er so dalag in seinem Sarg, damals,
als ich in der achten Klasse war. Nur dass mich diesmal keine Katastrophe bis in die Grundfesten erschütterte, sondern das Glück.

Mit wackeligen Knien erhob ich mich zum ersten Mal aus meinem Rollstuhl, um sie in die Arme zu nehmen. Sie wirkte riesig,
viel größer als die anderen. Das lag auch daran, dass ich sie bis
zum errechneten Datum und darüber hinaus ausgetragen hatte.
Mit 3939 Gramm *war* sie tatsächlich riesig. Doch unabhängig davon war sie für mich ... einfach gigantisch.

Mit meinem Infusionsschlauch und ihrem eigenen im Weg war
es nicht ganz einfach, sie hochzunehmen. Länger als eine Minute

war nicht drin. Doch die reichte aus, um sie für immer in mein Innerstes aufzunehmen.

⁓

Ist die Wissenschaft überhaupt in der Lage, diese grundlegende Offenbarung unter Laborbedingungen nachzuvollziehen? Wie können Forschende stichhaltig beweisen, dass in diesem Moment – oder genauer gesagt: in den vierzig Wochen voller Momente und voller subtiler genetischer und neurologischer Veränderungen, die alle zusammen dem *einen* Moment den Weg bereiten – die mentalen Torpfosten einer frischgebackenen Mutter komplett ausgebuddelt und weit außerhalb der normalen Außenlinien des Spielfelds menschlicher Zuneigungsmuster wieder aufgestellt werden, ganz so, als ginge es plötzlich um ein völlig neues Spiel?

Wenn es um die Erforschung der hochheiligen Mutterliebe geht, liefern bemerkenswerterweise ausgerechnet so niedere Geschöpfe wie Ratten die besten Erkenntnisse.

Wie schon erwähnt, hat eine jungfräuliche Ratte nun wirklich gar keine Lust auf lästige Rattenbabys. Genau wie mein früheres Ich, eine kinderlose Großstädterin mit einer vielleicht etwas zu großen Leidenschaft für All-inclusive-Brunches, würde eine Rattenmaid immer lieber etwas Leckeres snacken, als mit Rattenbabys abzuhängen. Verfressen, wie sie nun mal ist, würde sie mit dem größten Vergnügen auch die Kleinen selbst vertilgen, wenn sich eine entsprechende Gelegenheit böte.

An dieser Präferenz ändert sich auch dann nichts, wenn die Rattenjungfer trächtig wird. Erst etwa dreieinhalb Stunden vor der Geburt passiert etwas so Fundamentales im Inneren der zukünftigen Rattenmama, dass sie Rattenjunge jedwedem Essen vorzieht. (Damals nach der Geburt meiner ersten Tochter hatte ich zwar das Gefühl, aus heiterem Himmel von blinder Mutterliebe erfasst worden zu sein, doch Menschenmütter-Studien legen nahe, dass sich meine Einstellung zu Babys durch den Wandel der neurochemischen Prozesse in meinem Gehirn unbewusst schon ab der zweiten Schwangerschaftshälfte verändert hatte.[54])

Aber woher wissen wir so genau, dass Babys auf einmal selbst den leckersten Brunch locker ausstechen?

In einer der ersten Studien zum Thema konnten junge Rattenmütter einen Hebel betätigen, um an Rattenjunge heranzukommen, die dann über eine kleine Rutsche in ein Schälchen plumpsten.[55] Die Mamas drückten den Hebel so wild, dass sich am Fuß der Minirutsche »eine Anhäufung kleiner Körper« staute – so wie es ganz ähnlich auch auf Spielplätzen passiert, wenn Menschenkinder am Rutschbahnende durcheinanderpurzeln.

Aufgrund der Ereignisse begrenzte der verantwortliche Verhaltensforscher die maximale Anzahl Junge pro Rattenmutterkäfig auf sechs, doch »diese Maßnahme schwächte den zielgerichteten Handlungsimpuls« der Mütter nicht ab. Eine besonders besessene Rattenmama drückte den Hebel während des dreistündigen Experiments 684-mal. Der Wissenschaftler hoffte, sie würde letztlich ermüden und von dem Hebel ablassen, doch stattdessen machte ihr Beobachter schlapp und schrieb in seinem Bericht für ein Forschungsjournal, er sei »es irgendwann müde geworden«, die Rutsche ständig mit weiteren Rattenbabys zu bestücken.

Die frischgebackenen Rattenmamas verschlangen die Kleinen nicht etwa in dem Moment, in dem sie in ihre Käfige plumpsten. Sie wollten einfach nur in den Genuss ihrer Gesellschaft kommen. Und »Genuss« ist genau das richtige Wort: Eine Rattenmutter wird *quality time* mit ihrem Nachwuchs sogar einer ordentlichen Prise Kokain vorziehen, sobald sie (genau wie meine Schwester damals nach der Geburt) »babysüchtig« geworden ist. Für ihre Kleinen würde sie sogar ein Elektrogitter überwinden – etwas, das eine Rattenjungfer noch nicht mal für das üppigste Büfett tun würde. Selbst wenn ihre Augen, Ohren und Brustwarzen, ihre Schnauze und sogar Teile ihres Gehirns teilweise oder ganz blockiert werden,[56] ihre Kleinen in durchsichtige Behälter gesperrt oder heimtückisch durch Meerschweinchenbabys oder gar Stückchen roher Rinderherzen ersetzt werden (zum Besten wissenschaftlicher Erkenntnis, wenn auch nicht gerade zum Besten der Ratten, wurde das alles schon mit ihnen angestellt), bleibt das Ergebnis immer gleich: Die Mutterliebe einer Ratte gerät niemals ins Wanken.

Es ist absolut unmöglich, die Charakteristika von Menschenmüttern zu erforschen, indem man sie mit Haut, Haar und Hirn zu Forschungszwecken verwendet oder massenhaft Säuglinge für irgendwelche Rutschbahnexperimente einsetzt. Doch Wissenschaftler*innen haben andere clevere Methoden entwickelt, um herauszufinden, wie stark die Reflexe sind, die Babys in uns Müttern auslösen.

So sind sie beispielsweise inzwischen in der Lage, einen Blick in unser Kopfinneres zu werfen, um nachvollziehen zu können, was passiert, wenn wir den glückswertmäßig kaum zu toppenden Duft von Babyköpfchen einatmen. 2013 schnupperten im Rahmen eines Geruchsexperiments dreißig Frauen an einem von außen nicht erkennbaren Gegenstand – de facto ein zwei Tage lang getragener Babyschlafanzug –, während das Forschungsteam mittels fMRT ihre neuronalen Reaktionen beobachtete.[57] Nur die Gehirne der Mütter unter den Probandinnen zeigten deutliche Aktivität im Thalamus, einem bedeutenden Teil des Zwischenhirns, das sensorische Signale verarbeitet und die Aufmerksamkeit steuert.

Auch Babygesichter wirken auf Mütter in besonderem Maße anregend. Im Rahmen einer 2014 durchgeführten Studie mit dem hübschen Titel »Ich schau dir in die Augen, Kleines« wurden 29 Erstmüttern und 37 Nichtmüttern (leicht gruselige) Bilder schwebender körperloser Säuglings- und Erwachsenenköpfe vor schwarzem Hintergrund gezeigt.[58] Für beide Vergleichsgruppen waren die Babyköpfe offenbar stimulierender als die Erwachsenenköpfe, aber die Mütter betrachteten die Babys deutlich länger.

Noch wichtiger ist wahrscheinlich die Tatsache, dass Mütter auf wahrnehmbare Säuglingsemotionen deutlich stärker reagieren. Beim Anblick eines Babys in Not weiten sich unsere Pupillen sofort, und wir schauen länger hin als kinderlose Vergleichspersonen. Wenn wir Säuglingsschreien hören, zeigen unsere Gehirnströme ein anderes Muster.

Mithilfe der sogenannten Nahinfrarotspektroskopie verfolgten japanische Forscher, wie sich der Sauerstoffgehalt in Muttergehirnen bei der Betrachtung von Babys unterschiedlicher Stimmung veränderte:[59] Bilder strahlender Säuglinge, die interessantes Spielzeug bekamen, wütender Säuglinge, denen besagtes Spielzeug wieder weggenommen wurde, und ängstlicher Babys, die von einem ihnen fremden Mann beäugt wurden. Im Gehirn der Mütter wurde ein anderer Bereich des präfrontalen Cortex aktiv als bei Frauen, die noch nie schwanger waren.

Für Nichtmütter (und Nichtväter) ist Babylachen stimulierender als Babyweinen – so weit, so nachvollziehbar. Bei Müttern hingegen lassen fMRT-Aufnahmen darauf schließen, dass der Mandelkern, unser emotionaler Verstärker im Gehirn, intensiver durch Babyweinen stimuliert wird. Unter Umständen können wir das Weinen sogar als seltsam bereichernd empfinden. Dieser neurologische Umkehrschub ist womöglich die Erklärung dafür, dass Mütter im Rahmen eines Experiments wesentlich länger als Nichtmütter versuchten, eine brüllende Attrappe eines Babys zu beruhigen, selbst wenn diese auf »untröstlich« programmiert war (was auch im echten Leben oft genug der Fall ist).[60] Während andere vor schreienden Babys eher zurückweichen, verspüren Mütter offenbar den Drang, sich ihnen zu nähern[61] – wobei Forschungsergebnisse darauf hindeuten, dass wir auf Schmerzensschreie noch intensiver reagieren als auf Hungerschreie.

Das alles bestätigt letztlich nur, was erfahrene Mütter sowieso schon wissen. Dank Babyduft auf Wolke sieben zu schweben und glückstrunken auf süße Stupsnäschen zu schauen ist einfach, aber Mamasein ist mehr als das. Nur weil wir einen neuen Freudenspender haben, wird unser Leben nicht zum Picknick mit Schnabeltasse. Glück ist auch hier nur im Doppelpack mit Pein zu haben.

Wie viele von uns nur allzu gut wissen, ist das Mutterdasein oft eine äußerst trübselige Angelegenheit. Unsere innere Umprogrammierung hat nämlich nicht nur zur Folge, dass wir Babys als ungeheuer bereichernd empfinden – sondern auch, dass wir alles, was sie tun und von sich geben, wahrnehmen wie unter einem Vergrößerungsglas, und diese Signale automatisch lesen und interpretieren, Gutenachtküsschen und Vorlesekuscheln genauso wie Wutanfälle im Supermarkt und nächtliche Verzweiflungsanfälle. Zwanghafte Aufmerksamkeit, monomanischer Fokus, permanente Obsession, kurz: All das, was damals in der Neugeborenen-Intensivstation in mir einschlug wie ein Blitz, sind wesentliche Elemente unserer Transformation.

»Sensibilisierung« lautet der wissenschaftliche Begriff für das, was da mit uns passiert. Fast scheint es, als würden unsere Nerven über die Grenzen unseres Körpers hinauswachsen. Ich vermute, dass diese Sensibilisierung die Erklärung dafür ist, warum Mütter ein echtes Problem damit haben, wenn Filme, ja sogar Fernsehwerbung, in irgendeiner Form leidende Kinder zeigen. Das geht uns einfach zu nahe.

Der Gedanke, so ganz speziell auf Kindertränen gepolt zu sein, ist ein bisschen frustrierend für mich; gleichzeitig ist dieses Mamaphänomen vermutlich die Erklärung dafür, warum ich mich immer so elend fühle, wenn ich im Flieger ein Baby schreien höre – wie lebendig in den Kochtopf gesteckt, wie eine geschälte Tomate, die über grobe Pflastersteine rollt. Das ist sie, die Muttersensibilität. Wobei andere Säugetiermütter noch viel schlimmer dran sind. Zum Beispiel Rehe: Jäger spielen Jammerlaute von Kitzen ab, um die Ricken vor die Flinte zu locken.

Ganz allgemein üben also alle Babys, sogar der Schreihals auf Platz 3F, einen gewissen Zauber auf Mütter aus. Gleichzeitig ist ihr eigener Schreihals letztlich absolut tonangebend. Rattenmütter fühlen sich grundsätzlich zu allen Rattenbabys hingezogen, was vermutlich darauf zurückzuführen ist, dass Rattenmamas mit ihrem Nachwuchs in individuellen unterirdischen Nestern leben und einfach keine Erfahrung damit haben, dass irgendwo ein fremdes Kleines auftauchen und »zu Unrecht« kostbare Muttermilch und Aufmerksamkeit bekommen könnte. (Nebenbei bemerkt kann eine Rattenmama pro Wurf über ein Dutzend Junge bekommen, da kann es schlicht lebenserleichternd sein, sich nicht auf irgendwelche Lieblingskinder zu kaprizieren.)

Ganz anders sieht es bei Schafen aus. Normalerweise bekommen sie nur ein oder zwei Lämmer, und das innerhalb großer Herden. Folglich sind sie evolutionsbiologisch so geprägt, dass der eigene Nachwuchs für sie ihr Ein und Alles ist.

Menschenmütter liegen irgendwo dazwischen. Genau wie Ratten sind wir auf *alle* Babys gepolt. Doch gleichzeitig ist unser eigenes Kleines auch unser Ein und Alles. Unser Gehirn reagiert am ausgeprägtesten auf die eigenen Kids, und das offenbar quer durch viele Kulturkreise, von Kamerun bis Südkorea. Überall sind wir in unsere eigenen Kleinen vernarrter als in alle anderen.

»Für diese Erkenntnis brauchen wir eigentlich gar kein bildgebendes Verfahren, aber es hat sie immerhin noch mal bestätigt«, erzählt Professorin Linda Mayes, Leiterin des Forschungsbereichs Kinderstudien der Yale University.

Selbst wenn unser Ein und Alles im Rahmen einer Versuchsanordnung in genau dasselbe graue Tuch gewickelt ist wie alle anderen Säuglinge, reagiert unser Gehirn auf ihn oder sie am schnellsten, und im Belohnungszentrum werden zusätzliche Regionen aktiv.[62] Wenn ich mir heute die Neugeborenenfotos meiner drei Kinder anschaue, kann ich durchaus bestätigen, dass Babys allesamt ziemlich gleich aussehen, besonders in den ersten vier Wochen. Ohne ihre süßen kleinen Outfits ähneln sie auf bedauerliche Weise küchenfertigen Biohühnern. Doch im Überschwang der soeben erweckten Mamagefühle sind unsere eigenen Sprösslinge für uns selbst etwas ganz Besonderes, kleine Bündel von zarter Schönheit, gesegnet mit einmaliger Persönlichkeit und Grandezza, ein Versprechen für die Zukunft.

Sie hat sogar unten Wimpern!

Einmalig ist auch das richtige Wort für die generelle Wahrnehmungsintensität von Müttern. Wir sind nicht nur auf den Geruch unserer eigenen kleinen Augensterne fixiert. Schon einen Tag nach der Geburt können wir sie von einer ganzen Schar neugeborener, offenbar gleich wütender, gleich rotköpfiger, gleich gewickelter Burritos unterscheiden. Studien zufolge können wir sie bereits erkennen, wenn wir die seidige Haut ihrer Handrücken streicheln.[63] Sogar ihre vollen Windeln verströmen für uns einen traumhaften Duft – oder zumindest stinken sie für uns nicht.[64] Zu diesem Ergebnis kam jedenfalls 2006 eine Windelwahrnehmungsstudie mit dem ziemlich unverblümten Titel »Mein Baby riecht nicht so schlimm wie Ihres«. (Ich für meinen Teil vertrete die Ansicht, dass das Aa meiner Kleinen überhaupt nicht wie Aa riecht. Eher wie Carobpulver.)

Ihre eigenen Knirpse verstärken im Gehirn der Mutter die Aktivität derjenigen Bereiche, die für Emotionen und Empathie, für die Steuerung des Belohnungssystems sowie für soziale Wahrnehmung und Bewegungskontrolle zuständig sind, also quasi für alles, was da oben Rang und Namen hat. Wenn unser eigener fünf Monate alter Knirps in Gebrüll ausbricht, beschleunigt sich unser Herzschlag; wenn ein uns unbekanntes Baby dasselbe tut, sinkt er bis unter unsere Normwerte, sogar wenn uns niemand sagt, wer da schreit.[65]

Bereits 48 Stunden nach der Geburt kann eine Neumama das Schreien ihres eigenen Nachwuchses so klar identifizieren, dass sie sogar inmitten des durchdringenden Gebrülls anderer gleichaltriger Kinder nur durch diesen einen ganz speziellen Sound aus dem Schlaf gerissen wird.[66] (Diese Erkenntnis ist nicht etwa einem zutiefst unethischen Experiment zu verdanken, sondern real existierenden Entbindungsstationen, wo man bis in die Fünfzigerjahre unsere Großmütter und später unsere Mütter post partum routinemäßig für längere Zeit in Mehrbettzimmern zusammenpferchte.)

Als ich damals nach meiner ersten Geburt schier endlos lange Tage im Krankenhaus verbringen musste, hörte auch ich meine funkelnagelneue Tochter brüllen. Es klang wie das schrille Kreischen eines Wanderfalken oder eines Pterodactylus. Jedes Mal, wenn sie schrie, war das für mich wie ein Hieb mit der Viehpeitsche. Dann schrie ich immer gleich auch ein bisschen. »Sie muss brechen!«, brüllte ich in einer Tonlage, die normalerweise höchstens bei akuter Bedrohung durch außerirdische Mächte angebracht ist.

Sie war erst 24 Stunden zuvor von der Neugeborenen-Intensivstation in mein Zimmer verlegt worden, was ganz großartig war – außer, dass mein Mann und ich erst mal herausfinden mussten, was jetzt alles zu tun war. Wir hockten da, das Baby wie eine gewickelte Granate im Arm, und brauchten Hilfe für einfach alles: Windeln wechseln, Bäuerchen machen lassen und vor allem für das Stillen.

Doch ich wich vor nichts und niemandem zurück, um diese Dinge zu lernen. Schon bald wurde ich zum Schrecken des Schwesternzimmers, wie ich so halb nackt und (trotz meiner Wunden) ziemlich leichtfüßig auf den Stationsfluren umherstrich, immer auf der Suche nach einer helfenden Hand.

Schließlich war meine neugeborene Tochter für mich auf einen Schlag zum Wunderbarsten auf Erden geworden. Ich reagierte phänomenal feinfühlig auf die Gefühlsregungen aller Babys, aber am intensivsten auf sie. Und ich war rund um die Uhr extrem *motiviert*, sämtliche erforderlichen Maßnahmen zu ergreifen, um ihr nach besten Kräften Schutz und Hilfe angedeihen zu lassen.

Genau diese drei Faktoren – säuglingsfixierte Wohlgefühle, verstärkte Wahrnehmungsintensität gegenüber Babysignalen, unbedingte Motivation – machen den Kern der erwachenden Mutterinstinkte aus.

Nüchtern betrachtet habe ich womöglich nie richtig begriffen, wann für Babys Schlafenszeit ist, welche Schnullermarke bevorzugt zum Einsatz gebracht werden sollte oder was überhaupt in einer bestimmten Situation genau zu tun ist. Kann sein, dass meine frisch sensibilisierte Schwester, derzeit noch eine von den Ereignissen überwältigte Krankenhausgeisel, das auch nie so richtig rauskriegen wird. Vielleicht gelingt das keiner Mutter je so richtig.

Aber wir alle *wollen* es wissen, und zwar viel genauer als jede Tante, Babysitterin oder freundliche Nachbarin, auch wenn sie alle einem Findelkind in Not zu Hilfe eilen würden. Mutterschaft hat nichts mit Wissen zu tun. Sondern mit dem unbedingten Willen, jederzeit alles Menschenmögliche für das eigene Kind zu tun und dafür zur Not buchstäblich Himmel und Erde in Bewegung zu setzen. Mütter sind betört, in jedem nur denkbaren Sinne des Wortes.

Etwa neunzig Prozent aller Neumütter geben an, in ihr Baby »verliebt« zu sein – eine Aussage, die durch die Wissenschaft bestätigt wird.[67] Unser Gehirn brennt für unsere süßen Krümelchen, es zeigt ähnliche Aktivitätsmuster wie beim Anblick unseres und unserer Liebsten.

Doch diese heutzutage sehr beliebte Analogie ist aus historischer Sicht ein Missverständnis, denn das Ganze funktioniert genau andersherum. In der Entwicklungsgeschichte der Menschheit existierte Mutterliebe lange vor romantischen Candle-Light-Dinners; möglicherweise ist sie sogar der Grund dafür, dass es die überhaupt gibt. Mutterliebe ist die Ur-Amour der Erde.[68]

In Pittsburgh wird meine Schwester endlich aus dem Krankenhaus entlassen. Nach dem üblichen Zirkus rund um Beschneidungstermine und Entlassungspapiere macht sie sich mit uns auf den Heimweg, Baby im Schlepptau. Vor ihrer Haustür wartet bereits das neueste (und größte) Windeleimermodell auf sie, daneben ein Korb blauer Blumen.

Zum Mittagessen bestellen wir ihr Lieblings-Kürbiscurry, aber sie isst keinen Bissen davon, weil die Gewürze ihre Muttermilch verunreinigen und dadurch dem Baby Blähungen bescheren könnten. Den Feierchampagner rührt sie erst recht nicht an, also opfern Mama und ich uns.

Ausführlich erörtern wir Babys puttenhafte Schenkelchen und die Länge seiner Finger.

»Atmet er noch?«, fragt meine Schwester alle paar Minuten.

Das Ganze ist völlig normal. Frischgebackene Mütter sind in Gedanken durchschnittlich vierzehn Stunden täglich bei ihrem neuen Küken.[69] Forscher vermuten, dass diese Babymanie eine bedeutende Rolle bei der evolutionären Entwicklung von Zwangsstörungen spielt.[70] Und tatsächlich erkranken im Vergleich zur allgemeinen Bevölkerung (zwei Prozent) elf Prozent aller Neumütter an einer klinisch relevanten Zwangsstörung.

Früher hörte meine Schwester so oft Radio, dass sie während ihrer Schwangerschaft scherzte, das Baby würde ihren Lieblingsmoderator für seinen Vater halten. Doch nun ist es bei ihr so still wie in einem Mausoleum, und jeder kleine Pups und jedes Krähen ihres Stupsis hallen durchs Haus. Vor ihrer Mutterschaft eine kämpferische Spitzensportlerin, traut sie sich jetzt kaum noch, acht Pfund die Treppe hinaufzutragen. Ihr Telefon ist abgestellt, ihr Anrufbeantworter voll, und zumindest vorerst ruft sie niemanden zurück.

Man könnte meinen, sie sei nicht da – und in gewisser Weise wird sie womöglich auch nie wieder nach Hause kommen.

Ich bin mir ziemlich sicher, dass es bei mir damals genauso war. Aktuelle Forschungsergebnisse bestätigen meine Vermutung. Computerscans zeigen: Mamagehirne funktionieren nicht nur anders. Sie sind auch ganz anders strukturiert. Ein der Universität Leiden in den Niederlanden angeschlossenes Forschungsinstitut stellte kürzlich im Rahmen eines Vergleichs zwischen Erstgebärenden und kinderlosen Frauen starke Unterschiede fest, darunter bei Ersteren eine Abnahme der grauen Substanz.[71] Noch bemerkenswerter: Die Gehirne der Mütter sahen auch ganz anders aus als auf den Aufnahmen, die vor ihrer Schwangerschaft gemacht worden waren. Eine andere Studie brachte an den Tag, dass die Abnahme der grauen Substanz bei einigen Frauen bis zu sieben Prozent betragen kann.[72] Veränderungen dieses Ausmaßes sind bei erwachsenen Menschen so gut wie ausgeschlossen, von Überlebenden traumatischer Gehirnverletzungen einmal abgesehen.

Das Leidener Forschungsinstitut bastelte sogar einen Algorithmus, der Mütter allein anhand der Gehirnanatomie mit an Sicherheit grenzender Wahrscheinlichkeit identifizieren kann. Offenbar ist das Mama*Mind* so speziell ausgeprägt, dass es sogar diagnostizierbar ist.

Und diese identitätsbeugenden Veränderungen dauern mindestes zwei Jahre an, wenn nicht für immer. »Sind Sie ... aus Europa?«, fragte mich anlässlich eines anderen Aufenthalts auf der Entbindungsstation vorsichtig eine Schwester, die sah, wie ich ziemlich dürftig bedeckt in meinem Zimmer umhertapste. Dabei war ich den Großteil meines Lebens eine prüde Neuengländerin gewesen.

Doch nun war ich jemand anderes.

Der Begriff »Mutterinstinkt« ist eigentlich eine Untertreibung für das Ausmaß der unsichtbaren Revolution in unseren Köpfen. »Instinkt«, das klingt nach gerade mal einem Pfeil – nicht nach einem ganzen Köcher voll. Robert Bridges, Professor an der Tufts University, spricht lieber von der »Enthüllung« einer Mutter, von der abrupten Entfaltung eines versteckten Potenzials, einer latenten Identität, die bereits von Anfang an in uns lauert.

Ich mag diesen Begriff sehr, weil er der täglichen Plackerei, die das Muttersein Knall auf Fall verursacht, einen Hauch von Maskenballglamour verleiht. Und weil er impliziert, dass unser neues Mutter-Selbst eine rechtmäßige, vollkommen seriöse Daseinsform ist und nicht irgendein weichgespültes blumenumkränztes Wischiwaschi-Möchtegern-Königinmutter-Syndrom.

Für uns ist es ein bisschen traurig, unserem alten Selbst Lebewohl zu sagen. Jeder Wiedergeburt wohnt ein Abschied inne.

Doch mein neues Selbst und das Wesen *formerly known as my sister* haben jedenfalls jede Menge neuen Gesprächsstoff.

Kapitel 2

Mutters Werk und Vaters Beitrag

Papas zwischen Gast- und Hauptrolle

Und was ist eigentlich mit meinem Schwager? Ist er auch für immer verschwunden? Oder nur mal wieder schnell bei Dunkin' Donuts rein und gleich wieder da?

Als semiprofessioneller Kampfkunstsportler und zufälligerweise auch Doktorand in den Bereichen Kindesentwicklung und Informatik ist er physisch und psychisch wesentlich besser aufgestellt als die meisten Neuväter. Er hat die neuesten interaktiven Babybücher angeschaut, die heißesten Babygadgets gekauft und sich in alle möglichen Babystatistiken versenkt. Trotzdem ist er während unseres Aufenthalts in Pittsburgh meistens ein bisschen grün im Gesicht und schüttet ständig Kaffee in sich hinein, obwohl der Inhalt seiner diversen To-go-Becher dem komplexen Aromabouquet von Kaffeebohnen vermutlich nicht gerecht wird.

Womöglich nimmt auch in seinem Inneren soeben eine Transformation ihren Lauf? Kann es sein, dass Elternschaft für Väter eine genauso überwältigende Offenbarung ist wie für Mütter? Sollten wir vielleicht eher nach einem »Elterninstinkt« suchen als nach einem rein mutterbezogenen?

Wir Mütter werden zwar von der Wissenschaft vernachlässigt, haben uns aber inzwischen immerhin mehr Forschungsgelder geangelt als die Väter. Folglich bleiben viele spannende Fragen zum Vaterinstinkt bisher unbeantwortet. Immerhin lassen die schon vorliegenden Studien den Schluss zu, dass der Übergang in den Vatermodus durchaus wissenschaftlich messbar ist und individuell als zutiefst verstörend empfunden werden kann. Doch ebendiesen Studien zufolge erleben die Moms Elternschaft ziemlich anders als die Dads.

Kann man so sagen.

Anlässlich meines ersten Kaiserschnitts (und auch danach) wurde diese Wahrheit zusammen mit meiner Blase und meinem Gedärm nur allzu deutlich offengelegt. Mein tapferer Gatte durchlitt die traumatischen Ereignisse gemeinsam mit mir. Seine erste Nacht als frischgebackener Papa verbrachte er auf einer knäckebrotdünnen Campingmatte und jammerte kein einziges Mal.

Doch irgendetwas passierte, während er schlief. Als ich vom OP wieder in mein Zimmer gebracht wurde, merkte niemand, dass der Notknopf meines Betts nicht funktionierte. Mitten in der Nacht bekam ich heftige Schmerzen und brauchte dringend Medikamente, doch niemand reagierte auf mein zunehmend panisches Knopfdrücken. Mit krächzender Stimme bat ich meinen Mann um Hilfe, doch ich schaffte es einfach nicht, ihn aus seinem Erschöpfter-Neupapa-Blackout herauszuholen. Schließlich merkte eine aufmerksame Nachtschwester, was los war, und kurz darauf tanzte der gleißende Lichtstrahl der Taschenlampe eines Technikers durch den Raum. Mein Mann schlief weiter. Am nächsten Morgen musste ich ihm erzählen, was passiert war.

In dieser Nacht wurde mir klar, dass mein Mann und ich in unserem Elternschaft-Unternehmen zwar gleichberechtigte Partner waren, unser Schicksal jedoch bereits in völlig unterschiedlichen Bahnen verlief. Während ich in meinem lädierten Körper mit dem an einen langsam zusammenfallenden Heißluftballon erinnernden Bauch feststeckte, fläzte mein Mann sich mehr oder weniger intakt auf seiner Matratze. Die körperlichen Unterschiede zwischen uns hatten sich in den letzten zehn Monaten verstärkt. Ein Durchlass von gerade mal zehn Zentimetern hatte mir eine völlig neue Welt eröffnet. Und nun, anlässlich dieser höchst speziellen Nachwehen, unter denen ich bisher immer etwas ganz anderes verstanden hatte, schienen sich auch unsere emotionalen und mentalen Lebenswege zu trennen.

Obwohl: Möglicherweise waren sie von Anfang an unterschiedlich verlaufen.

Der Gedanke erstaunte mich mehr als eigentlich angebracht. Männer und Frauen unterscheiden sich normalerweise physisch eindeutig voneinander, etwa hinsichtlich Beckenform und Körperfettverteilung. Auch ihre Gehirnanatomie weist Unterschiede auf. Frauen haben einen größeren Hippocampus und ein besser verdrahtetes Sprachzentrum, Männer hingegen haben einen größeren Mandelkern. Wir benutzen unterschiedliche Gehirnregionen, um Objekte zu drehen und John-Grisham-Romane zu lesen. Und Studien belegen, dass solche geschlechtsspezifischen Unterschiede sogar vor der Elternschaft dafür verantwortlich sind, wie wir auf mimische und akustische Säuglingssignale reagieren.[73] Aufgrund ihrer genetischen Prägung mögen alle Menschen Babys, doch die entsprechende Sensibilität ist bei Frauen im Durchschnitt grundsätzlich etwas stärker ausgeprägt. Sicher nicht zufällig reagieren unter kinderlosen Erwachsenen Frauen im fortpflanzungsfähigen Alter am stärksten auf Babysignale, und das insbesondere während des Eisprungs.[74]

Im Rahmen einer Studie der National Institutes of Health wurde kinderlosen Männern und Frauen ein neutraler Geräuschteppich vorgespielt, dem ab und zu durchdringendes Babyschreien beigemischt war.[75] Die Gehirne der Teilnehmer*innen* sprachen sofort auf das Schreien an, wohingegen »die männlichen Gehirne im Ruhemodus blieben« und für die Dauer des gesamten Experiments »inneren Impulsen folgten«.

In einem anderen Experiment wurde eine Korrelation zwischen der eigenen Gesichtstemperatur und dem Anblick verschiedener Gesichter hergestellt.[76] Wenn sie Babyfotos anschauten, wechselten die Nasenspitzen der weiblichen Probanden von kühlem Grün zu aufgeregtem Gelb.

Die männlichen Probanden, ähem, »erwärmten« sich mehr für Frauenfotos.

Wie kommt es eigentlich, dass Frauen mehr Freude an Babyfotos haben als Männer? Warum gibt es zwischen uns und unseren Kids auf Anhieb stärkere und häufig auch ganz andere Bande als zwischen ihnen und ihren Vätern?

Die Antwort hat womöglich mit zwei Basics zu tun, die uns seit Urzeiten begleiten: Eier und Milch.

Außerhalb der Säugetierabteilung der Natur sind Mütter nicht automatisch für die Fürsorge verantwortlich. Bei Fischen kümmert sich, wenn überhaupt, der Vater um den Nachwuchs (hört, hört!). Viele Menschenmütter kennen wahrscheinlich nur allzu gut den braven Fischpapa aus *Findet Nemo*. In dem Pixar-Klassiker kann Nemos Mama ihren Pflichten nicht nachkommen, da sie bedauerlicherweise gefressen wurde. Im echten Leben hingegen ist die Fischmama eher die Fresserin. Viele Fischarten erfreuen sich einer großartigen evolutionsbiologischen Besonderheit namens »unbeschränktes Wachstum«. Was bedeutet, dass Fischweibchen im Laufe ihres Lebens immer mehr fressen, wachsen und Eier ablaichen. (Als mir das klar wurde, starrte ich neiderfüllt auf die Goldfische im Aquarium meiner Tochter, angeblich allesamt Mädels.) Die befruchteten Eier der Fischmamas landen auf Seegraswiesen oder sonst wo außerhalb ihres Körpers. Nicht selten wird sodann der Fischpapa zur Eier- und Larvenpflege verdonnert, während die treulose Mutter frei und ungebunden durch die Weltmeere swingt, immer auf der Suche nach einem kuscheligen Spot für die nächste Eiablage.

Vogelweibchen führen kein ganz so unbeschwertes Leben, doch circa neunzig Prozent aller Vogelarten teilen die Nachwuchspflege so gerecht untereinander auf, als hätte jemand einen Haushaltsplan an den Kühlschrank gehängt.[77] Genau wie bei den Fischen reifen auch hier die befruchteten Eier außerhalb des Weibchens heran, daher profitieren Eier wie Küken vom unentwegten Einsatz beider Eltern in Sachen Schutz, Brut und Futter. Hinter unserem Haus hat sich ein Falkenpaar niedergelassen, und oft schaue ich in stiller Ehrerweisung hoch zu ihrem biparentalen Nistplatz.

Säugetierweibchen hingegen legen keine Eier. Sogar nach der

Befruchtung bleiben die Eier tief in unseren Eingeweiden verstaut. Die Fähigkeit zum Lebendgebären ist einer der Gründe für den durchschlagenden globalen Erfolg der Säugetierklasse: Die Schwangerschaft wärmt und ernährt unsere Youngster, schützt sie vor Fressfeinden und ermöglicht es uns, selbst unter extremsten Bedingungen Fuß zu fassen.

Doch dieselben raffinierten Anpassungstricks, die uns halfen, die Saurier zu überdauern, haben auch dazu geführt, dass heutzutage immer noch wir Mütter die Wickeltasche am Hals beziehungsweise Arm haben.

In unserer Klasse sind die Männchen Spermaschleudern, die zumindest theoretisch unzählige Nachkommen zeugen können, während die Weibchen sich oft monatelang mit einem einzigen inneren Untermieter abgeben müssen. Eine Säugetiermama hat gar keine andere Wahl: Sie kann ihre Gene nicht länger unters Volk bringen, sondern muss so viel wie möglich in das oder die Kleinen investieren, die sie bereits in sich herumschleppt. Die Männchen hingegen ziehen weiter, um die Eier im Korb des nächsten Weibchens zu befruchten.

Und neun, nach Monden gerechnet sogar zehn Monate Schwangerschaft (bei den armen Elefantenweibchen sind es sogar 22) sind nur der Auftakt zur misslichen Mutterlage. Die Milch besiegelt dann endgültig das Schicksal der Säugetiermamas. Wir sind die Namensgeber für unsere gesamte Klasse, lateinischer Name »Mammalia«, von Mammae, sprich Milchdrüsen, Gesäuge, Brüste. Einige wenige Nichtsäugetiere wie Tigerhaie und Strumpfbandnattern gebären zwar ebenfalls lebend, doch nur Säugetierweibchen produzieren Milch.

Manchmal kann es durchaus beruhigend sein, stets Fertignahrung fürs Kind dabei zu haben. Wie oft habe ich schon einen Ersatzstrampler, eine Ersatzwindel oder gleich den ganzen Kinderwagen vergessen. Offen gestanden habe ich sogar fast schon mal meine Kinder vergessen. Doch eine stillende Mutter kann unmöglich die Milch vergessen.

Diese zweihundert Millionen Jahre alte Patentlösung hat allerdings ein paar Haken. In Prä-Pre-Milch-Zeiten hatte die eingebaute Milchbar zur Folge, dass einzig die Mutter selbst ihre Neugeborenen füttern konnte; ein ebenso aufwendiges wie intimes Unterfangen, das obendrein häufig den Eisprung verhindert und so Mamas Investition in das hungrige Kind in ihrem Arm zwangsläufig noch weiter erhöht.

Besonders für Menschenmütter gestaltet sich die Angelegenheit noch etwas komplizierter, da unsere Milch vergleichsweise dünn und wässrig ist. Andere Säugetiere brauchen wesentlich weniger Zeit zum Stillen. Bei Wildkaninchen mit ihrer nährstoffreichen Milch sind es gerade mal fünf Minuten täglich. Seebärenmütter säugen ihren Nachwuchs teilweise nur einmal pro Woche. Menschenmamas dagegen brauchen manchmal die halbe Nacht fürs Füttern. Und während andere Säugetieryoungster innerhalb weniger Wochen entwöhnt werden, ist unsereins biologisch auf jahrelanges Stillen geeicht, weil die frühe Kindheit unserer Kleinen so lange dauert.

So gesehen sind Nebenerzeugnisse unseres Körpers – Milch und Eier – entscheidend an unserem Einstieg in den Muttermodus beteiligt. Die säugetierspezifische Form der Fortpflanzung und Nachwuchsernährung hat zur Folge, dass Weibchen die Hauptverantwortlichen sind, wenn es um die Kindesfürsorge geht. Deshalb werden Mamagehirne so transformiert, dass sich die so wichtige Mutter-Kind-Bindung emotional verfestigt.

Wie Dr. Laura Glynn, Expertin für Mutterverhalten, anlässlich eines der weltweit renommierten TEDx-Talks bemerkte,[78] ist es denkbar, dass »dem weiblichen Nervensystem die Bürde auferlegt wurde, unser genetisches Erbe zu schützen«. Bei der überwiegenden Mehrheit aller Säugetierspezies obliegt es einzig und allein der Mama, ihren kleinen Wonneproppen mit sich herumzuschleppen. Ihre Freude erleichtert ihre Last.

Die meisten Säugetierdaddys, von Jaguaren bis Giraffen, haben mit ihrem Nachwuchs nicht das Geringste zu tun. Menschenmütter beklagen sich sicher nicht zu Unrecht über schlechte oder abwesende Väter;[79] gleichwohl sollten sie den himmlischen Mächten danken, dass sie zu den mageren fünf Prozent aller Säugetierspezies gehören, bei denen die Väter wenigstens ein bisschen was für ihre Kids tun.

Ich muss gestehen, dass dieser unterkühlte Biologenjargon für privilegierte moderne Frauen wie mich etwas ziemlich Empörendes hat. Schließlich leiste ich meinen Mutterdienst Seite an Seite mit einem geduldigen und unerschrockenen Partner, der womöglich sogar der bessere Elternteil ist mit seinen hochgelobten Lunchboxen und origamigleichen Wickelkünsten. Mein Mann ist quasi von Natur aus auf die Nöte hilfloser Geschöpfe gepolt; so sorgt er sich beispielsweise, ob Clementine, der Hamster unserer Kids, in letzter Zeit auch genug frischen Brokkoli gefressen hat. Als wir noch keine Kinder hatten, war ich mir immer sicher, dass wir beide gleichermaßen gut für unseren Nachwuchs sorgen würden. Ich wäre noch nicht einmal überrascht gewesen, wenn er mich bei einer dieser Kampf-der-Geschlechter-artigen Studien rund um untröstlich schreiende Babypuppen locker ausgestochen hätte. Als er damals unser funkelnagelneues Familientrio vom Krankenhaus nach Hause fuhr, war er so nervös, dass er – absolute Seltenheit – einen Strafzettel für zu schnelles Fahren bekam. Bei der Kita-Abschlussfeier musste er weinen. Er ist der Inbegriff des engagierten Vaters.

Und er ist nicht der Einzige. Moderne Väter haben sich inzwischen bereitwillig jede Menge Elternwissen angeeignet.[80] Rekordverdächtige zwei Millionen Amerikaner haben hochoffiziell Hausmannstatus, es gibt mehr alleinerziehende Väter als je zuvor,[81] und die Papas verbringen im Schnitt über sieben Stunden pro Woche mit ihren Kids, dreimal mehr als 1965. In den leistungsorientiertesten Teilen der westlichen Gesellschaft weicht die genetisch bedingte Neigung der Väter, möglichst viele Nachkommen zu säen, allmählich dem Muttermuster, eine überschaubare Kinderschar möglichst großzügig zu versorgen.

Ein Blick zurück in die Steinzeit lässt vermuten, dass es schon seit den ersten Schritten des Homo sapiens für unsereins von Vorteil war, dauerhaft einen Mann daheim in der Höhle zu haben, der ein Auge auf die lieben Kleinen hatte oder bei Bedarf auch vorwitzige Säbelzahntiger niederknüppeln konnte, damit wir uns dem gerade erfundenen Lagerfeuer widmen konnten. Höchstwahrscheinlich waren schon die Höhlenväter zumindest gelegentlich an der Bewältigung der langwierig-lästigen Kinderfürsorge beteiligt. Genau genommen entstand und gedieh das Konzept der »engagierten Vaterschaft« schon lange, bevor die Mütter dieses Engagement überhaupt einforderten. Heute ist es fest in den Vaterköpfen verankert und wissenschaftlich nachweisbar, wenn auch geschlechtsspezifisch ausgeprägt.

Natürlich durchleben Säugetierväter weder Schwangerschaft noch Geburt. (»Warum halten Männer sich nach der Geburt für attraktiver?«, hieß es in einer Studie.[82] Dreimal dürfen Sie raten.) Sie stillen auch nicht. (Jedenfalls wenn man von ein paar freakigen Fruchtfledermausdaddys mal absieht – aber das hat wohl mehr mit einer kuriosen Ernährungsbesonderheit zu tun als mit ernsthaften Mamaambitionen.)

Bei einigen wenigen Säugetiervätern jedoch, darunter auch menschlichen, kann es durchaus zu hormonellen Veränderungen kommen, wenn sich Nachwuchs ankündigt. So haben werdende Daddys oft einen verringerten Testosteronspiegel.[83] Das Absinken dieses Hormons ist vermutlich die Ursache für die »Sympathieschwangerschaft«, alias Couvade-Syndrom, die so manch besonders hingebungsvollem Neupapa temporär ein eigenes kleines Buddhabäuchlein beschert. Weniger erforscht ist die Tatsache, dass besagte Neupapas sich häufig einen Bart wachsen lassen. Bei einigen südpazifischen Völkern kann es sogar so weit gehen, dass werdende Väter sich unter Verweis auf Rückenschmerzen mit großer Geste für die Dauer der Schwangerschaft ins Schlaflager ihrer Partnerin zurückziehen. Frischgebackene Väter können sogar in eine Wochenbettdepression verfallen – was bei Müttern allerdings wesentlich öfter der Fall ist.

In Tests zur Wahrnehmung säuglingsspezifischer Signale reagieren Väter nachweislich wesentlich intensiver als kinderlose Männer.[84] Auch werden sie von Babygerüchen ungewöhnlich stark angezogen. Forscher, die Eltern bei der Interaktion mit ihren Babys beobachteten, entdeckten in den Gehirnen von Müttern und Vätern ähnliche Aktivitätsmuster[85], wobei – jetzt mal kurz wegschauen, Jungs – die Männer mit der ausgeprägtesten Hirnaktivität schon vorher die niedrigsten Testosteronwerte aufwiesen. Mit ihren Kindern zusammenlebende Väter können Babyweinen genauso eindeutig identifizieren wie Mütter.[86]

All diese wohldokumentierten Vaterphänomene sind jedoch »nichts im Vergleich zu den Veränderungen der Mütter«, sagt Professor Joe Lonstein, Experte für Mutterverhalten an der Michigan State University. »Ein Wandel dieser Größenordnung ist beim Menschen absolut einmalig.«

Zu diesem Thema später mehr; zunächst sei darauf hingewiesen, dass der clevere Algorithmus, der Müttergehirne aufspüren kann, Vätergehirne nicht erkennt, da diese offenbar nicht so eindeutig strukturiert sind. Im Gegensatz zum Mamamodus weist der Papamodus längst nicht so typische Gehirnaktivitäten auf, und es kommt auch nicht zur charakteristischen Volumenschwankung der grauen Substanz.

Obwohl mein Mann und ich uns in unserer Eigenschaft als Eltern sehr ähnlich sind – uns verbinden gemeinsame Werte, Pläne, Erziehungsmethoden und die Unfähigkeit, die Tannenzweigdeko von letztem Weihnachten wieder von unserem Minivan herunterzukriegen –, würde er mir sicher darin zustimmen, dass ich mich wesentlich stärker verändert habe als er.

Ein berühmtes Tortendiagramm aus den 1980er-Jahren verdeutlicht diesen Eindruck. Anderthalb Jahre nach der Geburt ihrer Kinder gaben zum Thema befragte Väter an, ihr Vatersein präge ihre Identität zu ungefähr 27 Prozent.[87] Bei den Müttern lag dieser Anteil mit sage und schreibe 55 Prozent deutlich höher – ein so großes Stück von der Identitätstorte, dass es aussah wie ein weit aufgerissenes Pac-Man-Maul, kurz davor, auch das Partner-Tortenstück, das Karriere-Tortenstück und alle anderen

Teilstücke zu verschlingen, aus denen das frühere Selbst der Mütter bestand.

Vielleicht vermuten Sie ja, dass diese Zahlen schlicht auf kulturspezifische Prägungen zurückzuführen sind. Doch Fakt ist: Vor der Geburt schätzten die Frauen selbst den Anteil des Mutterseins an ihrer Identität auf gerade mal sechzehn Prozent – ein enormes Missverhältnis zwischen Erwartung und Wirklichkeit. Die zukünftigen Väter rechneten für sich selbst mit siebzehn Prozent und kamen damit wenigstens in Sichtweite der Realität.

Ähnlich wie kinderlose Frauen und Männer reagieren Mütter und Väter oft unterschiedlich auf Säuglingssignale. In der Regel schenken die Mütter den Gefühlszuständen ihrer Babys mehr Beachtung.[88] Wenn es weint, werden bei ihnen für die Verarbeitung von Schmerz und Emotionen verantwortliche Gehirnregionen aktiv, die bei den Vätern unauffällig bleiben.[89] Das Babyschreien muss schon ziemlich verzweifelt klingen, damit Papas Gehirn darauf anspringt.[90] Deshalb bekommt er nachts 45 Minuten mehr Schlaf als die Mama. (Jedenfalls im Schnitt: Der kleine Unterschied kann jederzeit zum gähnenden Abgrund werden, glauben Sie mir.)

In einigen Studien bekamen Väter Schreiproben hungriger Babys und Schreiproben kurz zuvor beschnittener Babys vorgespielt.[91] Wie nicht anders zu erwarten, sprangen ihre Gehirne auf das Beschneidungsgebrüll an. Die Mütter hingegen zeigten Reaktionen auf beide Versionen und konnten sie grundsätzlich besser voneinander unterscheiden. Mütter reagieren generell sehr intensiv auf Säuglingsemotionen und nahezu extrem auf heftige Unglückssignale. Gleichzeitig bleibt uns ein Babylächeln länger im Gedächtnis,[92] was darauf hindeutet, dass es unser inneres Belohnungssystem stimuliert.

Mamas denken doppelt so oft an ihre lieben Kleinen wie Papas.[93] Sie sprechen auch öfter mit ihnen.[94] Es steht bislang noch nicht einmal fest, ob analog zu *Motherese* auch so etwas wie *Fatherese* existiert. Im Rahmen einer Studie versenkten Wissenschaftler winzige Aufnahmegeräte in den Hemdtaschen von Vorschulkindern und hörten sich anschließend über 150 Stunden zumeist sinnfreies Geplapper an.[95] Wenn ihre Eltern mit ihnen sprachen, erhöhte Mamas Tonlage sich um vierzig Hertz, typisch für *Motherese*. Die Papas hingegen gerieten nicht ins Säuseln.

Doch mit der Zeit scheinen solche Unterschiede zu verblassen. Die Vater-Kind-Bindung vertieft sich offenbar erst später, etwa ein Jahr nach der Geburt, wenn die unansehnlichen, langweiligen Schreibündel in der Wiege zu werfbaren Krabbelkindern geworden sind. Mein Mann reagierte auf jedes unserer Neugeborenen leicht perplex. »Sie sieht aus wie ein zusammengerolltes Sockenpaar«, sagte er einmal und meinte damit unsere winzige, frisch gepuckte Tochter. Und ein anderes Mal: »Sie sieht aus wie eine von den Holzmarionetten aus meinem alten Kasperletheater.«

Gleichzeitig machen sich selbst im Umgang mit älteren Kindern manchmal in den alltäglichsten Situationen Verhaltensunterschiede zwischen Müttern und Vätern bemerkbar:[96] Beim Babyschwimmen halten die Mamas ihre Kleinen bevorzugt mit dem Kopf zu sich, sodass beide ganz romantisch die Blicke ineinander versenken können. Die Papas hingegen halten die Babys so, dass sie nach vorn schauen. Berufstätige Mütter, die nicht zu Hause arbeiten, nehmen mehr Kinderkrankentage in Anspruch als Väter.[97] Während unsereins die Knirpse eher beruhigt und in den Arm nimmt, hüpfen und werfen Papas lieber, kitzeln Babys Bäuchlein und fahren Fahrrad mit seinen Beinchen, das alles grundsätzlich mit einem höheren Geräuschpegel (kann ich persönlich bestätigen).[98] Auch ermutigen sie ihren Nachwuchs eher zu potenziell riskantem Verhalten, wie Wissenschaftler mithilfe einer ziemlich furchterregend klingenden Strategie herausfanden: Sie positionierten Spielzeuge am oberen Treppenabsatz und beobachteten den weiteren Verlauf der Ereignisse (wahrscheinlich halb die Hand vor Augen).

Solche kleinen Unterschiede im Alltagsverhalten haben eher anekdotischen Charakter, doch vielleicht besteht hier ein Bezug zu womöglich überlebenswichtigen Differenzen innerhalb der elterlichen Prioritätensetzung. Einige Ökonomen vertreten die Ansicht, es steigere das kindliche Wohlergehen, wenn Finanzhilfen nicht an die Väter, sondern an die Mütter ausbezahlt würden, vermutlich weil die Mütter sich von Haus aus mehr um die Kinder kümmern. Im Rahmen einer in Tansania durchgeführten Studie konnten Eltern zwischen drei Geschenken wählen, Kinderschuhe, Geld oder Zucker. Die sorgsamen Mütter entschieden sich häufiger für die Kinderschuhe; die Väter zogen Geld oder Zucker vor.[99]

Ob und inwiefern sich eine Art Vaterinstinkt herausbildet – also ein dem Mutterinstinkt verwandter, wenn auch beim Mann schwerer zu weckender, sich langsamer entfaltender und teilweise unterschiedliche Verhaltensmuster hervorbringender, kinderfixierter innerer Antrieb – hängt offenbar davon ab, wie intensiv ein Mann mit der Mutter seines Kindes und später mit dem Kind selbst zusammen ist. Wie genau das alles funktioniert, ist der Wissenschaft derzeit noch weitgehend ein Rätsel. Doch es gibt zumindest Belege dafür, dass auch hier der Geruch eine Rolle spielt. Eine kürzlich von Forschenden der englischen Newcastle University mit 91 männlichen Teilnehmern durchgeführte Studie ergab Hinweise darauf, dass die Probanden Babyfotos signifikant länger anschauten, nachdem sie im Rahmen einer Versuchsanordnung den Körpergeruch schwangerer Frauen eingeatmet hatten.[100]

Unabhängig davon spielt sicherlich auch schlicht Learning by Doing eine Rolle. Menschenväter sind ähnlich wie Menschenmütter flexibel, gescheit und motiviert, und obendrein verändern sich ihre Gehirne in dem Maß, in dem sie sich neues Wissen aneignen. Genau wie bei Taxifahrern das Gehirnareal für das räumliche Orientierungsvermögen besonders groß ist und bei Vogelkundlern der Bereich für die Gesichtserkennung, verändern sich möglicherweise Gehirnstrukturen und Verhaltensmuster von Vätern, sofern sie nur genügend Müttererfahrungen sammeln können beziehungsweise dürfen – denn gesellschaftliche Verhaltensnormen stehen dem durchaus gelegentlich entgegen.

So ergab eine Studie, dass Väter, die eine längere berufliche Auszeit nahmen und sich gemeinsam mit den Müttern die Nächte um die Ohren schlugen, aller Wahrscheinlichkeit nach auch noch neun Monate nach der Geburt regelmäßig Aufgaben wie Wickeln oder Baden übernahmen.[101] (Wobei hier mit Sicherheit auch väterliche Schuldgefühle eine gewisse Rolle spielen. Einer Nagetierstudie zufolge müssen Mäusemamas, vom Ultraschallbereich sinnbildlich übertragen auf Menschenstimmen, die Mäusepapas regelrecht anbrüllen, um sie dazu zu bringen, etwas für die Kids zu tun.[102])

Selbst wenn noch nicht geklärt ist, ob und inwiefern es einen Vaterinstinkt gibt, so steht ein entscheidender Unterschied zwischen biologischen Müttern und biologischen Vätern unverrückbar fest: Erstere sind hormonell von vornherein auf Erfahrungen mit Babys eingestellt, während Letztere solche Erfahrungen überhaupt erst machen müssen, damit es bei ihnen zu hormonellen Veränderungen kommt. Nach einem One-Night-Stand verwandeln Männer sich nicht instinktiv in Väter, wenn sie mit der betreffenden Frau nie wieder etwas zu tun haben. Die Frau hingegen wird sich – sofern sie schwanger wird – automatisch in eine Mutter verwandeln. Vaterschaft basiert wesentlich stärker auf freien Entscheidungen als auf Automatismen. Um wirklich Vater zu werden, muss ein Mann zuallererst mal *bleiben*, und das tun längst nicht alle.

Global gesehen sind männliche Verhaltensmuster genauso vielgestaltig wie die menschliche Kultur. Und doch sind es fast überall die Väter, die je nach Lebenslage nur zu gerne die Nase in den Wind halten und zu neuen Ufern aufbrechen, während die Mamas überwiegend auf Kurs bleiben, in guten wie in schlechten Zeiten.[103]

Viele veränderliche Lebensumstände können Aufschluss darüber geben, ob ein Vater eher geht oder bleibt, darunter auch die allgemeinen Lebensbedingungen:[104] In schweren Zeiten, wenn alle Mann an Deck sein (oder genug Geld für eine Anzahlung zusammenkratzen) müssen, ist die Wahrscheinlichkeit größer, dass die Väter bei der Stange bleiben. In Gegenden, wo Infektionskrankheiten verbreitet sind, verdrücken sie sich hingegen gerne.[105] Vielleicht, weil sie allein durch ihre Anwesenheit ihre Kinder nicht unbedingt vor Keimen schützen können und daher für den Fall der Fälle vorsorglich anderswo weitere Nachkommen zeugen wollen. (Als Reporter ein Jahr nach der Zika-Epidemie in Brasilien ein weiteres Mal betroffene Mütter und ihre Kinder besuchten, waren fast alle von ihren Partnern verlassen worden.[106])

Auch die vorherrschende Ernährungsweise prägt väterliche Verhaltensmuster. In Jäger-und-Sammler-Kulturen mit stark fleischlastiger Ernährung, die regelmäßiges Jagen auch großer Tiere erfordert, fällt väterliches Engagement oft stärker aus und wird von den Müttern mehr in Anspruch genommen, so etwa bei den Inuit, die sich traditionell fast ausschließlich von Fleisch ernähren und daher Wale und ähnlich respekteinflößende Tiere töten müssen. Im Gegensatz dazu können Männer in Ackerbaukulturen mit gemäßigtem Klima potenziell mehr Nachkommen zeugen, wodurch sich ihre Vateraktivitäten im Durchschnitt verringern.

In diesem Zusammenhang spielt auch die Frage der Vaterschaftsgewissheit eine Rolle.[107] In der westlichen Welt beläuft sich der Anteil von »Kuckuckskindern« aktuell auf etwa drei Prozent, lag aber je nach Ort und Zeit auch schon bei zehn Prozent und mehr. Den Rekord halten derzeit die Himba, ein Stamm in Namibia, wo sich 2020 im Rahmen einer DNA-Analyse herausstellte, dass fast die Hälfte aller Kinder eines Mannes de facto von einem anderen gezeugt worden war.[108]

Eine faszinierende Studie ergab, dass »Gesichtsähnlichkeitserkennung« einer der wenigen Bereiche der Säuglingswahrnehmung ist, in denen die Väter den Müttern in der Regel überlegen sind.[109] Einfacher ausgedrückt haben Männer einen besseren Blick dafür, ob ihr Sprössling ihnen ähnelt – und sind entsprechend aufbruchsbereit, wenn ein Apfel von einem anderen Stamm gefallen ist.

Doch selbst bei idealen Lebensbedingungen für »väterliche Involviertheit«, wie es wissenschaftlich korrekt heißt, verläuft Elternschaft nur selten wirklich gerecht.

Mein Mann und ich haben mit unseren Kindern schon in ganz verschiedenen Umgebungen gelebt. Meine Töchter wurden im großstädtischen Washington, D.C., geboren. Dann hatten wir die tolle Idee, sie naturverbunden heranwachsen zu lassen, also zogen wir auf eine von mehreren Hektar Land umgebene Farm nahe meiner Heimatstadt, in einer verschlafenen Ecke von Connecticut, wo später auch unser Sohn geboren wurde. Als unsere tolle Idee in ein Fiasko mündete, flohen wir mit den drei Knirpsen in ein ruhiges, grünes Viertel der nahe gelegenen Universitätsstadt New Haven.

Inzwischen bin ich zu der Überzeugung gelangt, dass die Straße, in der wir leben, ein perfekt konfiguriertes Mikrohabitat für Väter ist: hohe Vaterschaftssicherheit, geringes Krankheitsrisiko, Monogamie-orientierter Wertekanon, schwere Zeiten für den Nachwuchs (zumindest, wenn es um die Zulassung zum College geht).

Und trotzdem kann frau sich nie sicher sein.

Ich vermute mal, dass die meisten meiner Nachbarn – darunter viele Professoren – auf Nachfrage gerne darüber dozieren, dass die Bürden der Kinderfürsorge gerecht verteilt sein sollten. Und trotzdem machten Akademikerinnen, die heimtückischerweise ihresgleichen unter die Lupe nahmen, eine erstaunliche Entdeckung:[110] Nur zwölf Prozent der Juniorprofessoren nehmen Elternzeit, bei den Juniorprofessorinnen sind es 67 Prozent. (Dieses Missverhältnis ist vermutlich einer der Gründe dafür, dass verheiratete Akademiker-Väter proportional die größte Chance auf eine Anstellung auf Lebenszeit haben, verheiratete Akademiker-Mütter mit Kindern bis zu sechs Jahren hingegen die kleinste[111]). Im Rahmen einer anderen Studie stellte sich heraus, dass Professoren mit Kindern unter zwei Jahren »sagen, sie seien dafür, dass Männer und Frauen die Kinderfürsorge gerecht unter sich aufteilen, doch fast keiner der Befragten hielt sich auch daran«, wie die konsternierten Wissenschaftler in ihrem Fazit schrieben.[112] An der Erledigung fast aller der 25 in der Studie aufgeführten Kinderversorgungspflichten waren die Professorinnen in stärkerem Maße beteiligt.

Aber es kann natürlich auch anders kommen. Besonders interessant sind erste Forschungsergebnisse zu homosexuellen Vätern[113]: Einer israelischen Studie über Doppelväter-Familien zufolge ähneln die Gehirnaktivitäten und -strukturen der schwulen Papas stärker denen von Müttern als diejenigen heterosexueller Väter. Also ist offenbar auch das Botenstoffsystem des männlichen Gehirns in der Lage, sich stark auf Säuglingsreize auszurichten, sofern keine weiblichen Fürsorgenden das Baby mit Beschlag belegen.

Gleichzeitig haben viele Männer offensichtlich gar keine Lust auf eine mama-ähnlich enge Beziehung zu ihrem Nachwuchs. Oder überhaupt auf irgendeine Beziehung. So vaterfreundlich einige Bereiche unserer Gesellschaft auch mittlerweile sind: Mehr amerikanische Kinder als je zuvor wachsen ohne Vater im Haus auf. Aktuell leben 27 Prozent von ihnen ohne ihren biologischen Vater, und über fünfzig Prozent wachsen bis zum 18. Lebensjahr zumindest zeitweise bei ihrer geschiedenen oder allein lebenden Mutter auf.[114] Die USA haben weltweit den höchsten Anteil alleinerziehender Mütter.[115] Und die hochgepriesene *quality time*, die amerikanische Väter heutzutage mit ihren Sprösslingen verbringen, spiegelt eher Arbeitslosigkeit, Erwerbsunfähigkeit und Teilzeitjobs als Papas brennendes Verlangen, daheim mit den lieben Kleinen »Backe, backe Kuchen« zu singen.

Selbst bei den wackeren Single Daddys, die vor der US-Sitcom *Full House* aus den 1980er/90er-Jahren niemand so richtig auf dem Schirm hatte, ist nicht alles so eitel Sonnenschein, wie man meinen könnte. Das jedenfalls stellten Wissenschaftler fest, als sie endlich mal genauer hinschauten: Eine kürzlich abgeschlossene kanadische Studie ergab, dass alleinerziehende Väter erschreckend oft Krebs bekommen oder Herzinfarkte erleiden, und das dreimal so häufig mit tödlichem Ausgang wie alleinerziehende Mütter in derselben gesundheitlichen Lage – die ungewohnte Rolle kann für sie offenbar zu einem erheblichen Stressfaktor werden.[116]

»Männer haben so viele andere Sorgen und Interessen, dass ihre Kinder für sie oft zweitrangig sind«, fasst die Anthropologin Wenda Trevathan den derzeit weltweit herrschenden Konsens ihrer Wissenschaft in einem Fachartikel zusammen.[117] Ein anderer Experte stellt fest, »in der großen Mehrheit aller Kulturkreise«, kümmerten sich Mütter und andere weibliche Bezugspersonen in stärkerem Maße um Kleinstkinder als die Väter.[118] (Ich würde das ja gerne aufrunden auf »alle« Kulturkreise, wenn es da nicht dummerweise diese eine Studie von 2017 gäbe, laut derer finnische Papas täglich acht Minuten mehr mit ihren Kindern verbringen als finnische Mamas.[119] Allerdings ging es dabei um Schulkinder, nicht um bedürftige Babys.) Dieses Muster ist sogar bei den zentralafrikanischen Aka zu finden, wegen ihrer Pro-Papa-Einstellung einer der Lieblingsstämme von Anthropologen.[120] Dort halten die Väter ihre Kids durchschnittlich 57 Minuten täglich – was in der Tat ziemlich beachtlich ist, aber trotzdem so gut wie nichts im Vergleich zu den 490 Minuten, die die Mütter sie pro Tag im Arm haben.

Noch vor Kurzem hätten einige meiner Mama-Freundinnen die These einer »von Natur aus« mutterlastigen Kinderfürsorge in der Luft zerrissen; schließlich haben sowohl unsere Gesellschaft als auch unsere eigene, clever gewählte berufliche Laufbahn dafür gesorgt, dass wir genau davon weitgehend verschont blieben. Doch dann kam Corona des Weges, katapultierte Mütter wie Väter wie in einer Art *Back-to-the-fifties*-Zeitschleife zurück in die eigenen vier Wände, woraufhin – Überraschung! – berufstätige Mütter sogar in Spitzenpositionen bereitwillig sämtliche zusätzlich anfallenden Fürsorgepflichten schulterten, ihre Arbeitszeit reduzierten – und letztlich dreimal so häufig ihren Job verloren wie die Väter.[121]

Unter den Menschenaffen, unseren nächsten Verwandten im Tierreich, gibt es einige rare Spezies – vor allem Springaffen –, bei denen nicht die Mütter, sondern die Väter die Hauptrolle in Sachen Nachwuchsfürsorge spielen. Sie halten ihre Kleinen so häufig im Arm, dass die sogar lieber mit Papa kuscheln als mit Mama. (Meiner bescheidenen Meinung nach sind ihre Kids den Springaffenvätern letztlich trotzdem ziemlich egal, denn ihre Freizeit verbringen sie lieber Schwanz um Schwanz geringelt mit ihren Gefährtinnen, denen sie lebenslang verbunden sind.)

Doch solche Ausnahmen von der Regel entwickelten sich aufgrund sehr spezifischer Lebensbedingungen. So leben Springaffen gefährlich hoch im Baumkronendach des südamerikanischen Dschungels. Folglich würde eine von Milchproduktion plus Nahrungssuche plus Bäumeklettern gänzlich überforderte Springaffenmama vermutlich verhungern, wenn ihr Gefährte ihr nicht beistünde.

Ich habe mich schon öfters gefragt, ob mein Mann nicht einen Tropfen Springaffenblut in sich hat. Manchmal rufen die Kinder nachts nicht nach mir, sondern nach ihm; und wenn wir alle Schwänze hätten, würden sie ihre bestimmt manchmal lieber um seinen ringeln als um meinen.

Tatsächlich sind wir Menschen näher verwandt mit am Boden lebenden afrikanischen Primaten wie etwa Rhesusaffen, die, genau wie die meisten Säugetiere, ihre Väter gar nicht kennen. Und so hochwillkommen väterliche Anwesenheit und Aktivität auch sein mögen, so dankbar wir auch sind für unermüdliches Pastakochen und Kinderwagenschieben – alles Pillepalle im kühlen Blick der Evolutionsbiologen. Für die zählt nämlich einzig und allein, was zum Überleben eines Sprösslings beiträgt und was nicht. Wissenschaftler haben sich einschlägige Statistiken angeschaut und daraus geschlossen, dass quer durch alle Kulturkreise die Anwesenheit einer in der Nähe lebenden Großmutter segensreichere Folgen für die Überlebensaussichten eines Kindes hat als die Anwesenheit des Vaters.[122] Einige Forschende gehen sogar noch weiter: Sie vertreten die Ansicht, der Vater sei im Grunde irrelevant für das Überleben seines Nachwuchses.

Tief im Innern haben womöglich selbst die augenscheinlich

emanzipiertesten Väter in dieser Hinsicht einen kleinen Verdacht. Vor einiger Zeit schenkte ich meinem Mann zu Weihnachten ein Abo für eine Zeitschrift, die sich ähnlich wie *Men's Health Dad* an die flanellbehemdeten Musterschüler unter den neuen Papas richtet: abenteuerlustig und hingebungsvoll, männlich-bärtig und das Herz auf der Zunge, und natürlich stets leidenschaftliche Gitarrenspieler. Sie brachte Artikel über Rockstar-Daddys und Themen wie »Istanbul mit Baby erleben«. Nach sechs Ausgaben wurde sie eingestellt.

Vaterschaft kann eine dauerhaft bewusstseinsverändernde Erfahrung sein – aber nur, wenn man sie auch machen will. Dennoch haben Menschenväter bei aller Flatterhaftigkeit in Sachen Elternschaft einen unverrückbar zentralen Part.

Sie sind unentbehrlich, wenn es darum geht, eine Mutter zu erschaffen.

Selbst wenn sie sich schon am Tag nach der Befruchtung wieder auf Tinder tummeln, sind die Väter doch die treibende Kraft des biochemischen Prozesses, der eine Frau dazu bringt, ihren Körper einem ungeborenen Kind zu überlassen und diesem sodann mit Haut und Haaren zu verfallen. Die Daddys, oder besser gesagt Daddys Gene, sind die verborgene Macht, die hinter der Transformation der Frau zur Mutter steckt. Obendrein spielt sich dieses seltsame unsichtbare Drama in einem Organ ab, das nicht nur gerne unterschätzt, sondern häufig in den Müll geworfen wird: die Plazenta.

Seit altägyptischen Zeiten, als die Pharaonen ihre Plazentas offenbar noch aufgesteckt auf hohe Stäbe öffentlich zur Schau stellten, ging es für die Plazentas steil bergab.[123] Wobei: Die alten Ägypter hielten sie für den Sitz der Seele, und langsam stellt sich heraus, dass sie damit gar nicht so falschlagen.

Die Plazenta ist nicht nur ein zwar kurzlebiges, aber lebenswichtiges Fötusanhängsel, das dem ungeborenen Baby Nahrungsaufnahme, Verdauung und Atmung ermöglicht. Sie ist außerdem die Zauberkraft, die entscheidende hormonelle Veränderungen auslöst und damit einige der Hauptzutaten liefert, die das Muttersein ausmachen.

Und doch taucht der große Alchimist der Schwangerschaft in den im Wartezimmer meines Gynäkologen massenweise herumliegenden Broschüren für werdende Mamas seltsamerweise gar nicht erst auf. Plazentaforschung ist für den ohnehin von der Wissenschaft vernachlässigten Bereich der Mütterforschung ein Niemandsland. Das allerdings aus nachvollziehbaren Gründen: In der Tierforschung stellt die Plazenta die Wissenschaftler*innen vor irrwitzige Probleme. Oft fressen die Mütter sie kurz nach der Geburt – gerne mitten in der Nacht – einfach auf, sozusagen als tierisches Pendant zum Gläschen Champagner unmittelbar nach Verlassen des Kreißsaals. Eine auf Plazentaforschung spezialisierte Biologin beschrieb, wie sie an Exemplare frischgebackener hungriger Affenmütter herankommt: Sie tauscht ihre Plazenta gegen Marshmallows aus, weil die offenbar die einzige noch köstlichere Nascherei sind.

Dr. Harvey Kliman, Mediziner und Wissenschaftler an der Yale University, gehört seit fast vierzig Jahre zur Avantgarde der Plazentaforschung. Einige seiner liebsten Plazentaporträts, hauptsächlich mikroskopische Gewebebilder, die an abstrakte Kunst erinnern, zieren die Wände seines Büros in New Haven, nur ein paar Kilometer von unserem Haus entfernt. In einer Ecke des Raums hängt ein rundes Mobile mit Papierkranichen – aber wer weiß, in Anbetracht seines Berufs könnten es auch Störche sein.

Auf Klimans Schreibtisch prangt eine Art Steampunk-Objekt. Es besteht aus mehreren Glühbirnen, einem Mikroskop und einem menschlichen Schädel aus Plastik, der an eine Holzkiste genietet ist – seine »Ideenkiste«. Wenn er auf eine Inspiration hofft, dreht er den Dimmer der hellsten Birne ganz auf.

»Männer können kein Leben erschaffen, aber irgendwas müssen wir ja auch hervorbringen.«

Männer erschaffen Plazentas.

Kliman zeigt mir ein Familienfoto von der Hochzeit einer seiner eineiigen Zwillingstöchter, dreht sich flugs zum Bildschirm seines Computers und öffnet einen Schnappschuss ihrer identischen Plazentas. »Das sind Rachael und Michelle.« Er strahlt.

Kliman präsentierte die Plazentas seiner Töchter zwar nicht auf einem Pharaonenstab, aber immerhin lagerte er sie drei Jahre lang ein, so lange, bis einer seiner Mitarbeiter sie versehentlich entsorgte. Warum er das getan hat? Warum nicht? Sie sind sein Werk. Seine Frau brachte die Töchter hervor, aber die Doppeldeckerplazenta hat er gemacht.

»Viele Leute glauben ja, dass die Mutter die Plazenta erzeugt, um ihr Baby ernähren zu können«, sagt er. »Aber damit liegen sie vollkommen daneben.«

Eine berühmte Forschungsreihe aus den Achtzigerjahren gibt Aufschluss darüber, was er meint.[124] Die Wissenschaft vertrat lange die Auffassung, dass Mutter und Vater jeweils die Hälfte der Gene eines Babys beisteuern, also an jeder Eigenschaft ihres Nachwuchses quasi fifty-fifty beteiligt sind. Da die Plazenta ein externes Organ des Fötus mit identischer DNA ist, müsste diese Regel auch auf sie zutreffen.

Tut sie aber nicht. Als Forscher in einem Laborversuch zwei weibliche Keimzellen in ein zuvor präpariertes Mausei einfügten, entwickelte sich zu ihrer Verblüffung ein nahezu vollständiger Mausfötus in einer mickrigen Plazenta.

Nahmen sie allerdings zwei *männliche* Keimzellen, blieb der Fötus unterentwickelt. Die Plazenta hingegen war ungewöhnlich groß; Farbe und Struktur ließen auf ein vollkommen gesundes Organ schließen. (Etwas Vergleichbares kann auf natürliche Weise auch bei menschlichen Schwangerschaften passieren, wenn Spermien sich innerhalb einer kernlosen Eizelle vermehren. Der Fachbegriff dafür lautet »Blasenmole« oder auch Traubenmole, weil die (leere) Plazenta einer gruselig-purpurnen Traubenrispe ähnelt.

So brachte die allseits missachtete Plazenta die Wissenschaft auf die Spur des faszinierenden Phänomens der genomischen Prägung. Bekanntlich tragen Mutter und Vater für die Ausprägung der meisten Merkmale ihres Nachwuchses, etwa der Form der Ohrläppchen, jeweils ein Exemplar eines bestimmten Gens bei. Doch in einem sehr kleinen Bereich – unter einem Prozent – unseres genetischen Codes ist das Gen eines Elternteils deaktiviert, das Gen des anderen Elternteils jedoch ist aktiv und »prägt« damit die biochemische Transkription.[125]

Zu genomischer Prägung kann es überall im Körper kommen,[126] doch die Tierforschung zeigt, dass in der Plazenta besonders viele einseitig geprägte Gene aktiv sind – und in der Regel sind sie väterlicherseits geprägt. Derart außergewöhnliche Genkapriolen sind möglicherweise auf die Kurzlebigkeit der Plazenta zurückzuführen. Sie muss nur neun bis zehn Monate überstehen; Nieren oder Bauchspeicheldrüse müssen ungefähr hundertmal so lange halten.

Nach Ansicht von Evolutionsbiolog*innen ist die genomische Prägung in der Plazenta nichts anderes als eine unsichtbare Rangelei zwischen Mutter und Vater.[127] Vielleicht ist Ihr Partner für Sie ja ein wackerer Kampfgefährte, der gemeinsam mit Ihnen des Nachts unter der Decke kauert und auf fatale erste Schnieflaute aus dem Babyfon wartet. Doch so wie einschlägige Experten die Zeugung interpretieren, sind Sie beide von vornherein in gegnerischen Teams und in Ihrem Bauch in einen Kampf um Leben und Tod verstrickt.

Die These der Gebärmutter als Gladiatorenarena leuchtete mir schneller ein, als angesichts des liebenswerten Charakters meines Gatten zu vermuten gewesen wäre. Damals am College tauchte er eine Dreiviertelstunde zu früh auf, um mich zu unserem ersten Date abzuholen, weil seine Mitbewohner fieserweise seine Uhr vorstellten, während er unter der Dusche war. Sein überraschend früher Auftritt brachte uns beide in Verlegenheit, aber er ermöglichte es mir auch, diesen seltsamen Typen aus meinem Englisch-Seminar im unbarmherzigen Licht des Studentenwohnheims ganz genau in Augenschein zu nehmen. Ich warf einen langen, prüfenden Blick auf das Gesicht unter seinem Bart (den er sich, nur fürs Protokoll, nicht etwa im Laufe einer Sympathieschwangerschaft hatte wachsen lassen, sondern aus Trauer darüber, dass eine andere Seminarteilnehmerin ihn verlassen hatte).

Ich kannte dieses Gesicht. »Ach, *du* bist das!«, sagte ich.

Jahre zuvor hatten wir uns anlässlich eines landesweiten Highschool-Debattierturniers schon einmal gegenübergestanden. Die grauslichen Pullunder, die er und sein Teampartner damals trugen, hatte ich nie vergessen – zumal die beiden das Turnier gewannen, obwohl ich mehr Punkte für Sprachkraft holte als mein Zukünftiger (nicht, dass wir bis heute nachhalten würden). Unsere Teams begegneten einander noch einmal, bei unserer Hochzeit vor dem Altar. Der damalige Partner meines Mannes war diesmal sein Trauzeuge, und meine Partnerin, natürlich meine beste Freundin Emily, war meine Trauzeugin.

So hervorragend mein Mann und ich uns auch verstehen – manchmal machte sich die ursprüngliche Rivalität zwischen uns wieder bemerkbar. So auch, als wir irgendwann über den richtigen Zeitpunkt für Nachwuchs diskutierten. Rein theoretisch war ich dafür – Kinder standen natürlich auf meiner *bucket list* –, aber in der Praxis wollte ich damit so lange wie möglich warten, in erster Linie, weil ich Bier zu meinem äthiopischen Essen trinken wollte, gerne massenhaft Kuchenteig mit eventuell massenhaft Fötuskillerbakterien darin verdrückte und als frühere Babysitterin zu viele Windeln gewechselt hatte, um die Sache auf die leichte Schulter zu nehmen.

»Weißt du eigentlich, was in den Windeln drin ist?«, zischte ich einmal, schon ein paar Margaritas intus, anlässlich eines Wortgefechts beim Mexikaner. »In Windeln ist *Kacke* drin!«

Wie um meinen Worten Nachdruck zu verleihen, ließ ich meine Gabel in die Pfütze dunkelbrauner Mole-Sauce fallen, in der meine Enchiladas schwammen.

Am Ende gewann mein Mann – beziehungsweise ließ ich den Punkt gnädig an ihn gehen, wie ich es lieber ausdrücke. Und zwar hauptsächlich, weil ich Macht und Umfang der Mutterinstinkte unterschätzt hatte. Mutterschaft? Ein Kinderspiel für mich, sieht man von den neun Monaten Cocktailverzicht mal ab. Kann ja jede, und ich war noch nicht mal »jede«. Hey, ich war später sogar die Gesamtsiegerin der landesweiten Debattiermeisterschaften geworden, obwohl mein Mann an dieser Stelle sicher darauf hinweisen würde, dass mir das nur deshalb gelang, weil er zugunsten der Highschool-Zeitung aus dem Debattierteam ausgestiegen war. Wie schwer konnte Muttersein schon sein?

Also beschloss ich, meinem armen Mann eine Freude zu machen und das Thema Mutterschaft früh anzugehen. (Das Pac-Man-Tortendiagramm kannte ich damals eindeutig noch nicht.)

Doch laut Plazentaforschung fingen da die eigentlichen Titanenkämpfe zwischen uns erst richtig an.

Leider habe ich die schwammartige Schöpferin meines Mutterschicksals noch nie gesehen, weil alle drei Plazentas meines Mannes, durch einen sittsamen Sichtschutz meinem Blick entzogen, direkt nach den Kaiserschnitten entsorgt wurden. Daher ermöglicht Dr. Kliman es mir, in seinem Labor ein frisches Exemplar anzuschauen. Die noch warme Plazenta auf dem Labortisch sieht schwabbelig und in sich zusammengefallen aus, wie ein scharlachrotes Omelett oder eine von den angespülten roten Quallen, in denen meine Kinder am Strand herumstochern. Dabei ist es das erstaunlichste Säugetierorgan überhaupt, noch dazu eines, das in einer Vielzahl unglaublichster Formen und Größen existiert.

Säugetiere unterscheiden sich zwar äußerlich in Sachen Form, Fell & Co., aber innerlich sind sie mehr oder weniger alle gleich. Eine Nilpferdleber ist wie eine überdimensionierte Menschenleber, und der Magen einer Wüstenrennmaus ist eine Miniaturausgabe von unserem. Die Plazenta hingegen ist eine Gestaltwandlerin. Bei einigen Spezies gleicht sie einem Gummiband, bei anderen einer Gummizelle, bei wieder anderen einem über ein klobiges Möbel drapierten, fadenscheinigen Laken. Unsere ähnelt einer Kippa, heißt es.

Einige Forschende sind der Ansicht, diese ungewöhnliche Vielfalt sei genau wie die genomische Prägung selbst ein Beweis dafür, dass die Plazenta tatsächlich ein Kriegsgebiet ist, wo Mutter und Vater um jeden Zentimeter Terrain kämpfen. *Love is a battlefield* – wie wahr.

Eine Dame – ich, zum Beispiel –, deren soeben befruchtetes Ei in ihren Innereien herumkreist, wird dadurch nicht auf einen Schlag zur liebestrunkenen Mama. Weit gefehlt: Ihr Immunsystem wird versuchen, ihre körpereigenen Reserven zu schützen und möglicherweise sogar ein Veto gegen die gesamte Schwangerschaft einzulegen. Aus biologischer Sicht »ist eine Schwangerschaft für eine Frau ein sehr, sehr großes Problem«, erklärt Dr. Kliman. Es handelt sich um eine risikoreiche Angelegenheit, die den Nährstoffbedarf massiv erhöht; also reagiert der weibliche Körper auf eine Schwangerschaft zunächst mit Widerstand. Nur ein Bruchteil aller Schwangerschaften schafft es bis ins Ziel, hauptsächlich weil das Immunsystem der werdenden Mutter mit allen Mitteln versucht, die Plazenta gleich in den ersten Wochen zu attackieren.

Unterdessen lässt der werdende Vater – und zwar ganz egal, ob er friedlich neben Ihnen auf dem Sofa sitzt und zum vierten Mal *Game of Thrones* mit Ihnen anschaut oder aber sich schon längst Richtung Karibik davongemacht hat – nichts unversucht, die Schwangerschaft zu retten. Und zwar mithilfe seines genomisch geprägten Avatars: der Plazenta.

Sieht nicht gerade spektakulär aus, ist es aber, sagt Kliman und dreht das scharlachrote Omelett geschickt um. Ein kleiner Blutpfropfen hängt an seinem behandschuhten Daumen. Die der Mutter zugewandte Seite, die an der Gebärmutterschleimhaut andockt, sieht richtig wüst aus, aber die dem Fötus zugewandte Seite wirkt glatt, fest gefügt und fremdartig. »Auch wenn Sie die hier noch so fest zusammendrehen – die Blutgefäße verengen sich dadurch kein bisschen«, sagt Kliman und zerrt an der Nabelschnur. Sie ist so dick wie die Anlegeleine eines Segelboots und verschwindet in der Mitte der Plazenta.

Für mich war die Nabelschnur immer so eine Art Rettungsleine, die ich meinen Babys zuwarf, doch das genaue Gegenteil ist der Fall. Die Plazenta ist wie ein großer Enterhaken, der mit

Schwung in den Körper der Mutter geworfen wird. Er verzweigt sich in jede Menge kleiner und noch kleinerer Enterhaken – oder besser gesagt: Blutgefäße –, die allesamt dazu dienen, Nährstoffe von der Mutter in den Fötus abzuziehen. Eine ausgewachsene menschliche Plazenta hat eine Oberfläche von fast fünfzig Kilometern.[128]

Obwohl sie auch als »Nachgeburt« bezeichnet wird, bildet die Plazenta sich sehr früh, bereits fünf Tage nach Beginn der Schwangerschaft. Sie löst sich von der Außenschicht des zu dem Zeitpunkt »Blastozyste« genannten Embryos, der da gerade mal ein kleiner Zellknubbel ist. Unmittelbar darauf bläst die Plazenta-Avantgarde in Papas Auftrag zum Staatsstreich.

Normalerweise regelt die im Zwischenhirn gelegene Hypophyse die Progesteronausschüttung der Eierstöcke. (Immer wenn die Ausschüttung aussetzt, setzt die Monatsblutung ein.) Doch in den ersten Tagen der Schwangerschaft überbrückt die Plazenta das Gehirn, übernimmt das Steuer und veranlasst die Eierstöcke dazu, immer mehr Progesteron auszuschütten, um so die schwangerschaftsverhütende Monatsblutung zu verhindern.

»Die Plazenta sagt: ›Weißt du was? Von jetzt an machen wir alles so, wie ich das will‹«, sagt Kliman mit seiner schönsten Plazentastimme.»›Wir brauchen deinen Kopf gar nicht, wir kriegen das auch so alles ganz prima hin.‹«

Andere weibliche Organe werden ebenfalls kurzerhand ausrangiert. Nach neun Wochen haben noch nicht mal mehr die Eierstöcke etwas zu melden, denn in dieser Phase hat die Plazenta bereits alles selbst in die »Finger« genommen (Klimans Wort für die schlingpflanzenartige innere Struktur, durch die die Plazenta tief in die Mutter eindringt). So etabliert sie innerhalb ihres *eigenen Gewebes* eine florierende Undercover-Progesteron-Brauerei, die auch Östrogenbestandteile herstellen kann. Dadurch kann die Schwangerschaft fröhlich weiter ihren Weg gehen, selbst wenn die Eierstöcke der Mutter operativ entfernt würden.

»Das ist ungefähr so, wie wenn ein Spaceshuttle von Cape Canaveral startet und die Kontrolle schon zehn Sekunden später komplett von Houston übernommen wird«, erklärt Kliman mir. »Die Plazenta ist Houston. Durch die Plazenta übernimmt die Schwangerschaft das Kommando über das gesamte Betriebssystem der Mutter.«

Unterdessen befeuert die Plazenta Mamas Hunger und Durst, weil die Plazentahormone ihr den Zugriff auf ihre eigenen Blutzuckerreserven erschweren. Die Massen Pad Thai, die ich während meiner drei Schwangerschaften ahnungslos in mich hineinschaufelte, waren also klammheimlich an meiner Leber vorbeigeleitet worden, um die Plazentas meines Mannes zu ernähren. Die Plazentahormone stimmen die Brüste auch auf ihre Stillaufgabe ein, zur Vorbereitung auf die Zeit, in der das Baby nicht mehr per Blut, sondern per Milch ernährt wird.

Dieses dramatische Baby-Mama-Geschehen ist zumindest teilweise auf eines der fortdauernden Probleme des Lebendgebärens zurückzuführen, nämlich die Tatsache, dass ein Säugetiervater nie sicher weiß, ob ein Kind wirklich von ihm ist. Anstatt es nach der Geburt unter hohem persönlichen Aufwand von außen versorgen zu müssen, entwickelte er, evolutionsgeschichtlich betrachtet, eine Strategie, um seinen Anspruch von vornherein von innen anzumelden.

Und weil ein Mann sich auch nie sicher sein kann, dass er bei Ihnen noch ein zweites Mal erfolgreich zum Schuss kommt, wird er logischerweise alles daransetzen, Ihren armen Körper schon diesmal nach allen Regeln der Kunst auszuplündern, um Ihnen am Ende den denkbar stärksten und gesündesten Balg zu entnehmen. Auch wenn er mit seinen schönen Augen noch so lieb schaut und Ihnen immer unaufgefordert Ihre Lieblings-Poké-Bowl mitbringt – in Wirklichkeit wollen seine Gene Sie ausnehmen wie eine Weihnachtsgans.

Unter dem Mikroskop zeigt Dr. Kliman mir ein Stückchen Gebärmutterschleimhaut. Mit bloßem Auge sieht sie aus wie dünn geschnittener Prosciutto. Mithilfe eines leicht gespenstisch anmutenden weißen Computerpfeils zeigt er mir, wie einige Plazentazellen – »sie sind sehr aggressiv«, sagt er – erstaunlicherweise die

Plazenta verlassen und ins Gewebe der Mutter hinüberwandern, wo sie über deren Arterien herfallen wie hungrige Wölfe.

Diese invasiven Zellen – winzige schwarze Tupfen im hübschen rosa Paisley-Muster des Muttergewebes – setzen einige Wochen nach Beginn der Schwangerschaft die Segel. Sie erinnern mich an die tausend Schiffe, die die alten Griechen aussandten, um die schöne Helena heimzuholen. Wobei wesentlich mehr als tausend Tupfen unterwegs sind. Bei jeder Schwangerschaft nehmen hunderte Millionen Plazentazellen Kurs auf mütterliches Gewebe. Um es zu erstürmen, verwenden sie militärisch anmutende Strategien, die sogar Agamemnon Respekt abgenötigt hätten.

Sobald sie Mamas kleine saftige Arterie umzingelt haben, blasen sie zum Angriff auf die Wände. In der ersten Phase der Kommandoübernahme über die Blutversorgung der Mutter machen sie zu rosa Schwabbel, was einst fit und straff war – eine Wandlung, die vielen Müttern nur allzu bekannt vorkommen dürfte.

Die Arterienwände werden schlaffer, dann weiten sie sich. Zuvor mit bloßem Auge kaum erkennbar, ist das Blutgefäß jetzt quasi ein reißendes Gewässer, kein Wunder bei einem Durchmesser von fast achtzehn Millimetern. Aus einem schmalen Bächlein ist ein Strom genau wie der Panamakanal geworden: riesig und im Wesentlichen vom männlichen Geschlecht erbaut. Über ihn fließt das Blut der Mutter durch die Plazenta in den Fötus. Zu Beginn der Schwangerschaft sind das gerade mal fünf Prozent. Doch gegen Ende sind es – die Plazenta macht's möglich – eher 25 Prozent. Eine Unmenge Blut, um einen Fötus zu füttern, dessen eigenes Blutvolumen noch nicht mal einem Restaurantfläschchen Mineralwasser entspricht.

Interessanterweise ist die menschliche Plazenta die aggressivste aller Säugetierspezies. Sogar im Vergleich zu anderen Primaten (offenbar mit Ausnahme unserer nächsten Verwandten, den Gorillas und Schimpansen) bringen unsere Plazentas deutlich mehr invasive Zellen zum Einsatz. Was darauf zurückzuführen sein könnte, dass diese Vampire womöglich nicht nur für die Versorgung des Fötus benötigt werden, sondern auch für ein weiteres

Organ, durch das wir uns wesentlich von anderen Säugetieren unterscheiden.

»Die Plazenta war und ist von überragender Bedeutung für die Entwicklung des menschlichen Gehirns«, sagt Dr. Julienne Rutherford, Plazentaforscherin (die mit den Marshmallows) an der University of Illinois. »Das Gehirn ist ein sehr anspruchsvolles, energieintensives Organ; woher also kommt die ganze Energie? Es muss da so eine Art Energietransfer geben, bei dem die Aggressivität der Plazenta in Kombination mit ihrer riesigen Oberfläche eine Rolle spielt. Anders ist das Ganze kaum zu erklären.«

Der getunte Blutstrom könnte auch erklären, warum es bei Menschenfrauen, anders als bei fast allen Säugetierspezies, so oft zu postpartalen Nachgeburtsblutungen kommt. Diese treten bei etwa zehn Prozent aller Geburten auf und sind weltweit die häufigste Todesursache bei Müttern.[129] Immer noch fallen ihnen jährlich 125 000 Frauen zum Opfer. Obwohl dank des medizinischen Fortschritts inzwischen wesentlich mehr Frauen gerettet werden können, sind diese Todesopfer letztlich nichts anderes als ein Kollateralschaden von Daddys unbewusstem, gleichwohl gnadenlosen Kampf um größtmöglichen Komfort für seinen Nachwuchs.

Dr. Kliman zeigt mir ein letztes Bild. Darauf ist die Gebärmutterschleimhaut einer weiteren Frau zu sehen, doch anders als bei den bisherigen Bildern scheint sich das rosige Gewebe hier in Chaos aufzulösen. Mir ist nicht ganz klar, was ich da zu sehen bekomme. So, sagt er, sieht eine »Placenta percreta« aus, eine eingewachsene Plazenta. Dazu kommt es, wenn die Mutter den Invasionskrieg ihres Partners nicht durch einen Waffenstillstand beenden kann. Dann breitet die Plazenta sich unkontrolliert aus, wächst durch den Uterus und manchmal sogar in benachbarte Organe wie etwa die Blase hinein.

»Solche Fälle habe ich schon oft gesehen«, sagt Kliman mit ungewöhnlich düsterer Stimme. Und mir dämmert, dass das, was wir da gerade anschauen, die Gewebeprobe einer Toten ist.

Die Plazenta zapft durch die Besetzung unserer Gebärmütter, Brüste und Blutgefäße nicht nur in großem Stil Nährstoffe ab, damit die Brut, die da mit freundlicher Unterstützung irgendeines x-beliebigen Kerls in uns heranwächst, ein möglichst großes, starkes Gehirn bekommt. Sie kümmert sich auch darum, dass Papas hilflose Sprösslinge genug Liebe bekommen.

Deshalb will sie auch Zugriff auf *unser* Gehirn.

Die neurobiologischen Prozesse, die dazu führen, dass der von der Plazenta ausgelöste hormonelle Tsunami das Gehirn der Mutter auf die Kinderfürsorge einstimmt, sind kompliziert und längst noch nicht geklärt; allerdings weiß man inzwischen, dass Progesteron, Östrogen und ein paar andere übliche Verdächtige eine Rolle spielen. Doch unabhängig davon, was nun genau hinter dem ganzen Zauber steckt, gehen Wissenschaftler davon aus, dass es die vatergeprägten Gene sind, die die mütterliche Fürsorge pushen.

Ein britisches Forschungsinstitut veröffentlichte einen verstörenden Bericht, demzufolge die Plazenta mit ihren klebrigen Fingern sogar bis in unser Gehirn hineingreifen könne.[130] Professorin Rosalind John und ihr Team nahmen bei genetisch manipulierten Mäusen das Gen PHLDA2 unter die Lupe, das normalerweise die Hormonproduktion der Plazenta beschränkt und damit eine wichtige Kontrollfunktion hinsichtlich des väterlichen Einflussgrades hat. Ihr Ziel war es, herauszufinden, was passiert, wenn die mütterliche Ausgabe dieses Gens – und damit seine Kontrollfunktion – deaktiviert wird, sodass einzig die väterliche Ausgabe des Gens zum Zuge kommt, die Plazenta nach Herzenslust Schmusehormone produzieren lässt und seine Aufgaben, um nicht zu sagen Absichten, auf diese Weise offenbart.

Die Forschenden beobachteten die werdenden Mausmamas, und siehe da: Sie bekamen eine heftige Zusatzdosis Plazentahormone ab, ihr Gehirn wurde förmlich damit geflutet. Was erwartungsgemäß dazu führte, dass die hormongedopte Mama nach der Geburt ihrer Kleinen besonders viel Zeit damit verbrachte, sie zu säugen und abzulecken. Das Team konnte sogar signifikante Veränderungen in zwei Gehirnarealen feststellen, die eine Schlüsselrolle für die mütterliche Fürsorge spielen. Um die zu verstärken, reichte es also, die Produktion von Plazentahormonen – und damit indirekt den väterlichen Einfluss – zu intensivieren. Dr. John zufolge sind diese Forschungsergebnisse womöglich ein Grund für die verwirrend starke mütterliche Hingabe.

»Normalerweise wären Sie alles andere als glücklich, wenn ein schreiendes, kotbedecktes Wesen Sie morgens um vier aus dem Schlaf reißt«, meint Rosalind John. »Aber aus irgendeinem Grund sagt eine junge Mutter nur: ›Hey, du bist ja wach, da wollen wir uns gleich mal um dich kümmern.‹«

Lassen Sie mich sicherheitshalber klarstellen, dass die junge Mutter in diesem Beispiel genau genommen *nicht glücklich* ist. Aber sie ist gutwillig und langmütig. Was letztlich auf die Plazenta zurückzuführen ist, und auf all die radikalen Umwälzungen, von Nährstoffverwertung bis Immunsystem und Verhalten, die Papas Gene maßgeblich mitangestiftet haben. In gewisser Weise zeugt er nicht nur das Kind – er zeugt auch dessen Mutter.

Klingt alles ziemlich nach Stockholm-Syndrom, oder? Nachdem ihr Immunsystem gehackt und ihre Nährstoffversorgung sabotiert wurde, werden Mütter obendrein dahingehend manipuliert, dass sie ihr Baby abgöttisch lieben. Und manchmal sogar noch ein paar mehr haben wollen.

So war es auch bei mir. Nach der Geburt unserer ersten Tochter musste mein Mann feststellen, dass das Blatt sich ein für alle Mal gewendet hatte. In unseren Gesprächen über mögliche weitere Kinder war auf einmal er derjenige, der zur Bedachtsamkeit mahnte – doch meine Lust auf den nächsten Wonneproppen war wesentlich stärker als alle seine Bedenken. Wenn Väter wirklich Mütter zeugen, dann hatte er ein *Mom*ster erschaffen.

Doch in Wirklichkeit braucht es für die Erschaffung einer Mutter mehr als nur die Geiselnahme durch die Vatergene. Nach der Geburt wird die Plazenta mitsamt ihrer Hormonproduktion unseres Körpers verwiesen. Folglich kann ihre temporäre Anwesenheit unsere dauerhafte Transformation nicht hinreichend erklären, zumal die sich im Laufe der Zeit eher verstärkt als abschwächt.

Also ist hier obendrein unser ureigenes Betriebssystem am Werk. Auch wir selbst machen uns zu Müttern.

Kapitel 3

Mamamorphose

Hormone, Botenstoffe & Co: Cocktails, die die Mutter in der Mutter wecken

Selbst Kleinkinder merken, dass Mütter anders sind als andere Menschen. »Du bist keine Jungfer«, sagte mir mein dreijähriger Sohn, als wir auf der Couch zusammen ein Märchen lasen. »Du bist eine Mama.« Das dümmliche Lächeln, das ich ihm anstelle einer Antwort schenkte, war vermutlich nicht weniger aufschlussreich, als es ein Gehirnscan gewesen wäre.

Unterschiede zwischen Müttern und Vätern, beziehungsweise Unterschiede zwischen Müttern und so ziemlich allen anderen, sind relativ leicht zu erkennen, jedenfalls von außen. (Beispielsweise genügt ein Blick, um festzustellen, wessen Frisur mit Sabber gestylt wurde.) Was ein weibliches Säugetier – Schaf 513, meine kleine Schwester, mich selbst – auf *Zellebene* von der »Jungfer« zur Mutter macht, ist hingegen längst nicht so leicht zu entschlüsseln.

Zu entschlüsseln und – kleine Warnung vorab – zu erklären. Weiter oben habe ich damit geprahlt, dass mir vor meiner Mutterwerdung so ziemlich alles gelungen ist, was ich je versucht habe. Das konnte ich aber nur so locker behaupten, weil ich nie versucht habe, Neurowissenschaftlerin zu werden. Ziemlich anspruchsvolle Materie, selbst für Frauen, deren Gehirne nicht durch mehrere Schwangerschaften in Mitleidenschaft gezogen wurden. Die folgenden Ausführungen sind also nicht etwa ein präzises Protokoll, sondern gerade mal ein flüchtiger Blick auf die Fragen, die die Wissenschaft sich hinsichtlich der Funktionsweise des mütterlichen Gehirns stellt, und auf die Antworten, die sie bisher gefunden hat.

Doch selbst dieser Mini-Eindruck hat es für uns Mütter in sich. Denn was sich für uns anfühlt wie eine Veränderung unserer Gefühlswelt, ist de facto eine Veränderung unseres Gehirns. Unser Handeln bei Playdates und Elternabenden wird durch die genetisch geprägte Ausschüttung von Botenstoffen gesteuert. Diese beschert uns gravierende gesundheitliche Probleme wie Wochenbettdepressionen und andere postpartale Stimmungskrisen, die (wie viele von uns schmerzlich erfahren mussten) Ärzt*innen trotz weltweit steigender Zahlen häufig weder auf der medizinischen noch auf der persönlichen Ebene begreifen und daher auch längst nicht immer angemessen behandeln. Was vor allem darauf zurückzuführen ist, dass die Wissenschaft noch immer nicht klären konnte, wodurch sich ein gesundes Muttergehirn auszeichnet und wie es im Regelfall funktioniert. Wenn wir uns selbst verstehen wollen, müssen wir zumindest ansatzweise begreifen, wie unsere Gehirne auf zellulärer Ebene zusammengesetzt sind.

Offenbar gibt es da ein paar Geheimzutaten. Seit den 1970er-Jahren wissen Wissenschaftler*innen, wie man im Schnellgang eine Rattenmutter erschafft, ganz ohne Rattenvater, Rattenvaterplazenta und den ganzen anderen lästigen Schwangerschaftskram. Im Labor reicht eine simple Spritze aus, um aus einer jungfräulichen Ratte eine Mama zu machen, die mit ihren Kleinen kuschelt, anstatt sie aufzufressen.

Welcher Spezialcocktail – oder: schicksalsträchtiger Zaubertrank – steckt in dieser Spritze?

Blut einer Rattenmutter, ganz einfach. Und doch rätseln einschlägige Expert*innen noch heute, Jahrzehnte später, wie genau der Botenstoffmix aussieht, der die Mutter in der Mutter weckt.

———

Die Forscherinnen und Forscher der Grossman School of Medicine der New York University sind offenbar mehr an der Kontaktaufnahme mit Außerirdischen interessiert als an der Mütterforschung. In einer Ecke ihres riesigen Labors blubbert inmitten wilder Kabelknäuel ein Becherglas voll kristallklarer Flüssigkeit – eine hausgemachte Version von Gehirnwasser – über einem Hochleistungsmikroskop vor sich hin. Daneben steht ein purpurroter Eiskübel, in dem winzige Glaspipetten gekühlt werden.

Dr. Soomin Song fischt mit einer Zange eine einzelne große Flocke aus einem Glas, in dem eine Art Schneegestöber herumwirbelt.

Es handelt sich um ein Scheibchen Gehirn, nur ohne Blut. Noch eine Viertelstunde zuvor befand sich dieses Gehirn in einer nachwuchslosen weiblichen Maus.

Hier starb eine Jungfer den Opfertod, keine Frage.

»Ihr Gehirn lebt aber noch«, sagt Song und gibt sich alle Mühe, damit das auch so bleibt. Bei 35 Grad, für Mäuse Wohlfühltemperatur, badet Song das Gehirn in dem künstlich hergestellten Gehirnwasser, um sicherzustellen, dass die Neuronen in dem Scheibchen aktiv bleiben, denn wir wollen sie »ausspionieren«.

»Was wir jetzt machen, ist der Versuch, dem Gehirn bei der Arbeit zuzuhören«, hatte mir Forschungsleiter Robert Froemke kurz zuvor erklärt. »Wir zerlegen es in seine Einzelteile, um herauszufinden, wie es funktioniert.«

Das Forschungsteam konzentriert sich bei seiner Arbeit auf den auditiven Cortex, das Hörzentrum des Mausgehirns. Dort werden Töne verarbeitet, darunter auch einige hochspezielle: »Wir wollen die nachgeordneten Gehirnschaltkreise untersuchen, die auf die akustische Struktur der Schreie von Mäusejungen reagieren.«

Die Töne, die gestresste Mausbabys von sich geben, vor allem wenn sie frieren, liegen im Ultraschallbereich. Für nachwuchslose Mäuse klingt das ähnlich wie Fingernägel, die an einer Schultafel kratzen, weshalb sie jegliche Begegnung mit den Jungen vermeiden. Doch genau dieses Geräusch ist wie Sirenengesang für die Ohren von Mausmüttern, sie werden davon geradezu magisch angezogen. Das jämmerliche Fiepsen von Mäusejungen übt auf sie sogar einen größeren Reiz aus als die (ebenfalls für das menschliche Ohr unhörbaren) Liebesgesänge von Mausmännchen. Warum also haben Mausmamas ein derart verändertes Geräuschempfinden?

Dr. Song schiebt das Gehirnscheibchen der Mausjungfer unter das Mikroskop. Er stellt es auf ihr Hörzentrum ein und vergrößert den Bereich zunächst vierfach, dann vierzigfach. Aus so großer Nähe betrachtet, sehen die Bilder ihres Gehirns aus wie eine endlos auf- und abschwingende graue Wüste. Song entdeckt eine der sogenannten Pyramidenzellen, nach denen er gesucht hat.

»Hier haben wir ja unser Neuron«, sagt er, während er den Joystick des Mikroskops mit verräterischem Geschick bedient. (»Ich hab schon den einen oder anderen Dollar in der Spielhalle versenkt«, gesteht er.) Mit einer kaum sichtbaren Glaspipette nähert er sich seinem Ziel und beginnt mit dem »Whole-Cell-Recording«, auch als »Patch-Clamp-Methode« oder – spaßeshalber – »Neuronenküssen« bezeichnet. »Ich werd es wirklich knutschen«, sagt Dr. Song mir. Er steckt das Ende eines langen Schlauchs in den Mund und saugt, bis sich direkt unter der winzigen Pipette eine Art Grübchen auf der Zelloberfläche bildet. Während er so saugt, sind sogar ein paar echte Knutschgeräusche zu hören. Sie klingen wie die feuchten Küsse, die ich meinem Sohn auf die weichen Wangen drücke (mindestens einer, lieber zehn), bevor er sich aus meinen Armen winden kann.

Nachdem ihm das erste Neuron versehentlich geplatzt ist, nimmt Dr. Song geschickt ein zweites in die Zange und platziert die Pipette knapp unterhalb der Zellwand, um beobachten zu können, was im Zellinneren passiert.

Er will die Reaktion dieser einzelnen Gehirnzelle auf einen bestimmten Reiz messen und setzt daher nun die gesamte Zelle elektrischen Impulsen aus. Diese imitieren etwas Entscheidendes: die echten Gehirnimpulse eines schreienden Mausbabys. Die an der Zellwand festgesaugte Pipette zeichnet ähnlich wie eine kleine Elektrode die Reaktion der Gehirnzelle auf. Auf Songs Bildschirm können wir den Verlauf der Reaktion der einsamen Jungfernhirnzelle wie auf einem Herzmonitor sehen. Sie erzeugt ein paar kleine Zacken, Abbild ihrer eigenen elektrischen Signale.

Dr. Song wird dieses Experiment eine halbe Ewigkeit lang wiederholen und die elektrischen Signale Dutzender Jungfernzellen mit denen Dutzender Mutterhirnzellen vergleichen, immer auf der Suche nach unterschiedlichen Reaktionen der Neuronen auf das Mausbabyweinen.

Normalerweise tut sich bei den Jungfernneuronen nicht viel, die der Mütter hingegen zeigen hohe Aktivität. Die Ausschläge auf dem Monitor sind signifikanter, die Gehirnzellen der Mütter reagieren also aus irgendeinem Grund stärker.

Das ist sie, auf Zellniveau heruntergebrochen: die Sensibilisierung, die aus Frauen Mütter macht.

Das Hormon Oxytocin ist möglicherweise eine der Hauptursachen für diese Sensibilisierung, sprich die geheime Mamazutat, die die unterschiedlichen Reaktionen von »Jungfern«- und »Mamaneuronen« verursacht. Oxytocin wird teilweise im Hypothalamus produziert, dem im Zwischenhirn gelegenen Steuerzentrum des vegetativen Nervensystems. Das Wort stammt aus dem Altgriechischen und bedeutet »schnelle Geburt«, weil es während der Wehen und der Geburt in hohen Mengen in die Blutbahn ausgeschüttet wird, Gebärmutterkontraktionen und den Milcheinschuss auslöst, während für die Plazenta und ihre Progesteron- und Östrogenproduktion der Abschied naht. Wissenschaftler sind zunehmend fasziniert von der Bedeutung, die Oxytocin auch für das menschliche (Männer haben auch Oxytocin) Gehirn hat. Auch »Kuschelhormon«, »Liebeshormon« oder »Vertrauenshormon« genannt, wird es mit sozialer und emotionaler Bindungsfähigkeit in Verbindung gebracht und sogar mit Wohltätigkeit. Professor Froemke und sein Team vermuten, dass Oxytocin werdende Mütter nicht nur körperlich auf die Geburt vorbereitet, sondern in seiner Funktion als Botenstoff auch ihr Gehirn auf maximale Mutterliebe einstimmt. Wahrscheinlich ist es auch eine der rätselhaften Ingredienzen des Rattenmamabluts, das in den verblüffenden Experimenten der 1970er-Jahre als Spritzenfüllung jungfräuliche Ratten in Mütter verwandelte.

Vor einiger Zeit wollte Froemkes Team herausfinden, ob sich mithilfe von Oxytocin weibliche Mäuse in Echtzeit von Jungfrauen zu Müttern transformieren lassen. Die entsprechenden Studienergebnisse wurden 2015 veröffentlicht und sind inzwischen ein Klassiker.[131]

Forschungsleiterin Bianca Jones Marlin setzte Hightechgeräte des damals neuen Bereichs der Optogenetik ein. Sie arbeitete mit jungfräulichen Mäusen, deren DNA zuvor durch Einfügung lichtempfindlicher Proteine in Gehirnzellen verändert worden war. Auf diese Weise war es möglich, mithilfe blauen Laserlichts eine natürliche Oxytocinausschüttung hervorzurufen.

Dr. Marlin ließ die Tiere in das laboreigene Profi-Tonstudio verfrachten, nachdem winzige Messfühler in ihren modifizierten Mausgehirnen angebracht worden waren, um die Reaktionen einzelner Neuronen aufzeichnen zu können. (So ähnlich, wie Dr. Song es mir gezeigt hatte, nur dass sich in Dr. Marlins Experiment die Neuronen noch innerhalb höchst lebendiger Mäuse befanden.) Sie spielte den Mäusejungfern das panische Piepsen von Jungen vor, doch ihre Gehirne zeigten keinerlei Reaktion. Auf dem Monitor war hier und da ein kleiner Ausschlag zu sehen, doch ansonsten herrschte erkennbar Desinteresse.

Dann schaltete sie das blaue Laserlicht ein.

Oxytocin flutete den auditiven Cortex, ähnlich wie bei der Geburt. Als sie dann das Panikpiepsen der Mausbabys abspielte, wurden die Gehirne der Jungfern munter, die Ausschläge auf dem Monitor stärker. Drei Stunden später zeigten ihre Gehirne eine ebenso starke Reaktion wie die von Mausmüttern.

Der künstlich ausgelöste Oxytocinschub hatte ihre Neuronen offenbar für das Piepsen sensibilisiert.

»Was sich da innerhalb von drei Stunden abspielte, war echt erstaunlich«, sagt Dr. Marlin. »Wir haben den Geburtsvorgang innerhalb eines einzigen Neurons nachgestellt. Als das zum ersten

Mal passierte, habe ich Gänsehaut bekommen. Ich hatte Tränen in den Augen.«

Offenbar sind weibliche Mausgehirne so angelegt, dass sie auf Oxytocinausschüttungen stark reagieren. Weibliche wie männliche Mäuse haben zeitlebens verhältnismäßig wenige Oxytocinrezeptoren in Körper und Gehirn. Doch das Forschungsteam von Professor Froemke registrierte einen ungewöhnlichen Anstieg dieser Rezeptoren im linken auditiven Cortex in ausgewachsenen geschlechtsreifen Mausweibchen (da sind sie übrigens gerade mal zwanzig Tage alt). Nun ist dieses Team auf die Vorgänge im Hörzentrum spezialisiert; gut möglich, dass es auch in anderen für die Verarbeitung von Sinneswahrnehmung zuständigen Gehirnarealen zu einer ähnlich starken Rezeptorvermehrung kommt. Offenbar sind Teile des neurologischen Rüstzeugs, das für die Verarbeitung der Hormonflut unter der Geburt benötigt wird, von Natur aus in der Hardware des Gehirns verankert.

Da operative Experimente am lebenden Menschen definitiv keine Option sind, ist über die natürliche Anzahl und Verbreitung der Oxytocinrezeptoren im menschlichen Gehirn deutlich weniger bekannt. Doch die bisher zur Verfügung stehenden Daten weisen darauf hin, dass Oxytocin auch beim Homo sapiens das Mutterverhalten beeinflusst, und zwar unabhängig davon, ob wir uns gerade durch Wehen und Geburt quälen oder, um einiges angenehmer, Geld dafür bekommen, das Zeug im Labor zu inhalieren.

Im Rahmen mehrerer Experimente schnupften kinderlose Frauen eine ordentliche Dosis Oxytocin und reagierten daraufhin intensiver als die nur mit Placebos abgespeiste Vergleichsgruppe auf Babygesichter und Säuglingssignale wie Weinen und Lachen.[132] Und nach der Oxytocinzufuhr zeigten die fMRT-Bilder, dass bestimmte für Emotionen wie etwa Empathie verantwortliche Gehirnareale der kinderlosen Frauen ähnlich aktiv waren wie diejenigen von Müttern.

Halt, Moment mal. Bevor Sie jetzt die revolutionäre Entdeckung des »Muttermoleküls« bejubeln – so bezeichnete ein Wissenschaftler mir gegenüber Oxytocin –, sollten Sie wissen, dass ein weiteres renommiertes Forschungszentrum, ebenfalls der New York University angeschlossen, den Effekt eines ganz anderen Botenstoffs auf den Muttermodus untersucht, nämlich des »Genusshormons« Dopamin, das genau wie Oxytocin vom Körper der Mutter hergestellt wird.

Ein weiteres Forschungszentrum widmet sich der Frage, inwieweit Progesteron, Östrogen und weitere Produkte der von Vatergenen gesteuerten Plazenta, die während der gesamten Schwangerschaft mithilfe genau dosierter Botenstoffkombinationen das Gehirn der Mamas auf die abschließende hormonelle Flutung unter der Geburt einstimmt, auch nach dem Rauswurf dieses zudringlichen Organs das Mutterverhalten weiterhin beeinflussen.

Nicht zu vergessen das »Stillhormon« Prolactin, das im Körper der Mutter gebildet und ausgeschüttet werden muss. Auch Stresshormone spielen mit Sicherheit eine Rolle.

Die künstlich ausgelöste Ausschüttung von massenhaft Oxytocin kann in jungfräulichen Nagetieren tatsächlich von jetzt auf gleich Mutterverhalten auslösen – doch per Injektion verabreichte Cocktails diverser Botenstoffe, die mit dem Wechsel in den Muttermodus in Verbindung gebracht werden, haben dieselbe Wirkung. Wobei zweifelsfrei Oxytocin der Grund dafür ist, dass ein Schafzüchter, der einem Mutterschaf ein fremdes Lamm unterschieben will, dessen Vagina und Gebärmutterhals stimulieren muss, um die mit der Geburt einhergehende Oxytocinflut zu simulieren. (Eine der potenziellen Aufgaben, die mir damals bei der Schaf-Nachtwache bevorstand.)

Und dann sind da ja auch noch Frauen wie ich. Ich habe meine Kinder nicht auf die altmodische Art geboren, und ich kann mich nicht daran erinnern, von irgendeiner wohltuenden Oxytocinflut überspült worden zu sein, als die Chirurgen mich aufschnitten. Auch stand mir kein grapschbereiter Schafzüchter zur Seite. Trotzdem liebe ich meine Kinder sehr.

So, wie es aussieht, ist die nach Einnistung des befruchteten Eis einsetzende Neuverdrahtung des Gehirns schon bei einer weiblichen Ratte eine ziemlich komplizierte Sache, von den Vorgängen in der ommmmmenden Dame neben uns im Baby-Yoga-Kurs ganz zu schweigen. Die dabei involvierten Botenstoffe fuhrwerken offenbar im Huckepack im Gehirn herum, aber wie genau das funktioniert, ist noch weitgehend ungeklärt. So fördert etwa Östrogen die Oxytocin-Rezeptor-Expression in diversen Gehirnarealen. »Oxytocin und das dopamingesteuerte Belohnungszentrum bilden zwei verschiedene Systeme, die jedoch miteinander kommunizieren«, erklärt Professor Lane Strathearn, der an der University of Iowa Mutterverhalten erforscht. »Im Gehirn gibt es direkte Verbindungen zwischen Oxytocin produzierenden Zellen und dem Belohnungszentrum.«

Sobald sich all diese Botenstoffe zusammentun, steigert sich die Gehirnaktivität. Verschiedene Gehirnareale beginnen, miteinander zu kommunizieren, es bilden sich neue Verbindungen und nicht mehr genutzte verschwinden. Das Gehirn transformiert sich auf sichtbare Weise. Seine Plastizität ist Mamas Markenzeichen. Unsere Gehirne sind, wie vieles andere im Mutterleben von Spielknete bis Plätzchenteig, formbar.

Diese Neuverdrahtung unserer Gehirne ist maßgeblich dafür verantwortlich, dass ein missmutiges Baby im Arm uns genauso unwiderstehlich scheint wie ein köstliches Dessert auf unserem Teller, obwohl wir uns in unserem früheren Leben nicht das Geringste aus Kleinstkindern machten. Die mit unserer neu entdeckten Bestimmung einhergehenden Gedanken und Gefühle werden uns noch lange begleiten, möglicherweise sogar für immer, wenn von den Glücksquellen von Geburt und Stillzeit nicht mehr bleibt als eine blasse Erinnerung. (Wenn wir uns überhaupt daran erinnern. Zum mutterspezifischen Gedächtnisschwund später mehr, falls ich mich dann noch daran erinnere, dass ich Ihnen dazu etwas erzählen wollte.)

Welche Bereiche des Gehirns sind überhaupt vom Übergang in den Muttermodus betroffen? Gibt es da vielleicht sogar ein mutterspezifisches Areal?

Als ich für dieses Buch die ersten Gespräche mit Wissenschaftler*innen führte, dachte ich noch, die Entschlüsselung der Geheimnisse des Muttergehirns sei wie die Suche nach einem separaten, in sich geschlossenen, doch womöglich durch mehr oder weniger deutliche Hinweise auffindbaren Ort, ähnlich der Damentoilette in einem Kaufhaus. Ich stellte mir seine Entdeckung vor wie den Moment, wenn im Spätherbst die letzten Blätter von den Bäumen fallen und man endlich die Astgabel sieht, in der das Nest befestigt ist, dem im Sommer dieser wunderbare Gesang zu verdanken war.

Das Gehirn ist allerdings de facto ein noch nicht mal fußballgroßer Matschhaufen. Es hat keine Nischen oder Räume, und was meinen Waldvergleich betrifft, wäre das »Mutterareal« nicht auf einer süßen kleinen Astgabel zu finden. Es wäre der Wald selbst. Und zwar ein ziemlich undurchdringlicher.

»Kein Verhaltensmuster wird durch eine einzige Gehirnregion geprägt«, warnt Danielle Stolzenberg, Neurowissenschaftlerin an der University of California, Davis. Eine »Hier-genau-passiert's«-Entdeckung wird es nicht geben. Forschungsteams diverser Fachrichtungen bemühen sich seit Jahren, die verschiedensten Ecken und Enden des Gehirns in dieser Hinsicht zu durchforsten.

Nagetierforschende mit ihren zusätzlichen technischen Möglichkeiten sind Humanwissenschaftler*innen inzwischen weit voraus. Sie haben im Muttergehirn sogar eine Art Kontrollraum gefunden, eine »Steuerungszentrale« für mütterliche Verhaltensmuster. Damit ist in der Regel ein Teil des im Hirninneren gelegenen Hypothalamus gemeint. Aus evolutionsbiologischer Sicht eine logische Lage für einen solchen Urinstinkt, denn dieses Gehirnareal ist offenbar bei allen Säugetierspezies ähnlich.

Der Hypothalamus ist »sehr wichtig für die vier Fs«, so Dr. Stolzenberg, »Füttern, Flüchten, Fighten und ... äh ... Fortpflanzen«. Und ganz vorn im Hypothalamus sitzt die sogenannte Area praeoptica medialis, kurz MPOA.

Durch die Stimulierung der MPOA können mütterliche Verhaltensmuster ausgelöst werden. Wird sie hingegen betäubt oder entfernt, ist das Gegenteil der Fall, und zwar so weitgehend, dass Rattenmütter ihre schreienden Jungen nicht ins Nest holen. (Was nichts mit ihren Mäulchen zu tun hat, die funktionieren einwandfrei, denn die Mamas setzen sie in den Versuchen weiterhin geschickt dazu ein, sich Schokobonbons und andere Süßigkeiten zu angeln.[133] Ihre Babys sind für sie einfach nicht mehr süß genug.)

Allerdings ist die MPOA kein schickes Chefbüro im Gehirn, komplett mit Großbildschirmen und Messingschild an der Tür. Sie ist nicht mehr als ein kaum sichtbarer Zellhaufen und bei einem weiblichen Nagetier nicht einmal stecknadelkopfgroß. Dennoch empfängt sie massenweise Wahrnehmungen von Augen, Nase und anderen Sinnesorganen, die babybezogene Daten von außerhalb des Körpers empfangen. Auch der auditive Cortex – der bei Mäusen so oxytocinrezeptorreiche Bereich, den Professor Froemke und sein Team erforschen – leitet Informationen an die MPOA weiter.

Die Vielfalt zur Verfügung stehender Sinneseindrücke liefert vermutlich die Erklärung dafür, warum der Muttermodus so strapazierfähig ist – wie bei dem Versuch zu sehen war, in dem die Sinne einer Rattenmutter nach und nach ausgeschaltet wurden. Nimm einer Rattenmama den Geruchssinn, und sie kann ihre Jungen immer noch sehen. Verbinde ihr die Augen, und sie kann sie immer noch riechen.

Auch ist die MPOA selbst mit Östrogen- und Oxytocinrezeptoren ausgestattet, deren Anzahl 48 Stunden vor der Geburt plötzlich stark ansteigt (zumindest in weiblichen Nagetieren), und die der werdenden Mutter helfen, neurochemische Signale unmittelbar wahrzunehmen.

Innerhalb des Gehirns wirft die MPOA lassomäßig lange Nervenfasern, sogenannte Axone, aus, um mit anderen wichtigen Gehirnarealen ein Netzwerk zu bilden. Die wichtigste Verbindung gehen die Axone mit der dopaminreichen Area tegmentalis ventralis ein, die mit Motivationsmechanismen in Verbindung gebracht wird und in enger Beziehung zum Belohnungssystem des Gehirns steht. (Gut möglich, dass dieser wesentliche Synergieeffekt der Grund dafür ist, dass Mütter noch Monate nach dem Abflauen der durch die Geburt ausgelösten Hormonflut im Dauer-Babyrausch sind). Ebendiese beiden neu gekoppelten Gehirnbereiche – die MPOA und die Area tegmentalis ventralis – werden manchmal als *Maternal Circuit,* als mutterspezifischer neuronaler Schaltkreis bezeichnet.[134] Denn sie verknüpfen Säuglingssignale mit Belohnung.

Doch am Feuerwerk der neu erwachten Mama-Emotionen sind noch wesentlich mehr Akteure beteiligt. Die MPOA trommelt alles zusammen: Wohlgefühl, Stress, Gedächtnis und was sonst noch Rang und Namen hat. Je mehr sie alle zusammen feuern, desto stärker werden sie. Input bekommt der mutterspezifische neuronale Schaltkreis auch vom Mandelkern, dem Angst- und Emotionszentrum des Gehirns. Der genuss- und glücksorientierte Nucleus accumbens ist ebenfalls mit von der Partie, genau wie das Striatum, mitverantwortlich für bewusstes Bewegungsverhalten. Und wer würde schon das periaquäduktale Grau außen vor lassen?

Wissenschaftler*innen benutzen zwar nur zu gerne Flussdiagramme und grob vereinfachte Grafiken mit garantiertem Aha-Effekt, um die Verknüpfungen und Hierarchien innerhalb unseres Kopfes darzustellen, aber Tatsache ist: Da drinnen herrscht ein ziemliches Durcheinander, genau wie im Innern einer mütterlichen Handtasche. (»Was ist das Seltsamste, was Sie schon mal in Ihrer Tasche gefunden haben?«, fragte neulich eine meiner Lieblings-Mama-Websites.[135] Unter den in den Antworten genannten Gegenständen befanden sich ein Tutu, eine Avocado, Katzenfutter, eine Christbaumkugel und ein Plastikdrachen.) Wenn man den Fokus vom Nagergehirn aufs Menschengehirn verlagert, mit seinem XXL-Cortex und seiner Fähigkeit, Urinstinkte einfach zu überbrücken, dann wird das Durcheinander noch ein bisschen größer.

Menschenmütter sind mehr als riesige zweibeinige Nackt-ratten – auch wenn wir uns an unseren schlimmsten Tagen womöglich so fühlen, wenn wir gierig die letzte Käserinde aus dem Kühlschrank klauben. Unsere Gehirne sind größer und komplizierter strukturiert und haben, zumindest aus der Sicht von Forschenden, einen weiteren ganz entscheidenden Nachteil: Sie stehen nicht in beliebigen Mengen zur Verfügung, um gewürfelt, in Scheibchen geschnitten oder püriert zu werden. Aus diesem Grund vermutet die Wissenschaft zwar, dass auch unser Hypothalamus eine Hauptrolle beim Wechsel in den Muttermodus spielt, kann jedoch die Vorgänge in der MPOA, die vorn im Hypothalamus sitzt, nicht messen und abbilden. Für aktuelle bildgebende Verfahren ist sie zu klein, und für EEGs liegt sie zu tief im Gehirninneren. Ihre konkrete Bedeutung für die mütterliche Fürsorge wird erst messbar sein, wenn der technische Fortschritt es erlaubt.

Unabhängig davon hat die Mütterforschung auch mit anderen Hindernissen zu kämpfen. So können Mütter nicht mal eben genetisch so getunt werden, dass sie beim Blinken eines blauen Laserlichts automatisch in den Genuss eines Oxytocinbades kommen (schade eigentlich).

Wenn es um die Erforschung der Gehirne von Schwangeren und Müttern geht, bleibt der Wissenschaft nichts anderes übrig, als größere Gehirnpartien oder aber näher an der Oberfläche liegende Bereiche ins Visier zu nehmen. Doch sogar hier herrscht generell ein so riesiger Interpretationsspielraum, dass selbst die Besten ihrer Zunft sich ratlos am Kopf kratzen. So wissen sie beispielsweise nicht *genau*, welche Gehirnareale während einer Schwangerschaft wachsen und welche schrumpfen. Wie bereits erwähnt, fanden einige Wissenschaftler*innen meines Erachtens ziemlich besorgniserregende Hinweise darauf, dass die graue Substanz bei Müttern um bis zu sieben Prozent schmelzen kann.[136] Andere wiederum kamen zu dem Ergebnis, dass unsere Gehirne in manchen Arealen sogar *wachsen*. Dieser Widerspruch ist selbst den beteiligten Forscherinnen und Forschern ein Rätsel, obwohl er wohl zumindest teilweise auf unterschiedliche Messmethoden zur Bestimmung des Gehirnvolumens zurückzuführen ist.

Derzeit besteht innerhalb der Wissenschaft keine völlige Einigkeit darüber, was genau es beim Homo sapiens mit der Metamorphose von der Frau zur Mutter auf sich hat und wodurch sie ausgelöst wird. Eines jedoch steht für sie alle unverrückbar fest: Es findet ein Wandel statt. Mütter haben offenbar einiges mit dem Terminator gemein – ihre Veränderung verläuft fließend.

Doch die Schöpfung einer Rattenmutter (oder auch einer Elternbeiratsvorsitzenden) erfordert nicht nur die angeborene beziehungsweise sich im Laufe der Zeit natürlich entwickelnde Hirnstruktur einer Frau und die hormonelle Prägung, die während Schwangerschaft und Geburt seitens der Plazenta (an dieser Stelle bitte ein Tusch!) erfolgt.

Da schwimmt nämlich noch ein drittes H in unserer Buchstabensuppe: handfeste Erfahrung, oder, was Ratten betrifft, pfotenfeste Erfahrung im Umgang mit frisch geschlüpftem Nachwuchs.

Kurze Rückblende auf den schicksalhaften 7. Februar 2011, den Montag nach dem Superbowl-Sonntag, und zu den leidvollen Stunden zwischen meiner Entbindung und dem Moment, in dem ich meine Tochter zum ersten Mal so richtig wahrnahm. Fast zehn Monate lang war ich mit diversen natürlichen Hormonen beschossen worden und in den letzten Stunden sogar zusätzlich mit ein paar künstlichen – »Gib ihr mehr Oxy« –, ohne dass ich in irgendeiner Form im Muttermodus angekommen wäre. Mein Gehirn hing in einer Art Vestibül fest, als hätte jemand vergessen, es dort abzuholen.

Es schmerzt mich, mir die panikerfüllte Pause zwischen meiner Mutterwerdung und der ersten Begegnung mit meiner Tochter wieder ins Gedächtnis zu rufen, doch rückblickend betrachtet ist diese Erinnerung ziemlich aufschlussreich. Denn sie zeigt mir, dass Hormone und Botenstoffe allein noch keine Mütter aus uns machen. Klar sind sie wichtige Wegbereiter für die große Offenbarung. Aber dann war da das kleine Gesichtchen meiner Tochter, die mich damals auf der Neugeborenen-Intensivstation aus ihrer »Isolette« missbilligend anstarrte. *Sie* war der Schlüssel.

Diese unglaubliche Aha-Erfahrung ist selbst für manch einschlägig spezialisierte Wissenschaftlerin ziemlich überraschend, so auch für Dr. Bianca Jones Marlin. Sie bekam ihr erstes Kind während ihrer Oxytocinstudien an Mäusen. »Bloß, weil ich einen Doktor in Mutterverhalten hatte, dachte ich, ich würde jede Menge darüber wissen«, erzählt sie mir. Ihr ganzes Leben kreiste um Oxytocin. »Dann wurde ich selbst Mutter.«

Sie hatte eine natürliche Geburt, musste sich jedoch wegen einer anstehenden medizinischen Behandlung von ihrem Kind trennen und konnte es auch nicht mehr stillen. Doch obwohl eigentlich gerade das Stillen für kontinuierliche Oxytocinausschüttungen sorgt, blieb ihr Baby natürlich auch ohne stetigen Zufluss des »Kuschelhormons« ihr Ein und Alles.

Der menschliche Muttermodus wird nicht nur, ähnlich einem genau choreografierten Feuerwerk, durch eine festgelegte Reihenfolge neurochemischer Explosionen gesteuert. Die Realität ist vielmehr chaotisch, denn in ihr spielen die Interaktionen mit einem unberechenbaren Anderen – dem Baby – die Hauptrolle. Irgendwann im Laufe des Mutterseins werden die Hormone zu Nebendarstellern, auch für Frauen, die ihre Kinder auf natürlichem Wege bekommen und ewig gestillt haben. Eine Mutter liebt ihren zehnjährigen Sprössling heiß und innig, auch wenn sie ihn seit Säuglingszeiten nicht mehr gestillt hat. Das liegt daran, dass die durch die Schwangerschaft entstandenen neuronalen Verbindungen, insbesondere die zwischen Aufmerksamkeit und Belohnung, im Laufe der Zeit so stabil werden, dass sie unabhängig von regelmäßigen Hormonkicks weiter funktionieren. Irgendwann sind Mamagehirne schlicht und einfach Mamagehirne – sie reagieren auf die lieben Kleinen ganz ohne ständige neurochemische Anreize und Aufforderungen.

Und unter bestimmten Umständen sind die hilflosen kleinen Würmchen selbst so starke Impulsgeber, dass sie weibliche Wesen auch ganz ohne Hormon-Doping in den Muttermodus versetzen können.

Was unsere tapferen Stunt Doubles, die Ratten, betrifft, so lässt sich bei Rattenjungfern, wie wir schon gesehen haben, mittels Hormoninjektionen typisches Mutterverhalten auslösen. Doch Wissenschaftler*innen haben inzwischen festgestellt, dass dieses Verhalten auch ganz ohne Zufuhr irgendwelcher Botenstoffe ausgelöst werden kann. Es genügt völlig, die Jungfern für längere Zeit der Gesellschaft von Rattenbabys auszusetzen.

Man stecke sie einfach zusammen mit einer Rattenmama und ihren Kleinen in einen Käfig.

In den ersten Tagen passiert nichts. (Allerdings sollte ständig höchste Alarmbereitschaft herrschen für den Fall, dass die jungfräulichen Probandinnen plötzlich ernsthaft Appetit auf Rattenbabys bekommen sollten.) Doch nach ungefähr einer Woche engen Zusammenlebens regen sich in den Jungfern einige Urinstinkte, und aus potenziellen Kannibalinnen werden kinderliebe Tantchen.

Im Forschungszentrum der New York University zeigt mir Naomi López-Caraballo, ebenfalls Mitarbeiterin von Professor Froemke, eine Maus, deren Mutterinstinkt auf diese Weise »enthüllt« wurde.

Mit latexbehandschuhten Fingern platziert sie geschickt ein paar acht Tage alte, gerade mal erdnussgroße Mausbabys in einem Käfig zusammen mit einem schlanken Weibchen, das weder nach Mutter aussieht noch eine ist, aber bereits seit einer Woche der Gesellschaft von Mausbabys ausgesetzt ist. »Mal sehen, ob sie die Kleinen ins Nest holt«, sagt López-Caraballo.

Die frisch platzierten Mausbabys öffnen sofort ihre winzigen Mäulchen und beginnen zu schreien, unhörbar für menschliche Ohren, aber so intensiv, dass sie regelrecht zittern. Anstatt das Weite zu suchen, wagt sich die Jungfer vorsichtig an sie heran. Zart streicht sie mit ihren Pfoten über die kleinen zitternden Körperchen und eilt sodann geschäftig davon, um die Baumwollfasern im Nest zurechtzuzupfen, genau wie ich vor einem Playdate die Sofakissen aufschüttele. (Als ich sie so beobachte, erfüllt mich der Gedanke an gewisse Mausefallen in gewissen Speisekammern plötzlich mit tiefem Bedauern.) Das ist zweifellos Mutterverhalten. In meiner Anwesenheit trägt die Jungfer die Kleinen zwar nicht ins Nest, aber bei vorherigen Versuchen tat sie auch das.

»Wir wissen nicht, was die Jungfrauen dazu veranlasst, die Kleinen ins Nest zu bringen«, erklärt López-Caraballo.

Eine mögliche Triebfeder ist die biologische Mutter der Kleinen. Auf der verzweifelten Suche nach Hilfe oder einfach nur Gesellschaft – wer weiß – zieht sie die widerstrebende Jungfer immer wieder in ihr bescheidenes Nest. (Etwas Ähnliches versuche ich manchmal mit Babysittern).

Nach einiger Zeit jedoch schwindet der Widerstand der Jungfern, und sie zeigen sich zunehmend willig und hilfsbereit. Bei der Mäusebeobachtung setzen Forschende raffinierte Minikameras, Ultraschall-Mikrophone und modernstes Gerät zur Aufzeichnung von Gehirnaktivitäten ein, um die diversen Faktoren, die diesen Lernprozess in Gang setzen, möglichst klar identifizieren zu können.

Wird eine durchsichtige Trennwand zwischen der lernenden Jungfer und den Mäusebabys platziert, kommt sie den Kleinen in späteren Versuchen trotzdem wie eine Mustermama zu Hilfe. Doch wenn die Trennwand mit grauem Klebeband bedeckt wird, zeigt sie später keinerlei Interesse. Was darauf hindeutet, dass Babyweinen allein, so wichtig es auch sein mag, bei Mausjungfern nicht der einzige Auslöser für Mutterverhalten ist. Offenbar spielen bei der allein auf Kontakt mit den Kleinen basierenden Sensibilisierung auch die visuelle Wahrnehmung und die Sehrinde des Gehirns eine Rolle.

Ich frage, was es mit der seltsamen L-förmigen Metallplatte – von mir ziemlich unwissenschaftlich als Hut bezeichnet – auf sich hat, die am Kopf der Jungfer befestigt ist.

»Ach so, das ist für Virtual-Reality-Versuche«, sagt López-Caraballo. »So können wir ihren Kopf ruhig halten.« Sie und ihre Kolleg*innen versuchen herauszubekommen, ob sie in Jungfern die Mamamorphose auch dadurch auslösen können, dass sie ihnen einfach ein paar Videos beseelter Mausmütter zeigen.

Nun sind Sensibilisierungsstudien, bei denen Ratten- und Mäusejungfern mit fremdem Nachwuchs zusammengebracht werden, eine reine Forschungsmethode und nicht etwa ein Nachbau der Realität. In Wirklichkeit haben frei lebende Mäuse von Haus aus ziemlich wenig Bildschirmzeit zur Verfügung. Ohne wachsame Wissenschaftler als Strippenzieher im Hintergrund würde eine Rattenjungfer wohl kaum stundenlang, geschweige denn für eine ganze Woche, mit fremden Rattenbabys zusammen sein. Und wenn doch, würde sie ihnen ziemlich bald auf den Pelz (inklusive Fleisch und Innereien) rücken.

Dennoch sind dieser Forschungsarbeit wichtige Erkenntnisse über die nichthormonellen Faktoren des Übergangs in den Muttermodus zu verdanken. Die hierfür erforderliche Sensibilisierung ist bei Rattenjungfern sogar nach Entfernung der Hypophyse, also dem Hauptregulator des Hormonhaushalts, weiterhin möglich. Dass Schwangerschafts-, Geburts- und Stillhormone in weiblichen Nagetieren quasi von jetzt auf gleich verblüffende Veränderungen auslösen, steht inzwischen zweifelsfrei fest. Doch schon allein längerfristiger Kontakt mit Ratten- beziehungsweise Mausbabys stimuliert offenbar im Gehirn aller weiblichen Säugetiere fest verankerte Instinkte und kann so, wenngleich langsamer und schwächer ausgeprägt, Mutterverhalten hervorrufen.

Vielfalt und Intensität ihrer Auslöser sind ein weiterer Beleg für die Macht der Mutterinstinkte. Die Sensibilisierung durch Kontakt mit fremdem Nachwuchs deutet darauf hin, dass in jedem weiblichen Säugetier eine Art »Mutterkern« steckt, der sich durch die richtigen Stimulanzien – Hormone, handfeste Erfahrung oder beides – zum vollen Muttermodus weiterentwickeln kann.

Denn sobald die Nagerjungfern, zunächst Fürsorgerinnen wider Willen, für längere Zeit dem Kontakt mit fremdem Nachwuchs ausgesetzt sind, verändern sich auch ihre Gehirne. Das Einsetzen mütterlichen Verhaltens ist dort sicht- und messbar.

Die Anzahl der Prolactinrezeptoren steigt, und im Hippocampus sprießen neue Neuronen nach ähnlichen Mustern, wie sie auch bei biologischen Müttern erkennbar sind.

Sogar bei Rattenmännchen, die normalerweise keinerlei Kontakt mit Jungen haben, lässt sich unter Laborbedingungen mütterliches Fürsorgeverhalten auslösen, genügend Hartnäckigkeit vorausgesetzt. Denn das ist ein langwieriges und mühsames Unterfangen. »Man kann die Männchen durchaus dazu bringen, positiv auf Rattenbabys zu reagieren, aber das ist wirklich sehr schwierig«, erläutert Professor Joe Lonstein von der Michigan State University. Soll das Verhalten mittels Hormoninjektion ausgelöst werden, sind wesentlich größere Dosen erforderlich, die über einen längeren Zeitraum verabreicht werden müssen. Auch intensiver Kontakt mit Jungen kann Mutterverhalten stimulieren, doch dazu müssen die Männchen wesentlich mehr Zeit mit ihnen verbringen als die eine Woche, die Rattenjungfern brauchen.

Immerhin lassen diese Forschungsergebnisse den Schluss zu, dass Mutterinstinkte ein so grundlegender Baustein aller Säugetiere sind, dass er zumindest ansatzweise auch im Gehirn von Männchen angelegt ist. Allerdings wird sich diese Anlage außerhalb von Forschungszentren wohl niemals auf natürliche Weise zu mütterlichem Verhalten weiterentwickeln. »Das weibliche Gehirn ist auf den Sprung in den Muttermodus bestens vorbereitet«, so Professor Lonstein. »Bei männlichen Gehirnen liegt die Schwelle wesentlich höher.«

Anders als die Nager im Labor, die gezwungenermaßen Mutterverhalten an den Tag legen, kann der Homo sapiens sich frei für diesen Lebensweg entscheiden. Biologische Mutterschaft ist eine reißende Flut, die selbst meuternde Frauen mit sich reißt. Doch auch andere Menschen können beschließen, in diesen Gewässern die Segel zu setzen und durch das tägliche Auf und Ab des Mutterdaseins wahrscheinlich die im Gehirn verankerten Mutterinstinkte herauskitzeln. Wie wir schon gesehen haben, können sich manche Väter in mamaähnliche Wesen wandeln, sogar inklusive hormoneller Veränderungen, sofern sie nur intensiv genug in das Leben des Babys involviert sind. Und dann ist da ja auch noch das nahezu ausschließlich auf den Menschen beschränkte Phänomen der Adoptivelternschaft.

Es gibt nur wenige neurowissenschaftliche Studien über Adoptivmütter, doch die lassen den Schluss zu, dass die Mamamorphose sich ähnlich wie bei den Rattenjungfern durch intensive Fürsorge auslösen lässt und das Gehirn messbar verändert. Im Rahmen einer Forschungsarbeit wurden vierzehn biologischen und vierzehn Adoptiv- beziehungsweise Pflegemüttern Fotos ihrer Kinder sowie anderer Personen vorgelegt. »Alle Testpersonen wiesen unabhängig von der Art der Mutterschaft« signifikant intensivierte neuronale Aktivität auf, wenn sie Bilder ihrer eigenen Kids zu sehen bekamen.[137]

In einem anderen Experiment wurden Pflegemütter und ihre Säuglinge kurz voneinander getrennt und durften im Anschluss daran dreißig Minuten lang kuscheln.[138] Die Vorher-Nachher-Analyse des Urins der Pflegemütter ergab, dass ihre Oxytocinwerte durch den Körperkontakt anstiegen, dem Forschungsteam zufolge ein Zeichen von Mutterfreuden.

Interessanterweise scheint sich der Übergang in den Muttermodus bei Pflegemüttern – ähnlich wie bei den Mausjungfern, denen ja auch keine auf natürliche Weise ausgeschütteten Hormone auf die Sprünge halfen – deutlich langsamer zu vollziehen. Ihr Oxytocinniveau steigt mit jedem Monat, den sie ein Baby in Pflege haben. (Wobei auch für biologische Mütter der tägliche intensive Kontakt mit ihren Neugeborenen von extremer Bedeutung ist. Falls sie nur sehr wenig Zeit mit ihnen verbringen, fehlen ihnen möglicherweise die hormonellen Voraussetzungen für eine ausreichend starke Mutter-Kind-Bindung.)

Fazit: Die Gehirne von Pflegemüttern und biologischen Müttern werden sich einander wohl kaum vollständig angleichen. Beide Gruppen reagieren unterschiedlich auf Babyweinen sowie auf visuelle Säuglingssignale.[139] Was nicht heißt, dass die einen besser sind als die anderen.[140] So weist das Verhalten von Adoptivmüttern eine, wenn auch eher unterschwellige, Präferenz für Adoptivkinder auf. Einer Studie zufolge »umhegten und liebkosten« Adoptivmütter ihre Babys intensiver als biologische Mütter.

Da Menschen von Natur aus zu alloparentaler Fürsorge fähig sind, sprich die unter Säugetieren extrem seltene Bereitschaft aufweisen, sich auch um andere als nur den eigenen Nachwuchs zu kümmern, liegt bei Menschenfrauen die Latte für das Eintreten der Säuglingssensibilisierung vermutlich niedriger als bei anderen Säugetierweibchen. Die Adoption nicht verwandter Junger ist fast nirgendwo sonst im Tierreich anzutreffen, abgesehen von Ausnahmesituationen, in denen Gemeinschaften in Gruppen lebender Tiere wie Robben oder Kängurus durch wetterbedingte Katastrophen oder verheerende Raubtierangriffe völlig auf den Kopf gestellt werden. Bei den wenigen Tieren, die »adoptieren«, handelt es sich zumeist um Mütter, die schon eigenen Nachwuchs hatten und dadurch bereits auf natürliche Weise sensibilisiert sind.

Doch was uns Menschen betrifft, so kann grundsätzlich jede Frau auch ohne vorherige Schwangerschaft die Mamamorphose in Gang setzen – vorausgesetzt, sie ist entschlossen genug, diesen Weg auch zu Ende zu gehen. Apropos: Einige Evolutionstheoretiker*innen vermuten, unsere schwangerschaftsunabhängige Mutterbereitschaft sei möglicherweise eine der Ursachen für die mysteriöse Tendenz der aggressiven Menschenplazentas, werdenden Müttern zugunsten des Embryos überproportional viele Nährstoffe zu entziehen und dadurch ihr Leben aufs Spiel zu setzen, obwohl dies dem Fortbestand der Spezies potenziell zuwiderläuft.

Durchaus denkbar, dass unser biologisches System dieses Risiko eingeht, weil beim Menschen, anders als bei den meisten Säugetieren, der Tod der Mutter nicht automatisch den Tod des Säuglings bedeutet. In der Situation haben Menschenkinder völlig andere Aussichten als Tierkinder. Auf den Homo sapiens trifft das Überlebensmodell »Ich und mein Junges allein im Nest gegen eine grausame Welt« nicht zu. Bei uns steht fast immer ein

Au-pair (obwohl: möglichst kein allzu hübsches), eine Tante oder womöglich sogar ein Onkel an der Seitenlinie bereit und macht sich nur zu gern daran, die in allen Säugetieren schlummernden Mutterinstinkte zu Babys Bestem aufzuwecken.

»Was die Kindsversorgung betrifft, so wurde die Stärke der natürlichen Selektion durch das menschliche Gemeinschaftsleben vermindert, und das zum Nachteil der Mütter«, sagt mir David Haig, Professor an der Harvard University. »Nach der Geburt ist ihr Wohlergehen nicht mehr überlebenswichtig.«

Anstelle einer Antwort gebe ich nur ein sarkastisches Schnauben von mir – aber in Wirklichkeit ist sein letzter Satz so ziemlich das Gruseligste, was ich je gehört habe. Eigentlich ein Albtraum.

Kapitel 4

Wonnen und Nachwehen

Wie der Muttermodus Gehirn und Gemüt verändert

Wo wir gerade von Albträumen sprechen: Im Laufe der letzten zehn Jahre wurde mir klar, dass Mütter anders träumen als andere Menschen. Und dass unsere Träume eher selten schön sind. Wir begegnen Grizzlybären, Wölfen und Weißen Haien. (Es ist bestimmt nur eine Frage der Zeit, bis ich im Traum einer Menschenfresser-Ratte gegenüberstehen werde.) Im Schlaf durchleben wir Erdrutsche und verheerende Schneestürme, und wenn wir dann hochschrecken und angsterfüllt zu unseren gerade erst vor unseren Augen erstickten Kindern eilen, liegen die friedlich im Bett und schlafen. Tatsächlich sind wir Mütter die Einzigen, die hier in Gefahr sind, denn die seltsam intensiven Träume in der ersten Zeit nach der Geburt können uns zu Schlafwandlerinnen machen.

Bisher hat die Wissenschaft noch keine konkreten Ursachen für die Schlafstörungen von Neumüttern gefunden,[141] doch sie sind sicher eine Nachwehe des Radikalumbaus ihrer Gehirne. Und das Muttersein verändert nicht nur unsere Traumwelt, sondern in noch viel stärkerem Maße unsere Wahrnehmung der echten Welt. So eine Geburt zieht wirklich eine Riesennummer mit uns ab, und das geheime Neuro-Voodoo des Muttermodus zaubert noch viel mehr Dinge in uns hervor als nur unsere instinktiven Reaktionen auf kleine Schreihälse. (Wobei, siehe Babyduftsucht, es genau diese instinktiven Reaktionen sind, die unsere Wahrnehmung verändern.) So sind schwangere Frauen rätselhafterweise öfter in Autounfälle verwickelt als andere Menschen[142] – vermutlich, weil sie mit den Gedanken woanders sind.

In einer Verhaltensstudie zeigten Mütter sich nur mäßig angeekelt angesichts so gewöhnungsbedürftiger Sachen wie Flöhe oder Hundekacke.[143] (»Verringerte Ekelsensitivität erleichtert möglicherweise die Handhabung von ... Nachwuchs«, schlussfolgerte das Forschungsteam ziemlich wirklichkeitsnah.)

Solche merkwürdigen Mamacharakteristika sind heute, da Mütter tagtäglich fern ihrer lieben Kleinen viele Stunden anderen Menschen und Pflichten widmen, folgenschwerer denn je. Was etwa den Hang zum Schlafwandeln betrifft, so empfehlen Schlafforscher*innen betroffenen Müttern, sich sicherheitshalber nachts einzuschließen, damit nichts passiert. Doch tagsüber dürfen wir frei herumlaufen.

Einige der Mama-Updates wirken dabei harmlos und eher wie zufällig. Unsere Geschmacksvorlieben können sich ändern. Kann sein, dass wir mehr Lust auf Gesalzenes verspüren[144] – das jedenfalls legt eine Rattenstudie mittels eines niedlich klingenden Instruments namens »Leckometer« nahe, und vielleicht auch meine plötzliche Leidenschaft für Nachos. Auch ist eine Rattenmutter heißer als ihr pränatales Selbst,[145] allerdings leider nur im klassischen, nicht im scharfen Sinne des Wortes. Ihr Körper ist wärmer, ihre Durchschnittstemperatur messbar höher.

Solche Phänomene sind sicherlich zumindest teilweise auf den veränderten Stoffwechsel von Müttern zurückzuführen. Doch auch unsere Wahrnehmung der ganzen Welt genauso wie unsere Interaktion mit ihr wandeln sich aufgrund unserer neuen *Mamagenda*. Sie verändert vieles, von der Ausrichtung unseres Belohnungssystems bis hin zu unserer spontanen Einschätzung, was interessant ist und was gefährlich. Kurz gesagt: Da in unserem Innern alles anders ist, haben wir auch einen ganz anderen Blick auf die Welt.

Die überraschendste Veränderung: Schwangere und Neumütter reagieren gelassener auf Stressfaktoren in ihrem Umfeld. *Nie im Leben*, dachte ich, als ich diese Forschungsergebnisse zum ersten Mal las, oder besser gesagt überflog, weil ich da gerade hektisch Hühnerschenkel marinierte, denn eigentlich hätte ich schon losgemusst, um rechtzeitig zum Ende des Fußballtrainings die Kids einsammeln zu können.

Aber es stimmt. Bei einschlägigen Verhaltenstests reagierten werdende Mütter weniger aufgebracht auf grundlose Rüpeleien; in stressbeladenen Situationen wie Bewerbungsgesprächen, wenn auch nur gespielten, beschleunigte sich ihr Puls vergleichsweise wenig.[146] Mamas glänzen in körperlichen Härtetests, etwa bei Aufenthalten in einer Hitzekammer.[147] Wenn wir zum Besten der Wissenschaft die Hände eine Minute lang in Eiswasser tauchen, weist unser Speichel anschließend einen geringeren Pegel des Stresshormons Cortisol auf als jener kinderloser Mütter.[148] Verstörende Bilder, etwa von verstümmelten Körpern, Schusswaffen und tobenden Hunden, setzen uns nicht sonderlich zu.[149] Unsere sogenannte Stressreaktion schwächt sich im Laufe der Schwangerschaft immer weiter ab.

Einige der größten Herausforderungen für die unheimlich coolen Demnächst-Mütter drohen jedoch außerhalb der Forschungszentren. Auf ein »kritisches Lebensereignis« wie schwere Körperverletzung, Arbeitsplatzverlust und Tod im Familien- oder Freundeskreis reagieren Frauen im dritten Schwangerschaftsdrittel nach eigenen Aussagen weniger gestresst als im ersten, so eine Studie, an der knapp dreihundert werdende Mütter in verschiedenen Schwangerschaftsphasen teilnahmen.[150]

Solche »kritischen Lebensereignisse« können manchmal im wahrsten Sinne des Wortes erschütternd sein. Als 1994 ein Erdbeben der Stärke 6,8 die Gegend um das kalifornische Northridge erschütterte, fielen Parkhäuser in sich zusammen wie Kartenhäuser, Gebäude stürzten ein und Menschen kamen zu Tode, entweder durch das Beben selbst oder infolge eines stressbedingten Herzinfarkts. Später legten Mutterverhaltensforscher*innen der University of California, Irvine, schwangeren Müttern, die im Schnitt um die achtzig Kilometer weit vom Epizentrum entfernt lebten, einen psychologischen Standard-Fragebogen zur Erfassung der persönlichen Stresswahrnehmung vor, auf dem sie das Erdbeben auf einer vierstufigen Antwortskala von »überhaupt nicht belastend« bis »sehr belastend« einstufen konnten.[51] Werdende Mütter in einem *sehr* frühen Schwangerschaftsstadium gaben dem Beben im Wesentlichen den Maximalwert, den es eigentlich auch verdient. Die Durchschnittsbewertung der Frauen im dritten Trimester hingegen lag bei müden 2,38 Punkten.

Ein glücklicher (zumindest aus der Sicht der Autorin in mir) Zufall wollte es, dass sich in Washington, D. C., nahe meinem Zuhause ein bis dato beispielloses Erdbeben an genau dem Tag ereignete, als ich zum ersten Mal den Mut aufbrachte, meine Tochter – damals noch ein Baby – mit der Babysitterin allein zu lassen. Ich befand mich gerade in der Umkleidekabine eines Ann-Taylor-Ladens (typisch Frau, ist ja gut), dessen Angebot ich zuvor verzweifelt durchwühlt hatte auf der Suche nach passenden Businessoutfits für meinen neuen Körper, als das ganze Einkaufszentrum zu schwingen begann wie eine Babyschaukel. Das Beben war so stark, dass es das Washington Monument beschädigte und eine Kirchturmspitze der National Cathedral einstürzen ließ. Da das Einkaufszentrum direkt neben dem Pentagon lag, vermutete ich zunächst einen Bombenangriff. Ich, halbnackt mitten in einem Terroranschlag!

Alle um mich herum schrien und stürmten kopflos davon. Ich hingegen zog mich erstaunlicherweise ganz ruhig wieder an und verließ gesittet den Laden. Obwohl ich wochenlang nicht geschlafen hatte und geistig bis gerade eben noch in hunderttausend Details in Sachen Wiedereinstieg in die Arbeit verstrickt gewesen war, war in meinem Kopf jetzt alles aufgeräumt und klar. Seelenruhig beschloss ich, mein Auto stehen zu lassen – ich wollte nicht riskieren, so weit entfernt von meinem Baby im Parkhaus stecken zu bleiben –, spazierte aus dem Einkaufszentrum und nahm das erste Taxi, das des Weges kam. Wie sich herausstellte, war es bereits besetzt, und zwar durch einen gut gekleideten argentinischen Geschäftsmann, der sich als fast genauso cooler Fahrgast erwies wie ich. (Wie ich schnell begriff, lag das daran, dass er von dem Erbeben nichts mitbekommen hatte, da er sich in einem fahrenden Auto befand. Beim Anblick all der wild und ziellos aus Bürogebäuden rennenden Menschen vermutete er, das sei in den USA ein typisches Mittagspausenphänomen.)

Und so war ich wieder zu Hause und stillte meine Tochter, noch bevor die Stadt völlig im Schockzustand versank, mit heiler Haut zwar, aber leider nach wie vor mit nichts Passendem, um sie zu bedecken. Die Babysitterin, eine junge kinderlose Frau, hatte das Beben wesentlich schlechter weggesteckt. Nur mit einiger Mühe gelang es meinem Mann, unser Kind aus ihren schreckensstarren Armen zu befreien.

Mein altes Teenager-Selbst, damals wegen seines Hangs zur Hysterie hochoffiziell mit Blutspendeverbot belegt, wäre genauso durchgedreht. Aber mein neues Selbst – mein Mama-Ich – geriet noch nicht mal ins Schwitzen.

Vielleicht sind selbst Erdbeben letztlich Pillepalle im Vergleich zu den Herausforderungen, mit denen es frischgebackene Mütter tagtäglich zu tun bekommen. Im weiteren Sinne ist es aber wohl eher so, dass es für Schwangere und Neumütter schlicht das Vernünftigste ist, ruhig und gelassen und auf die eigene und die Sicherheit ihres Säuglings konzentriert zu bleiben, wann immer sie sich in einer gefährlichen Situation befinden. Und davon gibt es mehr, als Sie sich vorstellen können, sei es nun in Gestalt eines Erdbebens oder in Gestalt des Kochtopfs, in dem eine der Mütter aus der Nachbarschaft nur eben kurz Schnuller sterilisieren wollte, bevor sie den mutigen, aber von vornherein zum Scheitern verurteilten Versuch unternahm, an einem Brunch teilzunehmen. (Der folgende Küchenbrand ging als »das große Schnullerfeuer« in die Annalen unseres Viertels ein.) Durch mein seltsam souveränes Erdbebenverhalten rettete ich meiner Tochter zwar damals nicht das Leben, aber das wäre mir vermutlich auch gelungen:

Vor einigen Jahren kam es in Kalifornien zu einem starken Erdrutsch.[152] Eine Bankangestellte hatte die Geistesgegenwart, sich ihr Baby zu schnappen und unter ihrem Sofa Schutz zu suchen, als das oberhalb gelegene Haus auf ihr Dach schlitterte. Mutter und Sohn überlebten.

Obendrein hält die neue coole Grundhaltung nicht nur im Krisen-, sondern auch im Normalfall für die Mütter offenbar einen Sonderbonus bereit, sagt Assistenzprofessorin Jennifer Hahn-Holbrook von der University of California, Merced. Dadurch können sie nämlich viel besser mit der Mischung aus Langeweile und Tagträumerei umgehen, die sich beim Stillen unweigerlich einstellt und tagtäglich stundenlang Zwangs-»Entspannung« bedeutet.

Nach Meinung einiger Wissenschaftler*innen könnte diese stark reduzierte Reaktivität – diese Dämpfung des Gefühlsempfindens, könnte man auch sagen – eine evolutionsbiologische Erklärung für die Tendenz zum Babyblues liefern, dem über die Hälfte aller Neumütter anheimfällt. Es ist durchaus vorstellbar, dass mildere Ausprägungen postpartaler Störungen letztlich eine Art Anpassungsstrategie sind. Doch die Wissenschaft hat nach wie vor keine Antwort auf die Frage, welche biochemischen Prozesse in unserem Innern bei etwa zwanzig Prozent aller Mütter die gefährlichen, klinisch relevanten Fälle von Wochenbettdepression verursachen, die kühle Reaktionen auf Stress in emotionale Erstarrung transformieren.

Trotz ihrer neuen emotionalen Coolness legen Schwangere und Mütter im Alltag ganz allgemein eine verschärfte Sinneswahrnehmung an den Tag. Die Aufmerksamkeit, mit der wir über den strahlenden Mittelpunkt des Universums (= unser brüllendes Baby) wachen, reicht offenbar bis weit hinaus an dessen Peripherie, sprich auch bis in die Teile der Gesellschaft, die nicht mehr gewickelt werden müssen.

Frischgebackene Mamas stellen nicht nur die Lauscher auf, wenn sie ein Menschenbaby beziehungsweise Junge jeder Art jammern hören. (Studien zufolge springen Säugetiermütter so ziemlich auf jeden x-beliebigen Nachwuchs an, der gerade in Hörweite ist, weshalb Rehe schon weinenden Katzen- und sogar Seelöwenbabys zu Hilfe eilen wollten, als ihnen die entsprechenden Tonbandaufnahmen vorgespielt wurden.[153]) Wie Tests an den Tag brachten, verstärkt sich die Gehirnaktivität von Müttern sogar bei akustischen Signalen, die mit Babyweinen kaum vergleichbar, sondern eher neutraler Natur sind.[154] Eine Forschungsarbeit ergab, dass Mütter von bis zu vierzehn Monate alten Babys im Vergleich zu kinderlosen Frauen sogar dann »ausgeprägtere Aktivität« in an der Verarbeitung von akustischen Reizen beteiligten Arealen zeigten, wenn sie *Erwachsenen*stimmen hörten.[155]

Ganz ähnlich verhält es sich mit dem Geruchssinn von Müttern. Er ist so getunt, dass er nicht nur auf die Duftwolke rund um Babys Köpfchen reagiert, sondern auf alle möglichen Gerüche. (Meiner Erfahrung nach können längst nicht alle dieser olfaktorischen Überraschungen als beglückend bezeichnet werden.) Auch schauen wir uns offenbar alles viel genauer an. So berichteten etwa Polizistinnen, die nach dem Mutterschutz die Arbeit wieder aufnahmen, sie seien auf Streife wachsamer als früher.[156]

In einer typischen Vergleichsstudie zwischen Neumüttern und Nichtmüttern, bei der die jeweilige Reaktion auf Babyfotos getestet werden sollte, verwendete das Forschungsteam zu Kontrollzwecken auch Fotos von Häusern in der Annahme, die Probandinnen beider Gruppen würden diese stinknormalen Alltagsmotive kaum beachten.[157] Umso fassungsloser waren sie, als sie feststellen mussten, dass die Mütter auch die Häuser genau in Augenschein nahmen. (Möglicherweise bekomme ich deshalb mildernde Umstände für meine ausschweifende Leidenschaft für jedweden Medienbetrag zum Thema »Schöner Wohnen«.) Einer anderen Studie zufolge legen werdende Mütter ein »signifikant erhöhtes Farbunterscheidungsvermögen« an den Tag.[158] In einem abgedunkelten Raumen bekamen sie 85 Farbkarten vorgelegt, die das gesamte sichtbare Spektrum umfassten, und nahmen dabei die einzelnen Farbschattierungen stärker wahr.

Mamas sind auch hervorragende Gesichtsleserinnen, und zwar nicht nur, wenn es um schmollende Hosenscheißer geht. Schwangere können vom Gesicht anderer Leute ungewöhnlich gut auf deren »augenscheinliche Gesundheit« schließen – möglicherweise ein Schutzreflex für Gegenden und Zeiten mit starkem Krankheitsrisiko.[159] Obendrein haben wir offenbar so etwas wie einen siebten Sinn für die Emotionen anderer Menschen:[160] In einem Experiment bekamen die Mütter von Krabbelkindern stummgeschaltete Videoclips fremder Menschen zu sehen und konnten deren Gefühlsregungen genauer wahrnehmen als Nichtmütter.[161] Außerdem sind wir sehr gut darin, Gesichter wiederzuerkennen, auch wenn wir sie zuvor nur kurz gesehen haben.

Bei einer bestimmten Gesichtsart schauen wir ganz genau hin. Normalerweise können Frauen am besten die Gesichter anderer Frauen (als Freundinnen und Rivalinnen unsere wichtigste Bezugsgruppe) lesen.[162] Doch bei Müttern verlagert sich dieser Fokus offenbar auf das Studium der Gesichter männlicher Erwachsener.[163] Bereits nach kurzem Sichtkontakt können wir sie beindruckend schnell wiedererkennen und ihren Gesichtsausdruck entschlüsseln, insbesondere, wenn es um negative Regungen wie Abscheu geht. Mütter bewerten die Miene eines potenziellen Übeltäters in der Regel als bedrohlicher.[164] Wir reagieren generell argwöhnischer auf Fremde.

Warum bloß werfen Mamas einem harmlosen Fremden in der U-Bahn misstrauische Blicke zu, halten sich aber im markerschütterndsten Erdbeben stoisch an »keep calm & carry on«, wie es auf manchen dieser grauslichen Dekokissen steht, die bei einigen von uns das Sofa zieren? Dass wir in solchen Situationen Ruhe bewahren und weitermachen, hat vermutlich mit den diversen Gefahrenquellen zu tun, denen wir im Laufe der Zeit ausgesetzt waren. Aus evolutionsgeschichtlicher Sicht sind fremde Männer vermutlich seit Urzeiten eine alltäglichere Gefahr für unsere Kleinen als die paar Momente, in denen die Erde ins Zittern kommt. Bei unseren engsten Verwandten, den Schimpansen, gehen Weibchen mit Jungen den Männchen grundsätzlich aus dem Weg. Doch das ist in unserer Welt nun mal kaum machbar.

Mamas gesteigerte Wahrnehmungsfähigkeit und Sensibilität gegenüber möglichen Gefahren in ihrer Umgebung ergibt in Kombination mit ihrer Coolness unter Druck eines ihrer berühmtesten Charakteristika: mütterliches Aggressionsverhalten. Mütter reagieren sowohl besonderes aufmerksam als auch besonders furchtlos auf Bedrohungen. Eine echte Killerkombi. Und die eine Emotion, die bei aller mamamäßigen Bedächtigkeit in Nullkommanichts hochkochen kann, ist heiliger Mutterzorn.

Jeder kennt ein paar typische Geschichten:[165] Elchmütter, die Bären metzeln, Bergziegen, die Wölfe per Kopfstoß talwärts katapultieren oder »Wehrhafte Walrossmama versenkt Schiff der russischen Marine im Arktischen Ozean«, wie es mal in einer Schlagzeile hieß.[166] Wir Mütter hören so etwas gerne. Klar hat sie das gemacht! Sie hatte doch gar keine Wahl! Und überhaupt: Das war gar kein Zerstörer, nur so ein läppisches Gummiboot, das sogar ich hätte zerlegen können, also vorausgesetzt, ich hätte auch so ein Paar schöne lange Stoßzähne.

Um derart auf Krawall gebürsteten Müttern zu begegnen, müssen Sie sich nicht extra auf den Weg in die Arktis machen. Einige der mörderischsten Mamamonster lauern quasi in Laufnähe, wo sie normalerweise als Lieferanten für diverse Kinderleckerli dienen. Milchkühe stellen für den Menschen offenbar eine größere Gefahr dar als Bullen.[167] Kein Wunder, dass Viehzüchter so oft einem sogenannten Rasanztrauma zum Opfer fallen. Im Internet gibt es ein paar äußerst befriedigende Clips von Kühen, die ihren Kälbern bedrohlich nahekommende Männer erfolgreich in die Flucht schlagen.[168]

Als ich noch klein war, erzählte mein Vater immer wieder gerne die Geschichte, wie er damals in seinen sorgenfreien Zwanzigern einmal im Yellowstone Nationalpark wandern war, dabei direkt zwischen eine Bärenmutter und ihre zwei Jungen geriet und den ganzen einsamen Pfad langsam und unauffällig zurückrobben musste. Meine Schwester und ich vermuteten damals, dass er uns mit dieser Geschichte im wahrsten Sinne des Wortes einen Bären aufgebunden hatte. Wer stellt sich denn schon einfach so zwischen eine Bärenmama mit ihrem sprichwörtlichen Mix aus Liebe, Schutzverhalten und Aggression und ihre Kleinen?

Doch nach seinem Tod viele Jahre später fanden wir in seinen Sachen einen Stapel Dias, die er mit seiner alten Kamera gemacht hatte.

Kaum zu fassen, aber wahr: Da war Mamabär, festgehalten in einem hastig gemachten Erinnerungsfoto. Offenbar können meine Schwester und ich von Glück sagen, dass wir überhaupt das Licht der Welt erblickten.

Aus der Nähe betrachtet, können derart kriegerische Mütter recht einschüchternd sein, also ziehen Forschende häufig weniger furchteinflößende Wesen vor. Eichhörnchen zum Beispiel. Im Rahmen einer faszinierenden Studie bekam eine Truppe kalifornischer Ziesel das typische Rasseln und Zischen von Klapperschlangen vorgespielt, die sich grundsätzlich lieber an Zieselbabys heranmachen als an ausgewachsene Exemplare.[169] (Weil die den Schlangen beißend und kieselwerfend zeigen können, wo der Hammer hängt.)

Bei dem Experiment reagierten die Zieselmütter äußerst heftig auf die vermeintliche Bedrohung, gereckter, vibrierender Schwanz inklusive – je kleiner die Jungen, desto intensiver. Und die Zieselväter? Schauten noch nicht mal genauer hin, wie bei einer Spezies mit kolossaler Vaterschaftsungewissheit auch nicht anders zu erwarten.

Unter besonderen Umständen legen Menschenmütter das tierischste Aggressionsverhalten an den Tag. Wir rammen die Autos von Kidnappern und entreißen unsere lieben Kleinen allen möglichen geifernden Mäulern. »Ganz schöner Mutterinstinkt, was?«, sagte eine kanadische Mutter einmal geradezu aufregend lässig in einem Interview, in dem sie erzählte, wie sie ihren siebenjährigen Sprössling aus den Fängen eines Pumas befreit hatte.[170] »Ich bin halt auf ihn draufgesprungen und habe versucht, sein Maul aufzukriegen.«

Fremde Männer und Pumas sind für uns nicht die einzigen roten Tücher. In einer kürzlich veröffentlichten Folge der »Modern-Love«-Kolumne der New York Times schilderte die Mutter eines Fünfjährigen, wie sie zielsicher einen Ball auf ein älteres Kind schleuderte, das ihren Augenstern im Schwimmbad zu ruppig rannahm, zur großen Verblüffung des Rüpels.[171] »Als er sich nach dem Täter umschaute, hat er bestimmt mit allem gerechnet, nur nicht mit einer mittelalten Frau in unvorteilhaftem Badeanzug – tja«, schrieb die wehrhafte Mama.

Sogar zwischen Müttern sind gewalttätige Auseinandersetzungen nicht auszuschließen:[172] »Blutiger Streit über Erziehungsmethoden: In Florida gehen zwei Mütter mit Kaffeetassen aufeinander los!«, entrüstete sich eine Schlagzeile. Manchmal geraten Mütter sogar aneinander, wenn sie ihre lieben Kleinen gerade in der Babytrage mit sich führen. Die mamamäßige Bereitschaft zum großen Showdown ist möglicherweise der Grund dafür, dass die auf Kinder- und Jugendbespaßung ausgerichtete Fastfoodkette Chuck E. Cheese einem Reporter des Wall Street Journal zufolge die wohl gefährlichsten Restaurants der USA betreibt[173] – als wären Kindergeburtstage nicht auch ohne Polizeieinsatz schon nervenaufreibend genug.

Mit unserer Kombi aus Coolness und Alarmbereitschaft sind wir Mütter ein ziemlich streitlustiger Haufen, allzeit bereit, Aktionsbündnisse zu schließen, Alarm zu schlagen und »dagegen« auf die Barrikaden zu gehen. Am häufigsten gegen Trunkenheit am Steuer, aber auch Football, Videospiele, Klimawandel, Flughafenerweiterungen und das Internet haben schon unseren Zorn zu spüren bekommen. Irgendwann bekam ich mit, dass jemand das Fitnessstudio, das ich eher fruchtlos frequentiere, als »Angry Moms' Club« bezeichnete. Fand ich ziemlich gut. Der Mandelkern, der unter anderem auch die Aggression reguliert, ist bei wild lebenden Rattenmüttern größer, wie eine Untersuchung ergab.[174] Neben der Liebe ist Wut das Gefühl, das am häufigsten mit Müttern in Verbindung gebracht wird.[175]

Männliche Aggressivität wird durch das Hormon Testosteron befeuert, Mutterwut hingegen durch andere Botenstoffe, von denen hier schon des Öfteren die Rede war. So wurden etwa Rattenmütter in einem Experiment darauf konditioniert, den Geruch von Pfefferminze mit einem schmerzhaften Elektroimpuls zu assoziieren.[176] Sobald sie diesen Geruch wahrnahmen, erstarrten sie vor Schreck – aber nicht, wenn ihre Kleinen dabei waren. Dann gingen sie zum Angriff über, attackierten das Röhrchen, aus dem der Geruch kam, oder versuchten, es mit Fasern ihres Nests zu verstopfen.

Blockierte das Forschungsteam jedoch die Oxytocinrezeptoren im Gehirn der Mütter, blieb die rauflustige Reaktion aus.

Eine Verhaltensstudie mit menschlichen Probandinnen machte sich das in der Mütterforschung als »Aufdringlicher-Unbekannter-Paradigma« bekannte Phänomen zunutze,[177] ein sperriger Begriff für etwas, das wohl jede Neumutter kennt, die sich mit ihrem schnuckligen Neugeborenen zum ersten Mal vor die Tür wagt. Im Rahmen der Studie wurden die Mütter gebeten, mit ihren Babys zunächst im »Warteraum« außerhalb des Forschungsraums Platz zu nehmen. (Spoiler-Alarm: Der Warteraum war der Forschungsraum.) Einer der beteiligten Wissenschaftler gab sich als »überschwänglicher, penetrant babybegeisterter« Haustechniker aus, der just in dem Moment den Rauchalarm kontrollierte. Er lief auf die jeweilige Probandin zu und versuchte unter begeisterten »Nein, so was Süßes!«-Rufen, Babys Wangen zu streicheln. Alle Mütter reagierten negativ, doch die Mütter einer Vergleichsgruppe, die zuvor zusätzlich eine Dosis künstliches Oxytocin verabreicht bekommen hatte, wiesen den aufdringlichen Fremden entschiedener zurück.

Auch das Stillhormon Prolactin ist am mütterlichen Aggressionsverhalten beteiligt, und zwar so stark, dass dieses manchmal auch als »Laktationsaggression« bezeichnet wird. Bezeichnenderweise befördert Prolactin gleichzeitig die mütterliche Gelassenheit, indem es das Angst- und Stressempfinden herabsetzt. So verströmt eine stillende Mutter auf dem Laufband nur fünfzig Prozent der bei Frauen in dieser Situation typischen Menge an Stresshormonen.[178]

Doch mit dieser zenmäßigen Gelassenheit ist es bei drohender

Gefahr schnell vorbei. Selbst in Abwesenheit ihrer Knirpse sind Jungmütter tendenziell aggressiv, stillende noch signifikanter als Fläschchen-Verwenderinnen. Bei einem Experiment mussten Neumütter es in einem Computerspiel mit einem grob unhöflichen, kaugummikauenden, ständig mit seinem Smartphone beschäftigten Gegner aufnehmen (der in Wirklichkeit ein Undercover-Mitglied des Forschungsteams war).[179] Im Vergleich zu den Pre-Milch-Müttern machten die Stillmütter doppelt so oft von der Möglichkeit Gebrauch, ihren fiesen Kontrahenten zu »bestrafen«, hatten jedoch selbst während des Racheakts einen niedrigeren Blutdruck als die anderen Mütter – ein Indiz für ihre letztlich ziemlich relaxte Grundhaltung. Die Bestrafung war übrigens eine simple Sache: Die Mütter konnten ihren Kontrahenten auf elektronischem Weg einem »strafenden« Sound-Schock aussetzen, und das in beliebiger Stärke.

Nennen wir das Kind doch beim Namen: Das war mütterlicher *Aufruhr*. Als ich vor Jahren für eine Reportage in die Serengeti reiste, sah ich, wie ein Rudel Hyänen eine einzelne Löwenmutter und ihr Junges verfolgte. Anstatt zu flüchten, packte die Löwin ihr Kleines im hohen Gras unter einen Baum, drehte sich um und lief langsam auf die Hyänen zu, die ihr über die weite Ebene entgegenkamen. Sie hatte etwas von einem klassischen Westernhelden. Etwas in ihrem ruhigen Blick ließ die Hyänen innehalten, bezwang sie, und nach einigem nervösen Jaulen und Lachen suchten sie das Weite. Obwohl es acht zu eins stand.

Heutzutage bin ich nicht mehr in der Serengeti anzutreffen, sondern an den Seitenlinien vom Fußballplatz. Doch auch dort streifen Löwinnen umher.

⁓

Ich selbst habe noch nie ein Hyänenrudel niedergestarrt, aber neulich immerhin einen unglückseligen Repräsentanten des Online-Stores von J.Crew zur Schnecke gemacht, als er mir mitteilen musste, das Osterkleidchen meiner Tochter sei leider in der Post verloren gegangen. (»Sie haben ja keine Ahnung, worum es hier geht – ich hab schon eine Strickjacke dafür gekauft!«, keifte ich, während mein Mann sich im Hintergrund für mich fremdschämte. »*Ich hab sogar schon die passende Strumpfhose!*«) Ich kann mich auch noch an mein bedrohlich verzerrtes, verbiestert dreinschauendes Spiegelbild in den schreckgeweiteten Augen einer blutjungen Sommercamp-Mitarbeiterin erinnern, als ich für die Kinder lautstark mehr frische Luft während der Mittagspausen forderte.

Aber wäre ich wirklich bereit, für meine Kids in den Krieg zu ziehen wie die mutige Dinomama in *In einem Land vor unserer Zeit*, die sich inmitten eines sehr unglücklich getimten Vulkanausbruchs einem Tyrannosaurus Rex entgegenstellt? Ich weiß es nicht. Ich bin eher dafür bekannt, vor im Sturzflug herannahenden Bienen panisch Reißaus zu nehmen und meine schreienden Töchter ihrem Schicksal zu überlassen. Manchmal beschweren sie sich darüber, dass ich ihnen nicht öfter beistehe. Alle drei Kinder waren neulich in der Hummerkneipe stinksauer auf mich, als eine alte Dame sie der fortwährenden Herumalberei bezichtigte, während ich (wie sie es ausdrückten), damit beschäftigt gewesen sei, »den Hummer in dich reinzuschaufeln«, anstatt ihnen den Rücken zu stärken. (Schuldig im Sinne der Anklage.)

Ich kann mich nur an eine einzige Situation erinnern, in der ich bereitwillig körperlichen Schmerz in Kauf nahm, um eines meiner Kinder zu schützen. Das war nach meinem dritten Kaiserschnitt. Hinsichtlich der erforderlichen Schmerzmittelmenge hatte die Anästhesistin sich extrem verrechnet, weshalb die Betäubung mittendrin abflaute und ich auf einmal jeden Schnitt spürte. Nie bin ich dem Gefühl, den Prankenhieben eines Pumas ausgesetzt zu sein, näher gekommen als damals. Meine Bauchdecke schien kreuz und quer von brennenden Furchen durchzogen. Die Anästhesistin erhöhte die Dosis, aber es war zu spät. Ich schrie, schrie lauter und übergab mich.

Nachdem mein Sohn mit heiler Haut aus mir herausgezogen worden war, orderten die barmherzigen Krankenschwestern eine Riesenspritze – keine Ahnung, was, Morphium vielleicht? –, um mich von meinem Elend für möglichst lange Zeit zu erlösen.

Doch als ich im Aufwachraum zähneklappernd auf die versprochene Erleichterung wartete, spürte ich immer deutlicher, dass sich rund um meinen neugeborenen Sohn, der übrigens Hängebäckchen hatte und kahl war wie eine Billardkugel, beunruhigende Dinge taten. Fremde kamen ins Zimmer, um sich das Baby anzuschauen. Eine der Schwestern hatte offenbar ein kaum wahrnehmbares (und wahrscheinlich imaginäres) Rasseln in der Atmung meines Sohns gehört und vermutete daraufhin, er habe womöglich Fruchtwasser eingeatmet. Mehrfach beugte sie sich ganz dicht über ihn, um mehr hören zu können. Sie würde ihn unbedingt zur Sicherheit auf die Neugeborenen-Intensivstation verlegen wollen, das war mir sofort klar.

Kurz darauf wurde mir die rettende Morphiumspritze auf etwas präsentiert, das wie ein Silbertablett aussah, aber wohl eher Edelstahl war.

Einen Moment lang sah ich die Spritze sehnsüchtig an. Dann erinnerte ich mich an den Anblick meiner Erstgeborenen auf dieser Station, ihr Körperchen kreuz und quer mit Kabeln und Schläuchen bedeckt wie mit Schlangen.

Niemand wird mein neues Baby »zur Beobachtung« wegbringen, während ich langsam wegdrifte, dachte ich.

»Ich brauch das Zeug nicht«, raunzte ich die Schwester mit der Spritze an. »Irgendwas ist mit meinem Baby los, und ich will sicher sein, dass ich genau mitbekomme, was gerade alles passiert.«

Für die engagierte, hart arbeitende Krankenschwester war es bestimmt nicht leicht gewesen, diese Spritze genehmigt zu bekommen, und es war auch sicher einiges an Papierkram dafür zu erledigen gewesen. Kurz befürchtete ich, die Spritze auch gegen meinen Willen verpasst zu bekommen, denn schließlich hatte ich sie nicht nur lautstark gefordert, sondern auch offiziell verschrieben bekommen, zudem ging es mir offensichtlich keinen Deut besser. Obwohl ich noch immer halb gelähmt war, kratzte ich meine letzten kümmerlichen Energiereste zusammen und machte mich auf einen üblen Streit gefasst, als die Schwester das Wort ergriff.

»Wissen Sie, was ich glaube?«, sagte sie und stülpte die Lippen vor. »Ich glaube, dass Ihr Baby ziemliches Glück hat, eine Mutter wie Sie zu haben.«

Bei all dem Schmerz und diesem ganzen inneren Totalumbau, bei all der Liebe und Wut und dem ewig langen Windelwechselmarathon ist es nicht sehr erstaunlich, dass es in unseren Köpfen auch zum einen oder anderen Kollateralschaden kommt. Die in diesem Zusammenhang entwickelte »Mommy Brain«-These wird zwar heiß diskutiert, oft übertrieben dargestellt oder aber frohgemut als unglaubwürdig abgetan – doch sie spiegelt eindeutig die Realität. Um die achtzig Prozent aller Neumütter leiden nach eigenen Angaben an kognitiven Problemen, insbesondere an Gedächtnisschwächen, und wissenschaftlichen Erkenntnissen zufolge haben sie auch guten Grund dazu.[180] Offenbar entwickeln sich unsere Köpfe in Absprache mit unseren Körpern nach dem Motto »dick & doof«.

Einige Forschende äußerten die düstere Vermutung, Mütter würden ihr eigenes Gehirn »aufzehren«, um ihre Würmchen zu ernähren.[181] Als Beweis führten sie die Verminderung des mütterlichen Gehirnvolumens an, doch diese Theorie ist ja inzwischen widerlegt, siehe oben. Darüber hinaus zeigen sich andere Wissenschaftler*innen, unter ihnen auch einige Mütter, entrüstet über diese Argumentation und vertreten ihrerseits die Ansicht, bei dieser Verminderung handele es sich vermutlich um eine Effizienz fördernde »Synapsenbeschneidung«[182], ein recht erquickliches Wort, das nach liebevoll-energischer Gartenarbeit klingt. (Der Kerngedanke dahinter ist offenbar, dass Mamagehirne »schlanker und schlagkräftiger« strukturiert sind. Bin ich schlagkräftiger? Da können Sie Gift drauf nehmen! Bin ich schlanker? Leider nein). Einige Studien kommen sogar zu dem Schluss, Mutterschaft mache uns »cleverer«[183].

Rattenmütter erweisen sich in manchen Tests als besonders leistungsstark. Insbesondere ihr räumliches Erinnerungsvermögen ist hervorragend. Mamaratten sind im Vergleich zu Rattenjungfern echte Cracks, wenn es darum geht, in einem Labyrinth versteckte Froot Loops zu finden.[184] (Interessanterweise machen durch Kontakt zu Rattenjungen sensibilisierte Jungfern als Froot-Loop-Detektivinnen ebenfalls eine ziemlich gute Figur.) Dank ihrer neu entwickelten Furchtlosigkeit verbessern Säugetiermütter auch ihre Jagdfähigkeiten. Für Rattenmütter-gegen-Heuschrecken-Duelle errichteten Rattenforscher der University of Richmond eigens eine »Gladiatorenarena«[185]. Die Rattenmamas stürzten sich dreimal schneller auf die Heuschrecken als die Rattenjungfern, wie die Forschenden dank ihrer Nachtsichtgeräte feststellen konnten, und ließen sie auch vor dem verhängnisvollen »Kill-Crunch« seltener los. Beeindruckt schrieben die Forschenden in ihrem Fazit, die käferkauenden Nager erinnerten sie an »Artemis, die griechische Göttin der Geburt und der Jagd«.

In Sachen mütterliches Jagdgeschick ist die Beweislage außerhalb der Forschungszentren und der Mythologie leider etwas dürftiger. Einer Beobachtungsstudie an Leoparden in der Kalahari zufolge hatten Leopardenmütter im Vergleich zu Weibchen ohne Nachwuchs »insgesamt größeren Jagderfolg als zu erwarten«[186]. Wer sich weiter durch den Text wühlt, stellt jedoch fest, dass die beeindruckenden Beutezahlen wesentlich mehr kleine schwarze Eidechsen umfassten als saftigere, aber leider auch wesentlich schnellere Gazellen. Was möglicherweise darauf zurückzuführen war, dass die hungrigen Mütter, deren Radius ohnehin umständehalber sehr eingeschränkt war, mehr oder weniger alles fraßen, was gerade in Reichweite war.

Unglücklicherweise hat Wagemut – oder Verzweiflung – bei der Jagd auch eine Kehrseite. Daher enden hormonell gedopte Rattenmütter auf Jagd, so eine Studie, öfter in Fallen als Rattenjungfern.

In freier Natur sind Mütter bei der Jagd zudem mit logistischen Problemen konfrontiert, die sie erheblich behindern. So müssen milchgefüllte Fledermausmütter vor dem Abflug gegebenenfalls zunächst ein fremdes Fledermausbaby kidnappen und zum Trinken animieren, um überhaupt das nötige Startgewicht zu erreichen.[187] (Warum ist mir diese Möglichkeit nie in den Sinn gekommen?) See-Elefanten-Mamas sind post partum schlicht zu mollig, um auf Unterwasserjagd zu gehen.[188] Ähnlich wie Menschenmamas, die wieder in ihren Lieblingsbleistiftrock passen wollen, müssen sie erst mal ein paar hundert Kilo Speck loswerden, um wieder schlank genug für die Jagd zu sein. Beim Homo sapiens sind jagende Mütter übrigens wissenschaftlich dokumentiert, aber recht selten.[189] Das berühmteste Beispiel ist der auf den Philippinen lebende Stamm der Agta. Dort gehen stillende Mütter mit Netzen auf Jagd und erlegen so Schweine und andere Beutetiere.

Unterm Strich kann jedoch selbst die gesteigerte Befähigung zur Bacon-Beschaffung die mütterlichen Defizite an anderer Stelle nicht ausgleichen. Die bisherigen Studienergebnisse zum Thema sind uneinheitlich und werden entsprechend kontrovers diskutiert, doch eine kürzlich durchgeführte Metaanalyse von zwanzig Einzelstudien lässt keinen Zweifel mehr daran, dass unser Gedächtnis mess- und quantifizierbar beeinträchtigt ist.[190] Eine aufschlussreiche Untersuchung ergab, dass Mütter sich besonders schwer damit taten, im Forschungszentrum gestellte kleine »Hausaufgaben«, wie etwa einen Briefversand, zu erledigen.[191] Außerordentlich hart wird es offenbar für uns, wenn wir uns an bestimmte Worte erinnern sollen,[192] Wortlisten rückwärts aufsagen sollen und, äh, noch ein paar andere Sachen, also, Sie wissen schon ...

Gut möglich, dass diese *Mom*nesie letztlich eine Art kurzfristig einsetzende Bewältigungsstrategie ist.[193] Studien belegen, dass Mütter von der Geburtserfahrung nicht viel im Gedächtnis behalten und – zu Recht – vollkommen entsetzt sind, wenn Forschende sie mithilfe einschlägiger Filmaufnahmen dazu bringen wollen, sich zu erinnern.

Auch der ganze Schlafmangel – bei Neumüttern sind es Schätzungen zufolge siebenhundert Stunden jährlich[194] – fordert seinen Tribut. Und dann wäre da noch die Möglichkeit, dass das unablässige Vorlesen von *Weißt du eigentlich, wie lieb ich dich hab* uns vorübergehend ins Koma lullt.

Zweifellos jedoch haben unsere Gedächtnisprobleme etwas mit unserem neuen Gehirn zu tun. Es ist neu verdrahtet worden, und die damit einhergehenden neuen Talente und Wahrnehmungsschwerpunkte haben ihren Preis. »Hier handelt es sich nicht um einen Schwund«, erklärt Linda Mayes, Professorin am Zentrum für Kinderstudien der Yale University. »Das Ganze ist eher eine Frage der Aufmerksamkeitsökonomie, also wenn man extrem auf eine bestimmte Sache fokussiert ist. Die Aufmerksamkeit von Müttern ist bis zu einem gewissen Grad aus biologischen Gründen stark auf ihr Baby fokussiert. Deshalb rücken andere Dinge automatisch in den Hintergrund.«

Will sagen: Wenn wir vollkommen in die Textur des Windelinhalts unseres Säuglings vertieft sind, haben wir keine Kapazitäten für quadratische Gleichungen. Wenn wir gerade mit aller Inbrunst versuchen, alle drei Strophen von »Die klitzekleine Spinne« durchzusingen, wird es zum Ding der Unmöglichkeit, eins der Gedichte vom alten – ach, Mensch, wie hieß der doch gleich? – aufzusagen. Das Gehirn funktioniert nach dem Motto *Use it or lose it.* Gegenwärtig ist das für die Verarbeitung von Kinderzimmerchaos zuständige Areal meines Gehirns in Topform, ebenso wie der Bereich, der für die Beseitigung von »Kriegsbemalung« auf meinem Sohn zuständig ist. Das für die Konjugation spanischer Verben zuständige Gebiet schrumpft hingegen derzeit dramatisch.

Ich frage mich oft, ob unsere Gedächtnisprobleme auch Einfluss auf unser Zeitempfinden haben. Früher war ein Tag für mich eine schier endlose Kette aufregender und interessanter Momente, ein Füllhorn von Anregungen, die zu gegebener Zeit eine intensivere Betrachtung verdienten. Heutzutage ist mein Tag zu Ende, bevor er überhaupt angefangen hat, und an den Tag davor kann ich mich beim besten Willen nicht erinnern. Mein Leben zieht gerade in beängstigender Geschwindigkeit an mir vorbei, fast so wie die Kids auf dieser Megaseilrutsche in der Mall of America.

Möglicherweise führt Mutterschaft auch dazu, dass unsere aus evolutionsbiologischer Sicht höchst entwickelten Fähigkeiten schrumpfen, während das Stammhirn erstarkt. Dieser älteste Teil des Gehirns, den Mütter zumindest in Grundzügen mit Laborratten und Nashörnern und allen anderen Säugetieren gemeinsam haben, profitiert vermutlich vom Radikalumbau unseres Gehirns, allerdings zulasten der Zivilisations-Add-ons, die den Markenkern des Homo sapiens ausmachen: Sprache, verbales Gedächtnis und eine Menge anderes Zeugs. Da diese Fähigkeiten eher selten im Zusammenhang mit Babys gebraucht werden, ist es nur logisch, dass sie post partum zumindest temporär verkümmern.

Ganz egal, was nun der Grund für den Fähigkeitsverlust ist: Wenn diese Fähigkeiten das Fundament des eigenen Selbstwertgefühls bilden, ist ihr Verlust nur schwer zu verkraften. Dass eine Forschungsarbeit Müttern ein gesteigertes Orientierungsvermögen in Supermärkten bescheinigt (vielleicht eine menschliche Parallele zu den begabten Froot-Loop-Detektivinnen im Rattenlabyrinth?), ist schön und gut. Doch selbst wenn das wirklich stimmt (was wie üblich umstritten ist), ist es noch lange kein fairer Deal, wenn man keine abstrakte Mama Mustermann ist, sondern eine real existierende Frau, die ihren Mann bei einem Debattierturnier kennenlernte, von Lyrik wesentlich begeisterter war als von Babyfotos und als Journalistin sogar gelegentlich um der Macht der Worte willen ihr Leben aufs Spiel setzte. Geschichtenerzählen war mein Metier. Und jetzt ist es mir schon zu viel, ein paar Sätzchen in das mir irgendwann als Geschenk überreichte rosa Tagebuch mit dem frustrierenden Titel »Mamas täglicher Einzeiler« zu kritzeln. (Mehr dürfen wir offenbar nicht schreiben.)

Der letzte Absatz entstammt natürlich meinem höchst eigenen Melodram. Ihres sieht vermutlich ganz anders aus. Denn während der Wechsel in den Muttermodus bei Säugetieren querbeet von Orcas über Wombats bis hin zum Homo sapiens ebenso dramatische wie vorhersehbare Umwälzungen auslöst, gleicht keine Menschenmama der anderen, obwohl wir doch alle ein und derselben Spezies angehören. Und der Versuch, herauszufinden, warum wir alle so einzigartig sind, wirft in dieser ohnehin ziemlich komplizierten Geschichte ein paar ganz neue Probleme auf.

Kapitel 5

Alle gleich, aber auch anders

Welche Lebensfakten das Mutterverhalten prägen

Probandin Nr. 39 sieht mehr oder weniger so aus wie alle Schwangeren: Leggings, Sneakers, Haargummi ums Handgelenk geschlungen. Sie ist über die 35. Woche hinaus und zuckt nicht einmal zusammen, als die Forschungsassistentin hier am Yale Child Study Center ihre Schädelmitte mit blauen Filzstiftpunkten markiert. Ich wette, dass das nicht ihr erstes Kind ist – sie ist offensichtlich schon einmal bepunktet worden. Die Elektrodenhaube jedoch ist auch für sie etwas Neues. Sie ähnelt den Netzsäckchen, in denen im Supermarkt Zwiebeln verkauft werden. Nur dass diese hier Gedanken lesen kann.

Das Elektroenzephalogramm, kurz EEG, ist eines der wenigen Geräte, mit denen sich die Gehirnaktivitäten selbst hochschwangerer Frauen risikolos erforschen lassen. Funktionelle Magnetresonanztomografie kommt für sie nicht mehr infrage, weil sie sich dafür zu lange flach hinlegen müssten, wodurch es zu Durchblutungsstörungen kommen könnte. (Der permanente Toilettenbedarf der Kugelbäuche stellt für die Forschung ebenfalls ein Hindernis dar.)

Die Forschungsassistentin bittet Probandin Nr. 39, ihre Ohrringe abzulegen, und hüllt sie in eine Art Frisierumhang.

»Hier kommt kein Strom raus«, verspricht sie, als sie der werdenden Mama die enge Haube mit den vielen Kabeln von hinten nach vorn über die Kopfhaut zieht. »Die Haube misst nur Ihren eigenen Strom.«

Gehirnzellen kommunizieren über minimale elektrische Impulse, sie »feuern«. Wenn das tausende Zellen gemeinsam tun, werden die Signale so stark, dass sie auf der Kopfhaut messbar sind. Das EEG kann die sich daraus ergebenden Aktivitätsmuster mithilfe der zahlreichen an der Haube befestigten Elektroden aufzeichnen. In der Regel setzen Wissenschaftler*innen ihre Test-Mütter einem bestimmten babybezogenen Reiz aus – etwa einem Bild oder der Tonaufnahme von Babyweinen – und beobachten, wie ihr Gehirn darauf reagiert.

Nun sieht die Probandin aus, als steckte sie im Würgegriff eines saugnapfbewehrten Seeungeheuers. Sie tropft sogar ein bisschen. Denn um die Leitfähigkeit zu erhöhen, ist die Haube zuvor in eine Mischung aus Salzwasser und Babyshampoo getaucht worden, und das Wasser tropft in die allerunmöglichsten Stellen, wie ich feststellen muss, als ich das Ding später selbst aufsetze. Jede einzelne nasse Elektrode fühlt sich an wie ein feuchter Froschkuss.

»Oh je«, sagt Probandin Nr. 39 zu ihrem iPhone-Spiegelbild. »Ich seh aus wie Sigourney Weaver in *Ghostbusters*.«

Die Forschungsassistentin notiert Temperatur und Luftfeuchtigkeit im Raum. Jetzt geht's los.

Die Studie trägt den Arbeitstitel »Schwangerschaft: eine transformative Erfahrung«, doch im Gegensatz zu den Wissenschaftler*innen, mit denen ich bisher gesprochen habe, ist dieses Team nicht auf der Suche nach Unterschieden zwischen Müttern und Nichtmüttern.

Stattdessen »erforschen wir, ob und inwiefern die Gehirnsignale der Mütter sich voneinander unterscheiden«, erklärt Projektleiterin Helena Rutherford, gebürtige Britin und Assistenzprofessorin an der Yale University.

So bereitwillig unsere Gesellschaft auch manchmal alle Mütter gemeinsam auf ein – natürlich entsprechend stabiles – Podest heben würde: Neueste Ergebnisse der Mütterforschung belegen, dass wir zwar in der Tat viele mutterspezifische Eigenschaften gemein haben, uns aber gleichzeitig ziemlich deutlich voneinander unterscheiden. Manche Mütter berauschen sich stärker an

Babydüften als andere, berühren ihre Augensterne besonders oft, reagieren stärker auf Säuglingsweinen. Einige von uns fühlen sich nach eigenen Angaben in ihrer Rolle überdurchschnittlich wohl. Andere wiederum vernachlässigen ihre Kinder vollkommen. Warum und unter welchen Umständen es zu diesen Unterschieden kommt, ist für die Wissenschaft immer noch ein großes Rätsel.

»Es gibt nicht einfach nur ›*das* Muttergehirn‹ oder ›*die* muttertypische Reaktion‹«, erläutert Helena Rutherford. »Mittlerweile versuchen wir, individuelle Unterschiede zwischen Müttern zu verstehen. Mit der Grundannahme ›alle wie eine, eine wie alle‹ kommen wir bei der Erforschung des Muttergehirns nicht weiter.«

Mit ihrer Arbeit wollen die Wissenschaftler*innen nicht etwa Kandidatinnen für den »Mama-des-Jahres«-Preis aufspüren, sondern, ausgehend von der ganz besonderen Neuroplastizität des Gehirns von Neumüttern, individuell einsetzbare Hilfsinstrumente für Frauen mit Kindern entwickeln.

Zumeist geht es dabei unterm Strich um die Förderung des Kindeswohls. Im Umgang mit ihren Kids legen Väter bekanntermaßen ein wesentlich größeres Verhaltensspektrum an den Tag als Mütter, deren Verhalten sich eher in Nuancen voneinander unterscheidet, aber offenbar dennoch wichtiger für das Wohlergehen der Kinder ist, da die Mütter die Hauptfürsorgenden sind. Eine Wissenschaftlerin mit Schwerpunkt Pädiatrie sprach in einem Interview mit mir auffällig oft über die »Umgebung« von Kindern, und ich brauchte eine ganze Weile, um zu begreifen, dass sie *mich* damit meinte.

Ich finde diesen Ansatz der Mütterforschung unglaublich faszinierend, aber auch ein bisschen unheimlich. *Wir* wissen doch, dass jede Mutter anders ist. Worüber sonst sollten wir an der Bushaltestelle tratschen? Abgesehen davon haben wir in unserem tiefsten Innern natürlich alle die leicht paranoide Befürchtung, unser höchst persönliches Mamasein würde in einschlägigen Tests auf einmal gravierende Schwachstellen offenbaren. So gesehen ist es ziemlich nervenaufreibend, sich freiwillig unters Mikroskop zu legen.

Anlässlich meines Besuchs eines anderen Forschungszentrums befestigte eine Mitarbeiterin Sensoren auf der Haut unterhalb meines Brustkorbs, mit denen gemessen wurde, inwiefern mein Herzschlag sich veränderte, während ich Babyfotos zu sehen bekam. Danach wurden an den Fingern meiner linken Hand mit Klettverschlüssen Fühler angebracht, die Veränderungen meines Schweißlevels registrierten.

Ich schwitzte ganz ordentlich. *Was wird dabei bloß rauskommen?*, überlegte ich sorgenvoll. Werden die Messwerte meine Unfähigkeit in Sachen Schlafliedvortrag zutage fördern? Oder meine schmähliche Feigheit gegenüber einer blutrünstigen Pferdebremse letzten Sommer im Schwimmbad? Wird die Maschine aufdecken, dass ich weder selbstleuchtende Tintenfischkostüme nähen noch aus Salzstangen eine Blockhütte bauen kann?

Glücklicherweise ist die Wissenschaft von derart genauen Diagnosen noch weit entfernt. Doch in Yale erstellt Rutherfords Forschungsteam derzeit eine gigantische Datensammlung, aus der die verblüffende Vielfalt von Mutters Natur ersichtlich wird. Und nach der Berücksichtigung von Störfaktoren wie übermäßigem Blinzeln und Kurznickerchen (hey, im dritten Trimester kann so was schon mal passieren!) wird die Analyse der Saugnapfhauben-EEGs höchstwahrscheinlich weitere Belege dafür liefern, wie unterschiedlich Dutzende werdender Mütter auf ein und denselben babybezogenen Reiz reagieren.

Bleibt die Frage nach den Ursachen. Um sie zu ergründen, kombinieren die Yale-Wissenschaftler*innen Gehirnaktivitätsmuster ihrer schwangeren Probandinnen mit anderen, anscheinend zufällig zusammengestellten Merkmalen. Welche Frauen sind Rechtshänderinnen? Wie gut können sie sich eine Reihe verschiedener Vierecke merken? Handelt es sich um eine gewollte oder ungewollte Schwangerschaft?

Probandin Nr. 39 wird nun darum gebeten, Kopfhörer aufzusetzen und sich auf ein weißes Kreuz auf einem Computerbildschirm zu konzentrieren. Ich selbst habe keine Kopfhörer; für diesen Test hat man mich hinter eine Art dunkelblauen Duschvorhang verbannt, damit ich nicht versehentlich das Experiment störe.

Wie gut, dass ich die nun folgende durchdringende Geräuschfolge auch ohne technische Hilfsmittel ausgezeichnet hören kann.

Das Ganze beginnt wie eine quietschende Türangel in einem Horrorfilm, geht über in das empörte Krächzen eines Papageis und wird dann zum unverkennbaren Verzweiflungsgeheul eines Säuglings. Jenseits des dunkelblauen Vorhangs spucken die 128 am Kopf der Probandin befestigten Elektroden ihre Gehirnmessungen aus: erst Hügelchen, dann Hochgebirge.

Im Anschluss zeigt der Computerbildschirm Probandin Nr. 39 eine Reihe Babygesichter, einige verschmitzt, andere erschrocken nach dem Motto: »Oh je, da ist mir gerade was mit meinem Erbsenbrei passiert.«

Die Gehirnwellen von Nr. 39 branden heftig auf und ab – und ich könnte wetten, dass auch in mir die Wogen gerade höherschlagen.

In ihrer individuellen Einzigartigkeit sind Menschenmütter keineswegs einzigartig. Auch bei anderen Säugetiermüttern von Sauen bis Seehündinnen sind unterschiedliche Verhaltensmuster nachgewiesen.

Afrikanische Elefanten, Rotnackenwallabys, Graue Riesenkängurus: Sie alle zeichnen sich durch einen großen Variantenreichtum mütterlicher Verhaltensmuster aus. Eine in einem Aquarium in Mississippi durchgeführte Studie ergab auch bei Riesentümmlermüttern enorme Verhaltensunterschiede:[195] Während die guten Mamas sich selten mehr als ein paar Meter von ihren Kälbern entfernten, tauchten die bösen Mamas nur zu gerne ab, um sich mit ihrem Wasserspielzeug zu amüsieren.

In Verhaltensstudien drückten einige Seidenäffchenmütter wesentlich bereitwilliger als andere eine Taste, um ein weinendes

Affenbaby zu beruhigen.[196] Unter roten Eichhörnchen legten ein paar Moms besonderen Eifer an den Tag, als es darum ging, ein zu Testzwecken entführtes Junges wiederzufinden.[197] (In Kapitel 3 habe ich zwar vollmundig erklärt, Nagetierstudien seien für die Mütterforschung eine perfekte Kompromisslösung. Doch für diese Studie galt das wohl eher nicht, es sei denn, die beteiligten Wissenschaftler*innen hatten ein Naturtalent für das hurtige Erklimmen monumentaler kanadischer Fichten.)

Sogar unter stinknormalen Meerschweinchenmamas gibt es erstaunliche Verhaltensunterschiede. Bei einer Beobachtungsstudie mit durchgehend identischen Lichtverhältnissen, einheitlichen Holzspan-Nestern und exakt derselben Apfel-Heu-Ernährung waren einige Mütter ihren Kleinen besonders zugetan und verbrachten viel Zeit mit typischem Mamaverhalten wie »Fellschnuppern« und »Nasenküsschen«. Andere Mütter zeigten weniger Zuneigung.

»Daraus ist zu schließen«, jubelte das Forschungsteam nach intensiver nächtlicher Detektivarbeit, »dass auch Meerschweinchen individuell mütterspezifisches Fürsorgeverhalten aufweisen.«[198]

Erfreulicherweise lässt sich das Verhalten anderer Säugetiermütter leichter beobachten und evaluieren. Um mehr über den Ausprägungsgrad des Mutterinstinkts von Kaninchen zu erfahren, reicht es völlig aus, die Pappmenge zu berechnen, die sie für ihren Nestbau wegnagen.[199] Bei Pavianmamas genügt die tabellarische Erfassung der Blicke, die sie ihrem Nachwuchs schenken, Rhesusaffenmutterliebe lässt sich daran messen, wie oft sie sich kratzen, wenn ihr Kleines außer Reichweite ist, und bei Bergziegenmamas zählt, wie oft sie ihre Geißlein zurücklassen, um mit ihresgleichen abzuhängen.

Für Menschenmütter gibt es unglücklicherweise (aus Sicht der Wissenschaft) kein Beobachtungsverfahren nach Art der videoüberwachten Wurfboxen, wie sie das schwedische Militär standardmäßig in Zuchtstationen für Deutsche Schäferhunde verwendet, um den Umgang der Mütter mit ihren Welpen zu überwachen.[200] Menschenmütter *sind* die Box – eine Blackbox, um genau zu sein. Und die Wissenschaft sucht immer noch nach Wegen, einen Blick in ihr geheimnisvolles Inneres zu werfen.

—————

Evolutionspsychologen haben bislang nur wenige aussagekräftige Merkmale entdeckt, aus denen sich auf so etwas wie eine Supermama schließen ließe – dabei haben sie wirklich kaum etwas unversucht gelassen, das können Sie mir glauben. Sie haben unsere Griffstärke gemessen und das Verhältnis zwischen unserem Ring- und Zeigfinger.[201] Einige wenige Studien deuten darauf hin, dass Frauen mit feminineren Gesichtszügen sowie kleinere Frauen einen verhältnismäßig ausgeprägten Kinderwunsch haben könnten.[202] (Falls das stimmt, könnte es immerhin erklären, warum ich anfangs gar nicht so scharf auf Nachwuchs war, denn ich maß schon in der fünften Klasse über 1,70 m.) Und es gibt Belege dafür, dass Frauen mit Steatopygie, sprich einem Kardashian-mäßig ausgebauten Hinterteil, dank ihres Körperbaus möglicherweise besser stillen können – so ähnlich wie Elchmamas mit mehr Fett auf der Kruppe verhältnismäßig mehr Kälber durchbringen.[203] Kein Wunder, dass die Wissenschaft unsere prall gefüllten Mamajeans inzwischen als »kolossal wichtigen Speicher für die frühkindliche Gehirnentwicklung« besingt.[204] Ein Kompliment, das ich hiermit gerne annehme.

Zumindest nach der Entbindung sieht es jedoch nicht mehr so aus, als hätten schöne oder füllige Frauen ihren Knirpsen von Natur aus mehr zu bieten als eher unscheinbare Mütter.[205]

Um die menschliche Mütter-Performance zu evaluieren, bedienen sich tapfere Wissenschaftler*innen einer ganzen Reihe wirklichkeitsnaher Beobachtungsstrategien.[206] Sie folgen Müttern und ihren zweieinhalbjährigen Zwergen durch Supermärkte, sie studieren unseren Bilderbuchvorlesestil und unsere donquichottesken Bemühungen, einem Vorschüler Grüngemüse schmackhaft zu machen. Im Zeitrafferverfahren zählen und analysieren Forschungsteams Gesten, Töne, Lächeln und Schweigen von Müttern, die mit ihren Babys interagieren.[207] Wenn sie ihre lieben Kleinen baden, messen Wissenschaftler*innen die Beschleunigung ihres Herzschlags (zu der er es anscheinend selbst dann kommt, wenn ein Kind nicht gerade versucht, das andere zu ertränken).

Abgesehen vom leidigen Ärgernis des gesetzlichen Verbots, uns bei lebendigem Leibe auseinanderzunehmen, besteht eines der größten Probleme bei der Erforschung individueller Verhaltenszüge von Menschenmüttern darin, dass wir mit unserer ureigenen Persönlichkeit, Vergangenheit und Prüfungsangst (tritt auch bei wissenschaftlichen Studien auf) nun mal wesentlich facettenreichere Geschöpfe sind als Meerschweinchen. Wir sind sogar so einzigartig, dass sich bei uns kaum Gemeinsamkeiten finden lassen, zumal es bei Homo-sapiens-Mamas so gut wie kein angeborenes Instinktverhalten gibt. Als musikalisch begabte Forscher*innen Mütter mit ihren Babys in eine Tonkabine steckten und dem Baby Talk lauschten (»Soll Mami dir mal den Popo sauber machen?« »Bist du aber ein toller Futterverwerter!«), stellten sie fest, dass alle Probandinnen sich durch etwas auszeichneten, das man als akustisch einzigartige Erkennungsmelodie bezeichnen könnte.[208]

Unterdessen tun sich andere Wissenschaftler*innen schwer damit, experimentell gewonnene Erkenntnisse zur »mütterlichen Sensibilität« in die Realität zu übertragen. »Wir haben es mit komplexen Verhaltensmustern zu tun«, hieß es in einer entsprechenden Studie, die auch »kontextuelles Adaptionsverhalten« ins Feld führte.[209] Will sagen: Was als angemessene Reaktion auf Säuglingssignale gilt, hängt davon ab, ob eine Mutter bei einem Grillabend unter Nachbarn mit ihrem Sprössling zugange ist oder bei einem Klavierkonzert. Um von weiteren Einflussfaktoren auf das Mutterverhalten wie Herkunft und Umfeld sowie allgemein fetten oder mageren Zeiten gar nicht erst zu reden.

Die wissenschaftliche Evaluierung von Mutterverhalten ist darüber hinaus bis zu einem gewissen Grad eine Ermessensfrage, deren Beantwortung durch unterschiedliche Wertmaßstäbe, Begleitumstände und Weltanschauungen erschwert oder verzerrt werden kann. Einige Anthropolog*innen vertreten den Standpunkt, bereits die Hypothese »mütterlicher Sensibilität« sei lediglich das Nebenprodukt eines für die Mitte des 20. Jahrhunderts typischen Psychogeschwafels, das Konstrukt einer Wohlstandsgesellschaft, das in härteren Zeiten und auf rauerem Pflaster mehr oder weniger in Bedeutungslosigkeit versänke. Gleichzeitig sind einige Forschungsansätze auch bei mangelgeprägten Lebensumständen durchaus erfolgreich anwendbar, sodass es unterm Strich kaum möglich ist, zwischen angeborenen, umfeldbedingten und kulturell erlernten mütterlichen Verhaltensmustern zu unterscheiden.

Womit wir bei einem der meines Erachtens äußerst raren Pluspunkte wären, den frau als Mutter vieler (zumindest nach heutigen Maßstäben) Kinder hat. Während meiner drei Schwangerschaften sahen meine Lebensumstände jeweils anders aus, und im Laufe der Zeit habe ich selbst eine Ahnung davon bekommen, wie schwer meine Kernidentität als Mutter fassbar ist. Nicht nur bin ich anders als andere Mütter, sondern mit jeder weiteren Geburt werde ich anders als die Mutter, die ich zuvor war. Gleich werden Sie die Gelegenheit bekommen, ein paar von mir kennenzulernen.

⁓

Es gibt keine einfachen Erklärungen für die komplexen Verhaltensphänomene im Fokus der Mütterforschung, aber immerhin ein paar nachweis- und messbare Faktoren, die regelmäßig mit im Spiel sind: unsere Hormone. Während Schwangerschaft und Geburt durchleben wir alle mehr oder weniger dieselbe hormonelle Sturmflut, doch die fällt längst nicht bei jeder Frau genau gleich aus. Folglich steht zu vermuten, dass unsere Verhaltensunterschiede auf unterschiedliche Hormonpegel zurückzuführen sind.

Ein kalifornisches Forschungszentrum kam kürzlich zu dem Schluss, Ausmaß und Qualität mütterlicher Fürsorge im Umgang mit einem einjährigen Säugling ließen sich auf der Basis des Progesteron-Östrogen-Verhältnisses in der Schwangerschaftsmitte vorhersagen.[210] Einer anderen Studie zufolge kuscheln Erstgebärende mit einem verhältnismäßig hohen Cortisolspiegel häufiger mit ihrem Nachwuchs, berauschen sich stärker an seinem Duft und können ihn am Klang seines Weinens besser identifizieren.[211] Inzwischen gibt es auch Anzeichen dafür, dass das Belohnungssystem einiger Mütter bei der Betrachtung von Babybildern nur unterproportional aktiv wird.[212]

Wen wundert's, dass Oxytocin in dem Zusammenhang ein ganz besonderer Stoff ist.[213] Sehr aufmerksame Mütter, die ihre Kleinen überproportional häufig anschauen und mehr Baby Talk verwenden, haben offenbar überproportional viel von dem Zeug in ihren Körperflüssigkeiten.[214] Im Tierreich ist Ähnliches feststellbar.[215] Ganz oben im Oxytocinranking stehen Kegelrobbenmamas, so die Entdeckung mutiger Forschender, die an einem schottischen Strand ein paar davon mit Netzen fingen und ihnen Blut abnahmen.

Ebenso unterschiedlich wie die hormonellen Veränderungen in unserem Körper fallen auch die Veränderungen in unserem Gehirn aus. Sie sind speziesweit ähnlich, aber nicht gleich; universell ist nicht dasselbe wie uniform. Vorhin habe ich von einem Forschungszentrum erzählt, das einen Algorithmus entwickelt hat, mit dem sich ein Muttergehirn mit hundertprozentiger Sicherheit erkennen lässt. Das Forschungsteam hatte den Zustand der Mamagehirne vor und nach der Schwangerschaft per MRT dokumentiert, anstatt per EEG ihre elektrischen Impulse aufzuzeichnen. Dank des bildgebenden Verfahrens machte das Team eine interessante Entdeckung: Nicht nur konnte bestätigt werden, dass die Gehirne zwar viele Gemeinsamkeiten aufwiesen, die graue Substanz jedoch nicht bei jeder Mutter im gleichen Maße schrumpfte. Sondern aus dem individuellen Grad der Verringerung ließ sich offenbar auch in gewissem Umfang auf das zukünftige Mutterverhalten der Probandinnen schließen. Diejenigen Mütter, bei denen das MRT die bedeutendste Verringerung der grauen Substanz aufwies, zeigten zweieinhalb Monate nach der Geburt im Vergleich zu den anderen Müttern die stärksten neuronalen Reaktionen auf ihre Babys.[216]

Unterschiedliche Gehirnreaktionen sind hinsichtlich des späteren Mutterverhaltens ebenso aufschlussreich wie unterschiedliche Gehirngrößen. So ergab eine vierzig Schwangere umfassende EEG-Studie, vergleichbar mit derjenigen der Yale University, dass die neuronalen Reaktionen auf Bilder von Babygesichtern im Laufe der Schwangerschaft voneinander abzuweichen begannen und dass die Mütter mit der intensivsten Gehirnaktivität post partum eine intensivere Bindung zu ihren Neugeborenen aufwiesen.[217] Darüber hinaus werden je nach Mutter, wie einschlägige Studien ergaben, bei der Erledigung derselben Aufgaben anscheinend unterschiedliche Gehirnareale aktiv. Als Wissenschaftler*innen Müttern Fotos ihrer eigenen Säuglinge zeigten, reagierte bei den sensibilisierteren Müttern der Nucleus accumbens am stärksten, während es bei den weniger sensibilisierten Müttern der Mandelkern war, ein Areal, das unter anderem auch die Aggression steuert.[218]

Mamas sind also keine Monolithen. Unsere Gehirne, Körper und Verhaltensweisen unterscheiden sich beträchtlich voneinander. Aber warum bloß haben postpartale Gehirnscans mancher Mütter Pinterest-würdige Qualitäten und die anderer Mütter nicht? Warum sprudelt das Oxytocin für einige Mamas heftiger als für andere? Gibt es womöglich Mächte außerhalb unseres Einflussbereichs, die unsere hormonellen und anatomischen Unterschiede bewirken? Oder sind diese Unterschiede auf unsere eigenen bewussten Entscheidungen zurückzuführen – und wenn ja, inwiefern?

Wir wollen fast alle um jeden Preis gute Mütter sein. Um die neunzig Prozent aller amerikanischen Mamas lesen in ihrer mageren Freizeit Elternratgeber.[219] In Fachkreisen gilt dieser Lerneifer zwar als ganz in Ordnung – es ist schließlich auch keine schlechte Idee, an einem Säuglingspflegekurs teilzunehmen, in dem werdende Eltern lernen können, ein Baby anständig zu wickeln, bevor sie zu den Einwegwindeln aus dem Supermarkt greifen –, doch allmählich stellt sich heraus, dass wir mit einigem von dem, was wir auf dem Weg zur Supermama so alles machen, womöglich eher das Gegenteil erreichen.

Eine Studie mit dem Titel »Ist ›Stets das Beste wollen‹ ein zusätzlicher Stressfaktor?« ergab, dass sich die Teilnahme an Mutter-Kind-Kursen für Babyzeichensprache – ein Beleg vorbildlichen Fürsorgeverhaltens – de facto eher negativ darauf auswirkte, wie die Mütter ihre Kinder wahrnahmen.[220] Was vermutlich daran lag, dass die Knirpse nicht viel mehr lernten als die Geste für »mehr, mehr, MEHR!« und den Mamas damit prompt den letzten Nerv raubten.

Eine andere Studie ergab, dass Mütter, die früher einmal ein Musikinstrument erlernt hatten, sensibler auf Säuglingsschreien reagieren,[221] vermutlich weil sie die hohen Tonlagen genauer einordnen können.

Sollen wir jetzt das Handbuch für Babysprache ins Altpapier werfen und wieder Klavierstunden nehmen? So eindeutig sind solche sehr spezifischen, wie zufällig zusammengewürfelt wirkenden Studienergebnisse nicht. Hält die Mütterforschung denn nicht vielleicht auch ein paar allgemeinere Erkenntnisse für uns bereit?

Tatsächlich haben Wissenschaftler*innen inzwischen einige wenige grundlegende Lebensfakten ausgemacht, die vermutlich an der individuellen Prägung der Körper, Gehirne und Verhaltensweisen von Müttern beteiligt sind: etwa die bisherige Erfahrung einer Frau im Bereich Kinderfürsorge, ihr Geburtsalter, die Geburtsmethode und die bisherige Anzahl ihrer Kinder.

Und einige dieser Faktoren sind schon im Spiel, bevor wir überhaupt ans Kinderkriegen denken.

Als Kind war ich beim Klavierunterricht eine Niete, das spricht also gegen mich. Andererseits habe ich zwischen dem zehnten und zwanzigsten Lebensjahr einen Großteil meiner Zeit mit Babysitten verbracht.

Was allerdings rein gar nichts mit frühreifer Kinderliebe zu tun hatte, sondern einzig und allein mit dem chinesischen Restaurant in unserer Nachbarschaft, in dem meine Freundin Emily und ich unser gebackenes Hähnchen süß-sauer anschreiben lassen konnten. Außerdem mussten wir unseren gewaltigen Video-Blockbuster-Bedarf irgendwie finanzieren.

Angesichts unserer wachsenden Verschuldung gründeten wir daher im zarten Alter von zwölf Jahren unser eigenes Babysitter-Business, die Brucker Brothers. Brucker war eine Kombination unserer beiden Nachnamen, und die Brothers kamen in den Firmennamen, obwohl wir weder Brüder noch sonst wie verwandt waren, weil wir fanden, dass sich das einfach gut anhörte. Im Werkunterricht druckten wir uns offizielle Visitenkarten und verteilten sie in der Stadt.

Heutzutage würde kaum eine Mutter aus meinem Bekanntenkreis einem – geschweige denn zwei – leicht schrägen zwölfjährigen Mädels ihr Herzblättchen anvertrauen, doch in den frühen Neunzigern tickte die Welt noch anders, und wir hatten jede Menge Kundschaft. Unsere Samstagabende verliefen genau so, wie Sie sich das vermutlich gerade vorstellen. Durchweichte Windeln allerorten, manchmal noch stundenlang am Säugling befestigt. Nicht selten waren unsere Hälse nass von Babytränen. Wir verdrückten grundsätzlich nicht nur die für uns bestellte Pizza, sondern auch alle im Tiefkühlschrank auffindbaren Mozzarella-Sticks. Wenn unsere Schützlinge endlich schliefen, wagten wir uns manchmal an einen Gruselfilm von Alfred Hitchcock, versteckten uns jedoch letzten Endes angsterfüllt unter dem Bett unserer Auftraggeber.

Für unsere Bemühungen bekamen wir zwei Dollar die Stunde. Um drei verlangen zu können, absolvierten wir einen Babysitterkurs, im Zuge dessen wir unter anderem wie die Wilden hin- und herrennen mussten, um möglichst viele Babys aus imaginären Feuersbrünsten zu retten. Dabei dienten staubige Tafelschwämme als Babyersatz. Ich weiß noch ganz genau, dass ich damals dachte: *Ich? Kinder? Nie im Leben!*

Als Babysitter gehörten wir eigentlich in die unterste Schublade – zumindest aus der Sicht unserer Kundschaft und deren unglückseliger Zwerge. Wissenschaftlich betrachtet waren unsere Babysitterjahre zumindest gut für *uns*. Oder besser gesagt: für die Mütter, zu denen wir ahnungslosen Teenies irgendwann werden sollten.

»Ich fühl mich, als wär mir ein neues Herz gewachsen«, erklärte Emily mir zu meiner großen Verblüffung fast zwanzig Jahre später. Doch vermutlich hatte sich ihr *Gehirn* schon seit der Mittelstufe auf seine Mutterrolle vorbereitet.

So, wie es aussieht, ist die klassische Geldbeschaffungsstrategie konsumfreudiger Teenager de facto ein biologisches Förderprogramm für Homo-sapiens-Weibchen, und zwar eines mit potenziell lebenslangen Konsequenzen. Erstgebärende mit solider Erfahrung in Sachen Kinderfürsorge haben offenbar ein besonderes Talent für die Rolle, die da auf sie zukommt. Ich will diesen Zusammenhang nicht überbewerten, weil ich im Schwimmbad ohne fremde Hilfe noch nicht mal meine eigenen Kinder in den Griff bekomme, ganz zu schweigen von meiner vollkommenen Unfähigkeit, mit einem sechs Wochen alten Baby mal eben einfach so ins tiefste Russland zu reisen, wie das eine Mutter aus meinem Freundeskreis gemacht hat. Aber möglichweise ist es ja so, dass der Ex-Babysitter-Punktevorsprung eher allgemeiner als praktischer Natur ist. Einerseits sagt uns unsere Erfahrung nicht, wie genau sich ein wie am Spieß schreiendes Kolik-Baby beruhigen lässt,[222] oder wie man am besten Zöpfe auskämmt. (Wie ich feststellen musste, rechnet der Friseursalon meiner Kinder nach der Anzahl der Filznester ab.) Andererseits kann sie uns in gewisser Weise vor einer Wochenbettdepression schützen. Sie mildert Widerwillen gegenüber Babyweinen, verstärkt die Anziehungskraft von Babys Duft und führt so dazu, dass wir eine kuscheligere Bindung zu unseren Neugeborenen aufbauen. Sogar unsere Schwangerschaften verlaufen im Durchschnitt oft leichter.

Als Erwachsene im Rahmen einer Verhaltensstudie darum gebeten wurden, vom Klang von Babyweinen auf den Grund dafür zu schließen, benötigten Frauen, die noch keine Kinder aber solide Babysittererfahrung hatten, für die Lösung des Rätsels weniger Hinweise als biologische Väter, sie waren sogar fast genauso gut wie biologische Mütter.[223]

Verhaltensbiolog*innen, die sich mit uns eng verwandten Primaten beschäftigen, haben bereits nachgewiesen, dass vorheriger Kontakt von Weibchen mit Affenjungen auschlaggebend für den Grad mütterlicher Fürsorge ist. Einer Studie zufolge wird ein Schneeaffenweibchen, das nie zuvor ein Baby gesehen hat, möglicherweise in Panik das Weite suchen, wenn es zum ersten Mal Nachwuchs bekommt. Im Rahmen einer anderen Untersuchung kam eine Gruppe noch nicht geschlechtsreifer Schimpansinnen unter Aufsicht des Forschungsteams in engen Kontakt mit Affenkindern, während die Vergleichsgruppe weiterhin kinderfrei abhing.[224] Als die Schimpansinnen später alle selbst Nachwuchs bekamen, hatten die Ex-Babysitterinnen den Mama-Dreh wesentlich schneller raus.

Bei einigen Primaten ist Babysitting offenbar sogar unabdingbar für die spätere Mutterschaft. Wenn Seidenäffchen- und Tamarinweibchen vor ihrer ersten Geburt keinen engen Kontakt zu Jungen haben, liegt die Überlebensrate ihrer Erstgeborenen kaum über null.[225]

Wie wir schon gesehen haben, gehen viele Säugetierjungfern Jungen instinktiv aus dem Weg oder fressen sie sogar. Bei weiblichen Primaten jedoch sieht die Sache etwas anders aus. In einigen Lebensphasen suchen sie den Kontakt mit Jungen.[226] Vor der Geschlechtsreife sind sie geradezu babyverrückt, »leihen« sich die Sprösslinge von Verwandten und Freunden und kidnappen womöglich – wie es bei jugendlichen Affenweibchen durchaus vorkommen kann – Babys anderer Gruppen derselben oder sogar anderer Spezies.

Falls echte Babys gerade Mangelware sind, muss eine Attrappe reichen. Um erstgebärende Gorillaweibchen auf ihre Mutterrolle vorzubereiten, gibt ihnen der Smithsonian National Zoo in Washington, D. C., zu Übungszwecken kleine Plüschgorillas an die

Hand (mit elektronischem Innenleben, damit sie auch so klingen wie Gorillababys).[227] Und anlässlich einer Beobachtungsstudie mit wild lebenden Schimpansen im Kibale-Nationalpark in Uganda machte das Forschungsteam die berührende Entdeckung, dass Jungschimpansinnen offenbar kleine Aststücke als Ersatz für ein Baby wählen und sie entsprechend knuddeln, streicheln und mit sich herumtragen.[228] Mit der ersten Geburt verschwindet dieses Verhaltensmuster wieder.

Die Macht solcher Mutterimpulse ist möglicherweise der Grund dafür, dass die viel gerühmten »Babysimulator«-Kurse für Teenager im Rahmen des Schulunterrichts ein so spektakulärer Flop waren. Das eigentliche Ziel dieser Aktion war Abschreckung: Pubertierende Mädchen aus Risikogruppen sollten mithilfe von Hightech-Babypuppen, die äußerst realistisch ihre emotionalen und gastro-intestinalen Bedürfnissen äußerten, so lange wie möglich von einer Schwangerschaft abgehalten werden.

Doch im Rahmen einer groß angelegten australischen Studie stellte sich heraus, dass die Wahrscheinlichkeit einer Schwangerschaft bei den Kursteilnehmerinnen deutlich höher war als bei Altersgenossinnen, die keine Bekanntschaft mit dem Babysimulator gemacht hatten.[229] Was rückblickend nicht allzu erstaunlich ist, da eine Studie der University of Chicago inzwischen belegen konnte, dass das Babyinteresse bei Menschenweibchen – genau wie bei Affenweibchen – in der Pubertät am größten ist.[230] (Bei Menschenmännchen bleibt dieses Interesse hingegen lebenslang auf Tiefstand. Trotzdem können einschlägige Vorerfahrungen sich auch für den Vater als segensreich erweisen,[231] da sie offenbar Einfluss auf das Ausmaß *seiner* postnatalen Hormonverschiebungen haben. Insofern vermute ich, dass meine Schwägerin – sie ist neun Jahre jünger als mein Mann und hing ihm während seiner frühen Teenagerzeiten wie ein Babyklotz am Bein – maßgeblich für die Entwicklung der Fürsorgetalente meines Mannes verantwortlich ist.)

Der Babysitterbonus, von dem Mütter profitieren, ist teilweise auf simple Lernprozesse zurückzuführen: Primaten, Menschen inklusive, haben ungewöhnlich große Gehirne und damit die Fähigkeit zum Nachahmungslernen. Wobei ich persönlich in Sachen Mutterwissen nicht gerade schnell von Begriff bin. So prangen auf meinem Unterarm zwei halbmondförmige Narben, ein Andenken daran, dass ich meinen Kinderwagen irgendwann falsch zusammenklappte, mit blutigen Folgen – und das nicht nur einmal, sondern *zweimal*.

Auch stellte ich während eines Hotelaufenthalts den Couchtisch im Zimmer an einen anderen Platz, um in der Nacht problemlos zwischen meinem und dem ungewohnten Säuglingsbett pendeln zu können, vergaß diesen cleveren Schachzug jedoch kurz darauf wieder. Mit dem Ergebnis, dass ich gegen den Tisch trat und mir eine Zehe brach. Insofern kann ich mir kaum vorstellen, dass ich aus meinen Babysitterzeiten noch irgendwelches Spezialwissen im Kopf habe.

Doch das Kinderhüten führt auch zu gewissen hormonellen Veränderungen, und die spielen offenbar eine größere Rolle. Bei Seidenäffchenjungfern in engem Kontakt mit Neugeborenen ändert sich der Spiegel des Stillhormons Prolactin.[232] Auch bei niederen Säugetieren gibt es Belege dafür, dass »Babysitting« Veränderungen des Hormonspiegels auslöst, möglicherweise ähnlich, wie es bei Adoptivmüttern der Fall ist. Dieser ganze kuschelige Kinderkram hat offenbar vergleichbare Folgen wie die Versuche, bei denen die Mutter in jeder Rattenjungfer allein dadurch zum Leben erweckt wird, dass diese eine Woche lang das Nest mit ein paar Rattenkindern teilt. Tuchfühlung mit Babys bringt uns in Tuchfühlung mit unbekannten Teilen von uns selbst.

Babysittende Teenager bringen allerdings – noch – nicht unbedingt die besten Voraussetzungen fürs Kinderkriegen mit. Fakt ist: je größer der zeitliche Abstand zwischen dem Geschäftsmodell geld- und pizzabedürftiger Pubertierender und der ersten Geburt, desto besser für den zukünftigen Nachwuchs.

Das Alter ist eine der am besten erforschten, aussagekräftigsten Determinanten für Ausmaß und Intensität mütterlichen Fürsorgeverhaltens. Zwischen alten und jungen Müttern gibt es wesentliche Unterschiede, und in Sachen Fürsorgefähigkeiten ist älter fast immer besser – ein glückhafter Umstand für Kids in Industrieländern, deren Mamas heutzutage manchmal fast ihre Omas sein könnten.

In den USA liegt das Durchschnittsalter von Erstgebärenden bei 26 Jahren, fünf Jahre höher als 1972.[233] Frauen mit Hochschulabschluss lassen sich landesweit sogar noch mehr Zeit, in San Francisco etwa bis zum reifen Alter von durchschnittlich 33,4 Jahren, ein Lebensabschnitt, in dem sie praktisch schon mit einem Bein in der Grube stehen.

Damals bei meiner ersten Geburt, in Washington, war ich gerade 30 geworden und damit eine der jüngsten Mütter in meinem Bekanntenkreis, wohingegen meine Mutter, die mich mit 32 bekam, nach damaligem Empfinden geradezu steinalt war. Während die Geburtenrate in den USA seit einigen Jahren abschmiert, steigt die Zahl Erstgebärender über vierzig kontinuierlich an.[234]

Die späten Schwangerschaften bergen für Mutter und Kind zusätzliche Risiken, ganz zu schweigen von den Schwierigkeiten, die bereits bei der Befruchtung auftreten können. Unabhängig davon sind Spätgebärende nach vielen Mamamaßstäben meisterliche Mütter.[235] (Es gibt keine verbindliche Definition für »alte« Mütter, aber die frühen Zwanziger sind Pi mal Daumen ein ganz guter Grenzwert für »jung«, wobei wissenschaftliche Studien zum Thema hier stark variieren.)

Mütter in den sogenannten besten Jahren geben ihren Kindern mehr körperliche Wärme, neigen seltener zu Vernachlässigung, Misshandlung und körperlicher Züchtigung, gehen großzügiger mit Lob um, sind engagierter im strukturierten Spiel, reden und interagieren häufiger mit Säuglingen, gehen intensiver auf kindliche Vorstellungswelten ein und sind im Großen und Ganzen zufriedener mit ihrem Mutterlos. Von anderen Säugetieren, insbesondere See-Elefanten, weiß man, dass ältere Mütter ihre Kleinen besonders aggressiv verteidigen und am Strand ihren

Geschlechtsgenossinnen mit Zähnen und Krallen zeigen, wo der Hammer hängt.[236]

Erste Unterschiede zeigen sich bereits in der frühen Schwangerschaft:[237] Ältere Mütter sind ernährungsbewusster und beachten strikt die Termine für die Vorsorgeuntersuchungen. Nach der Geburt stillen die Oldies vergleichsweise häufiger und länger. Im ersten Lebensjahr des Kindes achten sie mehr auf spezifische Details wie etwa eine sichere Schlafumgebung.[238] Insbesondere im Vergleich zu Müttern im Teenageralter gehen die »späten Mütter« ganz allgemein liebevoller mit ihren Babys um und reagieren EKG-Messungen zufolge prompter auf Säuglingssignale.[239] Auch ihr Hormonspiegel sieht völlig anders aus.

Derweil haben sehr junge Mütter, insbesondere Teenager, mit besonderen Problemen zu kämpfen. Sie sind mit größerer Wahrscheinlichkeit von psychischen Störungen betroffen, die auf den abrupten Übergang in den Muttermodus zurückzuführen sind, in erster Linie Wochenbettdepressionen. Einer Studie zufolge kommt es bei Teen Moms viermal so oft zu psychischen Komplikationen wie bei Müttern in den Zwanzigern;[240] eine andere Forschungsarbeit fand Belege dafür, dass das Risiko einer postpartalen Depression bei Frauen über 25 signifikant sinkt. Der bedrückendste Beweis für den »Altersvorteil«, den die Sprösslinge Spätgebärender haben, ist die globale Infantizid-Statistik. Der Mörder eines Neugeborenen ist statistisch gesehen am häufigsten die biologische Mutter.[241] Die Wahrscheinlichkeit der Kindstötung ist weltweit bei Müttern unter zwanzig am höchsten – und bei älteren Müttern am niedrigsten.

Allerdings ist auch bei uns Oldies längst nicht alles eitel Sonnenschein. Aufgrund unserer störanfälligen Kniegelenke vermeiden wir Spiele, bei denen Körpereinsatz gefragt ist. Wir sind anfälliger für Fürsorge- und Erziehungsstress. Unsere Babys werden überdurchschnittlich häufig per Kaiserschnitt geholt und weisen mit höherer Wahrscheinlichkeit genetische Anomalien auf (wenn auch aus erwartungswidrigen Gründen, wie wir noch sehen werden). Noch ist völlig unklar, ob unsere Vorzüge auf hormonelle und strukturelle Gehirnveränderungen oder aber auf beruhigende Gewissheiten und wachsenden Wohlstand zurückzuführen sind. Gut möglich, dass der Old-Mom-Bonus eher gesellschaftlicher als biologischer Natur ist, denn es ist extrem schwierig, sozioökonomische Lebensfaktoren einer Mutter sauber von ihrem Alter zu trennen.

Vor einiger Zeit vermuteten ein paar Wissenschaftler*innen noch, ältere Mütter seien schlechtere Mütter, schlicht wegen ihrer »seneszenten«, vulgo alternden Körper (autsch!). Doch diese Vermutung entstammt der Ära, als Mütter jenseits der vierzig nicht selten verhärmte, mittellose Frauen waren, die ihr sechstes (oder sechzehntes) Kind erwarteten. Heutzutage entsprechen sie eher dem Archetyp einer Pilates-gestählten Führungskraft, die sich endlich dazu entschlossen hat, in jahrzehntelanger Arbeit erworbene Reichtümer in ihr erstes Kind zu investieren. Teen und junge Twen Moms hingegen sind heutzutage eher in ärmeren Gegenden der USA anzutreffen.

Es gibt allerdings auch Forschungsergebnisse, die darauf hinweisen, dass Mütter mit mehr als ein paar grauen Haaren selbst nach Berücksichtigung sozioökonomischer Variablen noch eindeutig im Vorteil sind. So ergab eine Studie in einer ländlichen Gegend West Virginias, an der Mütter verschiedener Altersgruppen teilnahmen, dass die älteren die jüngeren in Sachen Sensibilität und Bindungsverhalten gegenüber Säuglingen und Kleinkindern in den Schatten stellten.[242] Einer in Subsahara-Afrika durchgeführten Studie zufolge bemühten sich ältere Mütter sich überproportional häufig um ärztliche Hilfe für ihre Kinder.[243]

Eine triftige Erklärung für solche Unterschiede zwischen Jung- und Altmüttern ist die Tatsache, dass bei den jüngeren Frauen die für alle Schwangeren typischen Gehirnveränderungen mit grundlegenden teenagertypischen Veränderungen der Gehirnstruktur zusammentreffen. Ebenso wie die Körper der Jungmamas sind auch ihre Gehirne noch in der Entwicklung begriffen. Deren brachialer Umbau dauert bis Mitte zwanzig an. Falls die Vermutung der Mütterforschung zutrifft, dass die kognitiven Veränderungen, die durch den Muttermodus sowie durch die Pubertät ausgelöst werden, einander negativ beeinflussen, ist es wohl das Vernünftigste, sich nicht auf beide Abenteuer gleichzeitig einzulassen. Dem Volksmund zufolge sollten Frauen zwar »von Natur aus« möglichst jung zu Müttern werden,[244] doch angesichts der Tatsache, dass zumindest in den USA Mädchen heutzutage gelegentlich schon mit acht Jahren zu pubertieren beginnen, wirkt diese »Empfehlung« inzwischen ziemlich überholt. Studien an Jäger- und Sammler-Kulturen, die noch heute ähnlich leben wie unsere biologischen Vorfahren, ergaben, dass Mädchen, die unter solchen naturnahen Bedingungen aufwachsen und sich insbesondere entsprechend ernähren, sogar erst gegen Mitte bis Ende ihrer Teenagerjahre erstmals menstruieren.

Da gute Mutterqualitäten auch eine Frage des Intellekts sind, bekommen Oldie-Mamas in der Regel Bonuspunkte für ihre altersbedingt gesteigerten »exekutiven Funktionen«, zahlreiche Fähigkeiten, an denen es Teen und frühen Twen Moms dramatisch mangelt.[245] Dazu gehören unter anderem Handlungsplanung, Arbeitsgedächtnis, Multitasking-Vermögen und Zeitmanagement. Studien zufolge reagieren Mütter, die bei Gedächtnistests auch nach dem Schwangerschafts-Schlag für das Erinnerungsvermögen noch sehr gut abschneiden, später differenzierter auf Säuglingssignale.[246] Falls der Sprung in den Muttermodus für das weibliche Gehirn tatsächlich seinen Preis hat, wäre es eindeutig von Vorteil, schon etwas älter zu sein, wenn die Mamamorphose einsetzt.

Unterdessen liefern Evolutionsbiolog*innen, die Mütterforschung an Säugetieren betreiben, eine deutlich emotionslosere Erklärung dafür, dass Altmamas besser sind als Jungmamas: Womöglich investieren Spätgebärende mehr Ressourcen und Energie in ihren Nachwuchs, weil er für sie die letzte Chance ist, ihre kostbaren Gene zu verbreiten – also sollten sie um jeden Preis das Beste daraus machen.

So gesehen hätten junge Mütter einen guten Grund, mit Kalorien, Zeit und Mühe eher sparsam umzugehen, es könnte ja schließlich noch weiterer Nachwuchs kommen.

Fazit: Anscheinend verändern sich nicht nur die Mutterfähigkeiten, sondern auch die Mutterstrategien in dem Maße, in dem Frauen altern und ihre Reproduktionsmöglichkeiten sinken. »Die 41-jährige Mutter, die für ihr einziges Kind ihr Leben opfert«, schreibt die Evolutionsbiologin Sarah Blaffer Hrdy, »ist nicht mehr dieselbe Frau, die Jahrzehnte zuvor womöglich ihr erstes Kind abgetrieben hätte.«[247] Eine eiskalte und doch ziemlich triftige Erklärung dafür, dass junge Frauen ihren Nachwuchs häufiger töten.

Ich kann mich noch daran erinnern, dass ich in Kindertagen meine Mutter einmal fragte, ob sie »für irgendjemand« sterben würde (dabei dachte ich offensichtlich in erster Linie an mich), und ein unbehaglich langes Schweigen zur Antwort bekam.

Zu ihrer Verteidigung sei gesagt, dass Biolog*innen zufolge eine Antwort nur auf der Grundlage eines ziemlich komplexen Kalküls möglich ist. Mit 32 Jahren, als ich gerade geboren war, hätte meine Mutter wohl kaum ihr Leben für mich geopfert, denn sie hatte da ja theoretisch noch die Möglichkeit, viele weitere Kinder zu bekommen. Doch als ich dann zehn war und nur ein einziges mickriges Geschwisterchen hatte, sah die Sache anders aus, folglich hätte sie vielleicht doch noch die Märtyrerin in sich entdeckt.

(Das sage ich mir jedenfalls heute.)

Die charakteristische Hingabe älterer Mütter wird in der Mütterforschung griffig als *terminal investment hypothesis* bezeichnet, als »Höhepunkt-und-Schluss-Investition«[248]. Dabei handelt es sich eher um eine Theorie als um eine allgemeingültige Regel, doch sie kann hier und da durch Geschichten aus unserer Säugetierverwandtschaft belegt werden, von Rotwild bis Rhesusaffen.

Nehmen wir nur mal Orcamamas. Sie sind genau wie wir, zwar nicht unbedingt hinsichtlich ihrer Neigung, Narwalen die Rippen zu zerschlagen und sie bei lebendigem Leibe aufzufressen, aber durchaus ihren reproduktionsfähigen Lebensabschnitt betreffend. Der beginnt bei ihnen im Alter von ungefähr zehn Jahren und endet knapp über vierzig, obwohl Orcaweibchen potenziell über neunzig Jahre alt werden können. Forschungsergebnissen zufolge liegt die Überlebenswahrscheinlichkeit des letzten Kalbs einer Orcamutter im Vergleich zu den anderen Kälbern einer Gruppe um zehn Prozent höher[249] – wahrscheinlich, weil die Tattermama ganz besonders auf ihr Kleines achtet.

Einige Wissenschaftler*innen vermuten, dass die Höhepunkt- und-Schluss-Investition beim Homo sapiens nicht nur die größere Sorgsamkeit älterer Mütter im Umgang mit ihren Kindern erklärt, sondern auch den sorgsameren Umgang ihres Körpers mit dem Embryo.[250] Dieser Theorie zufolge ist die Tatsache, dass die Kinder von Old Moms überproportional häufig genetische Anomalien aufweisen, nicht einfach nur auf ihre älteren und damit vielleicht fehlerbehafteten Eier zurückzuführen.[251] Stattdessen ist es durchaus denkbar, dass ihre Körper die Schwelle für eine Fehlgeburt höhergelegt haben – weil ein in irgendeiner Weise beeinträchtigtes Baby womöglich immer noch besser ist als gar keins.

Neben dem Alter einer Frau und ihrer vorherigen Erfahrung im Umgang mit Säuglingen hat offenbar auch die Geburtsmethode Einfluss auf ihre späteren Mutterqualitäten.

Bei Säugetierweibchen ist, wie wir schon gesehen haben, die Stimulierung der vaginalen Geburt durch die typische Oxytocinflut häufig der wichtigste Impulsgeber für die Auslösung mütterlicher Verhaltensmuster. Doch bei einer Kaiserschnittgeburt spielen Vagina und Gebärmutterhals gar keine Rolle, was bei einigen Säugetieren den Muttermodus gravierend beeinträchtigen kann. Dies betrifft auch unsere engsten Verwandten: Nachdem im Rahmen einer Studie 211 Affenweibchen per Kaiserschnitt entbunden hatten, nahmen nur sieben ihre Babys an.[252]

In den USA beläuft sich der Anteil der Kaiserschnitte mittlerweile auf ungefähr ein Drittel aller Geburten – wozu ich meinen Teil beigetragen habe, schließlich habe ich geschafft, was manche Geburtsmediziner als »Triple« bezeichnen. (Apropos: Über diese einschneidenden Erfahrungen werde ich bestimmt nicht jammern.) Immerhin habe ich mich damals aus freien Stücken über diesen weichgespülten Eso-Tick mokiert, eine Doula für die erste Geburt zu engagieren. *Das ist so was von unwissenschaftlich,* grinste ich in mich hinein, als eine Freundin mir erzählte, sie habe auf Anraten ihrer Doula in der ganzen Wohnung auf dem Kopf stehende Babyfotos aufgehängt, um mithilfe dieser speziellen Visualisierungsmethode die Steißlage ihres Kindes zu korrigieren. (In letzter Sekunde drehte sich das Baby tatsächlich, und sie kam um den drohenden Kaiserschnitt herum.) Ich freue mich also einfach darüber, dass ich noch am Leben bin und – kleines Sahnehäubchen – sogar seilspringen kann, ohne ständig auf die Toilette zu müssen. Davon abgesehen sind die Mutterinstinkte bei Menschenmamas so mächtig, dass sie ihre Sprösslinge immer lieben, ganz egal, welche Geburtsmethode zur Anwendung kam – oder ob es überhaupt eine Geburt gab.

So weit, so gut. Allerdings gibt es durchaus Anlass zu der Vermutung, dass die hässliche rosarote Fratzennarbe auf meiner Bauchdecke nicht die einzige unauslöschliche Erinnerung an meine Kaiserschnitte ist. Offenbar hinterlassen die nämlich auch im Gehirn ihre Spuren.

Eine Studie mit Frauen, deren Kaiserschnitt zwischen zwei und vier Wochen zurücklag, kam zu dem Schluss, dass sie weniger stark auf Signale ihrer Säuglinge reagierten.[253] Dieser Verhaltensunterschied ebbte anscheinend nach einigen Monaten wieder ab. Im Rahmen einer israelischen Studie mit Müttern, die mehrere terroristische Angriffe durchlebt hatten, waren die per Kaiserschnitt Gebärenden offenbar im Vergleich zu Müttern mit Vaginalgeburt weniger stressresistent.[254] Und Notkaiserschnitte wie damals mein erster beeinträchtigen die frühe Mutter-Kind-Bindung potenziell am meisten. Nach solchen Geburtsumständen ist das Risiko der Mutter, an einer postpartalen Depression zu erkranken, um fünfzehn Prozent erhöht.[255]

Diese Phänomene sind vermutlich auf das Ausbleiben der natürlichen Oxytocinflut zurückzuführen. Oder darauf, dass viele der Frauen, die letztlich auf dem Operationstisch landen, zuvor zur Wehenverstärkung mit synthetischem Oxytocin behandelt wurden: Einige Fachleute vertreten die Ansicht, dadurch würde unter Umständen die natürliche Hormonausschüttung gestört. Oder aber die Frauen, bei denen die Ärzte am Ende das Skalpell ansetzen müssen, hatten schon vor der Geburt tieferliegende gesundheitliche Probleme und / oder leiden danach länger an Schmerzen, was die Bindung generell stört, unabhängig von der Ausfahrt, die das Baby letztlich genommen hat.

Die Ernährung des Säuglings in den ersten Wochen nach der Geburt hat Auswirkungen auf den Muttermodus. Auch daran ist Oxytocin offenbar nicht unbeteiligt. Anscheinend kommt es im Gehirn stillender Mütter zu anderen neuronalen Veränderungen als bei Müttern, die auf Pre-Milch zurückgreifen.

Genau wie die Brüste während der Stillphase größer werden, vergrößert sich auch das brustbezogene Areal im Gehirn – zu diesem Schluss kamen Wissenschaftler*innen jedenfalls nach einschlägigen Tierstudien. Bei stillenden Rattenweibchen schwillt der vermutlich für Brust und Brustwarzen zuständige Bereich des Cortex auf die doppelte Größe an.[256] Darüber hinaus wurden weitere Veränderungen festgestellt. (Erinnern Sie sich noch an die eventuell drohende »Laktationsaggression?«) Wenn Rattenmütter eng anliegende Spandex-Jäckchen verpasst bekommen, durch die die Stimulierung der Brust verhindert wird, kann ihr Fürsorgeverhalten aus dem Ruder laufen.

Im Vergleich zu ihren milchfleckenfreien, Fertignahrung verwendenden Kolleginnen reagieren Stillmütter Studien zufolge sensibler auf Säuglingssignale, sind weniger angespannt und weniger ängstlich.[257] Gut möglich, dass das an dem intensiven Hautkontakt liegt, einem weiteren Push für die Muttersensibilität, den das Stillen mit sich bringt. Wobei: Letzteres ist womöglich schlicht auf eine fehlerhafte Auslegung der Statistik zurückzuführen, denn von Haus aus verkuschelte Mamas bringen von vornherein eine größere Stillbereitschaft mit.

Unabhängig davon sind die stillbedingten Hormonausschüttungen auf alle Fälle mit im Boot. Offenbar besteht hier für beide Parteien ziemlich eindeutig sogar eine gewisse Suchtgefahr. (Eine der Mütter in meinem Freundeskreis musste für zwei Wochen nach Europa fliehen, um ihren Sohn zu entwöhnen. Das war kurz vor seinem sechsten Geburtstag.)

Einige Mütterforscher gehen davon aus, dass die Unterschiede zwischen Still- und Fläschchenmüttern im Grunde auf geringe und nur während der Fütterzeiten auftretende Hormonausschüttungen zurückzuführen sind, die nach dem Abstillen verschwinden. Andere Studien hingegen deuten darauf hin, dass die neuronalen Folgen der unterschiedlichen Ernährungsweisen längerfristiger Natur sein könnten.

So ergab eine an der Boise State University durchgeführte Forschungsarbeit, dass Stillmütter noch überproportional aufmerksam auf Signale ihrer Kinder reagierten, als diese schon in der fünften Klasse waren.[258] Einer australischen Studie zufolge, an der über 7000 Mütter aus verschiedensten sozialen Verhältnissen teilnahmen, war die Wahrscheinlichkeit der Stillmütter, ihre Kinder später zu vernachlässigen, gegenüber den Fläschchenmüttern ungefähr fünfmal geringer.[259]

Solche stichprobenartigen Datensammlungen lassen keinesfalls den Schluss zu, es bedürfe einer bestimmten Säuglingsernährung, um aus einer Mutter eine großartige Mutter zu machen. Unsere Mutterinstinkte sind mächtig und grundsolide und lassen sich nicht per Schalterdruck an- oder ausknipsen. Flaschenfütterung ist seit Jahrtausenden gang und gäbe: Bei Ausgrabungen entdeckte Babyfläschchen mit verkrusteten Resten der Milch ausgestorbener Huftiere beweisen, dass diese Behältnisse zu den ältesten Produkten menschlicher Töpferei gehören.[260] Unabhängig davon hat Stillen in unserer modernen Welt auch ein paar eindeutige Nachteile. So bekommen stillende Mütter im Job überdurchschnittlich oft »Motherhood penalty« zu spüren, also die Benachteiligung berufstätiger Mütter bei Bezahlung und wahrgenommener Kompetenz. Auch in modernen Ehen sind sie die Leidtragenden der fortdauernden Ungleichheit in Sachen Kinderfürsorge. Außerdem ist Stillen zehrend, im wahrsten Sinne des Wortes. Manchmal komme ich mir vor wie eins von Draculas willigen Opfern, wenn ich mich des Nachts einer Schlafwandlerin gleich erhebe und dem Ruf aus dem Nebenzimmer folge.

Auf die Entscheidung »Stillen: ja oder nein« haben frischgebackene Mütter jedenfalls deutlich mehr Einfluss als auf ihre Frühlingsrollen-Finanzierungsmethoden in Teeniezeiten. Ich war letztlich besonders froh über die Stilloption, obwohl ich vor der Geburt meiner ersten Tochter noch nie ernsthaft über das Thema nachgedacht hatte. (Stillumhänge waren für mich so eine Art Minizelte gewesen, eingesetzt von Müttern, die ihren Säuglingen unterwegs ein Schläfchen ermöglichen wollen – hey, ich sah halt nur die kleinen Füßchen unten raushängen!) Während der stundenlangen Geburtseinleitung konzentrierte ich mich zunächst wesentlich stärker auf das Netflix-Angebot auf dem Bildschirm vor meinem Bett als für die große Fütterfrage, und später, als die Geburt auf eine Katastrophe zuschlitterte, auf mein nacktes Überleben.

Als ich danach fix und fertig und mehr oder weniger bewegungsunfähig auf der Wöchnerinnenstation in meinem Bett lag und die Stillberaterin mir mit zwei kegeligen Plastikpumpen auf die Pelle rückte, die zusammen aussahen wie einer von diesen blöden Achtzigerjahre-BHs, war ich kurzfristig versucht, mir dieses ganze rührselige Stillmelodram zu schenken. Mein Mann und ich waren schließlich beide Flaschenkinder gewesen, und trotzdem war etwas aus uns geworden! Muttermilch soll das Immunsystem von Säuglingen stärken? Nichts als unqualifiziertes Gelaber, das mir in dem Moment ziemlich egal war. Und es kam auch niemand auf die Idee, mir Stillen als Starthilfe für meine Muttergefühle anzupreisen, die nach dem ganzen Gemetzel einige Mühe hatten, in die Puschen zu kommen.

Tatsächlich ist Stillen gerade für Mütter wie mich, die eine Reihe unerfreulicher und potenziell bindungsgefährdender Ereignisse durchlebt haben – etwa die Begegnung mit dem Skalpell und die Verfrachtung des Babys auf die Neugeborenen-Intensivstation –, von besonderer Bedeutung. So gesehen hatte mein Kaiserschnitt durchaus etwas Gutes: Ich lernte, meine Tochter zu stillen. Wenn ich nicht operationsbedingt vier Tage länger als vorgesehen im Krankenhaus hätte verbringen müssen, und unter dem wachsamen Auge einer Terminator-gleichen Stillberaterin, hätte ich den Dreh wahrscheinlich nie herausbekommen.

Denn am Tag der Geburt meiner ersten Tochter, der für mich gleichzeitig den Beginn meines neuen Lebens markierte, bekam ich es erstmals mit einer weiteren, mir bis dato völlig unbekannten Widrigkeit zu tun: Ich war eine Erstgebärende.

Jaja, schon gut, es gibt für alles ein erstes Mal, das haben uns schon unsere Mütter gepredigt. Alle Mütter starten als Anfängerinnen. Eine ziemlich unumstößliche Tatsache, sollte man meinen. Aber so ganz hundertprozentig stimmt der Spruch bei uns nicht.

Ganz egal, ob Ratten-, Fischotter- oder Menschenweibchen: Der wohl aussagekräftigste Indikator für ihre zukünftigen Mutterqualitäten ist die Frage, ob sie zum ersten Mal Nachwuchs erwarten oder nicht.

Ich kann mich noch gut an das süffisante Grinsen der Mehrfachmütter erinnern, als ich, endlich aus dem Krankenhaus entlassen, meine Erstgeborene in dem von mir ziemlich unüberlegt erstandenen Kinderwagen mit seiner suboptimalen, bei jeder kleinsten Ritze im Gehweg völlig überforderten Federung schnaufend und stolpernd in Richtung des nächstgelegenen Spielplatzes eierte.

In der ersten Zeit nach der Geburt verbrachte ich Stunde um Stunde bei *Buy Buy Baby* und ähnlichen Fachgeschäften, in denen ich in endlosen Kreisen (oder waren es neun, wie die Höllenkreise in Dantes *Göttlicher Komödie?*) umherstreifte, immer auf der Suche nach der einen rettenden Ökoplastikrassel oder Stoffgiraffe, die auf wundersame Weise unsere Tochter beruhigen würde.

Diese Aktionen waren insofern sinnlos, als ich bereits alles in mir hatte, was ich brauchte. Die Transformation in den Muttermodus war damals nur noch nicht abgeschlossen; der Wandel hatte zwar wahrscheinlich bereits in der Schwangerschaftsmitte begonnen, war aber noch nicht ganz vollzogen. Mein Morphing zur Mama war noch in Arbeit.

Mutterveteraninnen kennen nicht nur die tollsten Springbrunnen weit und breit und beherrschen den Schnuller-Reinschiebe-Trick aus dem Effeff. Die Auswirkungen der »Parität«, also die Anzahl der Geburten einer Frau, beschränken sich jedoch nicht einfach nur darauf, Frauen den Umgang mit den Tücken des Mutteralltags zu erleichtern (und Gott sei Dank auch mit den Tücken von Babytragegurten). Jenseits solcher eher oberflächlichen Unterschiede in Sachen Grundwissen sind Mehrfachmütter schon ab dem zweiten Kind völlig andere Wesen als Erstlinge.

Zunächst einmal muss eine Frau, nachdem sie den folgenschweren Sprung in den Muttermodus zum ersten Mal überstanden hat, den ganzen verstörenden Verwandlungszirkus beim zweiten oder auch zwölften Kind nicht jedes Mal aufs Neue komplett durchstehen. Natürlich kann es immer mal wieder zu Störungen kommen, doch im Großen und Ganzen ist ihr Muttergehirn einsatzbereit und voll funktionsfähig, Batterien inklusive, keine Montage erforderlich, nichts zu tun außer einem kurzen Update und ein paar Feineinstellungen. Ansonsten ist sie bereits sensibilisiert, und dank ihres startklaren Mamaminds kann sie die Säuglingssignale ihres Letztgeborenen schneller und besser einordnen als die Novizin im Wochenbett neben ihr.

Wenn Mütter nach der zweiten Geburt erzählen, ihnen habe diesmal der Glücksschwindel vom ersten Mal gefehlt, ist das mehr als diskretes Gejammer über zu wenige originelle Babypartys. Was ihnen fehlt, ist auch das Gefühl der Transformation selbst. Eine Zweitgebärende ist keine Frau mitten in der Mamamorphose, sie ist eine Mutter, die ein zweites Kind bekommt. Sie ist schon Mama, und beim zweiten Mal wird sie es höchstens noch ein bisschen mehr.

»Man könnte auch sagen, dass ihr Ticket schon gestempelt wurde«, erklärte mir Linda Mayes vom Zentrum für Kinderstudien der Yale University. Und Mutterschaft ist eindeutig eine Reise ohne Rückfahrschein.

Aufgrund dieser Ausgangslage glänzen Mehrfachmütter in vielen Bereichen, die als Basis für die Einschätzung mütterlicher Kompetenzen dienen.[261] So reagieren sie weniger gereizt auf Säuglingsweinen. Während es bei Erstmüttern einige Zeit dauert, bis sie dem spezifischen Geheul und Gekrähe ihres Sprösslings einen gewissen Sinn entnehmen, können die Veteraninnen Schmerzensschreie ihrer Babys besser von anderen Schreigründen unterscheiden.[262] Mehrfachmütter berühren ihren Nachwuchs öfter.[263] Sie verkraften Erlebnisse wie eine längere Trennung von ihrem Säugling, Kaiserschnitt oder Frühgeburt leichter als die Novizinnen.

Quer durchs gesamte Tierreich stechen Mutterprofis die Anfängerinnen locker aus. Die Mehrfachmamas unter den Schimpansinnen finden bessere Höhlenverstecke.[264] Erfahrene Mutterschafe lecken ihre Lämmer nach der Geburt wesentlich früher ab.[265] Seelöwen-Veteraninnen säugen anders als Debütantinnen so gut wie nie versehentlich fremden Nachwuchs.[266]

Rattenstudien brachten an den Tag, dass Mutterprofis Heuschrecken wesentlich schneller fangen als Anfängerinnen (die ihrerseits schneller sind als Rattenjungfern) und die Erstis auch in klassischen Labyrinthversuchen übertrumpften, in denen es darum ging, unter clever konstruierten Tonschälchen Froot Loops aufzuspüren.[267] Die Routiniers unter den Rattenmamas schlugen die Neulinge auch dann um Längen, als es um mutterspezifische Zähigkeit ging – getestet durch Aufgaben wie die Überquerung einer rutschigen Holzstange, Seilklettern und einen sogenannten Drahthängtest. (Dieser Pflichtsport für die wackeren Rattenmamas weckt bei mir düstere Erinnerungen an die »Rückbildungskurs« genannten Mama-Work-outs, die ich nach meinen Schwangerschaften absolvierte.)

Für Babys kann dieser Erfahrungsvorsprung der Mehrfachmütter sogar über Leben und Tod entscheiden. Bei unseren nächsten Verwandten, Gorillas und Pavianen etwa, ist die Überlebenswahrscheinlichkeit Erstgeborener nur halb so groß wie die Nachgeborener.[268] Und das liegt nicht an ihnen – es liegt an uns. Einige Säugetiermütter, vor allem Nagetiere, sind dafür berüchtigt, ihren ersten Wurf aufzufressen. Unter Menschenmüttern kommt Kannibalismus glücklicherweise so gut wie nicht vor. Kindesvernachlässigung und -aussetzung hingegen sind durchaus verbreitet, jedoch deutlich weniger unter Mehrfachmüttern.

Die haben das Verhältnis zwischen mütterlicher Coolness und mütterlicher Handlungsbereitschaft auch wesentlich besser austariert. Die Veteraninnen unter den Rattenmamas attackieren fremde Männchen wesentlich schneller und kämpfen länger und härter um ihre Jungen.[269] Mehrfach-Menschenmamas reagieren besonnener als Erstis auf Stresssignale ihrer Babys, denn sie empfinden deren Geschrei als weniger durchdringend. (In den ersten, von Koliken geplagten Lebensmonaten meiner Tochter fühlte ich mich wie Faye Dunaway in den letzten Sekunden von *Bonnie & Clyde*, von Schmerzensschreien durchsiebt wie von unsichtbaren Pistolenkugeln – ein Gefühl, das mir bei meinen weiteren Kindern erspart blieb.) Kampferprobte Mütter merken auch schneller, wenn irgendetwas nicht stimmt, Verzweiflungslaute ihrer Babys treiben ihren Puls schneller in die Höhe.

Die Wissenschaft hat den Mechanismus dieser besonderen »Alles-schon-mal-erlebt«-Mutterfähigkeiten noch nicht entschlüsselt. Teilweise ist er wohl tatsächlich auf Learning by Doing zurückzuführen: Der Mensch gewöhnt sich an fast alles, Kleinstkinderkriegsgeheul inbegriffen, und schon allein die Vertrautheit mit Säuglingen schafft ein gewisses Grundverständnis und erleichtert den Umgang mit ihnen.

Doch darüber hinaus spielen sich im Gehirn von Mehrfachmamas noch ein paar weitere, bisher unerschlossene Dinge ab, die unter anderem dazu führen, dass der Muttermodus sich im Laufe weiterer Schwangerschaften voraussichtlich immer mehr intensiviert. Dieser kumulative Effekt tritt in Zeiten wie diesen mit dem Trend zur »Eins-reicht-Mutterschaft« besonders deutlich zutage.

Ratten- und Schafstudien deuten darauf hin, dass Mehrfachmütter in einigen Gehirnarealen, darunter auch das extrem wichtige mediale präoptische Areal (MPOA), zusätzliche Östrogen-, Endorphin- und Oxytocinrezeptoren besitzen, die möglicherweise der Grund dafür sind, dass sie bereits volle Betriebstemperatur erreicht haben, wenn ein neuer Wurf im Anmarsch ist.[270] Was wiederum bedeuten würde, dass für Profimamas eine kleine Auffrischungsdosis Wohlfühlhormone als Kick-Off schon ausreicht – ähnlich wie ein kleines bisschen Haarwaschmittel ausreicht, um einen bereits sauberen Schopf zu shampoonieren.

Doch eine gut geölte Maschinerie ist beileibe keine Garantie für immerwährendes Mamaglück. So leiden Mehrfachmütter wesentlich häufiger an *Mom*nesie, mutterspezifischen Gedächtnisschwächen, als Mütter von Einzelkindern. Menschenmütter mit drei Kindern tun sich wesentlich schwerer mit verbalen Gedächtnistests als Erstgebärende,[271] ein weiterer Hinweis auf zunehmende neurochemische und womöglich auch anatomische Veränderungen des Muttergehirns im Laufe mehrerer Schwangerschaften, und auch darauf, dass diese Veränderungen oft dingsbums, wie sagt man noch, dauerhaft sind.

Mutterprofis neigen auch dazu, öfter mal einen zur Brust zu nehmen:[272] Ich kann mich noch daran erinnern, wie ich als quasi dem Lehrbuch entstiegene Novizin eine Veteranin am Restauranttisch neben mir anstarrte, wie sie beim Stillen seelenruhig ein Glas Wein kippte. Heute kann ich das nachvollziehen. Des Weiteren müssen wir Mehrfachmütter uns offenbar den Vorwurf gefallen lassen, uns mit unseren Nachgeborenen weniger ausgiebig zu beschäftigen. Kann schon sein. Wir haben nämlich schlicht weniger Zeit, um, nur mal so als Beispiel, zu Ehren eines Zweijährigen einen Kleine-Raupe-Nimmersatt-Geburtstagskuchen inklusive selbst gemachter grüner Glasur auf den Tisch zu zaubern. Letztlich bleibt daher ungeklärt, ob unsere späteren Sprösslinge nun besser dran sind oder nicht: Sie profitieren von unserem inzwischen perfekt eingepegelten Muttermodus, unserer optimierten Aufmerksamkeit und Reaktionsgeschwindigkeit, aber im Großen und Ganzen bekommen sie möglicherweise weniger Streicheleinheiten ab. Gut möglich, dass diese gegenläufigen Tendenzen der Grund dafür sind, dass Erstgeborene in der Schule häufig besonders glänzen, während ihre jüngeren Geschwister die Sache entspannter und ausgeglichener angehen – ganz die Mama.

Wie der Zufall so spielt, gab es zwischen meiner ersten und zweiten Geburt ein paar unheimliche Parallelen. Ich bekam wieder eine Tochter. Wieder verging der errechnete Geburtstermin, ohne dass bei mir die Wehen eingesetzt hätten. Wieder wurde ich höchst unwillig für einen Kaiserschnitt in den OP geschoben. Und zwar als Pointe wie direkt aus *Und täglich grüßt das Murmeltier* wieder *am Montag nach dem Superbowl-Sonntag.*

Nur dass das Ganze diesmal ein völlig anderer Film war.

Diesmal hatte die Phase nach der Geburt nichts von einem Feuertaufendrama. Alles war ruhig. Das Weinen meiner Tochter klang nicht wie eine direkt neben mir aufheulende Polizeisirene. Niemand rannte mehr halbnackt durch Krankenhausflure. Ich hatte daran gedacht, eins von den Mogel-Wickeltüchern mit Klettverschluss einzupacken, und Stillen war ein Kinderspiel. Sogar die Kaiserschnittwunde schmerzte längst nicht so wie beim ersten Mal. Ich fühlte mich so was von fit, dass ich etwas tat, was mir damals geradezu lachhaft wirklichkeitsfern vorgekommen war: Mit dem auf der Entbindungsstation herumlungernden Fotografen vereinbarte ich einen Termin für ein Neugeborenen-Fotoshooting.

Ihren Glamourauftritt absolvierte meine Tochter von Anfang bis Ende wie ein echter Profi. Sogar die Sonne brach genau im richtigen Moment durch die Wolken und schenkte uns so eines der schönsten Neugeborenenporträts, das ich je gesehen habe, ehrlich, das können Sie mir glauben. Die chlorgebleichten Krankenhauslaken wirkten wie in buttergelbes Licht getaucht, und das Baby lag friedlich da, in Sonnenlicht gebadet.

Inzwischen frage ich mich allerdings, ob die Sonne damals wirklich so schön strahlte. Es war schließlich Mitte Februar. Vielleicht war ich es, die so strahlte.

Meine (ziemlich angestaubte) Babysittererfahrung, mein Alter, meine Geburtsart, meine Stillgewohnheiten und sogar die Anzahl der den hinteren Teil meines Minivans verstopfenden Kindersitze: Faktoren, die mich alle zusammen zu der Mutter machen, die ich heute bin. Über fast alle hatte ich zumindest bis zu einem gewissen Grad die Kontrolle.

Auf andere mütterprägende Mächte jedoch haben wir keinerlei persönlichen Einfluss. Der Mütterwissenschaft ist schon seit Längerem bekannt, dass Mutterverhalten ganze Familiengeschichten prägen kann und dass manche typischen Verhaltensmuster von Generation zu Generation weitergeben werden, als würden sie regelrecht vererbt. In den letzten Jahren sind die genetischen Aspekte des Mutterseins zu einem brandaktuellen Forschungsthema geworden, und einschlägige Expert*innen halten Ausschau nach dem einen (oder anderen) Gen, durch das sich Topmütter möglicherweise auszeichnen.

Selbstoptimierungswillige Mamas können den so wichtigen Hautkontakt zu ihren lieben Kleinen ziemlich einfach durch verlängerte Kuschelzeiten intensivieren. Doch all dem Rechnung zu tragen, was sich so *unter* der Haut abspielt, ist ein ungleich vertrackteres Vorhaben.

Kapitel 6

Auf der Suche nach dem Supermama-Gen

Wie Mütter Mütter machen

Der Familienbeobachtungsraum der University of North Carolina, Greensboro, wirkt mehr oder weniger genauso wie Nachbars Wohnzimmer oder jede andere plastikgesättigte Kinderspielzone – abgesehen davon, dass es sich bei dem Spiegel an der Wand um einen Einwegspiegel handelt, hinter dem mehrere Wissenschaftler*innen und ich hocken und uns im Verborgenen Notizen machen.

Auf der anderen Seite des Spiegels sitzt ein strammer Anderthalbjähriger namens Frederick mit seiner Mutter. Sie ist um die zwanzig und hat mit ihrem Outfit – einem rüschenbesetzten pinkfarbenen Kuscheljumpsuit – die Laborassistentin, die unter dem Ding EKG-Elektroden anbringen muss, kurzfristig in tiefste Ratlosigkeit gestürzt.

Doch inzwischen ist dieses kleine Problem gelöst, und Mutter und Kind sind dabei, sich gemeinsam eine sorgsam zusammengestellte Spielzeugauswahl für Kleinkinder anzuschauen, darunter eine Fredericks ethnischem Hintergrund entsprechende Puppe, ein plärrendes Spielzeug-Smartphone und einige Bilderbücher.

Nun kommt wie geplant das Monster in den Raum spaziert. (»Wir konnten keinen Clown nehmen«, flüstert die Forschungsleiterin, Professorin Esther Leerkes. »Davor haben die Kids zu viel Angst.«)

»Hallo Frederick«, sagt das Monster vom Türrahmen aus freundlich. »Was machst du gerade? Ich bin ein Monster.«

Frederick schaut auf wie vom Donner gerührt.

Das Monster trägt einen grünen Kosmetikerinnenkittel. Seine Stimme ist weiblich, mit einem unverkennbaren Südstaatenakzent. Es klingt ein bisschen gedämpft durch die grüne Plastikmonstermaske.

Fredericks Augen weiten sich, während der bedrohliche grüne Besucher gelegentlich auf das auf seine grünen Plastikhandrücken gekritzelte Skript schielt und seinen unheimlichen Monolog fortsetzt:

»Weißt du, was ein Monster ist? Ich habe ein grünes Gesicht. Ich bin sehr groß. Ich habe große grüne Hände, findest du nicht? Ich fass dich nicht an. Hast du schon mal ein Monster gesehen? Was machst du gerade, Frederick? Es interessiert mich, was du da machst. Ich seh dich, Frederick. Du bist kein Monster. Du bist auch nicht grün wie ich. Du bist ein kleines Kind. Kinder spielen gerne. Ich spiele auch gerne. Wusstest du, dass Monster gerne spielen? Aber mit meinen großen Händen kann ich nicht spielen. Sie sind zu groß! Das liegt daran, dass ich ein Riese bin.«

Der Riese summt die Melodie von »Dieser alte Mann«, hüpft im Takt zur Musik herum, legt sich plötzlich nieder und schläft ein. Sanftes Schnarchen füllt den Raum.

Wie ein Kleinkind auf diesen Auftritt reagiert, ist absolut unvorhersehbar. Einige wenige Kids versuchen, dem Monster ein High Five zu geben, andere brechen in Tränen aus. Frederick liegt ein bisschen dazwischen. Ein Patschehändchen schutzsuchend auf Mamas Knie gelegt, lässt er das herumtanzende Monster nicht aus den Augen.

Währenddessen lässt Professorin Leerkes Fredericks Mutter nicht aus den Augen.

Das Forschungsteam erklärt den an diesem Experiment teilnehmenden Müttern, es ginge dabei um das Temperament von Kindern, was genau genommen auch stimmt. Doch wesentlich mehr interessieren sich Leerkes und ihr Team für das Verhalten der Mütter unter diesen höchst ungewöhnlichen Bedingungen, die eigens so gestaltet wurden, dass sie Kinder verblüffen, nicht aber Erwachsene.

Lange bevor das Monster zu plappern beginnt – eigentlich schon bevor der Inhalt der Spielzeugkiste in Augenschein genommen wird und sogar schon während der Testvorbereitung, wenn die Kinder einen Minirucksack voller Sensoren und Kabel umgeschnallt bekommen –, ist die Aufmerksamkeit der Wissenschaftler*innen insgeheim auf die Mütter gerichtet, deren Verhalten in allen Details aufgezeichnet wird. Lächeln sie beruhigend? Blaffen sie ihr Kind an? Richten sie eine Haarspange? Wischen sie einen Popel weg?

»Wenn ein Kind auch nur eine Sekunde lang weint«, so Esther Leerkes, »weiß ich dank der Videoaufzeichnungen genau, was die Mutter in dem Moment gemacht hat und ob ihr Verhalten angemessen war oder nicht.«

»Angemessen« bedeutet für sie, dass die Mutter einfühlsam auf die Signale ihres Sprösslings reagiert, also ein neugieriges Kind bestärkt und ein verängstigtes tröstet, ohne ihm noch mehr Angst zu machen – und nicht etwa völlig geistesabwesend ihre Handynachrichten durchgeht, wie das einige von uns durchaus gelegentlich zu tun pflegen.

Auf der Suche nach Faktoren, die das Reaktionsvermögen einiger Mütter in vorbildhafte Höhen treiben, hat Leerkes seit Ende 2009 über zweihundert Mutter-Kind-Paare beobachtet. In ihre Datenanalyse fließen nicht nur die aus der mühsamen Mikrokodierung und Kategorisierung des Mutterverhaltens abgeleiteten Erkenntnisse ein, sondern auch die Daten der Körpersensoren sowie Unmengen per Fragebogen zusammengetragener persönlicher Informationen zum sozioökonomischen Hintergrund und zur Lebensgeschichte der Mütter.

»Manchmal glaube ich, ich dreh durch«, bekennt die Wissenschaftlerin, selbst Mutter von drei Kindern. Trotzdem möchte sie es auf ihrer Suche nach Antworten immer noch genauer wissen.

Um 2012 stellte sich Leerkes erstmalig die Frage, ob sie und ihr Team trotz aller akribischer Beobachtung bei der Auswertung der Mamareaktionen auf den freundlichen Riesen nicht vielleicht doch einige Faktoren übersahen – schlicht, weil ihr Einfluss größtenteils nicht *sichtbar* ist.

Dabei notierte ihr Team pflichtbewusst jedes einzelne rührselige Mamalächeln, jeden Moment liebestrunkenen Blickkontakts und jede unstete Blickabwendung. Ihre Mitarbeiter*innen kannten das Alter jeder Mutter, die Anzahl ihrer Kinder und jede Menge weiterer Details aus ihren Leben.

Aber was, wenn ein paar wichtige Dinge im Innern der Mamas abliefen, für Forscheraugen völlig unsichtbar? Wenn das fehlende Puzzleteil nichts anderes wäre als das individuelle Genom jeder Mutter? Vielleicht hat die große Gen-Lotterie ja bestimmte Gene nicht unter allen, sondern nur an einige Frauen verteilt. Dann wären diese Gene der Grund für das in den Verhaltenstests hinterm Spiegel zu beobachtende bunte Mamaverhaltensspektrum, weil sie nämlich zu kleinen, aber feinen strukturellen Unterschieden in Muttergehirnen beitragen.

Wenn Ihnen bereits die Bauanleitung für Ihr neues Kinderbettchen eine zweitägige Migräne beschert hat, atmen Sie jetzt besser tief durch. Der Bauplan für eine Mutter ist nämlich wesentlich komplizierter. Unsere DNA ist unser persönliches Handbuch; sie stellt sicher, dass unsere Körper zur richtigen Zeit die richtigen Proteine zusammenbauen. Der Kern jeder Mamazelle beherbergt zwar identische Gene, doch in der Hornhaut sind andere aktiv als im Dickdarm. Das Gewebe des Muttergehirns wird individuell geprägt durch das Zusammenwirken einzelner Gene – einige aktiviert, andere deaktiviert –, die gemeinsam das Kommando über das Rohmaterial haben, aus dem der Muttermodus erbaut wird.

Hunderte, wahrscheinlich tausende Gene werden im Laufe der Transformation einer Frau zur Mutter aktiviert und tragen zur Neujustierung unserer Körper und Gehirne auf vielfache, verborgene Weise bei. In der Wissenschaft herrscht herzliche Einigkeit darüber, dass Mamas Sein und Seele keinesfalls durch ein einziges Gen orchestriert werden kann.

Vielleicht jedoch gibt es einige Schlüsselgene, die das Pendel in Sachen Mutterqualitäten in die eine oder die andere Richtung ausschlagen lassen. Möglicherweise können bestimmte DNA-Sequenzen eine Frau, wenn auch minimal, zu mehr oder aber weniger Sensibilität bewegen.

Zu dem Zeitpunkt, als Professorin Leerkes Überlegungen erstmals in diese Richtung gingen, hatten Humangenetiker*innen bereits eine Handvoll »Kandidatengene« erforscht, so genannt, weil sie möglicherweise das elterliche Verhalten beeinflussen. Forschungsergebnisse aus dem Nagetierbereich deuteten unterdessen darauf hin, dass für soziale Kognition zuständige Gehirnareale ebenfalls eine Schlüsselrolle für Ausmaß und Qualität mütterlicher Fürsorge spielen – was Leerkes völlig einleuchtete, schließlich ist sie Expertin in diesem Bereich.

Sie überlegte, ob die Erkenntnisse aus der Nagetierforschung auf den Menschen übertragbar seien.

Eines der größten Rätsel der Sozialwissenschaften, von der Freud'schen Psychoanalyse ganz zu schweigen, ist die Verbreitung und Kontinuität mütterlicher Verhaltensmuster innerhalb von Familien, manchmal über viele Generationen hinweg.[273] Wenn Sie beispielsweise meine Mutter und mich unter die Lupe nähmen, würden Sie vermutlich feststellen, dass es zwischen uns mehr Gemeinsamkeiten gibt als knubbelige Knie und chronische Unlust auf Cannoli. Wir teilen höchstwahrscheinlich auch den einen oder anderen Mutter-Wesenszug. Und falls es wirklich zutrifft, dass einige Varianten entscheidender Mamagene quasi Bestandteil der Abstammungslinie sind und von Mutter zu Tochter weitergegeben werden, wäre das eine Erklärung für die wiederkehrenden Zyklen mütterlicher Verhaltensmuster, die im Laufe der Zeit ganze Familiengeschichten prägen. Dann wäre sogar denkbar, dass mithilfe bestimmter Markergene oder »Risiko-Allelen« Frauen identifiziert werden können, die zusätzliche Unterstützung gebrauchen könnten, um destruktive Verhaltenszyklen zu durchbrechen.

Also beantragte Leerkes erfolgreich Forschungsmittel bei den National Institutes of Health und bat jede ihrer rund zweihundert

Probandinnen, ein paar Tropfen Speichel in ein Reagenzglas zu füllen.

Dann schickte sie Mamaspucke zur Genanalyse an ein Labor in Colorado.

———

Nach dem Ende der Monsterperformance (die für mich inszeniert und nicht wissenschaftlich ausgewertet wurde) schlendern Professorin Leerkes und ich zurück in ihr höhlenartiges Büro. Sie ist auch eine der stellvertretenden Dekan*innen der Universität, und mit ihrer beneidenswert langen Publikationsliste, ihren freundlichen himmelblauen Augen und der Schale frischer Erdbeeren auf ihrem Schreibtisch verströmt sie die Aura einer Supermutter. Insofern bin ich leicht überrascht, als sie mir erzählt, sie sei auf einer Farm in Upstate New York aufgewachsen und habe ihr erstes Kind bereits in Teenagertagen bekommen. Im College ging sie mit ihrer dreijährigen Tochter an den Start und nahm sie auch später mit zum Studium nach Vermont, wo sie sich auf die Erforschung der Vielfältigkeit mütterlicher Verhaltensformen spezialisierte.

Obwohl sie den Muttermodus aus diversen Blickwinkeln betrachtet und einen komplexen Faktorcocktail hinter seinen diversen Ausprägungen vermutet, ist sie im Gegensatz zu anderen Expert*innen nicht der Meinung, das Alter sei für das Mutterverhalten von besonderer Bedeutung. Plötzlich fällt mir auf, dass ihre eigene Lebensgeschichte sich viel eher mit der Theorie deckt, die individuellen Ausprägungen des Mutterseins seien zumindest teilweise schon vor der Geburt in uns angelegt – über unsere DNA.

Gemeinsam schauen wir uns archiviertes Videomaterial ihrer Verhaltensexperimente an. Unglaublich, wie verschieden Mütter auf Kinder reagieren, die auf Monster reagieren, oder aber (in einer Variante desselben Tests) auf ein zur fetten haarigen Spinne umdekoriertes ferngesteuertes Spielzeugauto, das auf einmal im Beobachtungsraum umherbraust.

Ein paar Mütter nehmen ihre verschreckten Knirpse instinktiv in den Arm, versuchen, sie abzulenken, oder – und in diesem Fall gibt es den Höchstwert, neun, auf der Sensibilitätsskala – beginnen eine Art Gefühlstanz, bei dem die Emotionen der Kinder führen und die Mutter ihre Choreografie kontinuierlich anpasst.

Natürlich bestehen unterschiedliche Ansichten darüber, wie viel Sensibilität eine gute Mutter ausmacht; und was in den Vorstädten North Carolinas als Minimalversion mütterlicher Fürsorge gilt, grenzt für Bewohner des Amazonasgebiets möglicherweise an Paranoia, weil fette haarige Spinnen dort eine vertraute Plage sind. Ungeachtet solcher Auslegungsfragen hilft eine elementare Aufmerksamkeit gegenüber Säuglingssignalen den Müttern, ihre Kinder am Leben zu halten, was zweifellos eine gute Sache ist. Eine angemessene Reaktion auf kindliche Gefühlsäußerungen macht, zumindest beim Menschen mit seinem komplexen Sozialverhalten, grundsätzlich einen großen Teil der Mutterarbeit aus.

Professorin Leerkes zeigt mir eine Mutter, die bei dem Experiment sehr gut abschnitt: Als sie das wachsende Interesse ihres Sohns an der Spinne bemerkte, verwandelte sie die Testsituation schlicht in ein lustiges Spiel und hob die Füße hoch, damit die Spinne unter ihr hindurchsausen konnte.

Andere Mütter ignorierten dagegen die Angst ihres Sprösslings, lachten ihn aus oder drängten ihn, die Spinne zu streicheln. »Jetzt fass sie schon an!«, drängte eine Mutter lautstark. Einige Probandinnen auf dem kleinen Kuschelsofa des Beobachtungsraums rührten sich Leerkes zufolge überhaupt nicht vom Fleck. (*Könnte auch ich so eine Mutter sein?*, grübelt ein düsterdunkler, kaum wacher Teil meiner selbst.) »Wir hatten hier schon Mütter, die nur am Telefon hingen oder in mitgebrachten Zeitschriften blätterten«, sagt Leerkes. »Eine holte sogar ihre Nagelfeile raus.« (Oh Mann. Ich hab gar keine.)

Könnten ein paar kryptisch benannte Genabschnitte wirklich der Grund für die verblüffende Verhaltensvielfalt in Leerkes Beobachtungsraum sein – mal ganz zu schweigen von den Verhaltensvarianten im Kampf um Abercrombie-Sonderangebote für Kids und in der endlosen Schlange vor der Wildwasserbahn? Also ich fände es großartig, wenn ein Wahrsager mir mal ein bisschen was über meine Mutterzukunft erzählte und dazu in meinen Genen läse wie andere seiner Zunft in Tarotkarten oder Teeblättern.

Falls Mutterverhalten tatsächlich vererbt wird und ich auf diese Weise die Mamagene meiner Mutter abbekommen hätte, wäre das ein Wahnsinnsglück für mich, denn sie schien grundsätzlich alles im Griff zu haben. Wie durch ein Wunder hatte sie immer einen Stapel Erdnussbutter-Marmeladen-Sandwiches im Kühlschrank, halb mit Weiß- und halb mit Vollkorntoastbrot (wegen der Nährstoffe) und sorgsam entrindet, sodass auf meine Schwester und mich selbst dann ein selbst gemachtes Mittagessen wartete, wenn sie früher als sonst zurück zur Arbeit musste.

Insgeheim und ohne mir je etwas darüber zu verraten, fragte meine Mutter sich lange Jahre, welche Art Mutter ich wohl werden würde. »Ich hab mir schon ein paar Sorgen gemacht«, verriet sie mir schließlich, nachdem sie taktvoll gewartet hatte, bis mein erstes Kind ein paar Jahre alt war.

Es war ihr nicht entgangen, dass ich als Kind die auf den Regalen meines Zimmers in ordentlichen Reihen gruppierten Sammlerstücke diverser Madame-Alexander-Kostümpuppen mit ihren dick bewimperten, traurigen Augen nie auch nur eines Blickes gewürdigt hatte. Ich sammelte lieber Käfer im Garten und studierte Bücher über Menschenfresserhaie. Und ich muss zugeben, dass ich heute hinsichtlich meiner eigenen Töchter ähnliche Zweifel hege. Die zusammen mit meiner DNA übernommenen Puppen meiner Kindheit, seinerzeit unberührt und makellos, liegen heute nackt und grotesk verrenkt auf einem Haufen in einer Ecke des Spielzimmers. Kein gutes Zeichen für zukünftige Enkelkinder.

Aber vielleicht werden unsere Mamagene das Kind am Ende schon schaukeln.

Die Suche nach den genetischen Triebkräften mütterlichen Fürsorgeverhaltens ist ein naheliegendes Ansinnen. Schließlich haben sich die viel besungenen Frauenbrüste seit ihren Ursprüngen als tropfende Schweißdrüsen eines Opossum-artigen Urzeitviechs nur ganz allmählich zu ihrer heutigen Form entwickelt, und für Mutterverhalten gilt dasselbe. Es wird von Genen koordiniert, die sich über eine Million Generationen hinweg entwickelten, veränderten und dabei ständig neue Varianten ausbildeten, die entweder überdauerten oder wieder ausgemustert wurden.

Auf der aktuellen Entwicklungsstufe unserer Welt verhalten sich Igelmütter erkennbar anders als Wolfsmütter, sieht man von grundlegenden Ähnlichkeiten aller Säugetiere mal ab. Und sogar innerhalb einer Spezies – den Menschen eingeschlossen – entwickeln sich von Natur aus kontinuierlich Genvariationen.

Einschlägigen Studien zufolge haben Freundinnen wie Emily und ich, seelenverwandt seit unserem siebten Lebensjahr, bestimmt einige vergleichbare mütterliche Charakterzüge, sind einander in der Hinsicht jedoch weniger ähnlich als beispielsweise meine Schwester und ich. Aber liegt das jetzt daran, dass sie und ich in derselben Umgebung aufwuchsen, ein gemeinsames Zimmer hatten und manchmal (aus Versehen) auch eine gemeinsame Zahnbürste – oder liegt es daran, dass wir ungefähr die Hälfte unserer Gene gemein haben?

Um dem Einfluss dieser Faktoren auf die Spur zu kommen, vergleichen Wissenschaftler*innen biologisch unterschiedliche Schwestern mit Zwillingsschwestern und auch mit Adoptivschwestern.[274] Eineiige Zwillingschwestern mit ihrem komplett identischen Erbgut ähneln einander hinsichtlich ihres Mutterverhaltens stärker als »normale« Schwestern. Die charakteristischen mütterlichen Eigenheiten von Adoptivschwestern wiederum, die mit ihren nicht verwandten Schwestern das Zimmer und die Zahnbürste, aber kein einziges Gen teilen, sind denjenigen biologischer Geschwister weniger ähnlich.

Man braucht keine Laborzentrifuge für die Feststellung, dass Mutter-Tochter-Verhalten zyklisch wiederkehrt und dass sich so ganze Familiengeschichten endlos wiederholen. »Die Tochter einer guten Mutter wird die Mutter einer guten Tochter« steht auf einem bescheuerten Dekokissen, das hier und da auf Müttersofas zu sehen ist. Familiäre Ähnlichkeit, sowohl in geistiger als auch in körperlicher Hinsicht, ist ein weit über die Wissenschaft hinausreichendes Schlüsselthema, das die Menschheitsliteratur zutiefst geprägt hat, von der »Star-Wars«-Saga ganz zu schweigen. Doch vielleicht sollten wir vor der weiteren Annäherung an das Thema zunächst einige Feldstudien anstellen.

Bevor ich mit der Arbeit an diesem Buch begann, stammte fast mein gesamtes Wissen über Schafe aus *Shaun das Schaf.* Bei den Recherchen zu meinem Thema bekam ich es dann sogar zweimal mit den wolligen Originalen zu tun, aus deren Verhaltensmustern sich auch auf unsere schließen lässt.

Die Schafzüchter*innen selbst haben bei der Beobachtung und Analyse von Mutterschafverhalten nicht etwa evolutionsbiologisch begründete Selbsterkenntnis im Sinn. Für sie handelt es sich, schief, aber treffend ausgedrückt, um Goldesel. »Mutterinstinkte sind für uns nur in einer Hinsicht interessant«, erklärte mir ein Züchter, »wir machen Geld damit, ganz einfach.«

Für Zuchtvieh gilt: Aufmerksame Mütter sind entscheidend für das Überleben ihres Nachwuchses und damit für die Einnahmen der Züchter*innen. In der einschlägigen Fachliteratur werden »Reproduktionsvermögen und Mutterinstinkte« weiblicher Tiere fast genauso gepriesen wie »hoher Fleischertrag«[275]. (Endlich mal Leute, die füllige Mütter zu schätzen wissen!)

Schafzüchter und Schäfer gelten als die ersten Genetiker der Geschichte, weil sie sich hervorragend darauf verstanden, bei ihren Tieren erwünschte Eigenschaften fortzuentwickeln, obwohl sie von Mendel & Co. noch gar nichts wussten. Ihre heutigen Kolleg*innen bemühen sich nach Kräften, mehr über die Vererbungsgrundlagen mütterlicher Verhaltensmuster zu erfahren, um so ihre Zuchten optimieren zu können.

Professorin Cathy Dwyer, Tierverhaltensforscherin und Schafexpertin am Scotland's Rural College, hörte von örtlichen Schafzüchtern jahrelang, bei einigen regional verbreiteten Schafrassen seien die Mütter im Umgang mit ihren Lämmern einfach besser, insbesondere bei den Scottish Blackface. Suffolk-Schafe, ebenfalls aus der Gegend, seien hingegen als Mütter »Vollnieten« mit erschütternd hoher Lammsterblichkeit.

Dwyer beschloss, den Gerüchten mithilfe arbeitsintensiver Ermittlungsarbeit in Scheunen und Ställen auf den Grund zu gehen.[276] Und tatsächlich stellte sich im Laufe stundenlanger Observierungen heraus, dass die Blackface-Mütter ihre Neugeborenen ausgiebiger leckten, prompter säugten, mehr mütterliches Schafsgrummeln von sich gaben und ihre Kleinen weniger oft wegschubsten. Bei Tests in einem y-förmigen Labyrinth fanden die Schwarzgesichter ihre Kleinen schneller und blieben länger bei ihnen.

Die Suffolk-Mamas, erzählte sie mir, waren »unterm Strich ein bisschen lockerer im Umgang mit ihren Lämmern und ein bisschen stärker darauf aus, möglichst bald zur Futterkrippe zu kommen«. Auch nach der zweiten oder dritten Geburt taten sich die Suffolks noch schwer; gelegentlich attackierten sie ihren Nachwuchs oder verstießen ihn sogar.

Sind womöglich nicht die Mütter, sondern ihre Kleinen der Grund für solche bedeutenden Verhaltensunterschiede? Neugeborene Lämmer sind wie fast alle Säugetierbabys (Menschen eingeschlossen) nicht gerade die Schlausten. Da sie ihre Mütter nicht erkennen, werden sie zunächst von »so ziemlich jedem voluminösen Objekt« angezogen (das sollten wir jetzt möglichst nicht persönlich nehmen).

Doch Blackface-Lämmer gelten als zäher und zielstrebiger als ihre Suffolk-Verwandten – möglicherweise liegt es ja daran, dass die Blackface-Mamas so eine gute Figur machen.

Um diese Störvariable zu neutralisieren, führte Dwyer einige Embryotransfers durch:[277] Blackface-Mütter bekamen Suffolk-Babys und umgekehrt. Ergebnis: Das spezifische Mutterverhalten blieb trotz der abweichenden Lammrasse gleich.

Nach dieser sehr intensiven Forschungsarbeit »vermute ich, dass Mutterverhalten zu einem ganz beachtlichen Teil genetisch gesteuert wird«, sagt Dwyer. Schließlich sind derart frappierende Verhaltensunterschiede sogar innerhalb ein und derselben Spezies bei vielen domestizierten Tieren zu beobachten[278] – etwa zwischen Golden Retrievern und Deutschen Schäferhunden, zwischen verschiedenen Kaninchenrassen und sogar zwischen verschiedenen Zuchtstämmen weißer Mäuse und Laborratten.

Aber was ist die Ursache für diese sogenannte genetische Divergenz? Bezogen auf ihr Studiengebiet hält Dwyer das Ausmaß menschlicher Einflussnahme für entscheidend. Das Scottish Blackface ist ein freilebendes Hochlandschaf, die Mütter bekommen ihre Lämmer in der Natur und ohne jede fremde Hilfe. Unter solchen Bedingungen sorgt die natürliche Selektion dafür, dass der Nachwuchs nachlässiger Mamas nicht durchkommt und damit auch nicht der Genmix, der sie so nachlässig gemacht hat.

Das Suffolk-Schaf hingegen ist eine Flachland-Fleischrasse, die intensiver gezüchtet wird. Zum Ablammen kommen die Schafmamas in gemütliche Scheunen, in denen Menschen bereitstehen, um der Mutter-Kind-Bindung bei Bedarf auf die Sprünge zu helfen.

Der Druck der natürlichen Selektion, der das Mutterverhalten kontinuierlich optimieren sollte, hat sich also durch die Verhätschelung seitens der Züchter innerhalb von gerade mal 75 Jahren anscheinend abgeschwächt. Als ich Schafexpertin Dwyer frage, ob die Einmischung durch den Menschen den genetischen Code eines Tiers wirklich innerhalb so kurzer Zeit verändern kann, verweist sie darauf, dass es noch bis vor gar nicht allzu langer Zeit vierzig Wochen dauerte, bis ein Masthähnchen das nötige Schlachtgewicht erreicht hatte; heute schaffen es die Geflügelzüchter in gerade mal sechs Wochen.

Nutztierzüchter mögen die Urväter der Genetik sein, aber beim Suffolk-Schaf haben sie versehentlich das Gegenteil der gewünschten Eigenschaft forciert und eine Art Frankensteins *Mom*ster hervorgebracht: Der Fleischertrag dieser verzärtelten Rasse ist zwar hoch, aber als Mütter taugen sie kaum etwas.

Heute sind die Züchter*innen sich dieser Gefahr bewusst und

bemühen sich nach Kräften, solche Verkümmerungstendenzen in ihren Herden von vornherein zu vermeiden. So wurde beispielsweise jedes der Mutterschafe, bei denen ich in Connecticut Nachtwache hielt, entsprechend seinem Mutterverhalten eingestuft. Diese Bewertung fließt später in die jährliche Schlachtauswahl ein: Gute Mütter dürfen länger leben.

Die Bewertungsmaßstäbe der Züchter sind allerdings ziemlich primitiv und basieren oft auf indirekten Kriterien wie etwa dem Gewicht der Lämmer. Wesentlich zuverlässiger und praktischer wäre es für Nutztierzüchter, die für optimales Mutterverhalten verantwortlichen Gene zu identifizieren, entsprechende DNA-Tests durchzuführen und sodann ihre Weiden und Schweineställe mit Premiummüttern zu füllen.

So etwas stellt die Expert*innen jedoch vor wesentlich größere Herausforderungen als die Erforschung der Unterschiede zwischen Blackface- und Suffolk-Schafen. Viele der bis dato ambitioniertesten Studien befassen sich mit Schweinen, vermutlich weil schlechte Schweinemütter ihrem Nachwuchs bekanntermaßen besonders übel mitspielen. Sie sind in Schweinemastbetrieben als »Quetscher« verschrien, weil sie dazu neigen, sich im Liegen zu drehen und dabei ihre Ferkel zu erdrücken. Daher setzen Schweinezüchter*innen alles daran zu ergründen, wie sich Schweinerassen mit geringeren Ferkelverlusten züchten lassen.

Doch die Quetscher gezielt auszusortieren ist leichter gesagt als getan.[279] Auf der Suche nach der »Supersau«, wie es gelegentlich heißt, machte ein deutsches Forschungsteam sich auf die Suche nach möglichen genetischen Gründen für die Reaktion von Schweinemamas auf ihre Kleinen.[280] Es brachte HD-Lautsprecher in den Abferkelbuchten an und spielte den Sauen dreißig Sekunden lang das Quieken eines verängstigten Ferkels vor. Anschließend verglichen sie die Reaktion jeder Sau auf diesen »Quiek-Test« mit ihrer Reaktion auf dreißig Sekunden eines in gleicher Lautstärke abgespielten Popsongs, »Lovefool« von den *Cardigans*. *Love me, love me, say that you love me …* Beweis für die Magie der Mittneunziger-Popmusik, aber kein

Hit für die angestrebten Forschungsziele: Die meisten Sauen wurden durch »Lovefool« offenbar stärker stimuliert als durch die Verzweiflungsschreie der Ferkel.

Um das Ganze noch ein bisschen kniffliger zu machen, stimmen ausgerechnet die relativ leicht genetisch identifizierbaren Muttercharakteristika von Nutztieren nicht unbedingt mit den Zielen der Züchter überein. Einer der zuverlässigsten Maßstäbe für Mutterqualitäten ist der Grad mütterlichen Aggressionsverhaltens. Höchstwahrscheinlich besteht ein genetischer Zusammenhang zwischen der Entschlossenheit, mit der eine Mutter ihre Jungen verteidigt, und deren Überlebenschancen.[281] Doch Züchter, die selbst in das Fangen und Töten besagter Jungen involviert sind, haben vermutlich handfeste Bedenken gegen die verschärfte Optimierung ausgerechnet dieser genetischen Eigenart.

»Wenn derartiges Aggressionsverhalten sich gegen Betriebsangehörige oder Unbeteiligte richtet«, schrieb ein Team besorgter Nutztierforschender, »wird alles noch wesentlich problematischer.«[282]

Allgemein sucht die Forschung derzeit nicht etwa nach spezifischen Genen, sondern lediglich nach generellen Vererbungsmustern. Eine genetische Verbindung jedoch gibt keinen Aufschluss darüber, welches konkrete Gen für eine bestimmte Eigenschaft verantwortlich ist. Weshalb Züchter und Schäfer noch immer genauso vorgehen wie schon ihre Vorfahren. Sie haben ständig ein Auge auf ihre Herden, sortieren die besten und die schlechtesten Tiermütter aus und bedienen sich traditioneller Kreuzungsmethoden, um erwünschte Eigenschaften nach Kräften zu optimieren, anstatt simple »Daumen-rauf-Daumen-runter«-Bluttests einzusetzen, um das eine oder andere optimale Muttergen aufzuspüren.

Eine Zeit lang waren Humanwissenschaftler*innen ziemlich zuversichtlich, ein paar Schlüsselgene für das Muttersein zweifelsfrei identifizieren zu können.

Damals konnten Genetiker einen ganzen Haufen Gene herunterbeten, auf die sich zumindest menschliche Qualitäten und Fähigkeiten in anderen Bereichen zurückführen ließen. 2008 identifizierten sie das sogenannte Treue-Gen, das für eine bestimmte Vasopressin-Rezeptor-Variante verantwortlich ist, die wiederum Auswirkungen auf die sexuelle Loyalität von Männern hat (oder eben nicht).[283] Auch ein »Wanderlust-Gen« wurde ausgemacht, das offenbar Weltenbummlerneigungen und menschliche Migrationsbewegungen befeuert.[284] Die größte Berühmtheit erlangte damals das »Krieger-Gen«, das bei bestimmten Menschen angeblich Aggressivität und Risikobereitschaft steigerte.[285]

Folglich dürfte es doch eigentlich kein Ding der Unmöglichkeit sein, auch ein »Gute-Mama-Gen« zu finden. (Man könnte es auch »Ich-seh-doch-von-hier-aus-dass-du-Fieber-hast-und-kratzgleich-die-letzten-Kotzreste-aus-den-Ritzen-von-deinem-Kindersitz-Gen« nennen.)

Bisher befassten sich schätzungsweise zwei Dutzend Studien mit der Frage, ob die An- beziehungsweise Abwesenheit irgendeiner spezifischen Genvariante im Genom einer Mutter diese überdurchschnittlich oder unterdurchschnittlich sensibilisiert. In diesem Zusammenhang sind Botenstoffe wie Oxytocin, Dopamin, Vasopressin, Östrogen und Serotonin die üblichen Verdächtigen. Alle Mütter besitzen Gene, die die Baupläne für Dopaminrezeptoren kodieren, die dann den glücksbringenden Botenstoff Dopamin aufsaugen. Dieser Bestandteil des Belohnungssystems im Gehirn spielt vermutlich eine Schlüsselrolle für die mütterliche Fürsorge, denn er sorgt dafür, dass unsere Stinkewindelbabys für unsere Nasen duften wie Pfingstrosen.

Dopaminrezeptoren kommen in fünf verschieden Varianten vor, und die Gene, die für ihre Konstruktion verantwortlich sind, existieren ebenfalls in mehreren Varianten. Sie arbeiten sozusagen mit leicht unterschiedlichen Bauplänen. Alle Frauen haben Dopaminrezeptoren, aber nicht alle funktionieren gleich. Möglicherweise saugen manche Rezeptortypen das Glücksbringer-Dopamin besonders gründlich auf – weshalb die Mütter, deren Genvarianten genau diese Rezeptortypen hervorbringen, den

Umgang mit ihren Kindern besonders genießen und schon allein deshalb das Zeug zur Supermama haben.

Falls für die Suche nach etwaigen Verbindungen zwischen spezifischen Genen und den Eigentümlichkeiten real existierender Mütter gerade kein freundliches grünes Monster bereitsteht, setzen Forschungsteams häufig auf geradezu rührend triviale Testmethoden. Diese werden in der Regel entweder direkt bei Mama daheim oder in Beobachtungsräumen mit Wohnzimmeratmosphäre durchgeführt. Immer dabei sind »unauffällig an der Decke angebrachte Kameras«[286]. (Da in unserem Wohnzimmer die Zimmerdecke derzeit der einzige saubere Bereich ist, würden die Dinger mir mit Sicherheit auffallen.) Als Instrumentarium zur Erforschung der genetischen Anlagen dienen typische Mama-Requisiten wie Klötze und Spielknete. Was macht die Mutter, wenn sie mit ihrem Kind zusammen einen Turm baut? Hilft sie ihm bei einem verzwickten Puzzle? So, und jetzt noch ein bisschen Spucke, und dann werden wir schon sehen, welche Gene am genauesten vorhersagen, ob sie zu den Top- oder eher zu den Flop-Mamas gehört.

Im Rahmen einer israelischen Studie wurden Mütter gebeten, mit ihren dreijährigen Kindern mit »einem Set bunter Knete und Modellierwerkzeug« zu spielen.[287] Die Auswertung der Beobachtungen wurde mit den Ergebnissen genetischer Analysen des Botenstoffs Vasopressin kombiniert, der an der Prägung des Sozialverhaltens beteiligt ist.

Dabei stellte sich heraus, dass Mütter, die eine bestimmte Variante des für den Bauplan der Vasopressinrezeptoren verantwortlichen Gens aufwiesen, mit einer geringfügig erhöhten Wahrscheinlichkeit dazu tendierten, das Spiel ihrer Kleinen behutsam zu fördern. Will sagen: Mamas mit dieser spezifischen Genvariante zeigten mehr Talent dafür, ihren Sprösslingen konkrete Knetprojekte schmackhaft zu machen, sie über Misserfolge (einschließlich des eventuellen, doch in jedem Fall zum Scheitern verurteilten Versuchs, das Testmaterial einfach aufzuessen) hinwegzutrösten und dergleichen mehr.

Ein anderes Forschungsteam bat Mütter darum, mit ihren anderthalbjährigen Knirpsen zu Hause ein Bilderbuch ohne Text anzuschauen und außerdem auf einer »Stecktafel« (was immer das sein mag) verschiedene Formen zu gestalten.[288] Durch die Verknüpfung der Beobachtungsergebnisse mit spezifischen Gentests ließ sich darauf schließen, dass mit zwei Exemplaren einer bestimmten langen Variante des Vasopressin-Rezeptor-Gens ausgestattete Mütter weniger sensibel auf ihre Kinder reagieren.

Gen-Jäger*innen der University of Chicago prüften Mütter mithilfe einer Art »Iron Mom«-Test regelrecht auf Herz und Nieren.[289] Zunächst sollten die ahnungslosen Mütter einfach nur unter Videobeobachtung mit ihren Kindergartenkindern spielen. Dann stürmte ein Teammitglied herein und verstreute »Kleidung, Papier und leere Behälter«. Anschließend erhielten die unglücklichen Probandinnen »eine Zaubertafel, Arbeitsblätter, eine Zeitschrift, einen Stift und schriftliche Anweisungen für eine Reihe von gemeinsam mit ihrem Kind entsprechend der Nummerierung zu absolvierenden Aufgaben [...]: 1. Legen Sie die Spielzeuge zurück in das Regal. 2. Legen Sie die Kleidung in die Box. 3. Werfen Sie Papier und leere Behälter in den Abfallkorb. 4. Zählen Sie die geometrischen Formen. 5. Fertigen Sie auf Papier eine Reihe geometrischer Zeichnungen an. 6. Entfernen Sie mit einem Tuch den Staub vom Tisch. 7. Zeichnen Sie auf der Zaubertafel eine diagonale Linie. 8. Such dir ein Spielzeug aus und spiel leise damit, während deine Mutter liest und einen Anruf erledigt.«

Die Mütter hatten für die Erledigung dieser Aufgaben gerade mal fünfzehn Minuten Zeit, dabei war das mehr, als ich normalerweise in einer Woche schaffe. Doch die Plackerei lohnte sich, zumindest für das Forschungsteam. Aus der Kombination von Mamas Zaubertafel-Performance unter Stress, ihrer Speichelprobe und weiteren Faktoren konnte das Team folgern, dass mehrere Varianten des Gens, das für die Kodierung der Oxytocinrezeptoren verantwortlich ist, mit mütterlichen Fürsorgefähigkeiten in Verbindung stehen.

Mithilfe von Forschungsverfahren wie dem Freundliche-Riesen-Test, dem Spinnen-Test und ähnlichen Experimenten fand auch Professorin Esther Leerkes' Team Hinweise darauf, dass bestimmte genetische Varianten – indes nur in äußerst geringem Umfang – auch außerhalb von Forschungszentren das Verhalten von Müttern im Umgang mit ihren Kindern beeinflussen können. Eine 2017 von Leerkes und ihrem Team veröffentlichte Studie deutet darauf hin, dass eine lange (und weniger effiziente) Variante eines einen Dopaminrezeptor kodierenden Gens im Zusammenspiel mit einer anderen genetischen Variante indirekt mit weniger sensiblem Mutterverhalten in Verbindung steht.[290] Sprich, Mütter mit solchen genetischen »Risiko-Allelen« interpretierten das Verhalten ihrer Säuglinge negativer, was aller Voraussicht nach zu weniger sensiblem Fürsorgeverhalten führte.

Vielleicht denken Sie jetzt, dass diese ganze Suche nach »dem« Muttergen angesichts der auch ohne plötzlich auftauchende Monster schon schwindelerregenden Komplexität mütterlichen Fürsorgeverhaltens auf einer allzu simplen Grundannahme beruht. Und wissen Sie was? Eine Menge Wissenschaftler*innen, unter ihnen auch Professorin Leerkes und ihr Team, sind da inzwischen so ziemlich Ihrer Meinung.

Anlässlich eines Familienausflugs in den Westen der USA lege ich am Forschungszentrum der University of Colorado in Boulder einen Stopp ein, um dort Leerkes' Kollegen Andrew Smolen zu treffen.

Der Genetiker führt mich durch sein Labor und zeigt mir dabei auch ein Gerät, mit dessen Hilfe er die Gene der Mütter aus dem Monster-Experiment in North Carolina auf 35 °C erwärmte und eine Milliarde Mal kopierte. Anschließend ließ er sie durch einen Kasten laufen, der zwar klobig und unscheinbar aussieht, aber offenbar 300 000 Dollar gekostet hat. »Der oder ein Ferrari, und manchmal denke ich, ich hätte besser den Ferrari genommen«, scherzt Dr. Smolen über die Sequenziermaschine, die die Unmengen DNA-Schnipsel nach Längen sortierte und es ihm damit ermöglichte, bestimmten Müttern bestimmte genetische Varianten zuzuordnen.

Schließlich gelangen wir in einen Raum, der rundum mit gigantischen Tiefkühlschränken ausgestattet ist. Bei dem Gedanken daran, wie viele Mini-Magnums man hier unterbringen könnte, wird mir schwindlig. In dieser Ansammlung von Ultratiefkühlgeräten werden bei -80 °C Genproben früherer Experimente aufbewahrt. »Meiner Meinung nach ist gute oder schlechte mütterliche Fürsorge im Großen und Ganzen eine Frage der erblichen Veranlagung«, sagt Dr. Smolen. »Der Apfel fällt nicht weit vom Stamm.«

Er öffnet die Tür eines der riesigen Tiefkühlgeräte und ist sofort in Kältedampf gehüllt. Die Mamagene werden in ordentlichen kleinen, an Eiswürfelbehälter erinnernde Kästchen aufbewahrt, in denen sie warten, bis dereinst ein Gen-Genie daherkommt und ihre Geheimnisse knackt.

Doch das ist offenbar längst nicht so leicht, wie die Fachleute anfänglich glaubten. »Diese Gene spielen möglicherweise eine Rolle«, sagt Dr. Smolen über die Kandidaten, die er im Zuge seiner Analysen identifizieren konnte. »Sehr wahrscheinlich sogar. Aber es ist kaum vorstellbar, dass ein einzelnes Gen für etwas so Komplexes wie mütterliches Fürsorgeverhalten verantwortlich ist, selbst wenn es gewisse Prägungen verursacht. Unsere Erkenntnislage hinsichtlich spezifischer verhaltenssteuernder Gene ist erstaunlicherweise nicht so solide, wie wir mal hofften.«

Die Hoffnung, eines Tages ein oder mehrere charakteristische Mamagene zu finden, die verführerisch simple Vorstellung, es gäbe »ein Gen dafür«, genau wie es in fast allen Lebensbereichen »eine App dafür« gibt, ist Teil eines Denkmodells, das immer mehr Forschende inzwischen für veraltet halten. Je öfter ich die Gelegenheit zu einem Gespräch mit ihnen habe, desto klarer wird mir, dass irgendein suboptimales Gen in meinen Zellkernen wohl kaum die Macht hätte, mich zur Rabenmutter zu machen.

Aktuelle Nagetierstudien deuten darauf hin, dass viele der hunderte in Rattenmuttergehirnen aktiven Gene sich an bestimmten

Stellen eines Chromosoms befinden, wo bisher schlicht noch niemand nach ihnen gesucht hat. Auch dieser Befund spricht dagegen, dass eine einzelne bestimmte Rezeptorvariante für die »Menschenmama als Gesamtkunstwerk« mehr als eine Nebenrolle spielen könnte.

»Hier hängen viele Dinge zusammen, die ihrerseits mit unglaublich vielen anderen Dingen zusammenhängen, so viel steht fest«, meint Professor Stephen Gammie, Mutterverhaltensforscher an der University of Wisconsin-Madison. Der Übergang in den Muttermodus ist kein einzelner Ton, sondern eine genetische Symphonie. »Stellen Sie sich das Ganze wie eine komplizierte Verlaufsgrafik vor, auf der sich verschiedene Kurven ohne erkennbares Muster auf und ab bewegen.«

Kein Wunder also, dass die Humangenetik die Suche nach schlagzeilenträchtigen Muttergen-Kandidaten mehr oder weniger aufgegeben hat und sich lieber sogenannten genomweiten Assoziationsstudien widmet, eine Methode mit bedeutend weniger Wow-Effekt, aber dafür mit zuverlässigeren Ergebnissen. Dabei fischen einschlägige Expert*innen nicht nach dem Zufallsprinzip ein paar potenzielle Kandidatengene heraus, sondern analysieren komplette DNA-Sequenzen ganzer menschlicher Populationen auf der Suche nach allen möglichen Genvarianten, die mit einem bestimmten Merkmal in Beziehung stehen, etwa der sexuellen Orientierung oder aber einer bestimmten Einschränkung oder Krankheit.

Dummerweise sind solche genomweiten Studien furchterregend gigantische Unternehmen. Das fängt bereits damit an, dass in diesem Bereich grundsätzlich zehntausende Teilnehmende erforderlich sind. Da Mütter jedoch anders als manche ihrer Säugetiercousinen nicht einfach so gruppenweise zusammengetrieben werden können, müssen sie mühsam einzeln rekrutiert werden, auf Entbindungsstationen, beim Baby-Yoga und manchmal sogar durch Bauchpinseleien wie etwa Grußkarten zum Muttertag. Trotzdem kommen so in der Regel kaum mehr als ein paar hundert Mamas zusammen.

Eine weitere Schwierigkeit liegt darin, dass Mütterstudien normalerweise auf stundenlangen Beobachtungen basieren, wohingegen genomweite Studien die Teilnehmenden üblicherweise nur um die Antwort auf eine einzige, auf den Studienzweck abgestimmte Frage bitten (»Haben Sie schon einmal gleichgeschlechtliche sexuelle Erfahrungen gemacht?«, »Leiden Sie an Asthma?«) und anschließend um eine DNA-Probe.[291]

Selbst wenn Forschende die kritische Mama-Masse für eine genbasierte Studie zusammenbekämen, wäre es trotzdem kaum vorstellbar, mit einer simplen Ja-oder-Nein-Frage heiße Kandidaten für Supermama-Gene dingfest zu machen. (»Haben Sie sich schon einmal für längere Zeit ausschließlich von Toastbrotrinden ernährt?«, »Besitzen Sie ein Haushalts-Laminiergerät?«, »Schicken Weihnachtsschmuckhersteller Ihnen bereits ab Mitte Juli Werbung, und entspricht das Ihren Erwartungen?«) Dafür bedürfte es wohl in jedem Fall zusätzlicher Beobachtungsstudien, und das bei jeder einzelnen Mutter – die grünen Monster müssten jahrelang massenhaft Überstunden machen.

Doch die Wissenschaft entwickelt ständig neue Forschungsansätze. So könnten etwa die gerade erst aufkommenden genomweiten Assoziationsstudien zu persönlichkeitsprägenden Genen durchaus die eine oder andere mamarelevante Erkenntnis zutage fördern. Aber was mütterliches Fürsorgeverhalten im Allgemeinen betrifft, »bin ich mir nicht sicher, ob es uns je gelingt, die damit in Zusammenhang stehenden Gene zu finden«, bezweifelt Professor Ariel Knafo-Noam, Autor des israelischen Knete-Forschungsberichts.

Die kanadische Forscherin Viara Mileva-Seitz teilt seine Meinung. Im Zuge ihrer beruflichen Laufbahn arbeitete sie viele Jahre in einem der weltweit renommiertesten Forschungszentren für Mutterverhalten und veröffentlichte eine ganze Reihe in Fachkreisen viel beachteter Studien über mögliche »Mama-Macher«-Gene.[292] So fand sie Hinweise darauf, dass einige Varianten von Serotonin-Transportergenen das Verhalten von Müttern gegenüber ihren sechs Monate alten Kindern beeinflussen und dass eine bestimmte Variante eines Oxytocinrezeptorgens in Zusammenhang mit der Stilldauer der Mutter steht.

Doch obwohl ihre Grundlagenarbeit noch immer in aktuellen wissenschaftlichen Forschungsarbeiten zitiert wird, fragt Viara Mileva-Seitz sich manchmal, ob sie des Rätsels Lösung wirklich näherkommt.

»All mein Wissen und meine gesamten Forschungsergebnisse sind in diese Studien eingeflossen, und die statistischen Analysen habe ich äußerst sorgfältig vorgenommen«, erklärt sie. »Aber die Thematik ist einfach zu komplex. In unserem Bereich sind die Studienergebnisse manchmal extrem verwirrend, entsprechend schwierig ist es, in den diffusen Datenmengen signifikante Parallelstrukturen zu erkennen.« In Sachen Muttergenetik »steht die Forschung quasi am Fuß eines gigantischen Gebirges, und wir wissen noch nicht, wie wir da hochkommen. Im Augenblick gibt es verschiedene Ansätze, wenigstens ein bisschen weiter voranzukommen«.

Mileva-Seitz geht davon aus, dass diese Ansätze aufgrund des wissenschaftlichen Fortschritts über kurz oder lang erfolgreich sein werden. Dennoch hat sie die Welt der Mütterforschung hinter sich gelassen, lebt nun mit ihrem Mann und ihren Kindern auf einem Schafgehöft (wo sonst?) auf dem Lande und arbeitet als Fotografin. Ihr Spezialgebiet sind Familienfotos.

»So kann ich die Schönheit und Komplexität mütterlichen Verhaltens einfangen«, sagt sie. »So kann ich Mütter wirklich sehen.«

Während die Hoffnung auf die Entdeckung spezifischer Markergene schwindet, gehen Forschende immer stärker davon aus, dass mütterliche Verhaltensmuster zumindest teilweise tatsächlich von Generation zu Generation weitergegeben werden – allerdings nicht aufgrund bestimmter Gene, sondern wegen spezifischer biochemischer Prozesse *auf* den Genen.

Im Grunde erinnert das Ganze an Matroschkas, russische Puppen:[293] Von Urgroßmutter zu Großmutter und so weiter bis zu

– und in besonderem Maße – Mutter und Tochter werden gewisse Muttercharakteristika weitergegeben. Manchmal sind es so offensichtliche Parallelen wie dasselbe Alter bei der ersten Geburt oder dieselbe Bereitschaft, dem Nachwuchs auch mal den Hintern zu versohlen. Es kann sich aber auch um schwer zu fassende Eigenheiten handeln wie etwa eine bestimmte Ausstrahlung von Wärme oder Abneigung dem eigenen Nachwuchs gegenüber.

Wie sehr solche spezifischen Muttercharakteristika auch in mir verankert sind, wird mir manchmal schlagartig bewusst, etwa in den leicht gruseligen Momenten, in denen ich merke, dass ich die Schnürsenkel der Schlittschuhe meiner Töchter mit demselben gestressten Gesichtsausdruck straffe wie damals meine Mutter, oder wenn ich meine Armbanduhr genau wie sie früher am Griff der Strandtasche befestige. Besonders deutlich treten solche Momente zutage, wenn eines meiner Kinder krank ist und ich mit derselben besonders geduldigen, bauchrednerartigen Stimme spreche wie meine Mutter, während ich Tropfen und Tabletten verteile. Ich sehe deutlich vor mir, wie meine Mutter mich damals, als ich Windpocken hatte, liebevoll in Natronwasser badete, um den Juckreiz zu lindern. Da finde ich es fast ein bisschen schade, dass Kinder heutzutage kaum noch Windpocken bekommen.

Zum seltsamsten Erlebnis dieser Art kam es, als meine Mutter zum ersten Mal das Kinderzimmer sah, das ich für unsere erste Tochter hergerichtet hatte. Es war nicht in Standardrosa gehalten, sondern in kräftigen Grundfarben, rot, blau und gelb. Sie merkte an, das seien doch auch meine eigenen Kinderzimmerfarben gewesen, aber ich selbst hatte keinerlei bewusste Erinnerung daran.

In Psychoanalytikerkreisen wird das Konzept, eine unsichtbare dritte Partei habe bei der Kinderfürsorge die Hand im Spiel, auch unter dem Titel »Gespenster im Kinderzimmer« zusammengefasst – und das mächtigste Gespenst ist in der Regel die eigene Mutter. Zu ergründen, warum und in welchem Maße Mütter ihren eigenen Müttern ähneln, ist eine Mammutaufgabe. Doch zweifelsohne ist das emotionale Verhältnis einer Tochter gegenüber ihrer Mutter einer der wichtigsten Frühindikatoren dafür, wie sie mit ihren eigenen Kindern umgeht.[294] Einer Studie zufolge ermöglichten die Erinnerungen von Frauen an das Fürsorgeverhalten ihrer Mütter bei 75 Prozent der Probandinnen eine realistische Vorhersage hinsichtlich ihres Umgangs mit ihren eigenen einjährigen Sprösslingen.

Forschende versuchen seit einiger Zeit, den Wiederholungscharakter mütterlicher Verhaltensmuster mithilfe von Verlaufsstudien zu erforschen, für die Familien in mühevoller Kleinarbeit dreißig Jahre und länger begleitet werden – so lange, bis aus den teilnehmenden Jungen und Mädchen in der Obhut ihrer Eltern selbst Eltern werden.

Gegen Ende der 1980er-Jahre begann Rand Conger, heute emeritierter Professor an der University of California, während einer gravierenden Landwirtschaftskrise mit der Langzeitbeobachtung von Farmerfamilien in Iowa. »Damals erschossen sich sogar die Banker«, erinnert er sich. Ursprünglich interessierte er sich dafür, welche Folgen die Krise auf die elterliche Erziehung mehrerer hundert Siebtklässler haben würde.[295] Doch letztlich blieb er mit ihnen in Kontakt, bis sie selbst Mütter und Väter waren.

»Wir konnten in den Familien intergenerationell beständige Verhaltensmuster feststellen«, sagt er. »Kinder, die von ihren Eltern hart angefasst wurden, neigten ihrem eigenen Nachwuchs gegenüber ebenfalls zu Härte.« Natürlich ist kein Menschenleben von vornherein in Stein gemeißelt, doch das Studienergebnis war im Kern schwer von der Hand zu weisen.

Seitdem wurden zwischen England und Indonesien weltweit ähnliche Studien durchgeführt, sowohl in hochgebildeten Milieus als auch in großstädtischen Armutsvierteln.[296] Im Rahmen eines neuseeländischen Forschungsprojekts wurde das Leben Dreijähriger verfolgt, bis ihre eigenen Kinder drei Jahre alt waren.[297] Als Erwachsene ähnelten die zu Studienbeginn Dreijährigen ihren Eltern auf geradezu unheimliche Weise, was den Grad an Sensibilität und Warmherzigkeit im Umgang mit ihrem eigenen Nachwuchs betraf. Die Vererbungstendenzen zwischen Mutter und Kind sind dabei offenbar stärker ausgeprägt als die zwischen Vater und Kind.

Einige Aspekte dieser Form mütterlicher Verhaltensvererbung lassen auf identische Mutter-Tochter-Gene schließen, auch wenn die entsprechenden Gene bisher noch nicht identifiziert werden konnten. Einige andere sind zumindest vermutlich auf simples Nachahmungsverhalten zurückzuführen. Wieder andere Aspekte bleiben weiterhin rätselhaft, eindeutig scheint nur, dass hier sowohl Anlage als auch Umwelt eine Rolle spielen.

Manche der faszinierendsten Erkenntnisse zum generationenübergreifenden Mutterverhalten sind der Beobachtung von Affen zu verdanken.[298] So verbringen Südliche Grünmeerkatzenmamas fast genauso viel Zeit mit ihren Kleinen wie ihre eigenen Mütter zuvor mit ihnen.[299] Bei Rhesusaffen lassen sich von Mutter zu Tochter weitergegebene Misshandlungstendenzen über sechs Generationen zurückverfolgen, manchmal sogar noch weiter.[300]

2005 dokumentierte Professor Dario Maestripieri, damals Forscher am Yerkes Primatenforschungszentrum in Georgia, im Rahmen einer wegweisenden Studie weibliche Affenbabys, die von ihren Müttern misshandelt, also durch die Gegend gezerrt, geschlagen oder getreten wurden.[301] Maestripieri stellte fest, dass diese Affenweibchen als Erwachsene ihren ersten Nachwuchs ebenfalls malträtierten. Wie kaum anders zu erwarten, legte über die Hälfte aller betroffenen Babys später selbst Misshandlungstendenzen an den Tag. Liebevoll umhegte Affenbabys hingegen entwickelten sich zu kompetenten Müttern.

Allerdings hatte Maestripieri an einer entscheidenden Stelle in den Versuchsaufbau eingegriffen. In der ersten Phase hatte er einige der wenige Tage alten Neugeborenen vertauscht, sodass die gewalttätigen Mütter den Nachwuchs von Premium-Affenmamas aufzogen und umgekehrt.

Ergebnis: Die Affenkinder verhielten sich später im Umgang mit ihren Babys wie ihre *Adoptiv*mütter, nicht wie die leiblichen Mütter, mit denen sie einen Teil ihrer Gene gemein hatten. Was darauf schließen lässt, dass die Misshandlungstendenzen der

Mütter nicht innerhalb von Abstammungslinien durch konkrete Gene weitergegeben werden.

Und trotzdem könnten Gene hier von zentraler Bedeutung sein. Vor ungefähr fünfzehn Jahren bemerkte die Tierverhaltensforscherin Frances Champagne (ein großartiger Vorname für diesen Nachnamen, Kompliment an die Namensgeber! Sie haben damit gezeigt, wie Eltern ihre Kinder über die nackte Genetik hinaus prägen können), dass alle Rattenmütter in ihrer Obhut zwar derselben Zucht entstammten und unter identischen Laborbedingungen lebten, sich aber im Umgang mit ihren Jungen leicht unterschiedlich verhielten, insbesondere was die Häufigkeit des Leckens betraf (bis zu zwanzig Babys pro Wurf – die armen Rattenmamas).[302] Die besten fünf Prozent der Mütter leckten und putzten ihre Sprösslinge besonders sorgfältig, die nachlässigsten fünf Prozent leckten unterdurchschnittlich oft ab.

»Warum gibt es zwischen den Rattenmüttern solche Verhaltensunterschiede?«, fragte sich Champagne, damals am Forschungszentrum der McGill University tätig. »Wieso kommt es zu diesen Varianten, obwohl die Lebensbedingungen komplett identisch sind?«

Es stellte sich heraus, dass die mütterlichen Leckgewohnheiten auf ähnliche Weise weitergegeben wurden wie die Verhaltensmuster von Dario Maestripieris Affen. Als Champagne Rattenjunge austauschte, sodass die Leckstars unter den Rattenmamas die Babys der Leckmuffel aufzogen, wurden diese Kleinen ihrerseits zu fürsorglichen Müttern. Genau wie die Affenbabys von Maestripieri traten sie in die Fußstapfen ihrer Adoptivmütter.

Champagnes Mitarbeitende fanden sogar heraus, dass sie dem späteren Mutterdasein von Rattenbabys auf die Sprünge helfen konnten. Indem sie leckende Mamazungen durch Streicheleinheiten mit einem winzigen Pinsel ersetzten, programmierten sie zukünftige Bilderbuchmütter.

Beachten Sie bitte die Wortwahl: »programmieren«. Unvorstellbar, dass die Rattenbabys sich mütterliches Fürsorgeverhalten per Nachahmungslernen quasi merken konnten, so wie eine Menschenmutter Windelwechseln und Kinderwagenmanövrieren durch Hinschauen und Nachmachen lernt. Es war vielmehr die körperliche Empfindung, geleckt zu werden, die irgendwie das zukünftige Verhalten der kleinen Rattenmädchen formte, ganz so, als wären die in ihr angelegten Mutterinstinkte wie ein tropfendes Softeis, das mit der Zunge in Form gebracht werden kann.

»Danach wollte ich unbedingt wissen, was genau dahintersteckt, also bohrte ich immer tiefer«, erinnert Champagne sich. »Ich wollte beweisen, dass Art und Ausmaß mütterlichen Fürsorgeverhaltens beim Nachwuchs zu epigenetischen Veränderungen führen, die ihrerseits vererbbar sind.«

»Epigenetisch« bedeutet so viel wie »auf den Genen«. Der relativ neue Forschungszweig der Epigenetik beschäftigt sich damit, wie, warum und wann bestimmte Abschnitte unseres genetischen Codes aktiviert beziehungsweise deaktiviert werden. Jeder Mensch hat ungefähr 37 Billionen Zellen, das sind wesentlich mehr, als es in der Milchstraße Sterne gibt. In jedem Zellkern ist bekanntlich exakt dieselbe DNA gespeichert. Trotzdem werden einige von ihnen zu Leberzellen, andere zu Hautzellen. Und diejenigen, aus denen weibliche Gehirnzellen werden, arbeiten höchstwahrscheinlich im Babyalter ganz anders als nach der ersten Schwangerschaft.

Die genetische Information selbst ist mehr oder weniger festgeschrieben. Jegliche Veränderung ist also in der Regel epigenetisch bedingt, will sagen: Sie beruht auf Lebensumgebung und persönlichen Erfahrungen, die ihrerseits bestimmte Genabschnitte an- oder ausschalten können. Eine Schwangerschaft als prägendes Erlebnis löst im Gehirn Dominoeffekte aus. Dasselbe gilt allerdings auch für wesentlich frühere, eher unterschwellig wahrgenommene Erfahrungen wie etwa das Verhalten der Mutter zu Säuglingszeiten. Im Fall der Rattenbabys wäre diese prägende frühkindliche Erfahrung das Gefühl gewesen, von der Mutter geleckt zu werden.

Bei der sogenannten DNA-Methylierung werden bestimmte Genabschnitte durch spezifische biochemische Prozesse quasi ummantelt und damit stillgelegt. Dementsprechend stellte Frances Champagnes Rattenforschungsteam fest, dass bei den unterdurchschnittlich geleckten Rattenbabys offenbar bestimmte mit dem Muttermodus in Verbindung stehende DNA-Abschnitte deaktiviert wurden, wodurch sich auch Anzahl und Effizienz ihrer Stresshormonrezeptoren verringerten. In der Folge waren die von ihren Müttern vernachlässigten Jungen weniger stressresistent – was dazu führte, dass sie später im Umgang mit ihrem eigenen Nachwuchs selbst weniger Sorgsamkeit und Leckbereitschaft an den Tag legten.

Bei den gut geleckten Rattenbabys hingegen wurden mit höherer Wahrscheinlichkeit Gene für bestimmte Östrogenrezeptoren aktiviert, wodurch sie stärker auf Ausschüttungen dieses Schlüsselhormons in Sachen Mutterverhalten reagierten, als sie selbst Nachwuchs bekamen. Auch die Gene für Oxytocinrezeptoren wurden in stärkerem Maße aktiviert, und das Wachstum von Oxytocinneuronen im Gehirn intensivierte sich. Die Folge: Später leckten sie ihren Nachwuchs genauso, wie ihre Mütter es getan hatten. Und das lag weder an einem magischen »Leck-Gen« noch an Nachahmungsverhalten, sondern an der komplexen Interaktion zwischen einer weichen Zunge der Rattenmama und bestimmten epigenetischen Aktivierungsprozessen im Gehirn ihrer weiblichen Nachkommen.

Nun lassen sich Leckstudien nicht unbedingt auf Menschenmütter übertragen. Also normalerweise jedenfalls nicht, auch wenn ich mir vorstellen kann, dass eine Theorie zur Wirksamkeit mütterlichen Leckverhaltens für die eine oder andere besonders enthusiastische Zurück-zur-Natur-Müttergruppe durchaus von Interesse sein könnte. Was eine grobe Fehlinterpretation der Faktenlage wäre. Allerdings weisen einige vielversprechende Forschungsergebnisse darauf hin, dass bei Menschenmüttern zärtliches Berühren und Streicheln ihrer Babys dasselbe sein könnte wie bei Rattenmamas das Lecken.

»Säuglinge brauchen Berührung«, erklärt Professor Lane Strathearn von der University of Iowa. »Wenn Sie Ihre Teenager nicht berühren, sind die dankbar. Wenn Sie Ihr Baby nicht berühren, wird es sterben.«

Im Rahmen einer bemerkenswerten Studie, die am British Columbia Children's Hospital durchgeführt wurde, baten Wissenschaftler*innen die Eltern Neugeborener, den täglichen Körperkontakt mit ihren Babys in einer Art »Kuscheltagebuch« festzuhalten.[303] Als diese vier Jahre alt waren, förderten DNA-Proben epigenetische Unterschiede zwischen »kontaktarmen« und »kontaktreichen« Kindern zutage, ähnlich wie das bei viel abgeleckten und wenig abgeleckten Rattenjungen der Fall war.

Die DNA-Proben der Kinder stammten übrigens von Wangenabstrichen und nicht etwa von Gehirnbiopsien, die eine ganze Ecke schwerer zu beschaffen sind. Trotzdem wurden 2009 für eine kleine Studie die Gehirne von Suizidopfern untersucht.[304] In Hippocampus-Gewebeproben der Verstorbenen, die im Kindesalter elterlicher Vernachlässigung oder Misshandlung ausgesetzt waren, fanden sich in vermehrtem Umfang durch Methylierung deaktivierte Genabschnitte.

Einer anderen, ebenfalls kleinen Studie zufolge ist bei misshandelten Kindern, deren Eltern bei der Fürsorge professionelle Unterstützung erhalten hatten (wodurch sich ihr Fürsorgeverhalten wahrscheinlich besserte), in der Folge eine Veränderung bestimmter Methylierungsmuster feststellbar.[305]

Solche epigenetisch bedingten Veränderungen sind möglicherweise nicht nur eine Ursache für generationenübergreifend wahrzunehmende Mutterverhaltensmuster, sondern erklären vermutlich auch einige konkrete Unterschiede zwischen den Gehirnen von Müttern und Töchtern. Eine Studie unter Federführung des Baylor College, Houston, an der 30 Erstgebärende teilnahmen, fand mithilfe von fMRT-Aufnahmen heraus, dass das Belohnungssystem derjenigen, die das Verhältnis zur eigenen Mutter als gut beschrieben, beim Anblick von Bildern des eigenen Babys besonders stark reagierte.[306] Auch war ihr Oxytocinspiegel beim Spiel mit ihren damals sieben Monate alten Kindern überproportional hoch.

Und einer Studie der Yale University zufolge haben junge Mütter mit überwiegend positiven Kindheitserinnerungen in den für Gefühlsverarbeitung zuständigen Gehirnregionen mehr graue Substanz und reagieren prompter auf Säuglingssignale.[307] Andererseits schenken Frauen, die von ihren Müttern schlecht behandelt wurden, Babybildern tendenziell weniger Beachtung, auch wenn sie inzwischen selbst Kinder haben.[308] Ebenso reagieren sie offenbar vermehrt ungehalten auf Babyweinen.[309] Ein britisches Forschungsteam erfasste Anderthalbjährige mit unsicherer Mutterbindung und erstellte gut zwanzig Jahre später Gehirnscans von ihnen.[310] Ergebnis: Ihre Gehirne unterschieden sich von denen der Vergleichsgruppe dahingehend, dass der Mandelkern, also das für Furcht und Aggression zuständige Areal, bei ihnen überdurchschnittlich groß war.

Erstaunlicherweise treffen einige dieser Forschungsergebnisse auch auf das Verhältnis zwischen Kindern und Adoptiveltern zu. Lange Zeit vermutete man in Fachkreisen, das Alter eines Kindes zum Zeitpunkt der Adoption sei der beste Frühindikator für die innerfamiliäre Bindungsqualität.[311] Doch nun kristallisiert sich heraus, dass das Fürsorgeverhalten von Adoptiveltern entscheidend von deren eigenen frühkindlichen Erfahrungen im Umgang mit ihren Eltern oder anderen Fürsorgenden abhängt. Familiäre Verhaltensmuster werden also auch dann weitergegeben, wenn keine biologische Verwandtschaft vorliegt.

Unabhängig davon, ob die Epigenetik die Rätsel generationenübergreifenden Mutterverhaltens klären kann oder nicht, liegt bestimmt viel Wahres in der Vorstellung, dass Mütter im Laufe vieler Generationen geformt werden und dass mütterliche Wärme wie eine brennende Kerze oder ein nur mündlich überliefertes Rezept von Mutter zu Tochter zu Mutter weitergegeben wird. Schließlich hat ein weibliches Baby bereits seinen gesamten Vorrat von mehreren Millionen Eizellen in sich, wenn es noch als Fötus in der Gebärmutter strampelt.[312] Wir tragen also tatsächlich genau wie die Matroschkas schon während der Schwangerschaft auch unsere zukünftigen Enkeltöchter mit uns herum.

Als ich meine ungeborene erste Tochter zum ersten Mal spürte – der Flossenschlag eines Goldfischs tief in meinem Bauch –, war ich in der 16. Woche schwanger und mit meiner Mutter und meiner Schwester unterwegs in einem ländlichen Gebiet Irlands, woher einige der Vorfahren meiner Mutter stammen. Wir hatten die Ruine des grasgedeckten Häuschens direkt am Meer umwandert, in dem eine meiner Urgroßmütter früher gelebt hatte. Als ich dieses erste kleine Zappeln spürte, saßen wir in einem Pub in Galway und löffelten dampfend heiße Kartoffel-Lauch-Suppe.

Ich finde es ein bisschen unheimlich, mir vorzustellen, dass das, was diese namenlosen Mütter Jahrhunderte vor mir so alles taten – in ihrer Welt, in der es nicht viel mehr gab als launisches Wetter, nasse Natursteingemäuer, ein paar Schafe (natürlich), Kartoffeln, Algen und Feuer als einziges Licht in dunkler Nacht –, in irgendeiner Form auf mich abgefärbt hat und jetzt mein Muttersein beeinflusst. Welche Schlaflieder sangen sie wohl, während sie das Feuer im Herd schürten und Algenauflauf fürs Abendessen zubereiteten? Kann es wirklich sein, dass ihr damaliges Tun Einfluss auf mein heutiges hat, etwa wenn ich mit meinem teuren Kinderwagen losziehe, um ein paar Falafel fürs Mittagessen zu kaufen? Ich stelle mir die knotigen, geistergleichen Hände meiner namenlosen Ahninnen vor, wie sie Teig kneten, in kaltem Wasser Kleider schrubben, das Gesicht eines Kindes berühren. Es sind formende Hände. Sie formten auch mich.

So überwältigend in jedem Sinne die Präsenz der »Gespenster im Kinderzimmer« auch sein mag, es liegt auch etwas ausgesprochen Tröstliches in der Vorstellung, dass fast jede Person – eine biologische Mutter, eine Adoptiv- oder Pflegemutter, ein alleinerziehender Vater –, die im Jetzt ein kleines Mädchen grenzenlos liebt, damit Generationen zukünftiger Mütter prägen kann.

Natürlich sind unsere Mütter und Großmütter weder unsere alleinigen Schöpferinnen, noch sind wir ihre exakten Kopien. (So scheint das »Drei-Minuten-vor-Ankunft-der-Thanksgiving-Gäste-in-Unterwäsche-die-Wohnung-saugen«-Gen meiner Mutter glücklicherweise eine Generation zu überspringen.)

Um erkennen zu können, wer uns zu der Mutter gemacht hat, die wir heute sind, müssen wir nach hinten schauen, aber auch nach unten. Kniehöhe, vielleicht noch ein bisschen drunter, ungefähr bis zu der Höhe, auf der Ihr Wonneproppen gerade die Tapete bemalt oder seine Schwester im Würgegriff hält. Unsere lieben Kleinen, genau, die sind ja auch noch da! Und sie interessieren sich nicht im Mindesten dafür, wo unsere Mamawurzeln liegen, solange wir ihnen weiterhin dienstbeflissen Kakao einschenken. Als ich meine älteste Tochter einmal zu einer Schwangerschaftsvorsorgeuntersuchung mitnahm, um ihr wenigstens versuchsweise die Mysterien der Mutterwerdung nahezubringen, zeigte sie sich vollkommen unbeeindruckt von dem supermodernen Ultraschallgerät, Babys Herzklopfen und dem ganzen anderen Zeug. Jedenfalls bis auf einen kurzen Moment auf der Damentoilette. Da klaute sie nämlich einen Plastikbecher und machte Pipi rein, kaum dass wir wieder zu Hause waren. Genau, wie sie es bei ihrer Mama gesehen hatte.

Womit wir beim Kern meiner Geschichte angekommen sind. Mütter kreieren Mütter, das steht ziemlich fest – doch unsere Kinder formen uns mit vulkanhaften Urkräften. Wir sind auch das, was unsere Töchter (und Söhne) aus uns machen.

Kapitel 7

Achtung, Influencer!

Was Mütter mit ihren Kindern machen –
und Kinder mit ihren Müttern

Eines schönen Sommertages überkommen mich altvertraute Gefühle: Im Rückwärtsgang rollt eine Billardkugel vom Magen hinauf in meine Kehle, von meinen Augenlidern tropft zähflüssige Müdigkeit, und in meinen Gedärmen sammeln sich Gase, die sich in aller Öffentlichkeit Kazoo-artig entladen.

Ich bin daher nur mäßig erstaunt, als ich eines Spätnachmittags im Bad nach kurzem Hantieren die zwei typischen, rasch dunkler werdenden rosa Linien sehe, die mir zeigen, wohin die Reise jetzt geht. Mit mittlerweile 39 Jahren und drei Kindern habe ich, um es mit den nur mäßig begeisterten Worten meines Frauenarztes auszudrücken, »noch mal zugeschlagen«, als sich eine Gelegenheit für Baby Nr. 4 ergab.

Schwangerschaft an sich ist zwar eigentlich immer dasselbe, aber trotzdem jedes Mal eine völlig neue Erfahrung. Dieses Mal habe ich einen Jieper auf Chilisauce und billigen Eistee, letztes Mal war es Pizza mit Ricotta. Ich muss zwanghaft und in Dauerschleife bestimmte, seit meiner Jugend vergessene und bis dato kaum vermisste Songs spielen, darunter »It's my party and I cry if I want to« und alles von *Tiffany*. Dem abendlichen Fernsehprogramm kann ich nun etwas abgewinnen, anstatt wie früher in komatösem Tiefschlaf zu versinken: Obwohl ich mir Gesichter eigentlich schlecht merken kann, entwickle ich zum ehrfürchtigen Erstaunen meines filmliebenden Gatten auf einmal ein unheimliches Talent dafür, in Nebenrollen Schauspielerinnen und Schauspieler zu entdecken, die in den Achtzigerjahren Kurzauftritte in Kinofilmen oder kurzlebigen Sitcoms hatten. Die englische Sprache hingegen scheint mir nach und nach zu entfallen. Meine Mutter ist in den Siebzigern, ich bin noch keine Vierzig – und trotzdem starren wir einander manchmal ratlos an auf der Suche nach der richtigen Bezeichnung für etwas. *Steinmännchen. Minze.*

Vielleicht war das schon bei meinen bisherigen Schwangerschaften so, und ich habe es nur nicht gemerkt. Immerhin lese ich gerade Studien, aus denen hervorgeht, dass Mütter auf fremde Gesichter besonders misstrauisch reagieren und massenhaft Wörter aus dem Gedächtnis verlieren. Anderen Studien zufolge kann es auch sein, dass meine Mamamängel und -kräfte sich mit jeder Fahrt auf der hormonellen Achterbahn vergrößern.

Oder hat hier etwa Baby Nr. 4 seine Händchen im Spiel?

Unsere Kinder – meine jedenfalls – können jederzeit und überall größtmögliches Tohuwabohu auslösen, doch für die Mütterforschung sind sie die reinsten Chaosstifter. Denn für Forschende auf der Suche nach individuellen Muttermerkmalen können die Knirpse und ihre liebenswerten kleinen Eigenheiten sich zu verwirrenden Störvariablen auswachsen (deren Eindämmung Großhandelspackungen Kinderkekse erfordert, aber das nur am Rande).

Wenn Ihr Sprössling bei einem Beobachtungsexperiment schreit wie am Spieß, während der Zwerg einer anderen Mama dabei seelenruhig in der Nase bohrt, werden Sie und die andere Mutter ungeachtet der angestrebten Forschungsziele unterschiedlich reagieren. Deshalb arbeiten Wissenschaftler*innen bei einschlägigen Versuchen lieber mit Bildern fremder Kinder und mit eigens entwickelten hyperrealistischen Babysimulatoren. Das sind lebensgroße, mit Elektronik vollgestopfte Puppen, die besonders auf den ersten flüchtigen Blick unglaublich echt aussehen: Es kommt vor, dass Forschende, die aus dem einen oder anderen Grund einen dieser Simulatoren mit sich herumtragen, von verblüfften Kolleg*innen herzlich zum Nachwuchs beglückwünscht werden.

In anderen Forschungszentren ist man eher an der Auswertung

als an der Minimierung von Störfaktoren interessiert, die durch den eigenen Nachwuchs erzeugt werden. Dort erforscht man, inwiefern Kinder – ebenso wie Plazenta einlagernde Väter und irische Ururgroßmütter – einen elementaren Anteil an der Mutterwerdung haben.

Jedes Kind ist im wahrsten Sinne des Wortes ein Überraschungsei, und jedes prägt uns anders. Unser Risiko für eine Wochenbettdepression, unsere Schlafgewohnheiten, unsere Lächelfrequenz und sogar unsere Bereitschaft zu einer weiteren Schwangerschaft werden allesamt von unseren Kids beeinflusst, von ihrem Temperament, ihrer Gesundheit und anderen Charakteristika. Forschungsteams, die ihre Nachtsichtkameras auf Babybettchen richten, haben bestimmt längst bemerkt, dass beim abendlichen Schlafenszeittheater nicht etwa die Mamas, sondern ihre Wonneproppen die Regie führen, und zwar jeder einzelne von Geburt an (und sogar schon davor, wie wir noch sehen werden) auf seine eigene, unverwechselbare Art. Diese so zarten kleinen Wesen haben viel mehr Macht über uns, als wir uns vorstellen können.

Für frühere Müttergenerationen war das vielleicht klar wie Klärchen, doch unsereins kommt womöglich gar nicht erst auf diesen Gedanken, weil wir für entsprechende Erkenntnisse im Schnitt einfach zu wenige Proband*innen gebären. 1976 hatten vierzig Prozent der Mütter vier oder mehr Kinder.[313] Heute sind es nur noch vierzehn Prozent; die Anzahl der Ein-Kind-Familien hingegen hat sich verdoppelt. Und wenn wir es daheim nur mit einem einzigen Terrorzwerg zu tun haben, sind wir kaum in der Lage, zu erkennen, in welchem Ausmaß genau er mit seinem höchst persönlichen Wesen unser Verhalten prägt.

Mütter von zwei oder mehr Kindern machen nicht selten tiefgründige Entdeckungen, die weit über eingetrocknete Kindertaschentücher in Winterjackentaschen hinausgehen. Sie können vermutlich als einzige die Titanenkräfte bezeugen, mit denen die natürliche Individualität von Kindern auf ihre Mamas einwirkt.

2018 bat ein Forschungsteam der University of Minnesota, Twin Cities (das sich – typisch! – eigentlich gar nicht speziell mit

Müttern befassen wollte), tausend Menschen um ihre Einschätzung, inwiefern Gene oder Lebensumstände oder beides diverse menschliche Eigenschaften beeinflussen, von Augenfarbe bis Intelligenzquotient.[314]

Zur Überraschung der Wissenschaftler*innen stammten quer durch alle befragten Bevölkerungsgruppen die versiertesten Einschätzungen von Müttern. Nicht irgendwelche Mütter, sondern solche mit mehreren leiblichen Kindern.

Nichts führt uns eindrücklicher vor Augen als die Geburt eines weiteren Kindes, wie wenig Einfluss wir auf seine Entwicklung haben, anders ausgedrückt: in welchem Ausmaß wir mitsamt Leib und Seele nichts anderes sind als Spielknete in pummeligen Patschehändchen.

Ich besuche ein weiteres Mal Helena Rutherford, die unglaublich energiegeladene Assistenzprofessorin an der Yale University. Sie eilt mir voraus durch die Flure des Lehrkrankenhauses der medizinischen Fakultät, dem New Haven Hospital Saint Raphael Campus, und ich versuche, ihren pinkfarbenen Pullover nicht aus den Augen zu verlieren. In der Station für Fetalmedizin angekommen, biegt sie nach links ab und öffnet die Tür zu Raum 6.

Plötzlich befinden wir uns in einer anderen Welt, weit weg von dem im Eingangsbereich plärrenden Fernseher und den schleppenden Schritten schwangerer Frauen, die sich mit voller Blase auf den mühsamen Weg zur Ultraschalluntersuchung machen.

Hier sieht es anders aus als in einem typischen Untersuchungszimmer. Anstelle der üblichen weißen Standardliege steht hier ein Ruhesessel mit einer einladend darüber drapierten Wolldecke. Das Neonlicht an der Decke ist ausgeschaltet, stattdessen taucht eine Lampe den Raum in goldenes Licht. Eine künstliche Orchidee bietet dem Auge eine willkommene Abwechslung zum stumpfen Glanz des Linoleums. Helena Rutherford hat diesen Raum so gemütlich wie möglich gestaltet, damit werdende Mütter – und ja, auch ihre Föten – sich hier möglichst wohlfühlen. (Wie man mir erzählt, verbringen inzwischen sogar die Stationsschwestern ihre Mittagspause am liebsten hier).

Mit schweren Winterstiefeln und einem 37-Wochen-Babybauch kommt das für diesen Nachmittag einbestellte Untersuchungsobjekt zur Tür hinein.

Rutherford führt die Schwangere zum Ruhesessel.

»Ich stelle Ihnen jetzt nur ein paar kurze Fragen«, erklärt sie. »Haben Sie in den letzten eineinhalb Stunden etwas gegessen?« Das Forschungsobjekt denkt ein Weilchen nach und schüttelt schließlich den Kopf. »Wir hatten Sie darum gebeten, nichts zu essen, weil Ihr Baby ziemlich aktiv wäre, wenn Sie zuvor Zucker zu sich genommen hätten, wir möchten aber die Babys möglichst alle in demselben Zustand hier haben. Haben Sie etwas getrunken?«

Tee, gegen elf Uhr.

»Haben Sie letzte Nacht gut geschlafen?«

(Es folgt eine weitere längere Pause.)

»Ich weiß, das ist gar nicht so leicht zu beantworten. Versuchen Sie's einfach mit Ja oder Nein.« Die werdende Mama entscheidet sich für ein schwaches Ja.

Anschließend befestigt Rutherford den Herzmonitor für den Fötus mit einem knöpfbaren elastischen Gurt am kuppelartig aufgewölbten Bauch der Mutter und öffnet eine steril verpackte Tube Gel, um damit den Monitor leichter über den riesigen Bauchnabel schieben zu können. In Nullkommanichts hat sie den Steppschritt des fetalen Herzschlags gefunden. Seine Frequenz liegt bei unauffälligen 140 Schlägen pro Minute. Die Mutter trägt über ihrer Kleidung einen eigenen Herzmonitor. Bald darauf werden beide Herzfrequenzen sichtbar, die des Ungeborenen auf einem Laptopbildschirm, die der Mutter zunächst nur auf dem Display von Rutherfords Smartwatch, später dann als Download. Die Versuchsanordnung ist nun bereit, jedenfalls solange das Equipment an Ort und Stelle bleibt.

»Falls Sie merken, dass irgendetwas verrutscht, sagen Sie uns bitte Bescheid«, sagt die Forscherin beim Hinausgehen. Zunächst sollen Mutter und Kind um die zwanzig Minuten ruhen, damit ihre jeweiligen Herzfrequenzen sich auf ihre Normwerte einpendeln. Wie nicht anders zu erwarten, brennt Rutherford vor Neugier auf den Tumult, zu dem es im weiteren Verlauf des Versuchs im Herzen der Mutter kommen wird. Was sie aber ganz besonders interessiert, ist die Beziehung zwischen den mütterlichen und fetalen Körperreaktionen, Fachausdruck: *arousals*, auf bestimmte äußere Reizauslöser. Rutherford kann die Beziehung der beiden Reizreaktionen zueinander mithilfe der Abweichungen zwischen den Aufzeichnungen der beiden Herzfrequenzen genauer vermessen. (*I think we're alone now*, schnulzt *Tiffany* mir ins Ohr. *The beating of our hearts is the only sound.*)

Wir lassen die Schwangere ruhen. Sie ist bereits selig in eine alte Ausgabe von *InTouch* vertieft. Auf der Titelseite prangt der Klassiker »Jennifer & Brad: Wir bekommen ein Mädchen!«

Seit Langem ist wissenschaftlich gesichert, dass Ungeborene auf starke Veränderungen des körperlichen oder mentalen Zustands der Mutter reagieren.

Bereits eine laute Türklingel reicht aus, um die Aufmerksamkeit von Müttern in Richtung Alarmzustand zu treiben, ganz zu schweigen von einem aus heutiger Sicht unfassbaren Experiment aus den Sechzigerjahren, in dem perfide (und höchstwahrscheinlich männliche) Forscher Müttern weismachten, ihr Fötus bekäme nicht genug Sauerstoff.[315] Auf Stressempfindungen ihrer Mütter reagieren die kleinen gekrümmten Wesen in ihnen heftig, und ihr Herzschlag schießt in die Höhe.

Allmählich jedoch verbreitet sich in der Mütterforschung die Erkenntnis, dass es sich hier keinesfalls um eine Einbahnstraße handelt.

2004 steckte Janet DiPietro, Professorin an der Johns Hopkins University, mitten in einer Forschungsarbeit, im Rahmen derer die Herzfrequenz hochschwangerer Frauen und ihrer Föten aufgezeichnet wurde.

»Damals dachte ich nur in eine Richtung, nämlich dass die

Babys auf ihre Mütter reagieren«, erzählt sie mir. Doch der mit der Auswertung der Datensammlung betraute Statistiker vermeldete genau das Gegenteil. Jede Bewegung eines Fötus stupste anscheinend das Nervensystem der Mutter an. Auslöser der Reiz-Reaktions-Kette war also nicht sie, sondern ihr Kind. Etwas salopper formuliert: Der Schwanz wedelte mit dem Hund.

Zunächst hielt DiPietro diese wegweisende Entdeckung schlicht für einen Fehler. »Das kann ich mir nicht vorstellen«, beschied sie dem Statistiker. »Vielleicht haben Sie ja die X-Achse mit der Y-Achse verwechselt.«

Doch eine Überprüfung bestätigte das Ergebnis:[316] Zwei bis drei Sekunden nach jeder Regung des Fötus reagierte der Körper der Mutter auf ähnliche Weise, und ihr Hautleitwert stieg (der Erregungsgrad lässt sich auch anhand schweißfeuchter Hände messen).

Als DiPietro begriff, dass sie da einer großen Sache auf der Spur war, entwickelte sie eine Versuchsanordnung, im Zuge derer bei ihren hochschwangeren Probandinnen Sehsinn und Gehör blockiert wurden, erfreulicherweise nicht permanent, wie ein Rattenforscher das womöglich kurzerhand getan hätte, sondern mithilfe einer Gelmaske für die Augen und schalldichter Kopfhörer für die Ohren.[317]

Anschließend trat ein Mitglied des Forschungsteams mit einer Papphöhre voller getrockneter Maiskörner zu den ahnungslosen Müttern, rüttelte den Krachmacher dreimal in kurzer Folge und nur wenige Zentimeter oberhalb ihrer enormen Bäuche.

Da nur die Ungeborenen das Geräusch hören konnten, waren die Forscher in der Lage, die Reiz-Reaktions-Kette vom aufgeschreckten Fötus zum Nervensystem der Mutter zu verfolgen.

Mütter nehmen die meisten Regungen ihrer Ungeborenen nicht bewusst wahr, sieht man vom einen oder anderen Karatekick mal ab. Ihr Nervensystem hingegen registriert offenbar alles. DiPietro vermutet, dass solche Baby-an-Mama-Botschaften eine große Rolle für die mentale Vorbereitung auf die Mutterschaft spielen.

»Meiner Ansicht nach handelt es sich hier um eine Art Signalfunktion. Der Fötus lehrt seine Mutter, ihre Aufmerksamkeit auf ihn zu richten«, sagt sie. Das Baby lockt seine Mutter quasi von ihrer äußeren in seine innere Welt – was im Übrigen auch erklären würde, warum Schwangere meist ungewöhnlich schwach auf ihre äußere Umgebung reagieren.

Das Spektrum »fetaler Aktionen« ist beachtlich. Im Zuge ihrer Gebärmutterspionage hat Professorin DiPietro schon ziemlich beeindruckende Aktivitäten gesehen, so etwa Föten, die Mamas Plazenta von innen abschleckten. Das *Ausmaß* der Aktivitäten variiert sogar noch stärker als die Art: In der 36. Woche bewegen sich die zappeligsten Ungeborenen fünfmal so viel wie die Faulenzer unter ihnen.

»Ein hochaktiver Fötus stimuliert seine Mutter immer stärker«, erklärt DiPietro, »möglicherweise werden Frauen auf diese Weise unterschiedlich auf unterschiedliche Babys vorbereitet«, also nicht auf einen unspezifischen Säugling, sondern auf ihren ganz eigenen Augenstern.

Mag sein, dass manche Mütter genau deshalb den Charakter ihres Babys schon vor der Geburt so »bemerkenswert lebendig« beschreiben können.[318] Zu dem Schluss kam jedenfalls eine interviewbasierte Studie, die im Rahmen von Geburtsvorbereitungskursen mit Erstgebärenden durchgeführt wurde. Je nachdem, was in ihren Bäuchen vorgeht, haben Mütter offenbar schon Monate im Voraus eine Ahnung, ob sie eine Schlaftablette oder einen Satansbraten zur Welt bringen werden.

Was die Ungeborenen im Bauch ihrer Mütter treiben, wird in der Fachsprache als *maternal programming* bezeichnet.[319] Ihre Einflussmöglichkeiten auf ihre Mamas reichen weit über ihre fetalen Aktivitäten hinaus. Sie manipulieren uns über die Hormonausschüttungen der Plazenta, die von Schwangerschaft zu Schwangerschaft (und von Vater zu Vater) unterschiedlich ausfallen. Und dann ist da ja auch noch das Phänomen des Mikrochimärismus, erinnern Sie sich? Auf diesem Weg gelangen fetale Zellen direkt in den Körper ihrer Mütter – in ihre Herzen, aber auch in ihre Gehirne.

Da in diesem Bereich die Theorie aktuell der Technik vorauseilt, sind vergleichsweise einfach zu messende Indikatoren wie die Herzfrequenz die zuverlässigste Methode zur Erfassung des Einflusses, den Ungeborene auf ihre Mütter haben. Aus diesem Grunde stattete Helena Rutherford ihrer Forscherkollegin Janet DiPietro kürzlich einen Besuch ab, um in ihrem Institut einige der dort angewendeten Techniken zu studieren und für ihre eigene Arbeit zu adaptieren.

Die zwanzig Minuten Ruhepause sind um. Helena Rutherford und ich werfen durch einen Vorhangschlitz einen Blick auf die entspannte Schwangere mit ihrem Boulevardmagazin. Gleich geht's hier rund.

»Bitte schließen Sie die Augen«, sagt die Forscherin zu der Probandin. »Ich werde Ihnen jetzt eine fünf Minuten lange Tonaufnahme eines schreienden Babys vorspielen. Sie müssen nichts weiter tun, als sich dieses Baby vorzustellen, okay?«

Und schon ist ein hohes dünnes, auf- und absteigendes Weinen (»zyklisch«, wie Rutherford es im Rausgehen bezeichnet) zu hören. Schrecklich, ich sehe förmlich Babys Kinn zittern. Das Geheul ist echt, eine Aufzeichnung professioneller Schreiforscher, die es offenbar tatsächlich gibt. »Nach dreieinhalb Minuten kehrt für etwa acht Sekunden Ruhe ein«, flüstert Rutherford mir zu, einen Hauch von Schalk in den Augen. »Aber dann geht's wieder los!«

Sie will in erster Linie herausfinden, wie lange es dauert, bis die Herzfrequenz von Mutter und Kind sich nach der Schreiphase wieder normalisiert.

Doch obendrein sucht sie auch nach Hinweisen auf etwas, das man getrost als »fetale Persönlichkeit« bezeichnen könnte, sowie nach deren möglichem Einfluss auf die Mutter.

Einige Ungeborene reagieren in dem Experiment überproportional stark auf das Babyweinen und brauchen länger, um sich wieder zu beruhigen. Möglicherweise reagieren Mütter, die im

Laufe der Schwangerschaft durch akrobatisch veranlagte, reaktionsfreudige Föten besonders gründlich stimuliert wurden, überproportional stark auf typische Tests der Mütterforscher, bei denen Elektrodenkappen Mamas Gehirn überwachen, während sie Babyweinen hört oder Babyfotos anschaut. Helena Rutherford will wissen, ob die Gehirnströme von zukünftigen Müttern besonders energiegeladener Rock'n'Roller spezifische Muster aufweisen.

Und überhaupt: Wer übernimmt hier eigentlich die Führung? Wenn die Mutter-Fötus-Interaktion eine Art Tanz ist, wer bestimmt dann das Tempo? Gibt Babys Herzfrequenz wie ein Schlagzeuger den Takt vor, dem die Mutter nur folgt? Oder ist es genau umgekehrt?

Einige Zeit später grübele ich, mein viertes Schwangerschaftsprojekt in Arbeit, über Rutherfords Ansätze nach und nutze einen seltenen Moment häuslicher Ruhe, um mich kurz hinzulegen. Wer soll hier schon großartig aktiv sein? Heute ist mein Baby gerade mal sieben Wochen in der Mache, offiziell handelt es sich noch um einen Embryo. Die Gummibärchenphase, wie es beim Ultraschall manchmal heißt, hat noch gar nicht begonnen. *Du hast bis jetzt noch nicht mal Finger*, denke ich. *Wie kannst du mich da formen?*

Für die Forschung ist es immer noch eine ziemliche Herausforderung, zu ergründen, wie es diesen unfertigen, abgeschnitten von der Welt dümpelnden Lebewesen gelingt, schon vor der Geburt Mamas Knöpfe zu drücken. Da sollte man meinen, dass die Entschlüsselung dieses Geheimnisses ein ganzes Stück einfacher wird, wenn ein Kind erst geboren und damit der Wissenschaft leichter zugänglich ist.

Stattdessen wird die Angelegenheit noch komplizierter.

Das liegt an einem gewaltigen Henne-oder-Ei-Problem. Schon kurz nach der Geburt schwingen Mutter und Kind so sehr im Gleichklang, dass man sie kaum mehr als Individuen betrachten kann. Sie sind eine feste Einheit, medizinisch ausgedrückt: eine Dyade.

»Aus wissenschaftlicher Sicht ist es zweckdienlich, sie als separate Wesen einzustufen«, sagt Professorin Linda Mayes vom Zentrum für Kinderstudien der Yale University. »Aber das sind sie nicht. Sie sind eine interaktive Einheit. Sie rufen einander hervor.«

In Nullkommanichts stimmen Mütter und Neugeborene ihren Schlaf-Wach-Rhythmus aufeinander ab, ihre Gehirnströme und sogar ihre Lautmelodien. Wer kann da wirklich wissen, wer von beiden den Ton angibt? Gemeinsam erzeugen sie eine schier endlose Folge von Feedbackschleifen.

Bei Wochenbettdepressionen beispielsweise ist die Gemengelage bekanntermaßen kaum durchschaubar. Sie können durch quengelige Babys befeuert werden,[320] doch niemand weiß genau, ob die Kausalkette nun bei der Mutter oder bei ihrem Kind beginnt. Depressive Mütter reagieren schwächer auf Säuglingssignale;[321] der mangelnde Kontakt mit ihnen wiederum löst Veränderungen in ihren Neugeborenen aus, bis hin zu stressbedingten Schäden am Erbgut. Bereits im Alter von gerade mal ein paar Monaten regieren solche Säuglinge weniger stark auf das Gesicht ihrer Mutter und tun sich schwerer damit, die Mimik anderer Menschen zu entschlüsseln.[322] Unterstimulierte Babys wiederum verstärken die Unterstimulation der bereits depressiven Mutter – ein Teufelskreis.

Die verwirrende Mutter-Kind-Symbiose ist nur die Spitze des Eisbergs für Wissenschaftler*innen auf der Suche nach Antworten auf die Frage, wer hier eigentlich wen prägt. Denn die beiden leben nicht nur im Gleichschritt, sondern auch in derselben Umgebung, und auch die prägt sicherlich bis zu einem gewissen Grad ihre gemeinsamen Verhaltensmuster.

Und dann haben sie ja auch zumindest teilweise dieselben Gene.

Um herauszufinden, inwiefern ein Kind das Verhalten seiner Mutter prägen kann, haben Forschungsteams ähnlich wie bei ihren Mütterstudien auch bei den Kids ausgewählte Gene unter die Lupe genommen, die sich als massive Störfaktoren für das Mutter-Kind-Verhältnis hätten entpuppen können.

Doch zahlreiche wissenschaftliche Suchaktionen nach Kandidatengenen bei Kindern[323] – und davon gibt es jede Menge – landeten in denselben Sackgassen wie schon die Suche nach einschlägigen »Muttergenen«: Die Forschungsergebnisse sind kaum reproduzierbar, und selbst wenn sich eine spezifische, die Anzahl oder Aktivität von Serotonintransportern oder Dopaminrezeptoren steuernde Genvariante dingfest machen ließe, würde sie im Gesamtzusammenhang komplexer kindlicher Verhaltensweisen wohl kaum eine große Rolle spielen.

Schließlich sind Babys Gene zur Hälfte mit Mamas Genen identisch. Auch wenn ein bestimmtes Gen Böses im Schilde führte, wäre es kaum möglich, zu sagen, ob es nur bei einem oder bei allen beiden durchschlüge.

In der Absicht, solche Wirrungen von vornherein zu vermeiden, kommen einige Forschende zurück auf einen altbewährten Klassiker: Zwillingsstudien. Wie wir schon gesehen haben, zeigen identische Zwillings*mütter* ähnliches Fürsorgeverhalten als »normale« Schwestern. Es gibt jedoch auch Studien, die sich Zwillings*babys* widmen, sowohl ein- als auch zweieiigen.

Im Zuge solcher Studien wird erforscht, ob Mütter eineiiger Zwillinge (deren DNA zu hundert Prozent identisch ist) mit ihren Knirpsen auf ähnlichere Weise interagieren als Mütter zweieiiger Zwillinge (deren DNA genau wie bei regulären Geschwistern nur zu fünfzig Prozent identisch ist). Würde das Fürsorgeverhalten bei eineiigen Zwillingen eindeutig ähnlicher ausfallen, wäre das ein starkes Indiz dafür, dass die Kids das Sagen haben und das Verhalten ihrer Mütter steuern.

»Wenn die Mütter mit beiden Zwillingsarten gleich umgehen, wäre das ein Zeichen dafür, dass das mütterliche Fürsorgeverhalten nicht durch die Kinder geprägt wird«, erklärt Lisabeth DiLalla, Leiterin des Instituts für Zwillingsforschung an der Southern Illinois University. »Aber wenn Mütter mit ihren Säuglingen unterschiedlich interagieren, und umso unterschiedlicher, je stärker sie sich genetisch voneinander unterscheiden, dann lässt sich daraus schließen, dass irgendetwas an den Kindern die Verhaltensunterschiede der Mütter hervorruft.«

Zugegebenermaßen haben Zwillingsstudien ein paar große Haken. Wer schon einmal Mehrlinge live erlebt hat, der weiß, dass Zwillingseltern einen ziemlich harten Job haben. Die Mütter können nicht einfach stillen, sondern müssen zunächst eine spezielle Technik erlernen, den »doppelten Fußballgriff«. So gut wie jeder spezielle Zwillingsmutter-Verhaltenszug ist womöglich eher auf bodenlose Erschöpfung zurückzuführen als auf irgendwelche genetischen Zwillingsbesonderheiten. So ist bei Zwillingsbabys das Risiko, bei einem Unfall in den eigenen vier Wänden zu sterben, besonders hoch – aber nicht wegen eines teuflischen Gens, sondern weil ihre Mütter ihre Augen einfach nicht überall haben können. Die pummeligen Zwillinge meiner Nachbarin beispielsweise kletterten leidenschaftlich gern die Holzjalousien der bodentiefen Wohnzimmerfenster hoch, sobald ihre Mutter ihnen den Rücken zudrehte. Die Zwillinge nutzten jede Gelegenheit, Mama vor die Tür zu locken, um einander eine kleine Kletterpartie zu ermöglichen. Während die ausgesperrte Mutter das Geschehen hilflos verfolgte und fieberhaft versuchte, sowohl telefonisch die Feuerwehr zu benachrichtigen als auch Sprössling 1 unter Kontrolle zu behalten, beobachtete Sprössling 2 vom Wohnzimmer aus mit funkelnden Augen das Treiben vor der Tür. (Apropos: Zwillingsmütter haben ein erhöhtes Risiko, jung zu sterben, vermutlich weil sie dauergestresst sind.[324])

Unabhängig von ihren offenbar teilweise ziemlich gewöhnungsbedürftigen Lebensumständen deuten bisher vorliegende Studien tatsächlich darauf hin, dass das Fürsorgeverhalten der Mütter bei eineiigen Zwillingen ähnlicher ausfällt als bei zweieiigen Zwillingen und anderen Geschwistern.

Dieses Phänomen, so die Zwillingsforscherin Jenae Neiderhiser von der Pennsylvania State University, war faszinierenderweise sogar bei eineiigen Zwillingen feststellbar, die für zweieiig gehalten wurden (und umgekehrt), bis sich im Zuge weiterer Tests die Wahrheit herausstellte.

Was wiederum bedeutet, dass die Mütter nicht einfach auf die entzückende *Vorstellung* reagieren, eineiige Zwillinge zu haben. Ihr spezifisches Mutterverhalten wird von den unglaublich ähnlichen Persönlichkeiten und angeborenen Eigenschaften ihrer Sprösslinge geprägt. Wissenschaftlichen Schätzungen zufolge geht offenbar rund ein Viertel aller mütterlichen Verhaltensunterschiede auf das Konto genetischer Charakteristika ihrer Kinder.[325]

Auch Adoptionsstudien dokumentieren den handfesten genetischen Einfluss von Kindern auf ihre Mütter. Adoptivmütter und ihre Kinder sind normalerweise nicht miteinander verwandt. Und trotzdem erweist sich das genetische Echo eines Adoptivkinds im Laufe der Zeit als so stark, dass bestimmte Verhaltensaspekte seiner Adoptivmutter möglicherweise jemandem zu ähneln beginnen, mit dem sie nicht verwandt und womöglich noch nicht einmal bekannt ist: der leiblichen Mutter.[326]

Weitere Belege für die eigenständige Macht der lieben Kleinen über ihre Mamas finden sich in pharmazeutischen Studien, in denen über die Einflussnahme auf kindliche Verhaltensmuster die Verhaltensmuster ihrer Mütter beeinflusst werden sollen. 1979 erhielt in einer frühen Studie dieser Art eine Gruppe »hyperaktiver Jungen« ein Medikament gegen ADHS, die Vergleichsgruppe bekam ein Placebo, und die Mütter wussten nicht, in welcher Gruppe ihre Söhne waren.[327] Doch bei den Müttern der Söhne, die tatsächlich behandelt und entsprechend ruhiger wurden, waren ebenfalls Verhaltensänderungen feststellbar.

Im Rahmen einer Reihe von Längsschnittstudien jüngeren Datums auf Mauritius erhielt eine Gruppe von Kindern Trinkpäckchen, denen gehirnfördernde Omega-3-Fettsäuren zugesetzt worden waren.[328] Um eine Vergleichsmöglichkeit zu haben, bekamen »andere Kinder normale Trinkpäckchen« ohne Zusatz, erzählt Jill Portnoy, Assistenzprofessorin an der University of Massachusetts Lowell, die bei dieser Studie mit dem Psychologen Adrian Raine von der University of Pennsylvania zusammenarbeitete. Diejenigen Kinder, die ein halbes Jahr lang täglich den Power-Saft tranken, wiesen im Jahr darauf proportional weniger problematische Verhaltensweisen auf, vermutlich wegen des Omega-3-Kicks für ihre Gehirnzellen. Genauso spannend waren Portnoy zufolge jedoch »die positiven Verhaltensänderungen der Eltern«. Unsoziale Verhaltensweisen der Fürsorgeverantwortlichen, fast ausschließlich Mütter, verringerten sich in dem Maße, in dem das Verhalten ihrer Kinder Fortschritte machte. Nach Meinung des Forschungsteams ging sogar die Verminderung von Aggressionstendenzen der Mütter gegenüber ihren Intimpartnern letztlich auf die Kiddie-Cocktails zurück – obwohl die meisten Frauen keinen einzigen Schluck davon abbekommen hatten.

»Für mich ist das eine unglaublich spannende These«, sagt Portnoy. »Mit ein paar Saftpäckchen könnte man ganze Familien wieder ins Lot bringen.«

—

Wenn ich solche Zaubersäfte im Kühlschrank hätte, würde vermutlich zumindest eines meiner Kinder über den Geschmack jammern, und schon wär's wieder aus mit meinen guten Absichten. In der Galerie meiner hauseigenen Muppet Show sitzt ein ganzes Spektrum verschiedenster Persönlichkeiten. Als Vollgeschwister sind die drei einander natürlich durchaus ähnlich; so ist bisher keiner von ihnen darauf gekommen, dass *Cats* der schlechteste Film aller Zeiten ist, sie sind immer wieder hingerissen. Doch obwohl ich für alle drei dieselben Kosenamen verwende (Krümeline, Zuckererbse, Stupsi), sind sie vollkommen unterschiedlich. Und obwohl sie mich alle Mama nennen, bin ich eine vollkommen andere Mama, je nachdem, mit wem ich es gerade zu tun habe. Für sie bin ich nicht wie eine, sondern wie drei Fiedeln, auf denen sie fröhlich aufspielen – und genau das tun sie, während mein Part darin besteht, die Katzenmusik in Richtung Dreiklang zu dirigieren.

Meine beiden Töchter zum Beispiel haben nicht die geringste Gemeinsamkeit. Sie wurden zwar mit zwei Jahren Abstand auf den Tag genau am Montag nach dem Superbowl-Sonntag geboren, waren aber vom ersten zarten Tritt in meinem Inneren an komplett verschiedene Persönlichkeiten. Die eine ist Eule, die andere eher Lerche und früh am Start. Die eine rennt schon beim fernen Brummen eines Käfers schreiend davon, während die andere ähnliche Tierchen seelenruhig ihren Arm hinaufklettern lässt. Die eine mag Nacho Cheese Doritos, die andere steht auf Doritos Cool American.

Tochter 1 – ich könnte sie hier Maiglöckchen nennen, das ist ihr manchmal sowieso lieber – ist mein Hitzkopf, bei ihr brodeln die Gefühle ganz nah an der Oberfläche. Sie flüchtet aus dem Zimmer, sobald es in Disneyfilmen zu romantischem Knistern kommt, weil sie die Spannung nicht aushält. Hinter ihren aufwallenden Emotionen steckt ein feinfühliges und liebevolles Wesen: Einmal wagte sie sich trotz eines heftigen Gewitters hinaus, um eine Petersilienpflanze zu retten. Eines Tages fragte ich sie, warum sie sich einen Kuss abrieb, den ich ihr gerade gegeben hatte. »Ich reibe ihn nicht ab, ich reibe ihn *rein*!«, erwiderte sie. Wenn man jedoch ihren Zorn auf sich zieht, ist für sie Schluss mit lustig. Bei einer Hochzeit schimpfte eine siebzigjährige Dame mit ihr, weil sie Wasser aus anderer Gäste Gläser nippte. Als Vergeltungsmaßnahme kniff Tochter 1, damals vier, die Dame ziemlich heftig. Und einer ihrer Großtanten gab sie einen ungezogenen Klaps aufs Hinterteil. (Zur Verteidigung von Tochter 1 sei hinzugefügt, dass besagtes Hinterteil sich genau auf ihrer Augenhöhe befand.)

Als wir wieder zu Hause waren, versuchte meine Mutter ihr beizubringen, dass man zu fremden Leuten freundlich sein soll.

»Mit Honig fängt man mehr Fliegen als mit Essig«, erklärte sie Tochter 1. Mit grundschullehrerinnenhaft leuchtendem Belehrungsblick füllte sie in der Küche ein Schnapsgläschen mit Honig und eines mit Essig, um ihre Ausführungen durch einen Geschmackstest zu untermauern. Ich selbst zog mich sicherheitshalber ins Nebenzimmer zurück.

Eine Minute später stürmte meine Mutter aus der Küche.

»*Sie mag den Essig!*«, stieß sie hervor.

Tochter 2, damals auf der Neugeborenenstation beim Fotoshooting in jenes seltsam schimmernde Februarsonnenlicht getaucht, hat immer noch ein sonniges Gemüt. Schon als sie noch wie ein kleiner draller Koala auf dem Spielplatz herumwuselte, sahen ihre Erzieherinnen in ihr eine berufene Politikerin, und seitdem hat sie sich zu einer cleveren Kindergartendiplomatin mit »Rattenfängercharme« (wie es eine Erzieherin neulich ausdrückte) entwickelt, die noch bei den verwickeltsten Spielen die Übersicht behält und immer die richtigen Worte findet, wenn sich mal jemand aus ihrem Freundeskreis gekränkt fühlt.

Während Tochter 1 blindlings eine MG-Salve nach der anderen abfeuert, wenn sie mit mir in Streit gerät, ist Tochter 2 eine Scharfschützin, die aus dem Hinterhalt einen präzisen Schuss abfeuert. Sie ist ein bisschen so wie ein verlockend lecker anzuschauender Schokotrüffel, der in Wirklichkeit mit einer Stahlkugel gefüllt ist. Von der Härte unter dem süßen Überzug bekam ich zum ersten Mal eine Kostprobe, als sie mit noch nicht einmal zwei Jahren beschloss, keinen Mittagsschlaf mehr zu machen. »Für mich gibt es kein Zurück mehr«, beschied sie mir. Mein Mann vergleicht sie manchmal mit einem aufstrebenden Diktator. Wobei ihr beinharter Wille auch seine guten Seiten hat. So startete sie von ganz allein ihr Töpfchentraining. Eines Tages verkündete sie mir sachlich: »Mit Windeln bin ich durch« – und so war's. Als sie Fahrradfahren lernte, brauchte sie auch keine Stützräder.

Früher, wenn ich nach einer Reihe erfolgloser Versuche, Tochter 2 zum Einschlafen zu bringen, erschöpft neben ihr hinsank, streichelte sie oft mein Haar und sagte: »Du bist meine wunderschöne Prinzessin«, als wäre sie die Mutter und ich das Kind.

Nachdem ich gerade erst mit meinen gleich schönen, gleich wunderbaren Töchtern kräftig angegeben habe, scheue ich ein bisschen davor zurück, als Nächstes einen heiklen Aspekt der Mutter-Kind-Wissenschaft anzusprechen: mütterlichen Favoritismus. Kids können ihre Mamas zwar locker emotional in die Enge treiben und manipulieren bis zum Gehtnichtmehr – aber die Mamas können ihre Kids aus vollkommen subjektiven Gründen unterschiedlich behandeln und diejenigen vorziehen, die ihnen am besten geraten scheinen.

Manchmal bezeichnen Wissenschaftler*innen angeborene Züge von Kindern, wie etwa Schönheit, robuste gesundheitliche Verfassung und Intelligenz, als »Geburts-Geschenke«. Diese Formulierung allein schon zu tippen tut mir weh. Obwohl mir bewusst ist, dass ich mit meinen drei Kindern unterschiedlich umgehe, bin ich mir absolut sicher, dass ich sie alle drei gleich liebe, und keiner Studie wird es je gelingen, an meiner Überzeugung zu rütteln.

Doch wenn Mütter zu einer objektiven Selbsteinschätzung in der Lage wären, bräuchten sie keine neugierigen Forscherpetzen, um zu erfahren, wie sie wirklich sind. Unsere pelztragende Verwandtschaft jedenfalls liefert reichlich Beweise für erbarmungslosen mütterlichen Favoritismus. Es kommt vor, dass Grizzlymütter ein Junges einen Baum hinauftreiben und sich mit dem anderen aus dem Staub machen. Alle Muttersauen, sogar »Nichtquetscher«, können pro Zitze unterschiedlich viel Milch abgeben und überlassen den stärksten Ferkeln die besten Quellen, während die Kümmerlinge verhungern.

Also wirklich, so was würde ich doch nie tun, denken Sie jetzt vielleicht, genau wie ich. Dabei ist es durchaus möglich, dass Sie bereits an einem ähnlich fatal endenden Favoritismus beteiligt waren – der weibliche Körper sortiert nämlich bestimmte Embryos ganz von allein aus, oft über eine Fehlgeburt, von der wir noch nicht einmal etwas mitbekommen. Wobei: Eine derartige Selektion wird teilweise ganz bewusst vorgenommen. So liegt in Europa, wo genetische pränatale Diagnostik weiter verbreitet ist als in den USA, die Abtreibungsquote bei Embryos mit Downsyndrom bei neunzig Prozent.[329]

Was mich am meisten überrascht hat, ist die Tatsache, dass Menschenmütter nach allem, was sie auf dem Weg zur Mutterwerdung mental und körperlich durchgemacht haben, und bei aller plötzlichen Tapferkeit im Kampf gegen Pumas und andere Kindsbedrohungen, trotzdem *anfälliger* als andere Säugetiere dafür sind, ihren Nachwuchs zu verlassen oder sonst wie aufzugeben, und das sogar auch schon gleich nach der Geburt.

Diese schockierende Tatsache ist möglicherweise die Konsequenz des beispiellos hohen finanziellen und nervlichen Aufwands, der für die erfolgreiche Aufzucht eines Menschenwesens erforderlich ist.[330] Und aufgrund der spektakulären Dauer der Kindheitsphase beim Homo sapiens müssen Menschenmütter in der Regel gleichzeitig mehrere der von ihr abhängigen Jungen unter einen Hut bringen, ein Kraftakt, den außer uns keine einzige andere Primatenart vollbringen muss. Jeder Neuzugang erfordert über ein Jahrzehnt Mühsal und um die zehn Millionen zusätzliche Kalorien. Im heutigen Nordamerika mit seinem materiellen Wohlstand klingen zehn Millionen Kalorien eher nach Peanuts. *Mach ich halt ein bisschen öfter Großeinkauf,* könnte man da denken. Doch in den vorindustriellen Zeiten, in denen sich das heutige Mutterverhalten herausbildete, sah die Sache ganz anders aus. Hunger und Not waren weit verbreitet, mit ziemlich traurigen Folgen. Unter solchen Umständen war es nicht ungewöhnlich, dass Mütter ein Baby verließen oder töteten. In amerikanischen Städten war Infantizid bis ins frühe 20. Jahrhundert durchaus verbreitet. In Gegenden der Welt, in denen auch heute noch Armut herrscht – etwa in den brasilianischen Slums, wo die Anthropologin Nancy Scheper-Hughes bestürzende Fakten zusammentrug –, praktizieren Frauen immer noch regelmäßig passive Kindstötung, anders ausgedrückt: »selektive, tödliche Vernachlässigung«[331]. Und wenn in den USA ein eine Woche alter Säugling getötet wird, ist der Täter selbst heute noch mit größter Wahrscheinlichkeit seine eigene Mutter.[332]

Die mütterliche Mordfähigkeit ist ein Thema, das Sarah Blaffer Hrdy in ihrem Buch *Mutter Natur: Die weibliche Seite der Evolution* immer wieder aufgreift. Zweifellos ein atemberaubendes wissenschaftliches Werk – allerdings würde ich es nicht unbedingt als Bettlektüre empfehlen. Die renommierte Primatologin präsentiert darin einige ziemlich erschütternde Thesen; trotzdem wollte ich bei der Lektüre manchmal spontan in schallendes Gelächter ausbrechen. Meinen Kindern ein Leid antun? Schon bei dem Gedanken daran, sie müssten auch nur das kleinste bisschen Schmerz ertragen, bin ich der Ohnmacht nahe, weshalb ich auch immer auf ihre aufgeschürften Knie puste, damit das kurze Brennen des Wunddesinfektionsmittels schneller verfliegt. So sehr sie mich auch manchmal nerven, würde ich sie doch nie in einem Schneesturm sich selbst überlassen oder sie an Wildhunde verfüttern.

Doch Hrdy und andere Wissenschaftler*innen vermuten, unsere potenzielle Bereitschaft, ein hilfloses Baby zu verlassen, sei von Natur aus in uns angelegt – und liefern damit eine weitere denkbare Erklärung für die Entstehung bestimmter postpartaler Stimmungskrisen. Vielleicht dienen diese weitverbreiteten emotionalen Taubheitserscheinungen gleich nach der Geburt einem extrem nüchternen, skrupellos zu verfolgendem Ziel, nämlich der »Neutralisierung jeglicher Glücksgefühle bei Müttern, die kürzlich entbunden haben«, so die schneidend sachliche Formulierung in einer Studie, »zum Zwecke einer objektiveren Evaluierung der Nachwuchsqualität«.[333] So gesehen liefert der Babyblues, der ja so früh zuschlägt, dass noch keine feste Bindung entstehen konnte, den Müttern vielleicht eine Art Bedenkzeit, bevor sie sich mit Leib und Seele dem Mamadasein verpflichten.

In der alten Zeit konnten wir es uns einfach nicht leisten, kostbare Jahre und Kalorien in Nachwuchs zu investieren, der die Mindesterwartungen nicht erfüllte. Uns blieb gar nichts anderes übrig, als uns voll und ganz auf die Stärksten und Besten zu konzentrieren. Dieser düsteren Auslegung zufolge ist Favoritismus evolutionsgeschichtlich in uns Müttern angelegt.

Aber besteht diese geheime evolutionäre Verpflichtung zur Bestenförderung auch weiterhin bei den Mamas von heute, deren Hauptaufgabe sich darauf beschränkt, ihren Nachwuchs in Minivans durch die Gegend zu chauffieren? Die Kindstötungen innewohnende Logik passt einfach nicht zu dem Anfall zärtlicher Hingabe, der mich überkommt, wenn ich meinen schlafenden Sohn zudecke, oder wenn mir klar wird, dass er glaubt, das verbotene S-Wort sei »Schniedel«. Fakt ist: Die *bedingungslose* Bindungsbereitschaft einer Mutter kann sich durchaus durchsetzen – aber nur unter dafür geeigneten Bedingungen. In unserer komfortabel strukturierten Gesellschaft werden Mütter ein behindertes oder krankes Kind normalerweise nicht aussetzen, sondern an seiner Seite bleiben, oft unter schrecklichem Leiden, aber oft auch mit einer Liebe, die uns Normalmütter zutiefst beschämt. Eine Freundin von mir gründete eine Stiftung, um Forschungsgelder für die seltene genetische Erkrankung ihres Sohns zu sammeln. Eine andere meiner Freundinnen rieb sich finanziell und emotional völlig auf, um ihrem sterbenden Kind beizustehen. Studien zufolge ist der lebenslang wichtigste Glücksfaktor moderner Mütter ihr Nachwuchs, und Mütter schwerkranker Kinder leiden so stark unter Stress, dass sie besonders anfällig für Herzkrankheiten sind. Gebrochene Herzen, im wahrsten Sinne des Wortes.[334]

Es stellt sich allerdings die Frage, ob moderne westliche Mütter wirklich fundamental »besser« sind als Mütter, die zu anderen Zeiten und an anderen Orten anders handelten.

Einige Forschende insistieren, das Herz der Finsternis lebe in uns Müttern fort, man müsse den Firnis der Zivilisation nur beherzt genug abkratzen. In Zeiten des Nahrungsüberflusses kommt unsere evolutionsgeschichtlich bedingte Unbarmherzigkeit vielleicht einfach anders zum Ausdruck. Noch immer werden Kinder »aussortiert«, nur mit anderen Methoden wie etwa emotionaler Vernachlässigung.

Im Rahmen einer ziemlich verstörenden italienischen Langzeitstudie wurde das Verhalten von Müttern extrem frühgeborener Säuglinge untersucht, als diese drei Monate alt waren.[335] Es stellte sich heraus, dass die Interaktion der Mütter mit ihren Frühchen im Vergleich zum Verhalten von Müttern mit voll ausgetragenen Säuglingen unterproportional ausgeprägt war. Auch als aus den Frühchen schon Krabbelkinder geworden waren, registrierte das Forschungsteam, das zu den Mahlzeiten zugegen war, subtile, aber fortdauernde Unterschiede im Verhalten der Frühchenmütter.[336] Grund dafür war, was in gefühlskaltem Forscherjargon als »verstärktes Ausmaß negativer mütterlicher Affektion« bezeichnet wird. (Wobei es natürlich auch denkbar ist, dass die Verhaltensunterschiede auf etwas anderes zurückzuführen sind, etwa auf die zusätzliche finanzielle Belastung durch die Frühgeburt.) Einer in Schweden durchgeführten Studie zufolge sanken nach der Reaktorkatastrophe in Tschernobyl die Überlebensaussichten *potenziell* strahlengeschädigter Föten möglicherweise auch, weil Mütter sich unbewusst gegen eine Fortführung der Schwangerschaft entschieden.[337]

Genug davon. Mir sträuben sich die Nackenhaare. Mein Muttergehirn will nicht, dass mich solche Studienergebnisse noch länger umtreiben.

Es fällt mir leichter, mich mit Bevorzugung zu befassen als mit Ausmusterung. Heutzutage kommen mütterliche Bevorzugungsstrategien eher in Einzelaspekten zum Ausdruck. Gleichzeitig haben achtzig Prozent aller Mütter angeblich – *angeblich*, Kiddies! – ein Lieblingskind, das sie allen anderen Geschwistern vorziehen, und über die Hälfte aller Eltern behandelt ihre Kinder ungleich.[338]

Ganz der evolutionsgeschichtlichen These entsprechend, setzen Mütter offenbar in starkem Maße auf ihre vielversprechendsten Kinder. Leistungsschwächerem Nachwuchs unter die Arme zu greifen, etwa durch Nachhilfestunden und studienvorbereitende Zusatzkurse, ist offenbar ein Luxus, den sich nur begüterte Familien erlauben. Eine Langzeitstudie von *Head Start*, einem breit angelegten US-Programm zur Bildungsförderung von Kindern aus sozial schwachen Schichten, lässt darauf schließen, dass Eltern mit begrenzten Mitteln von vornherein am meisten in ihre klügsten Kinder investieren.[339] Und das in besonderem Maß in kinderreichen Familien mit vermutlich knapperen Budgets, die selektive Förderung zwingend erfordern.

Im Rahmen einer interessanten Studie, die 2019 in Malawi durchgeführt wurde, analysierte eine Ökonomin die Auswirkungen einer Maßnahme, die in westlichen Kulturkreisen zum Standard gehört und als ziemlich harmlos gilt:[340] die Zeugnisausgabe für Schulkinder, eine in diesem Teil Afrikas bis dato offenbar wenig verbreitete Bewertungsform. Die Eltern nahmen die neuartigen Informationen über die schulischen Leistungen ihrer Kinder aber nicht zum Anlass, die Lernschwachen anzuspornen, sondern stockten ihren Einsatz für die kleinen Streber auf, auch auf Kosten ihrer weniger smarten Sprösslinge, die manchmal sogar kurzerhand von der Schule genommen wurden.

Der stärkste Frühindikator für mütterlichen Favoritismus ist jedoch wesentlich trivialer: Es sind nicht die schlausten, sondern die süßesten Kids, in die die Mamas am stärksten vernarrt sind.

In der Evolutionsbiologie tobt derzeit ein erbitterter Streit über den Einfluss – oder die Einflusslosigkeit – körperlicher Schönheit. Einige Wissenschaftler*innen vertreten die Auffassung, Attraktivität sei ein ernst zu nehmender Hinweis auf Gesundheit und »gute Gene« eines potenziellen Partners, wohingegen andere davon überzeugt sind, dass ein fantastisches Erscheinungsbild – wie das sprichwörtliche Pfauenrad – letztlich eine Laune der Natur ist, zufällig und bedeutungslos.

Fürs Protokoll: Ich für meinen Teil bin für das »Schönheit-als-Laune-der-Natur«-Lager, weil aus dieser Perspektive das gängige männliche Beuteschema so vollkommen lächerlich wirkt. Würden die Menschenmänner auf dem Beziehungsmarkt sich wirklich nach den tauglichsten Babybrüterinnen umschauen, würden sie Mädels mit »strammen, kräftigen Gliedmaßen und massiven Fesseln, ausladenden Hüften und drallen Busen« hinterherglotzen – Frauen also, die eher prähistorischen Darstellungen von Muttergöttinnen ähneln als heutigen Supermodels.[341]

Wenn es um Menschenbabys geht, ist der Interpretationsspielraum für »Schönheit« wesentlich geringer. Hier und da können zwar subtile gesellschaftliche Faktoren bei der Bewertung der Attraktivität eines Säuglings eine Rolle spielen; so werden in einigen Kulturkreisen Babys gemieden, die mit zu viel oder aber zu wenig Haar geboren wurden. In afroamerikanischen Familien haben

Studien eine verstörende Bevorzugung hellhäutigerer weiblicher Säuglinge offenbart, die zweifelsohne düstere soziokulturelle Unterströmungen widerspiegelt.[342]

Im Großen und Ganzen jedoch sind die Kriterien für Säuglingsschönheit – Merkmale, die in ihrer Gesamtheit als *Kindchenschema* bezeichnet werden – stabil und weltweit identisch. Diese Merkmale, unter ihnen große Augen, hohe Stirn, kleines Kinn und runde Bäckchen, entfalten über kulturelle und ethnische Grenzen hinaus und sogar speziesübergreifend ihre Wirkung. Fast alle Säugetierjungen entsprechen dem Kindchenschema, das übrigens in übertriebener Weise auch bei Zeichentrickfiguren wie *Bambi* sowie in real existierenden Züchtungen wie Französischen Bulldoggen und Perserkatzen wiederzufinden ist. Wissenschaftler*innen haben darauf hingewiesen, dass das Kindchenschema auch bei einigen nicht zur Klasse der Säugetiere gehörenden, aber Nachwuchspflege betreibenden Tieren vorkommt. So sehen etwa frisch geschlüpfte Zwergkrokodile (die von ihren Mamas in ihren zahnstarrenden Mäulern umhergetragen werden) niedlicher aus als beispielsweise Südliche Krokodilschleichen, die nicht mit solchen Schönheitsmerkmalen gesegnet sind.[343]

Abgesehen davon, dass dieses beständige Standardschema ein äußerst geringes Lebensalter und entsprechende Schutzlosigkeit signalisiert, ist seine genaue Funktion der Wissenschaft immer noch ein Rätsel. Studien, in denen Babyfotos mit Bildern aus Highschool-Jahrbüchern verglichen wurden, lassen darauf schließen, dass aus süßen Kids nicht unbedingt unwiderstehliche Erwachsene werden.[344] In meinen Babysitterzeiten musste ich einmal eines der Originalbabys aus einer Werbung für Babynahrung hüten – na ja, nicht ganz, aber ihr vollkommen rundes Gesichtchen hatte jedenfalls schon Windelreklamen und Titelbilder von Elternmagazinen geziert. In späteren Jahren war sie immer noch proper anzuschauen, aber den Höhepunkt ihrer Attraktivität hatte sie eindeutig schon mit ungefähr neun Monaten erlebt.

Das rätselhafte Kindchenschema hat jedenfalls unbestreitbare Auswirkungen. So gibt es zahlreiche Belege dafür, dass der

Niedlichkeitsgrad eines Säuglings die Haltung und Handlungen Fürsorgender beeinflusst, die nicht mit ihm verwandt sind. Auf Neugeborenen-Intensivstationen haben hübsche Babys höhere Genesungschancen, »wahrscheinlich weil sie mehr Zuwendung« durch das Personal bekommen, wie im Rahmen einer Studie festgestellt wurde.[345] Kitapersonal unterschätzt die Fähigkeiten und die Intelligenz unattraktiver Kinder ebenfalls häufig.[346] Auch wenn es um die Adoptionschancen von Waisenkindern geht, ist ein niedliches Äußeres ein Schlüsselfaktor.[347] Und um die vorletzte Jahrhundertwende, als ungewollte Menschenbabys noch im Anzeigenteil von Zeitungen angeboten wurden, waren die meisten gratis zu haben (einige Mütter waren im Zweifelsfall sogar zu einer Zuzahlung bereit, um den Balg loszuwerden), für die goldigsten unter ihnen wurden jedoch locker hundert Dollar verlangt.[348]

Aber sollten die Eltern nicht über solche Schemata erhaben sein? »Ein Gesicht, das nur eine Mutter lieben kann«, so hieß es doch in diesem alten Film, oder?

Offenbar sind Väter in dieser Hinsicht gnädiger, weil sie sich von Haus aus nur für einen einzigen Aspekt interessieren, nämlich dafür, ob ihre Kids ihnen ähnlich sehen. 2017 wurden im Rahmen einer Forschungsarbeit Unmengen von Daten ausgewertet, die zuvor anlässlich einer Langzeitstudie der Universitäten Princeton und Columbia (Michigan) zum Thema »Unsichere Familienverhältnisse und Kindeswohl« zusammengetragen worden waren.[349] Bei der Zweitauswertung ging es einzig und allein um die gesammelten Antworten auf die Frage: »Wie sieht das Baby aus?« In den Fällen, in denen beide Elternteile die Ansicht vertraten, ihr Kind sei dem Vater wie aus dem Gesicht geschnitten, verbrachten die Papas, wie sich dann herausstellte, im Monatsdurchschnitt mehr Zeit mit ihrem Nachwuchs. Dank ihres verstärkten Engagements waren diese Kids ein Jahr nach ihrer Geburt durchschnittlich gesünder als diejenigen, die der Mama wie aus dem Gesicht geschnitten waren. Eine französische Studie (die sogar eine Jury einsetzte, um die Ähnlichkeitsbewertungen der Väter zu bestätigen – was bei allen der Fall war) ergab, dass die Väter ihren kleinen Doppelgängern emotional näherstanden.[350] Eine im Senegal durchgeführte Studie kam zu dem Schluss, dass Kinder besser ernährt sind und größer werden,[351] wenn sie aussehen wie der Papa und sogar *riechen* wie er. Lustigerweise liebäugeln Männer sogar dann besonders mit ihrem »*Mini-Me*«, wenn es um die Entscheidung für ein Adoptivkind geht.[352]

Solche von freudig gestimmten Vätern bereitwillig verteilten Boni sind wahrscheinlich der Grund dafür, dass Mütter und weibliche Verwandte so gerne das Hohelied der Papa-Ähnlichkeit eines Neugeborenen anstimmen, insbesondere, wenn besagter Papa gerade in Hörweite ist.[353] Bevor ich einschlägige Forschungsergebnisse aufstöberte, hatte ich immer vermutet, die Schwestern meiner Mutter würden im Gesicht meiner Neugeborenen Papas Augen, Papas Kinn oder so entdecken, weil sie das Aussehen meiner Babys womöglich etwas seltsam fanden und mir behutsam klar machen wollten, dass das wohl kaum an der mütterlichen Linie liegen könne. Dabei wollten meine Großtanten mir vermutlich nur helfen.

Die Mamas hingegen können sich ihrer Mutterschaft sicher sein. Folglich ist es ihnen schnurz, wem ihr Spross nun ähnlich sieht, dem Kindsvater, dem schnuckeligen Installateur oder Großcousine Martha.

Unsereins steht schlicht und ergreifend auf waschechte Niedlichkeit.

In den 1990er-Jahren schlugen Psycholog*innen ihr Lager in einer Entbindungsstation in Austin, Texas, auf, um die Interaktion zwischen über hundert Müttern und ihren Neugeborenen zu beobachten.[354] Von Anfang an gingen die Mütter der hübschesten Babys »liebevoller und fröhlicher« mit ihren Kleinen um und legten diese besonderen Verhaltensmerkmale auch nicht ab, als die Kinder älter wurden. (Es tröstet mich ein bisschen, dass Babys genauso oberflächliche Bewertungskriterien haben wie wir:[355] Sie bevorzugen offenbar die Gesichter attraktiver Frauen.)

Ein paar Jahre später machte ein Wissenschaftler der University of Alberta einen ähnlich betrüblichen Fund, als er sich mit der schnarchlangweiligen Frage der Sicherheit von Einkaufswagen befasste.[356] Bei der Observierung von Eltern, die ihre Kids durch die Abteilungen für Tiefkühlpizza und Frühstücksflocken schoben, stellte der akademische Spion im Nachhinein fest, dass Mütter mit einer um über das Doppelte erhöhten Wahrscheinlichkeit die Kindersicherheitsgurte am Einkaufswagen verwendeten, wenn ihr Kind besonders hübsch war. (Der Wissenschaftler zog selbstverständlich nicht die Eltern der Kinder, sondern eine neutrale Person hinzu, um die relative Niedlichkeit der Kids zu beurteilen.) Eine weitere Studie kam zu dem Schluss, dass Mütter acht Monate alter Zwillinge dem größeren, gesünderen Baby mehr Aufmerksamkeit schenken.[357]

Die vermutlich verstörendste Studie in diesem Bereich stammt bereits aus den 1980er-Jahren. Darin wurden Polizeifotos von Kindern ausgewertet, die misshandelt worden waren. Ergebnis: Kinder mit atypischen Schädel-Gesicht-Proportionen liefen größere Gefahr, misshandelt und missbraucht zu werden, als dem Niedlichkeits-Stereotyp entsprechende Kinder. Die Täter waren zwar oft Männer, vor allem solche, die in keiner verwandtschaftlichen Beziehung zu dem Kind standen, etwa ein neuer Partner der Mutter; doch zur traurigen Wahrheit gehört wohl auch, dass die Mütter hübsche Kinder stärker beschützen.[358]

In einer Forschungsarbeit neueren Datums wurden 2017 die Auswirkungen einer Lippenspalte, also einer angeborenen Störung des typischen Kindchenschemas, auf diesen tabuisierten Aspekt des Mutterverhaltens untersucht. Die teilnehmenden Mütter wurden mit Blickregistrierungsbrillen ausgestattet.[359] Der Auswertung zufolge schauten sie ihre lippenspaltigen Babys im Vergleich zu Müttern gesunder Säuglinge weniger oft an. Im Rahmen einer anderen Studie stellte sich heraus, dass die zügige operative Korrektur der Lippenspalte nicht nur den körperlichen Makel beseitigte, sondern darüber hinaus dazu beitragen konnte, das Mutter-Kind-Verhältnis wieder ins Lot zu bringen.[360] Je schneller das Kind also wieder dem entsprach, was allgemein als niedlich empfunden wird, desto zugewandter wurden letztlich die Mütter.

Ich sag's noch mal: Auch wenn ich den lieben langen Tag nur solche Studien lese, kann ich mir trotzdem schlicht nicht vorstellen, dass ihre Ergebnisse in irgendeiner Form auch auf *mich* zutreffen könnten. Ich kann mit einigem Stolz feststellen, dass alle meine Kids ziemlich allerliebst geraten sind, obwohl gleich nach der Geburt das eine oder andere Detail durchaus Anlass zu einer gewissen Besorgnis gab. Ein Baby hatte spitze behaarte Ohren. Ein anderes schielte. Bei einem schien die Unterlippe zu fehlen. Das eine oder andere hatte eine mehr als nur flüchtige Ähnlichkeit mit Meister Yoda, ein anderes glich E.T., dem Außerirdischen. »Hast du schon Kontakt zu deinem Raumschiff aufgenommen?«, flüsterte ich diesen kleinen, fremdartigen, mit großen Augen staunenden Lebewesen in meinen Armen manchmal zu. Trotzdem fand ich sie natürlich alle wunderschön.

Ist das nicht auch genau das, was eigentlich der Normalfall sein sollte? Was auch immer die Studien da behaupten – liebt nicht jede Mutter ihre kleinen Würmchen bedingungslos, so sehr, dass sie blind für seine Makel ist, aber dafür hingerissen vom Duft seiner vollen Windeln? Steckt nicht in uns allen Mrs. Jumbo, die hingebungsvolle Elefantenmama, die auf die Barrikaden geht, als Zirkusbesucher sich über ihren anders aussehenden Sprössling lustig machen?

Aber Achtung: Baby Dumbo ist im Grunde die beste Version des Kindchenschemas, die Walt Disney je geschaffen hat. Mit seinen großen Ohren, die im Wesentlichen dazu dienen, sein Babygesicht zu umrahmen, ist er nicht etwa ein Kind, das nur eine Mutter lieben kann – sondern genau die Art Baby, das von seiner Mama mit allen Mitteln verteidigt und wahrscheinlich sogar allen anderen Geschwistern vorgezogen würde.

In der zehnten Schwangerschaftswoche werde ich aufgrund meiner offensichtlichen Altersschwäche im Rahmen der Voruntersuchungen für einen neuartigen Test einbestellt, bei dem kleine Schnipsel der plazentalen DNA des Fötus aus meinem Blut herausgefiltert werden, um sie auf größere genetische Defekte zu untersuchen.

Die Blutentnahme dauert eine gefühlte Ewigkeit, und während die Teströhrchen sich langsam mit dunkelroter Flüssigkeit füllen, vermischt sich mein Unwohlsein angesichts dieser Körperflüssigkeit außerhalb meines Körpers sowohl mit meiner Schwangerschaftsübelkeit als auch mit der schmerzlichen Erkenntnis, dass ich eigentlich nicht an den genetischen Geheimnissen meines Kindes rühren sollte, zumindest nicht in diesem frühen Stadium. Die Krankenschwester bemerkt, dass ich ganz grün im Gesicht bin, und fragt, ob ich schon Kinder habe. Ich nicke schwach: ja, zwei Mädchen und einen Jungen.

Einige Tage später schickt mir das Unternehmen, das inzwischen die höchst persönliche Blaupause meines neuen Babys unter die Lupe genommen hat, ein paar E-Mails. Die Ergebnisse sind unauffällig, und ich stoße einen Seufzer der Erleichterung aus. Ach ja, die Geschlechtsbestimmung wurde auch gleich vorgenommen – ein Detail, das im Allgemeinen eher als netter Vorteil solcher Frühtests gilt denn als äußerst aussagekräftiges Faktum.

Beim ersten Mal hatte ich mich und meine Lieben noch überraschen lassen wollen, mit Babyparty auf der Entbindungsstation und so, rosa oder blaue Ballons inklusive. Doch bereits kurze Zeit später kam ich zu dem Schluss, dass im Kreißsaal bereits mehr als genug Überraschungen auf mich gewartet hatten – vielen Dank auch –, weshalb zumindest das Geschlecht meiner zukünftigen Kinder nicht mehr dazugehören, sondern so früh wie möglich festgestellt werden sollte. Nachdem auf Tochter 1 ziemlich bald Tochter 2 gefolgt war, war ich mir außerdem ziemlich sicher, sowieso eine reine Mädelsmama zu sein. Schließlich komme ich selbst aus einer Girls-only-Familie. Ich habe eine Schwester. Mein Vater hat eine Schwester, die ihrerseits nur Töchter hat. Meine Mutter hat ebenfalls drei Schwestern und keinen Bruder. Ihre Mutter hatte vier Schwestern, keine Brüder, und so weiter. In der Familie meiner Mutter gibt es einen einsamen Cousin, der sich bei Familientreffen verständlicherweise rarmacht. Der Salzkonsum meines armen Großvaters unterlag der permanenten Überwachung durch seine zahlreichen weiblichen Bezugspersonen, die er kollektiv als »die« bezeichnete – »die lassen dich noch nicht mal Würstchen essen« hörte ich ihn einmal frustriert brummeln (»dich« war er).

»In unserer Familie sind Jungs so selten wie Zähne bei Hühnern«, sagen meine Tanten heute noch gerne, bevor sie herzhaft in ihre Häppchen beißen.

Entsprechend durcheinander war ich, als ich relativ früh in der Schwangerschaft erfuhr, dass mein nächstes Kind ein Junge sein würde. In mir wuchs eine gewisse Unsicherheit, von der ich meiner damaligen Gynäkologin erzählte, einer freundlichen Frau, die selbst einen Sohn hatte – ihr heimliches Lieblingskind, wie ich mir schnell zusammenreimte.

»Machen Sie sich bloß nicht so viele Gedanken«, riet sie. »Der kleine Schniedelwutz wird Ihr Herz im Sturm erobern!«

Sie meinte es bestimmt gut, versetzte mich damit aber nur noch mehr in Panik. Als Nächstes konsultierte ich die einzige meiner Tanten, die einen Jungen bekommen hatte, meinen Cousin. »Hmm, also ... wirf ihm einfach einen Ball hin«, war ihr etwas nebulöser Rat. (Und plötzlich dämmerte mir, dass auch sie keine Ahnung vom richtigen Umgang mit männlichem Nachwuchs hatte.)

Derlei Anregungen bereiteten mich jedenfalls in keiner Weise auf meinen Sohn vor. Von Anfang an fühlte er sich in meinen Armen anders an, irgendwie solider, wie ein kleiner Sack Zement. Als er zu zahnen begann, nagte er an den pinken Beißringen seiner Schwestern, er erbte ihre Herzchen-Schlafanzüge, und als Kleinkind verbrachte er seine Freitagabende (mehr oder weniger unfreiwillig) auf dem Fernsehsofa, um zusammen mit den Mädels Wiederholungen von Heidi Klums *Project Runway* anzuschauen. (»So was von 80er«, kommentierte er einmal ein misslungenes Outfit.) Doch trotz seines enorm Girlie-geprägten Umfelds entwickelte er sich zu einem kleinen Rabauken, sobald er durch die Gegend flitzen konnte. Er ist fasziniert von Piraten und der Dunklen Seite der Macht, bezeichnet den alten Kinderwagen seiner Schwestern als seine »Todeskutsche«, schlägt mit seinem Gummischwert durch die Luft und lässt vor dem Kinderzimmerspiegel seine Marshmallow-Müskelchen schwellen. Obendrein erreicht er, wie ich voller Stolz sagen darf, in einigen Kernbereichen locker die Höchstpunktzahl in Sachen Kindchenschema. Im Supermarkt wird er von alten Damen gestalkt, die ihm Kusshändchen zuwerfen. Wie beruhigend, dass er mir trotzdem versichert, ich sei seine »Lieblingsfrau«.

Einen Sohn zu haben hat mich offensichtlich verändert. So kenne ich nun sowohl den Unterschied zwischen Barbaresken-Korsaren und Freibeutern als auch denjenigen zwischen Säbeln und Entermessern. Die Erkenntnisse der Mütterwissenschaft lassen jedoch darauf schließen, dass dieser männliche Sprössling mich auch auf weniger offensichtliche Weise verändert hat. Mütter von Söhnen unterscheiden sich vom Start weg nachweislich von Müttern von Töchtern, und unser Körper erhält die Info über das Geschlecht des Zellhaufens in unserer Gebärmutter offenbar lange bevor unser Verstand die Vorhersagen der allerfrühesten Gentests verarbeiten kann.

Diese Info umfasst auch ein paar schlechte Nachrichten. Frauen, die Söhne austragen, sind anfälliger für eine ganze Reihe Schwangerschaftskomplikationen, unter anderem Schwangerschaftsdiabetes, Fehl- und Frühgeburt sowie Kaiserschnitt.[361] Die Gründe dafür sind weitgehend unbekannt, doch möglicherweise verlangen größere, langsamer heranwachsende männliche Föten *in utero* den Müttern körperlich mehr ab und sind generell empfindlicher. Männer gelten gemeinhin als größer und stärker, und das sind sie zumeist auch – trotzdem spricht so mancher Wissenschaftler von »frail males«, denn im Vergleich zu den Frauen ist die Sterblichkeit von Männern unabhängig vom Lebensalter grundsätzlich höher. Als die Krankenschwester gleich nach der Geburt meines Sohnes meinte, ein schwaches Rasseln in seiner Atmung zu hören, war sie vollkommen zu Recht sofort alarmiert:

Bei männlichen Neugeborenen ist das Komplikationsrisiko überdurchschnittlich hoch. Gut möglich, dass das am Y-Chromosom liegt: In der Gebärmutter identifiziert das X-basierte Immunsystem der Mutter die Y-Chromosomen ihres Sohns womöglich als Feind; darüber hinaus macht das fehlende zweite X-Chromosom, das quasi als genetisches Ersatzteillager dient, männlichen Nachwuchs anfälliger für Gendefekte.

#BoyMoms – so ein von unsereins gerne verwendeter, aber leider oft missverstandener Hashtag – bekommen es möglicherweise nicht nur mit physischen, sondern auch mit psychischen Problemen zu tun. So ist die Gefahr einer Schwangerschaftsdepression siebzig Prozent höher, was einer kürzlich veröffentlichten Studie der University of Kent zufolge vermutlich auf unser entzündetes Immunsystem zurückzuführen ist.[362] Im ersten und zweiten Schwangerschaftstrimester sind wir auch in besonderem Maße ekelanfällig.[363] Zu diesem Schluss kam jedenfalls ein ziemlich kreatives Forschungsteam, das unsere Reaktionen auf Küchenschaben, »einen Haufen Hustenschleim« und »eine in einem Einmachglas eingelegte Hand« beobachtete. Vielleicht werden die heftigen Ekelwallungen dadurch ausgelöst, dass die anfälligen männlichen Föten durch äußerliche Faktoren besonders gefährdet sind, was ihre Mütter unbewusst dazu bewegt, äußerst empfindlich auf Umgebungsreize zu reagieren.

Die gute Nachricht für werdende #BoyMoms: Die schlimmsten Auswüchse morgendlicher Übelkeit bleiben ihnen weitgehend erspart, denn die ist unter werdenden #GirlMoms wesentlich weiter verbreitet, wie schon unsere Großmütter wussten. Auch können Jungsmütter (angeblich) zehn Prozent mehr Kalorien verdrücken, ohne entsprechend zuzunehmen.[364] Anscheinend leiden sie auch weniger stark an schwangerschaftsbedingten kognitiven Einschränkungen, denn bei Tests, in denen Arbeitsgedächtnis und dreidimensionales Denken auf den Prüfstand gestellt wurden, schnitten sie besser ab als Mütter von Mädchen.

Auch die Bewegungen, durch die Ungeborene ihre Mütter offenbar »programmieren«, weisen geschlechtsbedingte Unterschiede auf.[365] Einigen Studien zufolge bewegen weibliche Föten – typisch Frau: schon im Mutterleib gesprächig – überdurchschnittlich häufig Mund und Lippen; männliche Föten hingegen strampeln (eine frühe Form von *manspreading*?) und zappeln viel. Die Mädels reagieren besonders intensiv auf Sprache, auf plötzliche laute Geräusche und haben eine höhere Herzfrequenz – was möglicherweise erklärt, warum im dritten Schwangerschaftstrimester auch die Herzen ihrer Mütter schneller schlagen.

Noch wird in der Fachwelt darüber gestritten, welche Mütter die größeren Brüste bekommen:[366] Zahlreiche Forschungszentren lassen Brustumfang gegen Brustvolumen antreten, und die Wahrheit liegt, äh, gefühlt wahrscheinlich irgendwo in der Mitte.

Sobald wir unsere Knirpse zur Welt gebracht haben, rühren wir jedenfalls energiereichere Milch für sie an. So ergab eine in Massachusetts durchgeführte Studie, an der mehrere Dutzend gesunde Mütter mit Neugeborenen teilnahmen,[367] dass die Milch für die Jungs im Vergleich zur Milch für die Mädchen 25 Prozent mehr Kalorien enthielt[368] – ein Hinweis darauf, dass männliche Babys die Mütter körperlich mehr schlauchen als weibliche. Bei vielen Säugetieren verhält es sich ähnlich, insbesondere bei Spezies wie der unseren, bei denen die Männchen größer sind als die Weibchen und ihre Statur Auswirkungen auf ihre Paarungschancen hat. (Eine interessante Ausnahme sind Milchkühe, die ihre weiblichen Kälber stärker verwöhnen.[369]) Tierstudien zufolge weist Muttermilch auch geschlechtsspezifisch unterschiedliche Zusammensetzungen auf.[370] So setzen Affenmütter der Milch für männlichen Nachwuchs eine höhere Dosis des Stresshormons Cortisol zu, während weibliche Babys mehr Kalzium bekommen.

Solche durch das Säuglingsgeschlecht verursachten Unterschiede haben noch lange nach der Geburt Auswirkungen auf unsere Brüste, Gehirnwindungen und Verhaltensmuster. So verhalten Mütter sich in Anwesenheit eines ihnen unbekannten Babys ziemlich unterschiedlich, je nachdem, ob man es ihnen als Mädchen oder als Jungen präsentiert, wie klassische Baby-X-Experimente ergaben.[371] Auch lässt sich eine ganze Reihe kurioser langfristiger Effekte feststellen,[372] etwa die Tatsache, dass die Eltern von Mädchen überproportional stark in Aktien und Kieferorthopädie investieren, dafür aber mit ihren Töchtern unterproportional oft über Naturwissenschaften und Mathematik sprechen. Eine Studie ergab, dass amerikanische Mütter von Mädchen politisch eher nach rechts tendieren,[373] in Großbritannien jedoch eher nach links. Mütter von Jungen leisten sich höhere Wohnkosten und zahlen ihren Söhnen höhere Taschengelder.[374] In einigen Kulturkreisen stillen sie auch tendenziell länger.[375]

Ich selbst habe meinen Sohn tatsächlich ein paar Monate länger gestillt als seine Schwestern, was allerdings damit zu tun hatte, dass ich nicht so schnell wieder schwanger werden wollte. Das rede ich mir jedenfalls ein. Gleichzeitig frage ich mich, ob ein Wissenschaftler bei einer Komplettanalyse meines Verhaltens wohl feststellen würde, dass ich meinen Wichtel häufiger anschaue als meine Töchter, genau wie es in ihre Söhne vernarrte Affenmamas tun.[376] Einer solchen Feststellung würde ich – vielleicht zu heftig? – widersprechen unter Verweis darauf, dass er mitnichten mein Lieblingskind ist, wie meine Töchter manchmal beleidigt behaupten, sondern dass ein Sohn für mich als Angehörige einer matriarchalisch geprägten Abstammungslinie nun mal eine neue und besondere Erfahrung ist.

Zugegebenermaßen betüddele ich ihn gerne, genauso wie Orcamütter ihre Babyboys noch bis ins hohe Alter umhegen. Wenn eine achtzigjährige Orcamama stirbt, kann es durchaus sein, dass auch ihr inzwischen in die Jahre gekommenes Muttersöhnchen das Zeitliche segnet.[377] (»Genau wie italienische Männer«, seufzte eine in Südeuropa aufgewachsene Freundin, als sie das hörte.) Ausgewachsene Orcatöchter hingegen kommen prima alleine klar.

Menschliche Mütter von Jungen werden und bleiben anfällig für bestimmte Krankheiten, beispielsweise Diabetes, und für die Mütter gleich mehrerer männlicher Rabauken sind die Aussichten besonders düster. Obwohl diese armen Frauen ihren irdischen Lohn noch mehr verdienen als alle anderen Mütter, ergab eine groß angelegte Studie über die Müttersterblichkeit im vorindustriellen Finnland, dass Mütter von vier und mehr Söhnen aus diversen Gründen mit höherer Wahrscheinlichkeit jung starben.[378]

—

Der Umgang der Geschlechter miteinander ist von Haus aus ein kompliziertes Thema, denn angeborene und geschlechtsspezifisch anerzogene Verhaltensmuster lassen sich nur schwer voneinander abgrenzen. Das Verhältnis von Müttern zu ihren Töchtern beziehungsweise Söhnen hat bedeutend weniger mit ihren unbewussten Reaktionen auf den Grad ihrer Niedlichkeit zu tun als vielmehr mit der Welt, in der sie leben, und den entsprechenden soziokulturellen Umständen.

Diese Umstände haben seit Urzeiten eine klare Bevorzugung männlicher Säuglinge und ihrer Mütter zur Folge – eine Präferenz, die immer noch verbreitet ist. »Frauen wollten Söhne«, schrieb die Anthropologin Margaret Mead während ihrer Forschungen in Neuguinea, »und Säuglinge mit dem falschen Geschlecht wurden lebendig in ein Stück Rindenstoff gerollt und in den Fluss geworfen.«[379]

In aktiv Kindstötung betreibenden Kulturkreisen sind fast ausschließlich die Töchter gefährdet, denn ein Sohn ist in der Regel unabdingbar für so gut wie alles, von Landübertragungen bis zu Begräbnisriten. In Indien etwa kommen werdende Mütter, die einen Sohn erwarten, noch heute eher als Schwangere, die ein Mädchen erwarten, in den Genuss von Vorsorgeuntersuchungen und Tetanusimpfungen.[380] Nach der Geburt verbringen sie durchschnittlich mehr Zeit mit ihrem männlichen Nachwuchs, päppeln ihn mit zusätzlichen Vitamingaben und stillen ihn wesentlich länger als seine Schwestern.[381] Laut der ziemlich deprimierenden Statistik einer indischen Abtreibungsklinik waren von 8000 abgetriebenen Föten nur drei männlichen Geschlechts.[382] Kürzlich veröffentlichten Berichten zufolge wird sich diese Tendenz sogar noch verschärfen, da viele Familien die Zahl ihrer Kinder aufgrund der technischen und gesellschaftlichen Modernisierung des Landes beschränken wollen.

Auch in Gegenden der Welt, in denen weibliche Neugeborene nicht sogleich den Todeskuss auf die Stirn gedrückt bekommen, kann das Leben ihnen später schwer auf den Schultern wiegen. In einem turkmenischen Stamm etwa bekommen die Mädchen Namen wie »letzte Tochter« oder »Sohn erbeten«, die Jungs (und ihre Mütter) hingegen sonnen sich im Glanze gesellschaftlicher Anerkennung.[383]

Etwas Ähnliches erlebte auch meine Freundin Emily. Ihr Mann, gebürtiger Libanese, wuchs in einer Kultur auf, in der die Geburt eines Sohnes den Status der Mutter für immer verändern kann. Emily bekam zunächst zwei Töchter. Von ihren Schwiegereltern im Nahen Osten wurde sie in der Zeit Emily genannt, wie immer. Doch als sie dann einen Sohn gebar, wurde sie plötzlich als »Mère du Doyen« gepriesen.

Amerikanische Mütter neigten anscheinend jahrhundertelang zu einer ähnlichen Form einseitiger Vorliebe:[384] An den Geburtsregistern der Grenzregionen lässt sich ablesen, wann die frühen Pionierfamilien die Fortpflanzung einstellten. Das Ergebnis: Im 19. Jahrhundert war das letzte Kind der wackeren Farmersfrauen überdurchschnittlich häufig ein Sohn. Auch sie waren also auf männlichen Nachwuchs aus. In einer spezifischen Variante lebte die Sohn-Präferenz sogar bis in die frühen 1980er-Jahre fort.[385] Zu der Zeit, als meine Schwester und ich geboren wurden, war ein Junge als Erstgeborener immer noch etwas begehrter.

Doch seitdem ist diese Art der Bevorzugung in den USA weitgehend verschwunden, was möglicherweise sowohl intensiver feministischer Aufklärungsarbeit als auch der wirtschaftlichen Entwicklung zu verdanken ist, in der landwirtschaftliche und andere körperlich anstrengende Verdienstmöglichkeiten kontinuierlich an Bedeutung verlieren.

Heutzutage wünschen amerikanische Mütter sich gemischtgeschlechtlichen Nachwuchs.[386] Aktuell ist allerdings eine ziemlich erfrischende Vorliebe für Mädchen erkennbar. So erhoffen sich Umfragen zufolge immer mehr Frauen eine Tochter als erstes Kind. Auch spendiert unsereins den Mädels inzwischen mehr

Zeit und Geld.[387] In den 1970er-Jahren lagen reine Jungs-Haushalte bei den Ausgaben für die Kids noch vorn, insbesondere in den Bereichen Tagesbetreuung und Freizeitausrüstung wie Fahrräder, Spielzeug und Campingequipment.[388] Doch spätestens 2007 kehrte dieser Trend sich um. Inzwischen sind reine Mädels-Haushalte die Spitzenreiter, wenn es um Geld für die lieben Kleinen geht.[389] (Es gibt jedoch ein paar eklatante Ausnahmen von dieser Regel. So müssen entgegen der »frail-male«-Theorie verhältnismäßig mehr amerikanisch-chinesische *Mädchen* gleich nach der Geburt wegen ihres schlechten Gesundheitszustands im Krankenhaus behandelt werden.[390] Wissenschaftlern zufolge könnte dies darauf zurückzuführen sein, dass die Mütter der Mädchen aufgrund der unterschwellig immer noch vorhandenen soziokulturellen Voreingenommenheit unter anderem möglicherweise dazu tendieren, der Mutterschaftsvorsorge weniger Beachtung zu schenken und beispielsweise trotz ihrer Schwangerschaft Alkohol zu konsumieren.)

Fazit: Die Interaktion zwischen einem Kind mit seinen spezifischen Charakteristika und einer Mutter mit ihren durch dieses Kind herausgebildeten, ebenfalls spezifischen Eigenschaften wird nicht nur durch Gene und Hormone bestimmt. So ein Mutterleben umfasst Unmengen höchst persönlicher Umstände und ist obendrein permanent im Fluss. Wir werden von den Ungeborenen in uns geprägt, aber auch von der Welt um uns herum.

Deshalb ist es nun an der Zeit, den kuscheligen Mutter-Kind-Kokon zu verlassen und einen prüfenden Blick auf mächtige, womöglich global gültige Faktoren zu werfen, die allesamt die wohl engste Bindung einer Mutter befeuern oder aber beschädigen können. Da wir jedoch viel mehr Einfluss auf unsere Umgebung haben als auf unsere Gene, offenbart uns dieser prüfende Blick vielleicht auch, wie wir unser Mutterschicksal selbst in die Hand nehmen können.

Ach ja, ich bekomme übrigens noch ein Mädchen.

Kapitel 8

Mutters Courage

Warum Mütter für ihre Kids durchs Feuer gehen, aber am Windelvorrat verzweifeln

Der Rattenforschungsraum ist in schwaches rotes Licht getaucht, als das Wissenschaftlerteam und ich zur Tür hereinkommen. Draußen ist es gegen zwölf Uhr mittags, doch die künstliche Beleuchtung hier drin ist so programmiert, dass »der Sonnenuntergang« in aller Frühe einsetzt. So denken die nachtaktiven Tiere, es sei mitten in der Nacht, die bevorzugte und damit aktivste Tageszeit von Ratten und insbesondere von Rattenmüttern und ihren Jungen.

Nur mit großer Mühe kann ich mich an die Lichtverhältnisse gewöhnen. Mit zusammengekniffenen Augen beuge ich mich über einen künstlich angelegten Rattenbau, in dem es äußerst betriebsam zugeht, und sage mit herzlicher Stimme: »Das sind aber wirklich große Rattenbabys hier!«

»Was Sie da sehen, sind geschlechtsreife Männchen«, informiert Postdoktorandin Hannah Lapp mich freundlich.

Sie führt mich zu einer anderen Plexiglasbox, in der ich schließlich eine Rattenmutter mit einem wuseligen Haufen sechs Tage alter Junger entdecke. Ihr flaumiges Fell ist noch durchsichtig, und in den Bäuchlein einiger Babys ist Milch erkennbar, ein Zeichen dafür, dass sie eben erst ein leckeres Mahl zu sich genommen haben.

Apropos lecker: In dem Experiment, das im hiesigen Forschungszentrum gerade auf der Tagesordnung steht, spielen auch Vanille-Waffelkugeln eine Rolle. Diese Keksart geht mir nicht aus dem Kopf, seit eine Freundin mir kürzlich gezeigt hat, wie prima sich die beiden Hälften auseinandernehmen und zusammen mit einem runden Schoko-Mint in der Mitte in Mini-»Hamburger« verwandeln lassen, die bei Keksbasaren der Renner sind. Eine andere meiner Mamafreundinnen zerbröselt sie und verstreut die Stückchen auf Pfirsichschnitzen als Lunchbox-Highlight für die Kinder.

Doch Hannah Lapp und Tierverhaltensforscherin Frances Champagne (die mit dem prickelnden Namen), Forschungsleiterin hier an der University of Texas, Austin, verwenden die Waffelkugeln für einen weniger leckeren Zweck: Sie präparieren sie mit Bisphenol A (BPA), einem wesentlichen Bestandteil moderner Plastikwaren.

BPA ist in unserer Welt allgegenwärtig, die jährliche Produktionsmenge beläuft sich auf etwa sechs Milliarden Tonnen.[391] Der Weichmacher steckt in Zahnfüllungen, Lebensmittelverpackungen und Kassenbons und wird bereits seit Jahren mit einer ganzen Reihe gesundheitlicher Probleme in Verbindung gebracht, darunter steigende Krebszahlen und Entwicklungsverzögerungen bei Kindern. Inzwischen gibt es Anzeichen dafür, dass BPA selbst in geringen Mengen das mütterliche Fürsorgeverhalten von Tieren beeinflusst und beispielsweise bei Nagetieren dazu führt, dass Mütter ihren Nachwuchs weniger säugen und sich auch in anderen Bereichen weniger um ihn kümmern.[392] Da ist es durchaus möglich, dass Bisphenol A auch Folgen für das Fürsorgeverhalten von Menschenmüttern hat.

Noch sind die biochemischen Ursachen unbekannt, aber Tatsache ist: Einige Plastikarten beeinträchtigen offenbar die natürliche Plastizität unseres Gehirns. BPA ist ein sogenannter endokriner Disruptor mit östrogener Wirkung. Das heißt, er kann die für die Transformation in den Muttermodus entscheidenden östrogengesteuerten Prozesse im Gehirn einer schwangeren Frau manipulieren oder hemmen.

Champagne und Lapp erforschen, ob beziehungsweise inwiefern auch Bisphenol S (BPS) und Bisphenol F (BPF) Auswirkungen auf Nagetiermütter haben, zwei ähnliche chemische Verbindungen, durch die die Kunststoffindustrie Bisphenol A zu ersetzen begann, nachdem die Verwendung der Chemikalie ins Kreuzfeuer der Kritik geriet. Daher haben sie einen Teil der Waffelkekse mit diesen beiden Bisphenolarten präpariert.

Im Laufe der letzten drei Wochen hat das Forschungsteam die beiden Waffelvarianten immer viertelweise an zwei Testgruppen trächtiger Ratten verfüttert. Eine Kontrollgruppe erhielt unbehandelte Waffeln. Es wäre einfacher gewesen, den Ratten das Zeug per Injektion zu verabreichen, aber beim Entwurf ihrer Versuchsanordnungen hat Professorin Champagne grundsätzlich die Lebensqualität der Tiere im Blick. (Außerdem hat sie als selbst ehemals Schwangere wahrscheinlich daran gedacht, dass die werdenden Rattenmamas eine ordentliche Portion Kohlenhydrate garantiert zu schätzen wissen.)

Hannah Lapp bricht eine Waffel in vier Teile und reicht einen davon einer werdenden Rattenmama. Sie nimmt das Stückchen mit ihren kleinen rosa Pfötchen entgegen und verspeist es.

Auf die künstlichen Rattenbauten sind kreditkartengroße, an selbstlernende Computer gekoppelte Infrarotkameras gerichtet. Die Maschinen lernen, anhand der Bewegungskoordinaten von Rattenöhrchen, -schwänzen und anderen Körperteilen, inmitten der allgemeinen Betriebsamkeit typisches Mutterverhalten zu identifizieren, beispielsweise Säugen und Lecken. Am Ende werden die Computer dazu in der Lage sein, bestimmte mütterliche Verhaltensmuster bestimmten Waffelvarianten zuzuordnen. Sie werden an den Tag bringen, welche Mamas einen Spitzenjob machen und welche lieber auf der faulen Haut liegen (und das nicht etwa, damit ihre Kleinen besser an ihre Zitzen kommen).

Im Konferenzraum des Forschungszentrums nehme ich einen tiefen Schluck aus dem einzigen Behältnis, das ich an dem Morgen auf die Schnelle gefunden hatte, um mir für den Tag am Wasserhahn meines Hotelzimmers ein bisschen was zu trinken abzufüllen: eine zerknautsche Einwegflasche. Das Wasser darin schmeckt nach totem Goldfisch. Da ich ganz offensichtlich schwanger bin, stelle ich mich zerknirscht auf eine Rüge ein.

»Ich trinke ständig aus Plastikflaschen«, sagt Professorin Champagne ruhig.

In Zusammenarbeit mit einem Team der Columbia University werden hier auch die Auswirkungen der Bisphenole auf Menschenmütter erforscht. Mithilfe von Urinproben wollen die Wissenschaftler*innen feststellen, inwiefern die Menge an Plastikrückständen in den Körpern von Müttern ihre neuronale Reaktion auf eine ganze Reihe einschlägiger Säuglings-Wahrnehmungstests beeinflusst, sprich, ihr Mamaverhalten modifiziert.

In der letzten Phase dieser Forschungsarbeit wollen Professorin Champagne und ihre Kollegin Lapp nach dem Tod der Rattenmütter deren Gehirne auf genetische Veränderungen untersuchen, insbesondere, was die Wirkmechanismen von Östrogen und Oxytocin betrifft. Bereits vorliegende Nagetierstudien deuten darauf hin, dass insbesondere die hier schon oft erwähnte Area praeoptica medialis (MPOA), das Herzstück mütterlicher Verhaltensmuster, von Veränderungen betroffen ist.[393]

Obwohl die Rattenbabys, die in der Pilotphase der Waffelkeksstudie unterwegs waren, bereits das Licht der Welt erblickt haben, trudeln nur allmählich erste Forschungsergebnisse ein. Hannah Lapp bespricht gerade das weitere Vorgehen mit Frances Champagne, die als Initiatorin der wegweisenden Studie zu den epigenetischen Grundlagen des rattenmütterlichen Leckverhaltens so etwas wie der Superstar der Mütterforschung ist. Seit damals interessiert sie sich noch mehr für die Unmengen unterschiedlichster Umweltfaktoren, die unser mütterliches Erbgut und damit unser Mutterverhalten prägen können.

»Ich bin mir nicht sicher, ob die Gewichtszunahme hier relevant oder für uns interessant sein könnte«, sagt Lapp zu Champagne. Auf ihrem Bildschirm öffnet sie eine Grafik, auf der Verlaufslinien in drei Farben zu sehen sind, eine für jede Ratten-Waffelkeks-Gruppe.

Bis Tag sechs nahmen alle trächtigen Ratten ungefähr gleich

viel zu. Ab diesem Zeitpunkt wurden ihrer Nahrung die Bisphenol-Kekse zugesetzt. Von da an weichen die farbigen Linien voneinander ab, eine steigt an, eine andere sinkt ab, die dritte bleibt irgendwo in der Mitte.

»Oh wow«, sagt Champagne und schaut nachdenklich auf die Grafik.

Da es sich um eine Blindstudie handelt, wissen die beiden noch nicht, welche Linie zu welcher Versuchsgruppe gehört: BPS, BPF oder Kontrollgruppe. Schon jetzt steht jedoch so gut wie fest, dass die chemisch manipulierte Trächtigkeit von der Norm abweicht, was vermutlich für die Rattenmütter nicht folgenlos bleiben wird.

Mutterinstinkte sind robust. Millionen Jahre lang blieben sie unerschütterlich am Ball, prägten Gnus, Seekühe und Murmeltiere und bis zu einem gewissen Grad sogar Menschenmänner.

In uns Müttern ist der Fürsorgedrang verwurzelt. Gleichzeitig reagieren wir höchst sensibel auf die Lebensbedingungen außerhalb unserer Höhle, unseres Nests oder unserer Wohnungstür. Das erfordert Flexibilität – und auch die ist in uns angelegt.

Was eigentlich ein Segen ist. Unser Körper ist womöglich gerade etwas schwerfällig, aber unser Gehirn kann bei Bedarf in Rekordzeit radikale Kurswechsel vornehmen. Mütter haben ein gemeinsames Mandat, kein gemeinsames Drehbuch, in dem alles genau festgelegt ist. Es gibt nicht *den* Weg durch das Mutterdasein, nur einen Kompass, oder einen Leitstern.

Flexibilität macht einen Teil der Mutterinstinkte aus, und sie hilft uns, das Beste aus allen möglichen Umständen zu machen. Das wiederum bedeutet, dass unsere Transformation niemals wirklich abgeschlossen ist. Eine Mutter kann sich in eine ganz andere verwandeln, wenn die Umstände es erfordern. Wir können es mit vielen Herausforderungen aufnehmen, und gewöhnlich sind wir ihnen auch gewachsen.

Es kommt jedoch durchaus vor, dass die Welt unsere Flexibilität ganz gegen unseren Willen knallhart überdehnt.

Aus diesem Grund ist das überhebliche »Ich-bin-so-wie-ich-bin-und-werde-mich-für-niemanden-ändern«-Postulat einer mutterschaftsbasierten Selbstdefinition schlicht absurd. Eines meiner Kinder ist in der Vorschulgruppe einer Waldorfschule, wo die Mütter selbst buttern, ein anderes in einer großstädtisch geprägten Gemeinschaftsschule, wo einige Mütter nur dank Lebensmittelspenden über die Runden kommen – da bin ich immer wieder platt über unsere mütterliche Anpassungsfähigkeit. Manchmal sind Stoffwindeln, Biokarotten und zwei Stunden täglich fröhliches Outdoor-Kindertreiben sommers wie winters eben einfach nicht drin. *Jetzt hört doch mal auf,* möchte ich meine Mitmütter (und manchmal auch mich selbst) ermahnen, wenn mal wieder über »schlechte Mütter« abgelästert wird. *Ihr habt doch keine Ahnung, was euch womöglich auch irgendwann mal blühen könnte.* Was die Mustermama-Blogger*innen im hippen Brooklyn von den Kindstötung durch Vernachlässigung begehenden Müttern in brasilianischen Slums unterscheidet, ist nicht etwa ein magisches Bananenbrotback-Gen; es sind viel eher schlicht die Lebensumstände.

Und die beeinflussen Mütter nicht nur langfristig. Wer genau hinschaut, stellt fest: Schon an einem einzigen ganz gewöhnlichen Tag kann eine Mutter sich je nach Umgebung gleich mehrfach in eine andere verwandeln. Wissenschaftler*innen, die uns in eifriger Detektivarbeit einen Nachmittag lang beschatteten, haben konstatiert, dass wir uns im Supermarkt anders verhalten als auf dem Spielplatz und beim Babybaden anders als beim Babywickeln.[394] (Wenig überraschend landet Letzteres speziesweit auf dem letzten Platz der mütterlichen Hitliste. Weltweit legen die Mamas dabei eine »weniger positive Einstellung« an den Tag.)

Mütter schlagen ihre Kinder abends doppelt so häufig wie morgens, möglicherweise aufgrund von Veränderungen ihres Schlaf-Wach-Rhythmus.[395] Andere einschlägige Verhaltensmuster sind nicht auf biologische, sondern eher auf administrative Gründe zurückzuführen. Einer in Florida durchgeführten Studie zufolge neigten Mütter fünf- bis elfjähriger Kinder an bestimmten Samstagen signifikant häufiger zu Prügelstrafen – den Samstagen, an denen die Schulzeugnisse verteilt wurden.[396] (Zeugnisse können offenbar tatsächlich viel Unheil anrichten.)

»Es ist nicht sinnvoll, zu fragen, was ein Gen tut«, warnt der Neurowissenschaftler Robert Sapolsky in seinem Buch *Gewalt und Mitgefühl: Die Biologie menschlichen Verhaltens*, »sondern nur, was es in einer bestimmten Umwelt tut.«[397]

Gefühle und Verhalten einer Mutter werden durch eine ganze Reihe umweltabhängiger Variablen geprägt. Ohne dass wir davon etwas mitgekommen, programmiert unsere Umgebung uns ständig um, und manchmal aktiviert oder deaktiviert sie dabei auch Gene.

Kunststoffe mit ihren schädlichen Auswirkungen auf das Gehirn sind eines der handfesteren Beispiele dafür, wie sehr die Umwelt an unseren Genen herumpfuschen kann. Dasselbe gilt auch für andere allgegenwärtige chemische Verbindungen. (So sind etwa Wiesenhüpfmäuse, die mit bestimmten Insektiziden in Kontakt gekommen sind, ungewöhnlich erpicht darauf, ihre eigenen Jungen zu fressen.[398]) Und sogar Grundbestandteile alltäglicher Mamanahrung können den Hormonhaushalt ins Chaos stürzen. Bei Ratten- und möglichweise auch bei Menschenmüttern kann eine stark fetthaltige Ernährung Ängste verstärken, wahrscheinlich weil die Adrenalin produzierenden Nebennieren, die sich normalerweise während der Stillphase verkleinern, durch das ganze Cholesterin letztlich vergrößert werden.[399] In dem Bereich ist allerdings auch eine kleine gute Nachricht zu vermelden: Fisch und andere Lebensmittel mit einem hohen Anteil an Omega-3-Fettsäuren schützen vermutlich vor postpartaler Depression.[400]

So eklatant die Auswirkungen spezifischer Produkte der chemischen und Lebensmittelindustrie auf uns Mütter auch sein können – alles Kleinkram im Vergleich zum größten, aber auch diffusesten und noch längst nicht in allen Facetten verstandenen Einflussfaktor: Stress.

Stress ist unter dem Mikroskop nicht sichtbar. Er kann nicht injiziert oder in einem Waffelkeks verabreicht werden. Anlass und Ausmaß kommen in x Varianten daher, vom Stapel noch nicht verschickter Dankesschreiben auf dem Schreibtisch bis zu Pandemieausbrüchen, und sind eine extrem subjektive Empfindung. Was für den einen Megastress ist, ringt dem anderen gerade mal ein müdes Gähnen ab. Der einen Mutter Last ist der anderen Mutter Lappalie.

Unabhängig davon gilt: Starker Stress kann, sofern er einen Nerv trifft, das angeborene Angriff-oder-Flucht-Verhalten auslösen und dadurch mütterliche Verhaltensmuster ändern. Manchmal für immer.

Umgebungsstress spielt offenbar eine große Rolle, wenn eine Säugetiermutter ihre Kleinen verlässt, obwohl sie völlig normal entwickelt sind. Auch die Mutter ist aller Wahrscheinlichkeit nach völlig normal, zumindest aus der Sicht der Evolutionsbiolog*innen. Sie tut eben, was getan werden muss, um ihre Gene weiterzugeben. Wenn die Umstände ungeeignet sind, wartet sie auf bessere Zeiten und versucht ihr Glück mit dem nächsten Wurf.

Umweltbedrohungen haben viele Gesichter: Futtermangel, Fressfeinde und andere Formen von Gewalt sowie Krankheiten sind eine Gefahr für jede Mutter quer durch die Säugetierfamilie. Wenn das Leben hart wird, werden die Harten lebhaft – was im Fall von Schwarzschwanz-Präriehündinnen bedeutet, dass sie sich vom Acker machen und ihre Kleinen sich selbst überlassen, immer in der Hoffnung, dass sich die weiteren Aussichten rechtzeitig zum nächsten Wurf in Richtung stabiles Hoch drehen. So schnörkellos verfahren sie mit ungefähr zehn Prozent aller Würfe.[401]

Wenn es ganz schlimm kommt, lassen sogar die stolzen Löwinnen ihre maunzenden Jungen zurück, ohne sie noch eines Blickes zu würdigen.

Viele Menschenmütter sind zu ihrem großen Glück in deutlich geringerem Maße mit den physischen Herausforderungen konfrontiert, mit denen andere Säugetiermamas zu kämpfen haben. Dafür sind sie wiederum menschenspezifischen Stressoren ausgesetzt. Vor nicht allzu langer Zeit machte sich das Kinderstudienzentrum der Yale University auf die Suche nach dem größten Stressauslöser einkommensschwacher Frauen im Bundesstaat Connecticut, genauer gesagt: nach dem Faktor in ihrem Umfeld, der am stärksten an der Entstehung von postpartaler Depression beteiligt ist.[402]

Der Faktor, den die Forschenden schließlich identifizierten, war weder lebenswichtig noch lebensbedrohend. Es waren Windeln. Die ständige Sorge, nicht genug Einwegwindeln (die erst 1948 erfunden wurden) beschaffen zu können, war der wichtigste Frühindikator für psychische Krankheitserscheinungen einkommensschwacher Mütter – größer noch als die Angst, nicht genug zu essen zu haben.

Als ich diese Studie las, war ich zunächst verwirrt. Hat die Mütterforschung nicht gezeigt, dass die Gehirne von Neumüttern sogar eigens zu dem Zweck transformiert werden, möglichst stressresistent zu sein? Die automatische Drosselung der Stressanfälligkeit von Müttern gleich nach der Geburt ist eins der spezifischen Sahnehäubchen am Übergang in den Muttermodus, so hatte ich das jedenfalls bisher verstanden. Von außen betrachtet wirken sie vielleicht ein wenig derangiert, aber innerlich sind sie *cool cats*, die auch noch dann die Ruhe weg haben, wenn andere schon am Rad drehen. Durch unsere Krampfadern fließt Eiswasser, weshalb wir gerade mal den Sicherheitsgurt enger ziehen, wenn ein Tornado auf uns zukommt, Bären mit Baseballschlägern in die Flucht treiben und inmitten eines Erdbebens lässig ein Taxi herbeiwinken.

Einmal, als ich gerade mit Tochter 2 von der Entbindungsstation nach Hause gekommen war und mich auf der Couch ein bisschen ausruhte, stellte ich ganz sachlich fest, dass die Stehlampe im Esszimmer brannte. (Memo für neues Selbst: Kauf nie Lampen, die teilweise aus Pappe bestehen, selbst wenn, nein, besonders wenn sie im Sonderangebot sind.) Von den vor ewigen Zeiten im offiziellen Babysitterkurs gelernten Rettungsmaßnahmen bei Feuersbrünsten war in meinem Gedächtnis kein Funken mehr übrig.

Mein Körper schwang sich irgendwie automatisch von der Couch, knipste den zuständigen Lichtschalter aus, fand eine Wolldecke, breitete sie über die Flammen, und eilte vor die Tür, um die Feuerwehr zu rufen, als der Rauch sich verzog.

Kürzlich sah ich in einem Videoclip eine Mutter aus Arizona, bei der es viel schlimmer brannte als damals bei uns.[403] Es dauerte einen Schockmoment lang, bis ich begriff, dass ich da das Ende ihres Lebens mit ansah. Das Feuer wütete bereits um sie herum, als sie ihren kleinen Sohn den Männern zuwarf, die sich unter ihrem Balkon bereithielten. Zu diesem Zeitpunkt stand sie selbst bereits in Flammen, doch sie hatte offenbar Wichtigeres zu tun, als sich darum zu scheren, und rannte zurück ins Feuer, um ihre Tochter zu retten, die auch noch in der Wohnung war. Natürlich drehte sich die Berichterstattung um den Mann, der das Kleinkind aufgefangen hatte, doch es wurde auch der Name der Frau erwähnt: Rachel Long. Sie entkam den Flammen nicht.

Wir Mamas lassen uns selbst von der größten Katastrophe nicht in Angst und Schrecken versetzen – und trotzdem können ein paar Windeln zu wenig uns den Rest geben?

Offenbar sind für Mütter die größten Stressfaktoren eben *nicht* dramatische Ereignisse wie Feuer und Erdbeben. Wir sind so angelegt, dass wir mit plötzlich auftretenden Katastrophen klarkommen. Was uns fertigmacht, sind drückende, chronische, oft von außen nicht erkennbare Probleme. Armut. Hunger. Windeln. Keine voreiligen Schlüsse, bitte: Wie Mütter Krisenlagen aller Art meistern, ist einfach nur großartig, und es muss schon viel, fast unvorstellbar viel zusammenkommen, bis eine Menschenmutter zumindest in der westlichen Welt ihr Kind verlässt. Fast alle von uns bleiben auch bei schwerer See im Boot – aber es kann durchaus sein, dass Teile von uns über Bord gehen.

Kinderfürsorge unter Dauerstress destabilisiert sogar unsere grundlegendsten Muttercharakteristika. Wie wir schon gesehen haben, halten Mütter ihre Babys quasi automatisch im linken Arm – die einzige menschliche Eigenart, die bei uns als so etwas wie »mütterliches Instinktverhalten« gedeutet werden kann.

Unter diesem Aspekt erst zeigt sich die Tragweite eines Studienergebnisses, dem zufolge chronisch gestresste Mütter mit größerer Wahrscheinlichkeit die Seite wechseln, wenn sie ihr Baby halten.[404] Vom linken auf den rechten Arm.

Wenn ein Neurowissenschaftler eine Rattenmutter unter Stress setzen will, kann er ihr Nest aus dem Käfig entfernen oder sie am Schwanz aufhängen.

David Slattery, Professor an der Goethe-Universität in Frankfurt am Main, wendet lieber den sogenannten Einschränkungstest an, bei dem die Rattenmama von ihren Kleinen getrennt und in einen engen Plexiglaszylinder verfrachtet wird, wo sie zwar problemlos sehen und atmen, sich aber kaum bewegen kann.[405]

Das Ganze passiert nicht nur einmal. Sie wird immer wieder in die Röhre gesteckt.

Anfangs macht den Rattenmüttern diese temporäre Einschränkung nicht allzu viel aus, doch nachdem sie diesen harmlosen Psychostress ein paar Wochen lang einmal täglich durchgestanden haben, sind sie nicht mehr dieselben.

Erstens stillen sie die Kleinen nach ihrer Rückkehr dreißig bis vierzig Prozent *mehr* als ungestresste Mütter, denn sie versuchen offenbar instinktiv, ihre strapazierten Nerven mit einer massiven Oxytocinausschüttung zu beruhigen.

Und zweitens verhalten die dauergestressten Mamas sich in einem Labyrinth ganz anders, als zu erwarten wäre. Normalerweise profitieren Rattenmütter davon, dass ihre Stressreaktion nach der Geburt nur gedämpft ausfällt, und eilen tollkühn und zielstrebig in die am hellsten erleuchteten und aus Rattensicht gefährlichsten Arme des Labyrinths, weil da vielleicht Leckerlis für sie und ihre Kleinen aufzustöbern sind.

Professor Slatterys ausgelaugte Rattenmamas hingegen kauern in den dunkelsten Winkeln des Labyrinths. Sie sind nicht tollkühn und zielstrebig, sondern genauso ängstlich wie Rattenweibchen, die noch nie Nachwuchs hatten.

»Für uns war das recht überraschend«, erzählt Slattery. »Wir waren davon ausgegangen, dass die Mütter mit der Belastung besser klarkommen, aber so, wie es aussieht, ist das nicht der Fall. Wenn das Stressniveau zu hoch ist, werden ihre mentalen Schutzsysteme ausgehebelt.«

Als das Forschungsteam die Gehirne der dauergestressten Rattenmamas nach deren Tod unter die Lupe nahm, fand es alarmierende Belege dafür, dass die Zwangsaufenthalte in der Plexiglasröhre mutterspezifische Hirnstrukturen geschädigt hatten.

So produziert der Hippocampus, unser Gedächtniskraftwerk, normalerweise während der Trächtigkeit keine Gehirnzellen. Seine vorübergehende Drosselung gehört zu den Markenzeichen der Säugetiermutterschaft und ist vermutlich eine der Ursachen für unsere vielen peinlichen Blackouts, etwa wenn uns urplötzlich der Name unserer neuen Lieblingsmama in der Nachbarschaft entfällt oder wir auf dem Weg zum Supermarkt die Einkaufsliste verlieren. Solche Patzer sind offenbar die Folge eines mentalen Strukturwandels, bei dem weniger benötigte Areale Kapazitäten an umständehalber stark beanspruchte Bereiche abtreten müssen – etwa an den Riechkolben, der für die Verarbeitung der wunderbaren Babydüfte verantwortlich ist.

Bei Müttern am Rande des Nervenzusammenbruchs jedoch »kehrt sich dieser normale Wandel um«, erklärt Professor Slattery. Ihr Hippocampus sieht nicht anders aus als der von Rattenjungfern.

Im Hirngewebe der gestressten Rattenmütter entdeckte das Team noch weitere Anomalien, unter anderem Veränderungen der Genexpression, die vermutlich auf eine verringerte Oxytocinproduktion zurückzuführen sind, was wiederum den ungewöhnlichen Stilleifer erklärt. Gut möglich, dass stressbedingte neuronale Veränderungen der Grund dafür sind, warum Wildtiermütter in Gefangenschaft, etwa Schneeleoparden, ihre Jungen gelegentlich vernachlässigen.[406]

Das Verhalten einiger chronisch angespannter Nagetiermütter bleibt noch lange nach Verschwinden des Stressauslösers gestört, auch dann noch, wenn sie, nur als Beispiel, nie wieder in einen Plexiglaszylinder gesteckt werden. Ihr Gehirn entwickelt sich nicht so weiter, wie das unter normalen Umständen der Fall wäre. »Ihr Mutterverhalten verändert sich dauerhaft«, sagt Assistenzprofessorin Elisabeth Byrnes von der Tufts University, »beim nächsten Wurf wird sie nicht mehr dieselbe sein.«

Nagetiere sind weder mit massenweise offenen Rechnungen für medizinische Behandlungen noch mit fälligen Mietzahlungen konfrontiert. Deshalb verlegte die Neurowissenschaftlerin Danielle Stolzenberg kürzlich einige ihrer Laborratten in ein Gehege in einem abgelegenen kalifornischen Naturschutzgebiet, um zu erforschen, wie die bis dato behüteten Tierchen mit natürlichen Stressfaktoren wie Wassermangel, dem Rauch von Waldfeuern und der ständigen Bedrohung durch Wildtruthähne klarkommen.

»Jemand hat die Kamera gefressen«, antwortete sie ein bisschen frustriert auf die Frage, wie es denn mit dem *work on the wild side* vorangehe.

Keine Feldstudie ohne gelegentliches Forscherpech.

Der wohl naheliegendste und älteste äußere Stressfaktor für wild lebende Tiermütter ist Nahrungsmangel. Viele unserer Säugetierverwandten von Reh- bis Braunbärmama pflanzen sich noch nicht einmal fort, wenn in ihrer Umgebung nicht genug Nahrung vorhanden ist. Ihr Reproduktionstrakt hat nämlich von der Evolution ein überaus nützliches Add-on bekommen: die Möglichkeit einer zeitlich offenbar relativ unbegrenzten embryonalen Diapause. Will sagen: Die Entwicklung der bereits befruchteten Eizelle wird so lange gestoppt, bis wieder genug Beeren an den Büschen hängen oder die Überlebensbedingungen sich sonst wie zum Besseren wenden.

Menschenmütter besitzen dieses praktische Add-on leider nicht. Unsereins muss auch in mageren Zeiten Kinder austragen und Milch produzieren. Dazu brauchen wir entweder täglich jede Menge Kalorien oder aber richtig dralle Oberschenkel. Weshalb der Körperfettanteil weiblicher Teenager übrigens mit Einsetzen der Menstruation um über zweihundert Prozent ansteigt und Forscher lauthals verkünden, gut gefüllte Jeans seien für Mütter grundsätzlich eine gute Sache.[407]

Diese biologischen Notwendigkeiten haben zur Folge, dass Menschenmütter in Regionen, in denen Nahrungsmangel zum Alltag gehört, extrem sensibel auf stressauslösende Umweltfaktoren reagieren. In Bolivien erleiden während der Saatzeit viermal so viele Frauen eine Fehlgeburt wie sonst, weil die schwere körperliche Arbeit ihre Energiereserven auffrisst.[408] In Äthiopien, wo der Oberarmumfang stillender Mütter umso stärker schrumpft, je länger die letzte Ernte zurückliegt, können schon ein paar Kalorien zusätzlich einen Babyboom anschieben.[409] Und in einer abgelegenen Gegend des Landes hatte der Bau einer Wasserleitung zur Folge, dass die Frauen ihre Energie nicht länger für kräftezehrende Märsche zu weit entfernten Brunnen einsetzen mussten und deshalb mehr Kinder bekamen.[410]

Gut genährte Mütter sind auch bessere Mütter. Wenn sie satt sind, nehmen sich Schimpansenmütter mehr Zeit, um ihren Kleinen das Jagen beizubringen.[411] Wer hingegen hungrig ist, ist auch schlecht drauf, weshalb Säugetiermamas in dem Zustand ihre Pflichten vernachlässigen.[412] Werden Schafmütter auf Diät gesetzt, neigen sie eher dazu, ihre Lämmer links liegen zu lassen und sich auf der Suche nach Nahrung weiter von ihnen zu entfernen.

Hungrige Mütter lassen sogar manchmal den erforderlichen Kampfgeist vermissen, wenn es um die Verteidigung ihrer Jungen geht. Eine Studie präsentierte dieses Phänomen unter dem sehr nach Drückebergermamas klingenden Titel: »Mütterliches Verteidigungsverhalten bei Weißwedelhirschen – nur wenn es die Mühe wert ist?«[413] Das Forschungsteam setzte Jagdhunde ein, um auf die Spur von Hirschkühen und ihren Kitzen zu kommen. Was dann passierte, so das Fazit der Studie, hing in entscheidendem Maße davon ab, wie gut die Mutter genährt war. Hatte in dem Jahr genug Futter zur Verfügung gestanden, verteidigten die Hirschkühe ihre Kitze und griffen manchmal sogar die Jagdhunde an, mit zurückgelegten Ohren und wilden Huftritten. Hungrige Hirschkühe jedoch traten den Rückzug ins Gebüsch an und beschränkten sich auf missbilligendes Schnauben.

Ich habe bereits durchblicken lassen, wie schwer es mir fällt, mich näher damit zu befassen, wie etwas so Vermeidbares wie Hunger eine liebevolle Mutter-Kind-Bindung zerstören kann. Diese Beklommenheit ist ein überwältigendes Indiz für meine privilegierte Position in der Welt und meine stets gefüllte Speisekammer. Ich kann mir kaum vorstellen, dass Menschen in schlimmen Zeiten manchmal aus reiner Not ihre Kinder verlassen. Nein, in Wahrheit *will* ich es mir nicht vorstellen, und erst recht nicht verstehen können.

Doch solche schrecklichen Fakten liefern womöglich eine Erklärung dafür, was Mütter manchmal auch unter weniger extremen Umständen tun. Es gibt da ein paar traurige Tatsachen, die Mütter verständlicherweise am liebsten verdrängen würden.

Um mich dem Thema »Verrat durch die eigene Mutter« zunächst auf einem auf den ersten Blick ausgesprochen harmlosen Niveau zu nähern, lege ich einen kurzen, sehr kurzen Zwischenstopp an einem Tierforschungszentrum der University of Connecticut ein, wo die Evolution des Mutterseins aus einer angenehm abseitigen Perspektive betrachtet wird. Der Evolutionsbiologe Steve Trumbo erforscht mütterliches Fürsorgeverhalten bei Insekten, den wahrscheinlich elementarsten aller Tierforschungsobjekte. Engagierte Insektenmamas sind selten, nur etwa ein Prozent aller bekannten Arten betreibt Nachwuchspflege. Doch einige wenige Krabbeltiere, darunter auch Kakerlaken und Ohrenkneifer, sind hingebungsvolle Mütter mit Botenstoffsystemen, die den unseren durchaus ähneln.

Professor Trumbo ist spezialisiert auf Totengräberkäfer. Sie heißen so, weil sie eine tote Maus auf dem Waldboden in eine Art schleimigen Fleischklops verwandeln, ihre Eier gleich nebenan ablegen und ihre Babys, sprich die geschlüpften Larven, sodann im Mauskadaver aufziehen.

In Trumbos Labor stehen massenhaft Tupperdosen voller Mausklopse in diversen Produktions- und Verzehrphasen. Als er eine davon öffnet, dringt ein atemberaubend ekelhafter Gestank heraus. Natürlich gesteht er mir erst jetzt, dass er bereits vor Jahren im Zuge einer Gehirnerschütterung bei einem Streetbasketballspiel seinen Geruchssinn verlor. Mich hingegen haben meine zahlreichen Runden auf dem Käferkarussell im Bronx Zoo leider nicht im Geringsten auf diese Geruchslage vorbereitet. Unwillkürlich weiche ich einen großen Schritt zurück.

Wir besichtigen einen weiteren käfergefüllten Raum. Es ist fast stockdunkel, sogar die Ritzen unterhalb der Türen sind mit Decken abgedichtet, damit nur ja kein Licht hereinfällt. Falls Sie den Schluss von *Das Schweigen der Lämmer* gesehen haben, könnte Ihnen die Szenerie hier vertraut vorkommen.

Gut möglich, dass sich das mütterliche Herz der Finsternis tatsächlich an einem solchen Ort aufspüren lässt.

Professor Trumbo und ich versuchen, möglichst flach zu atmen, weil die Käfer zwar Mauskadavermief goutieren, aber Menschenatem nicht ausstehen können. Die Käferbabys sind blass und pummelig und erinnern mich an frisch gewickelte Säuglinge. Wir spitzen die Ohren, um das kaum wahrnehmbare Geräusch hören zu können, das die Käfermama erzeugt, indem sie ihre Flügel am Leib reibt – eine Art Liebesmelodie, mit der sie ihre dicken schlüpfrigen Kleinen zu sich ruft.»Das klingt ganz sanft, fast wie ein Schlaflied«, flüstert Trumbo. Er zeigt mir, wie eine Totengräbermutter ihre blassen Larven füttert, jede einzeln mithilfe ihrer Mundwerkzeuge anhebt und dabei ekstatisch die Fühler zwirbelt. Es sieht aus, als gäbe sie jedem Baby ein Bussi, aber eigentlich würgt sie für ihre Kleinen nur flüssiges Maus-Aas hoch.

Gelegentlich wird das Bussi jedoch zum Todeskuss, und sie schiebt sich die zappelnde Larve in einem Happs zwischen die Beißwerkzeuge wie ein riesenhaftes Sandwich.

Professor Trumbo weiß inzwischen aus Erfahrung, wann mal

wieder einer dieser gruseligen Anfälle von Kannibalismus bevorsteht.

»Eigentlich kann man es ausrechnen«, sagt er. »Ein Mauskadaver mit einem Gewicht von x Gramm reicht für y Larven.« Käfermütter, die eine magere Maus erwischt haben, müssen einen Teil ihres Nachwuchses eliminieren.

»Die hier wird wahrscheinlich nicht mehr lange alle Larven füttern«, prophezeit Trumbo, als wir an einer Tupperbox vorbeikommen, in der eine Käfermutter auf ihrem Mausklops zu sehen ist, umgeben von wildem Larvengewimmel. »Sie wird ein paar von ihnen töten müssen.«

Unmöglich zu sagen, ob mir von dem immer noch in der Luft hängenden Mäuseaas-Gestank so speiübel wird – oder einfach nur von dem, was gerade so in meinem Kopf vorgeht.

Einige Säugetiere, die sehr sensibel auf Nahrungsknappheit und andere Indikatoren für eine eher unsichere Zukunft reagieren, praktizieren ebenfalls Kannibalismus. So auch das Hamsterweibchen, das damals in meinem Kinderzimmer Junge bekam, die weiteren Aussichten auf meiner Kommode offenbar als suboptimal einstufte und sich sein voreiliges Proteininvestment zurückholte, indem es seine Kleinen eins nach dem anderen auffraß und nur ihre blassrosa Haut zurückließ. (Die unauslöschliche Erinnerung an dieses Ereignis führte dazu, dass ich, äh, der Weihnachtsmann den Geschäftsführer der örtlichen Zoohandlung hinsichtlich seiner Verhütungsmethoden bei Hamstern unerbittlich ins Verhör nahm und quasi ein Jungfräulichkeitsattest verlangte, als meine Kinder sich Clementine von ihm wünschten.)

Nun sind Menschen wesentlich komplexere Wesen als Käfer und Hamster, und die meisten Mutterwesen, die diese Zeilen lesen, haben Fleischklopse im Überfluss zur Verfügung und kommen wohl kaum mit den Widrigkeiten eines kalorienarmen Lifestyles in Berührung, es sei denn, sie machen eine Radikaldiät. Dennoch reagiert der Körper von Frauen im Muttermodus unwillkürlich auf fette beziehungsweise magere Zeiten. In Industriestaaten können Konjunktureinbrüche oder Finanzkrisen auf mütterliche Verhaltensmuster ähnliche Auswirkungen haben wie früher Missernten. Selbst wenn nicht der Hungertod droht, löst unser Instinkt automatisch Alarmstufe Rot aus.

Ich für meinen Teil habe diese ziemlich spezielle Schnittstelle zwischen Mütterforschung und Wirtschaftswissenschaften inzwischen in die *Freakonomics*-Schublade eingeordnet, Sie wissen schon, das sind *überraschende Antworten auf alltägliche Lebensfragen*, wie es im Untertitel des gleichnamigen Bestsellers heißt.

Ökonom*innen wissen seit Langem, dass zwischen Wirtschaft und Geburtenrate ein enger Zusammenhang besteht – so führt in den USA beispielsweise ein Anstieg der Immobilienpreise um durchschnittlich 10 000 Dollar bei Hausbesitzer*innen zu einem Absinken der Geburtenrate um fünf Prozent und bei Mieter*innen um etwa zwei Prozent.[414] (Umgekehrt können überraschende Profite, wie sie etwa der Fracking-Boom einigen Regionen beschert hat, dort auch die Geburtenrate ankurbeln.[415]) Solche Entwicklungen sind nicht nur auf bewusste Planung und Pragmatismus zurückzuführen: Mittlerweile vermuten Expert*innen, dass die Schwangerschaftswahrscheinlichkeit bei Frauen unter psychischem Stress (wozu auch Finanznöte gehören) sinkt, auch wenn sie es bewusst versuchen. Frauen wiederum, die bei Eintreten einer Finanzkrise bereits schwanger sind, verringern möglicherweise unbewusst ihre Investition in ihr ungeborenes Kind. So stellte sich anlässlich einer Analyse der Arbeitslosenquote in Dänemark von 1995 bis 2009 heraus, dass plötzliche Anstiege der Arbeitslosigkeit mit einer leichten Zunahme der Fehlgeburten einhergingen.[416] Parallel dazu stiegen auch die Abtreibungszahlen, doch bei einigen Frauen führte die Zukunftsangst – und damit der Stress – offenbar dazu, dass ihr Körper die Schwangerschaft von ganz allein beendete, *ohne* vorausgehende bewusste Entscheidung und Unterstützung von außen.

»Die Vorstellung, unsere Entscheidungen hätten nichts mit unserem Körper zu tun, ist falsch, man kann die beiden nicht voneinander trennen«, sagt Tim Bruckner von der University of California, Irvine, einer der führenden Experten auf diesem trostlosen Gebiet.

Die bedrückende Aussicht auf dunkle Wolken am Horizont bleibt selbst für Babys, die es bis zur Geburt schaffen, nicht ohne Folgen. So kündigte die US-Regierung 2005 an, landesweit Militärbasen zu schließen – eine Maßnahme, die zu einem Anstieg der Arbeitslosigkeit um bis zu zwanzig Prozent führte. An den betroffenen Orten stieg die Zahl frühgeborener Kinder plötzlich an, was darauf hindeutet, dass ihre Mütter unbewusst weniger Ressourcen an ihren Nachwuchs weitergaben.[417] (Die Coronapandemie setzte in der Hinsicht ein eher positives Zeichen, denn sie führte zu einem überraschenden Frühchen-*Rückgang*, wohl weil die Mütter instinktiv versuchten, die Geburt so lange wie möglich hinauszuzögern in der Hoffnung, ihr Kind erst nach Abflauen der größten Gefahr in die Welt zu setzen.[418] Die Geburtsmediziner*innen waren fassungslos, aber vermutlich haben Mamas schon seit Urzeiten solche Tricks auf Lager.)

Wenn werdende Mütter unter Stress leiden, sind ihre Babys häufig kleiner. Eine entsprechende Studie kam zu dem Schluss, dass die Ankündigung eines regionalen Arbeitgebers, fünfhundert Stellen zu streichen, vor Ort zu einer Verminderung des durchschnittlichen Geburtsgewichts um rund zwanzig Gramm führte.[419] Auch während der Wirtschaftskrise nach der Lehman-Pleite war das Gewicht der Neugeborenen, deren Mütter ihr Zuhause durch eine Zwangsräumung verloren hatten, überproportional niedrig.[420]

Tim Bruckner hat bereits mehrere, ziemlich erschütternde Studien über den Zusammenhang zwischen wirtschaftlicher Not und fatalem Mutterverhalten veröffentlicht. So ist er der Ansicht, dass der unter medizinischen Gesichtspunkten eher rätselhafte plötzliche Kindstod, auch Krippentod genannt, oft einen offenkundig ökonomischen Hintergrund hat. Als in Kalifornien die Arbeitslosigkeit sprunghaft anstieg, kam es, so stellte er fest, auch zu einem unverhältnismäßig großen Anstieg der Fälle plötzlichen

Kindstods,[421] vermutlich weil Mütter stressbedingt weniger darauf achteten, zur Schlafenszeit Kissen und andere potenziell risikobehaftete Gegenstände aus den Babybetten zu nehmen und ihre Säuglinge gegen den Rat ihrer Kinderärzte auf dem Bauch schlafen legten.

Wenn eine Stadt wirtschaftlich abrutscht, sterben auch mehr Kinder durch Unfälle, weil ihre Mütter sie vor lauter Stress in der Badewanne kurz unbeaufsichtigt lassen oder vergessen, sie im Auto anzuschnallen. Bruckner schätzt, dass in kalifornischen Städten eine Zunahme der Arbeitslosigkeit um ein Prozent im selben Monat bei Kindern zu einem achtprozentigen Anstieg der »Unfälle mit Todesfolge« führt.[422]

Wohlgemerkt handelt es sich um Unfälle, nicht um Absicht. Noch nicht einmal Bruckner glaubt, dass Amerikas gestresste Mamas ihre Kleinen absichtlich um die Ecke bringen. Er vertritt vielmehr die von ihm so bezeichnete »Ablenkungs-Hypothese«, mit der er sich auch die Tatsache erklärt, dass Frauen in wirtschaftlich schwierigen Zeiten stressbedingt seltener Brustkrebs im Frühstadium bei sich ertasten. Denn sie sind mit den Gedanken ganz woanders, zittern vor dem nächsten Vorstellungsgespräch oder zerbrechen sich den Kopf darüber, wie sie die nächste Heizkostenrechnung bezahlen sollen. Mütter in diesem Zustand können schlicht vergessen, dass sie dem neuen Babysitter erklären wollten, wie die Gurte am Babyhochstuhl funktionieren. Oder sie laden hektisch eine längst überfällige Bewerbung hoch und bekommen vor lauter Druck gar nicht mit, wie unheimlich still es im Kinderzimmer auf einmal ist.

Wie jede Mutter weiß, hat diese Form von Stress nicht einfach nur damit zu tun, ob der Teller oder das Konto voll oder leer sind. Die eigentliche Ursache ist das beängstigende Erleben von Unsicherheit. Der psychische Stress, nicht genau zu wissen, ob auch in absehbarer Zeit genug Essen auf dem Tisch und Geld auf der Bank sein werden, reicht bereits aus, mütterliche Verhaltensmuster zu beeinträchtigen.

In den 1980er- und 1990er-Jahren führten Wissenschaftler eine

Reihe mittlerweile berühmt gewordener Verhaltensstudien an Makakenmüttern durch. Sie bekamen in ihren Gehegen nicht einfach ihre tägliche Ration Affenfutter, sondern mit Holzschnitzeln gefüllte »Futterkarren« vorgesetzt. Durch Löcher in den Seitenwänden mussten sie nach Futter suchen, genau wie sie es auch in freier Wildbahn hätten tun müssen.

Allerdings gab es zwei verschiedene Futterkarren-Modelle. Die einen waren reich bestückt mit jeder Menge Affenleckerli auf dem Karrenboden. In den anderen gab es weniger zu holen, und die Leckerli waren zwischen den Holzschnitzeln gut versteckt. Die Makakenmamas, die an letztere Karren gerieten, mussten sich für ihr Essen mehr anstrengen als die anderen.

Interessanterweise ging nicht etwa das Mutterverhalten der Mamas mit den mager bestückten Futterkarren den Bach runter. (Trotz der Nahrungsungewissheit musste übrigens niemand den Hungertod sterben.) Das war ausschließlich bei den Müttern der Fall, deren Futterkarren alle zwei Wochen *ausgewechselt* wurden. Nur die Affenmütter, die übergangslos mal Schlaraffenland und mal Schmalhans erlebten, klappten zusammen.[423] Ihr Stresshormonpegel stieg um 25 Prozent an, und die Qualität ihres Fürsorgeverhaltens ließ rapide nach.

»Obwohl zu keinem Zeitpunkt Nahrungsmangel bestand, nahmen die Affenmütter die wechselnden Karren offenbar als Anzeichen eines eventuell bevorstehenden Mangels wahr«, erklärt Jeremy Coplan, Professor an der State University of New York Downstate, der sich noch immer mit diesen Studien beschäftigt.

Die Mamas mit den Schmalhanskarren hatten eine ungefähre Vorstellung davon, wie viel Nahrung sie im Laufe des Tages ergattern würden, und konnten nach vollbrachter Tat noch ein bisschen Zeit darauf verwenden, mit ihren Kleinen zu kuscheln, nachdem sie sie zuvor hatten vernachlässigen müssen. Die Mamas mit den Wechselkarren hingegen konnten keine derartige Tagesroutine entwickeln. Sie waren so gestresst, dass sie wie besessen an den Futterkarren herumfuhrwerkten und deutlich weniger liebevoll mit ihrem Nachwuchs umgingen, sogar in dem Maße, dass bei den Kleinen Zellschäden nachgewiesen werden konnten:[424] Bei ihnen waren die Telomere genannten Chromosomenenden kürzer als normal, ein Anzeichen für Stress und vorzeitig einsetzende Alterungsprozesse.

Dieser undurchschaubar abrupte Wechsel zwischen fetten und mageren Zeiten ist auf Dauer ebenso zermürbend wie verunsichernd und damit ein Angstauslöser. Insofern lässt sich aus den Karrenstudien schließen, dass nicht ein Mangel, sondern die Furcht vor einem Mangel der größte Stressfaktor im Leben aller Säugetiermütter ist.

Coplans Futterkarrenversuche katapultieren mich unversehens in die Vergangenheit, genauer gesagt zurück zum Küchentisch unseres Hauses, eines Morgens 1987. Mein Vater starrte auf das *Wall Street Journal*. Eine schwarze Linie – der Börsencrash – zog sich quasi senkrecht die Titelseite hinunter. Immer wenn ich eine ähnlich steil abfallende Verlaufskurve sehe, ob sie nun ein Niederschlagsvolumen wiedergibt oder eine Herzfrequenz, kehrt flashbackartig die Erinnerung an jenen Schwarzen Montag zurück, an dem die US-Börse auf einen Schlag um das absackte, was aktuell sagenhaften 5000 Punkten entspräche.

Mein Vater hatte sein Leben lang an der Wall Street gearbeitet, doch nach dem Crash gelang es ihm trotz vieler Bemühungen nicht, finanziell an die alten Zeiten anzuknüpfen. Früher waren wir stolze Besitzer einer stattlichen Villa direkt am Golfplatz gewesen; ein paar Jahre später wohnten wir in einer Mietwohnung im schäbigsten Apartmenthaus der Stadt. Meine Puppensammlung, aus Porzellan statt aus Plastik, wurde zum Relikt vergangenen Reichtums. Von einem Tag auf den anderen verschwand der Mercedes von der Auffahrt und der Nerzmantel aus dem Schrank, und wir fingen an, das Küchenpapier zu rationieren.

Mein Vater hatte eigentlich immer Architekt werden wollen – jemand, der etwas aufbaut anstatt alles niederzureißen. Ebenso wie ein Teil seiner Familie hatte er eine Veranlagung zur Depression, sein beruflicher Niedergang hatte daher wesentlich komplexere Folgen als ein x-beliebiger schlechter Handelstag. Doch für mich als Kind war die Sache klar: Sein Gemütszustand hing mit dem Börsenabsturz zusammen.

Er starb überraschend, als ich in der Mittelstufe war. In den Jahren vor seinem Tod wirkte er wie benommen. Er wurde so dick, dass sich kaum noch jemand vorstellen konnte, dass er früher mal Quarterback im Footballteam und der schnellste Schüler an seiner Highschool gewesen war. (Apropos: Unfairerweise ignorierten seine mustergültigen Sportlergene mich vollkommen und nisteten sich allesamt bei meiner kleinen Schwester ein.)

Trotz seiner Leibesfülle hatte mein Vater verhältnismäßig schlanke Fesseln, ein bisschen so wie bei einem Bison. Einmal auf Block Island, im letzten Familienurlaub, den wir uns leisten konnten, riss der Wind mir meinen Drachen aus der Hand, und Daddy sprintete hinterher. Es war verblüffend, einen so massigen Mann so schnell rennen zu sehen, fast so, als wollte er abheben und davonfliegen.

Mütterspezifischer Stress kommt auch durch Rückzugsverhalten zum Ausdruck. Der Anthropologe Robert Quinlan verwendet neben anderen Verfahren auch ein ziemlich herzzerreißendes Kriterium, um das Ausmaß eines solchen emotionalen Entzugs zu erfassen:[425] den nächtlichen Abstand zwischen schlafenden Müttern und ihren Säuglingen. In abgeschiedenen Gegenden, in denen schlimme Seuchen grassieren, legen sich die Mütter oft weiter entfernt von ihrem Nachwuchs schlafen – ein messbarer Abstand, der vermutlich auf eine entsprechende innere Distanzierung schließen lässt.

Emotionales Rückzugsverhalten tritt nicht nur aufgrund grassierender Infektionskrankheiten auf, sondern auch in Kriegszeiten.[426] Im Rahmen einer hochinteressanten Studie wurden die Gehirnaktivitäten israelischer Mütter aufgezeichnet, die viele Jahre nahe dem Gazastreifen und damit in permanenter Angst vor

Raketenbeschuss gelebt hatten. Das Forschungsteam konstatierte signifikant verminderte Aktivität in den Gehirnarealen, die für soziale Interaktion und Empathievermögen zuständig und damit auch in das mütterliche Fürsorgeverhalten involviert sind. Genau genommen kann jede Krise, die von der akuten zur chronischen Bedrohung wird, eine solche Verminderung hervorrufen. Wie wir schon gesehen haben, glänzen Mütter bei Erdbeben und anderen plötzlich eintretenden Naturkatastrophen. Doch solche Ereignisse haben schwerwiegende Auswirkungen, und wenn die zu lange anhalten, kann es durchaus sein, dass die Mütter sich emotional bewusst oder unbewusst von ihren Kindern zurückziehen.

Noch über ein Jahr nach dem Erdbeben der Stärke 8, das 2008 die chinesische Provinz Sichuan erschütterte, litten schwangere Frauen an ungewöhnlich starken depressiven Verstimmungen.[427] In Japan waren nach der Nuklearkatastrophe von Fukushima junge Mütter ohne körperliche Symptome besonders anfällig für schwerwiegende psychische Störungen.[428] Eine Studie fand sogar Belege dafür, dass Mütter, die kurz zuvor entbunden hatten, emotional stärker litten als andere Menschen im Katastrophengebiet. Einzige Ausnahme: die zur Dekontaminierung des Areals zwangsverpflichteten Arbeiter. Mütter in Flüchtlingscamps haben oft Stillprobleme, und während der Nachwehen von Hurrikan Katrina, als die Mütter sich abstrampeln mussten, um in dem Chaos überhaupt irgendwie wieder Fuß zu fassen, war die Säuglingssterblichkeit monatelang deutlich erhöht.[429]

Unterschwellige Auswirkungen unverarbeiteter Traumata diversester Art können eine fatale emotionale Distanz zwischen einer Mutter und ihren Kindern schaffen. Dazu kommt es nicht nur nach Jahrhundertkatastrophen oder in fernen Ländern. Ein großer, wenngleich in der Öffentlichkeit kaum wahrnehmbarer Prozentsatz US-amerikanischer Mütter hat im ganz normalen Alltag traumatische Erfahrungen machen müssen: Schießereien in der Nachbarschaft, Vergewaltigung, Tod eines Familienmitglieds, Missbrauch, häusliche Gewalt, chronische Vernachlässigung.

»Man kann unterscheiden zwischen TRAUMA und Trauma«,

erklärt Sohye Kim, Assistenzprofessorin an der University of Massachusetts Medical School. »Traumata werden nicht nur durch Kriege oder Anschläge ausgelöst, sondern können sehr viel undramatischere Ursachen haben. Es reicht bereits ein zwar schwach ausgeprägtes, aber regelmäßig und kontinuierlich auftretendes interaktionelles Muster emotionaler Instabilität in der Beziehung zu einer wichtigen Bezugsperson, insbesondere zu den Fürsorgenden.« Zu dieser Kategorie gehören außer der eigenen Mutter noch eine Menge andere Leute. Im Erwachsenenalter, so Kim, können Frauen traumatischen Kindheitserfahrungen auf den Grund gehen, in einer Therapie, im behutsamen Gespräch mit Herzensmenschen oder durch andere Formen der Selbstreflexion, mit deren Hilfe sich tief vergrabene Gefühle ans Licht bringen lassen.

Bleibt ein Trauma hingegen unverarbeitet, können sich bei der ersten Geburt die alten Wunden wieder öffnen.

Die große Gen-Lotterie hat manchmal die merkwürdige Folge, dass wir Verstorbene im Gesicht unserer Kinder wiederentdecken, in Gestalt von Urgroßmutters Grübchen oder der Kinnpartie eines längst verblichenen Onkels. Heute kann ich meinem Vater beim Fernsehen zuschauen. Ich sehe seine glänzenden Augen auf der Couch, im Gesicht von Tochter 1, und seinen Mund da, wo Tochter 2 lachend auf dem Schaukelstuhl sitzt.

Ein Kindheitstrauma kann noch Jahrzehnte später in den genetischen Code einer Mutter eingreifen und ihre Gehirnstruktur verändern. Anlässlich einer Forschungsarbeit untersuchten Kim und ihre Kolleg*innen Dutzende anscheinend ganz normaler, sozial angepasster amerikanischer Mittelklassemütter.[430] Bei denjenigen von ihnen, die ein Kindheitstrauma durchlebt hatten, zeigte der Mandelkern im fMRT eine untypische Reaktion, wenn sie sich Fotos anschauten, auf denen ihre Babys traurig aussahen. Der Mandelkern ist das Gehirnareal, das für die Verarbeitung von Emotionen und äußeren Reizen zuständig ist. »Er signalisiert uns: Hey, das hier ist wichtig, darauf musst du achten«, erklärt Kim. Der Mandelkern einer Mutter reagiert normalerweise hochaktiv, wenn sie sieht, dass ihr Kleines unglücklich wirkt. Diese instinktive mütterliche Reaktion ist von großer Bedeutung, denn verstörte Babys brauchen ihre Mütter am meisten.

Doch der Mandelkern traumatisierter Mütter reagiert kaum. »Dieses Gehirnareal«, sagt Sohye Kim, »ist abgestumpft«.

Die schwache neuronale Aktivität ist, so ihre Vermutung, auf einen evolutionsgeschichtlich bedingten Selbstschutzmechanismus zurückzuführen, der Mütter vor den Emotionen bewahrt, die durch schmerzliche Erinnerungen ausgelöst werden könnten. »Hinsichtlich des Ideals bestmöglicher Fürsorge ist dieser Selbstschutzmechanismus natürlich problematisch. Aber er hilft den Müttern, weiterzuleben ... Er ist extrem adaptiv.«

Die abgestumpfte Gehirnreaktion traumatisierter Mütter ist also von Nutzen. Aber dieser Nutzen hat seinen Preis.

Zu meinem großen Glück ist meine Mutter damals nicht emotional abgedriftet. Als mein Vater krank wurde, gelang es ihr, unsere Welt zu stabilisieren, bevor sie endgültig ins Wanken geriet. Sieben Jahre, also quasi mein ganzes Leben lang, war sie Hausfrau und Mutter gewesen, doch nun angelte sie sich einen Job als Lehrerin. Es heißt ja immer, dass Mütter von Haus aus gute Lehrerinnen abgeben, weil sie so gerne mit Kindern zusammen sind – Mutterinstinkte und so –, doch wer meine Mama hatte strahlen sehen, wenn ausnahmsweise schneefrei war, dem wurde schlagartig klar, dass diese Annahme längst nicht auf alle Mütter zutrifft. Sie war ihren Sechstklässlern äußerst zugetan, doch das hingebungsvolle Pinnwanddekorieren und Verbendeklinieren bedeutete für sie letztlich einfach das Ende ihrer Versorgungsnöte, denn ihre Stelle bot ihr geregelte Arbeitszeiten, ein festes Gehalt und viele Zusatzleistungen, die ein Job als Lehrerin so mit sich bringt.

Da ihr Lehrerinnengehalt nicht ausreichte, um unsere Verbindlichkeiten zu decken, trug meine Mutter zusätzlich Zeitungen aus. Jeden Morgen stand sie um vier Uhr auf, um die *New York Times* in den Auffahrten der Häuser in den besseren Vierteln der Stadt zu verteilen, während die Eltern anderer Kinder noch schliefen.

Mama machte das aus Liebe zu uns, aber wir wussten ihre Anstrengungen nicht sonderlich zu schätzen. Für uns war das irgendwie selbstverständlich, und die Tatsache, dass wir uns bei ihr absolut aufgehoben fühlten, zeugt wohl davon, wie sehr unsere Eltern uns liebten.

Schaue ich mir diese Zeit heute mit Erwachsenenaugen an, kann ich mir allerdings vorstellen, dass sie auch anders hätte aussehen, uns alle hätte verändern können, wenn unsere Welt sich damals nicht stabilisiert hätte, sondern endgültig zusammengebrochen wäre.

Als wir noch in unserer Villa lebten, aber das Ende der guten Zeiten schon absehbar war, hörte meine Mutter eines Nachts Schritte und lautes Niesen im Erdgeschoss. Bei uns war schon einmal eingebrochen worden. Mama versteckte sich nicht etwa unter der Bettdecke und wartete dort auf das Eintreffen der Polizei. Stattdessen übernahmen, wie mir heute klar ist, ihre Mutterinstinkte das Kommando. Für sie stand fest: Niemand wird meinen Kindern etwas tun, solange ich das verhindern kann.

Sie bezog Position auf dem oberen Treppenabsatz.

»RAUS HIER! VERSCHWINDEN SIE!«, brüllte sie und donnerte mit voller Wucht einen leeren Wäschekorb gegen die Wand, um ihrer Aufforderung Nachdruck zu verleihen.

Nur für den Fall, dass Sie jetzt ein gewisses Mitleid mit dem armen Einbrecher nicht unterdrücken können: Ich war's. Ich schlafwandelte. Der blasse Lichtkegel der Taschenlampe des Polizeibeamten ist meine früheste Erinnerung.

Meine Mutter war von Natur aus hartnäckig und hatte ein Talent dafür, Probleme schnell und pragmatisch zu lösen, doch bei der Bewältigung unserer Krise halfen ihr auch ihre sozioökonomische Herkunft und ihr abgeschlossenes Studium. Eine mittellose Mutter kann normalerweise keine Lehrerqualifikation aus der

Tasche zaubern. Nahezu alle Faktoren, die das Muttersein aus dem Tritt bringen können, sind für arme Mamas ein erheblich größeres Risiko. Sie werden früher schwanger (eine Jetzt-oder-nie-Strategie, die paradoxerweise ausgerechnet auf ihre instabilen Lebensumstände zurückzuführen sein könnte),[431] werden öfter per Kaiserschnitt entbunden, stillen seltener und sind in höherem Maße endokrinen Disruptoren wie Bisphenolen und anderen Schadstoffen ausgesetzt, etwa aufgrund einer undichten Giftmülldeponie in der näheren Umgebung oder weil sie viele plastikverpackte Lebensmittel zu sich nehmen.

Mittellose Mütter wurden mit höherer Wahrscheinlichkeit in ihrer Kindheit unterversorgt und müssen mit traumatischen Erlebnissen klarkommen.[432] Ihre Säuglinge haben im Schnitt ein geringeres Geburtsgewicht und damit einhergehende gesundheitliche Probleme.[433] Sie selbst haben ein um das Doppelte erhöhtes Risiko, an einer postpartalen Depression zu erkranken.[434]

Schon allein beengte Wohnverhältnisse können die Reaktion von Müttern auf ihre Kinder abschwächen.[435] Ein vergleichsweise »harmloser« Umweltfaktor wie Schabenbefall in der Wohnung erhöht ihr Depressionsrisiko um das Dreifache.[436]

Damit noch nicht genug, stehen einkommensschwache und daher ohnehin von chronischem Stress geplagte Mütter überdurchschnittlich häufig vor zusätzlichen, von jetzt auf gleich eintretenden Schwierigkeiten. *Sie* haben den unseriösen Immobilienkredit am Bein oder die Bleibe im Überschwemmungsgebiet. *Ihre* Einkünfte sind in wirtschaftlichen Schieflagen als Erste gefährdet. Und sie haben hinsichtlich ihrer eigenen Zukunft am wenigsten zu melden.

Da verwundert es nicht, dass Armut und die damit einhergehenden Stressfaktoren im Gehirn von Müttern ihre Spuren hinterlassen können. Zu diesem Schluss kommt jedenfalls Dr. Pilyoung Kim von der University of Denver, die sich auf die Auswirkungen von Armut auf mütterliche Verhaltensmuster spezialisiert hat. Ebenso wie bei unverarbeiteten Traumata kommt es hier zu atypischer Aktivität des Mandelkerns.[437] Allerdings reagiert er bei mittellosen Müttern nicht wie bei den traumatisierten Mittel-schichtmamas ungewöhnlich schwach, sondern hyperaktiv: Ihre Gehirnscans zeigen, dass er hell aufleuchtet, wenn sie Bilder verstörter Säuglinge betrachten, fast so, als wäre ihr gesamtes Stresssystem im *overdrive*.

Möglicherweise ist diese Überreaktion auf kindliche Unglückssignale eine Art emotionale Schnellbewertung. »Wenn ihr Lebensumfeld instabil oder unkalkulierbar ist«, sagt Kim, »ist es für Mütter wahrscheinlich sinnvoll, eher auf Anzeichen von Kummer und Schmerz zu achten, aufmerksamer auf Kinderweinen als auf Kinderlachen zu reagieren, denn so können sie ihre Kleinen besser schützen.«

Diese Reaktionsveränderung tritt nicht bei jeder armen Mutter auf, und die bei mittellosen und Mittelschichtmüttern unterschiedlichen Mandelkernreaktionen lassen keinesfalls darauf schließen, dass es sich hier um angeborene Verhaltensmuster handelt, wie vor langer Zeit von Vertretern der Erbhygiene vermutet. Ziemlich genau das Gegenteil ist der Fall: Solche sichtbaren Unterschiede sind ein eindeutiger Beweis dafür, in welchem Ausmaß materielle Lebensbedingungen Mütter prägen – und dass Armut zur akuten Bedrohung für ihre Seele wie für ihren Körper werden kann.

»Wir habe alle mit Stress zu kämpfen«, sagt Kim, »das geht nicht nur armen Leuten so. Aber bei Menschen mit einem höheren sozioökonomischen Status brennt es selten an vielen Fronten gleichzeitig. In meinen Interviews mit mittellosen Müttern habe ich so viel gehört, dass ich mich inzwischen frage, woher sie die Kraft nehmen, auch noch mit dem Stress klarzukommen, den ein Neugeborenes für sie mit sich bringt.«

Alles in allem ist es also letztlich gar nicht so abwegig, dass der geistige Gesundheitszustand einer Mutter von der Größe ihres Windelvorrats abhängt.

Es existiert noch eine dritte Interpretationsmöglichkeit für die Verhaltensmuster von Müttern, die die Stressfaktoren in ihrem Leben weder abmildern noch abschaffen können. Möglicherweise gehen solche Frauen nämlich nicht einfach »nur« unaufmerksam oder nachlässig mit ihren Kids um, sondern handeln vielmehr aus strategischen Gründen. So bereiten sie ihren Nachwuchs auf die schwierigen Umstände vor, die das Leben ihnen und ihren Kleinen beschert hat. Man könnte jedoch meinen, die Mütterforschung sei bis hin zur grundlegenden Definition optimalen Mutterverhaltens von einer unterschwelligen Voreingenommenheit gezeichnet, aufgrund derer diese dritte Perspektive gar nicht erst in Betracht gezogen wird.

Das wohl bemerkenswerteste Beispiel für eine solche unbewusste und dennoch in gewisser Weise strategische »Entscheidung« chronisch überlasteter Mütter ist diejenige zwischen einem männlichen und einem weiblichen Baby.

Moment mal, werden Sie jetzt denken, *die Spermien sind doch entscheidend für das Geschlecht. Ich hab schließlich auch mal Bio-Grundkurs gemacht!* Stimmt. Die Eier der Mutter steuern grundsätzlich ein X-Chromosom bei, aber die schnellsten Schwimmer unter den Spermien können ein X oder ein Y beitragen, die Siegchancen liegen ungefähr bei 50:50.

Doch damit ist die Geschichte noch lange nicht vorbei. Denn Mamas Körper sortiert ungefähr die Hälfte aller befruchteten Eier zeitnah aus – und anscheinend spielt auch das biologische Geschlecht bei der Selektion eine Rolle, denn die Entscheidung, ob eine Gebärmutter nun eher ein Mädchen oder einen Jungen in ihr Nest lässt, hängt offenbar eng mit den *Lebensumständen* der Mutter zusammen.

Einige Evolutionsbiolog*innen vertreten die Ansicht, der Körper einer Mutter tendiere eher zu männlichem Nachwuchs, wenn ihre Zukunftsaussichten rosig sind und sie selbst tiefenentspannt und in Topform ist. Denn Jungs-Schwangerschaften sind zwar anstrengender und die Säuglinge größer und anfälliger, aber zumindest in guten Zeiten werden die Mütter möglicherweise für ihre Investition belohnt, wenn ihre Babys sich erst mal zu großen starken Männern ausgewachsen haben, die sich nach Kräften um eine gute Partie bemühen und einen Stall wohlgeratener Enkel in die Welt setzen.

Befindet sich hingegen Mamas Welt im Wanken, sind Mädchen die klügere Wahl. Der erforderliche Kraftaufwand ist geringer, und obwohl ihr Fortpflanzungsverhalten kaum an Casanova oder Jagger heranreicht, werden sie vermutlich selbst unter schwierigen Umständen ein paar Enkel zustande bringen.

Gut möglich, dass multigenerationelle »Frauenfamilien« wie meine letztlich doch kein Zufall sind.

Diese evolutionsbiologische Theorie, auch als Trivers-Willard-Prinzip bezeichnet, wird noch immer kontrovers diskutiert und ist alles andere als allgemeingültig, wie ein Blick auf die Mütter um uns herum sofort beweist: Viele haben trotz Dauerstress männlichen Nachwuchs, und viele andere haben Töchter, obwohl es ihnen in jeder Hinsicht gut geht. Und im Großen und Ganzen ist die Welt ja auch mehr oder weniger ausgeglichen mit Mädchen und Jungs bestückt.

Größer angelegte Studien liefern jedoch eindeutige Hinweise darauf, dass am Trivers-Willard-Prinzip etwas dran ist. So ergab eine kürzlich veröffentliche Forschungsarbeit der Columbia University, für die zweihundert Jungmütter mit unterschiedlicher Stressbelastung untersucht wurden, dass fast siebzig Prozent der emotional und körperlich am stärksten gebeutelten Frauen Mädchen geboren hatten.[438] Anlässlich einer an derselben Universität durchgeführten Analyse von 48 Millionen US-amerikanischen Geburten der letzten Jahre stellte sich heraus, dass verheiratete Frauen mit höherem Bildungsniveau überdurchschnittlich häufig einen Jungen zur Welt brachten.[439] Auch gibt es Hinweise darauf, dass außerordentlich wohlhabende Frauen, insbesondere Milliardärsgattinnen, mit etwa sechzigprozentiger Wahrscheinlichkeit einen männlichen Erben gebären.[440]

Solche Trends setzen sich nicht selten nach der Geburt fort und können die gesamte Kindheit prägen.[441] Ärmere Eltern investieren stärker in Töchter, reichere Eltern mehr in Söhne, und zwar in allen möglichen Bereichen, vom Grundschulranzen (arme Familien spendieren ihren Töchtern schickere Modelle) bis zur Studienfinanzierung, die bei den Söhnen wohlhabender Eltern großzügiger ausfällt als bei den Töchtern, wie sich am zumeist höheren akademischen Grad ihrer Brüder ablesen lässt.

Nun ist Stress erstens eine höchst subjektive Empfindung, und zweitens gewöhnt der Mensch sich an vieles, auch an eine gewisse Dauerbelastung. Wissenschaftler*innen richten ihr Augenmerk daher bevorzugt auf kleine bis große *Veränderungen* von Lebensumständen, von denen Frauen aller sozialen Schichten betroffen sind. So scheint es beispielsweise, als verändere eine Rezession sohn- beziehungsweise tochterspezifische Investitionsmuster dahingehend, dass Eltern in bestimmten Bereichen wie etwa Kleidung auf einmal mehr für ihre Töchter ausgeben, obwohl sie krisenbedingt weniger Geld zur Verfügung haben als zuvor.[442] In solchen Zeiten werden auch mehr Jungen per Kaiserschnitt auf die Welt gebracht, was auf ein höheres Stressniveau der Ungeborenen hindeutet.[443]

Manchmal kommt es gar nicht erst zum Kaiserschnitt: Als nach dem 11. September 2001 in Manhattan deutlich mehr Mädchen als Jungen geboren wurden, hatte die Wissenschaft zunächst die giftigen Dämpfe im Verdacht, die die Insel eingehüllt und am Ausleseprozess schwächerer männlicher Föten wahrscheinlich durchaus einen Anteil hatten. Später zeigte sich jedoch, dass der auffällige Jungsmangel auf den Entbindungsstationen sich quer durch die USA bis hin nach Kalifornien zog und auch werdende Mütter betraf, die den furchtbaren Anschlag auf die Zwillingstürme nur am Bildschirm erlebt hatten.[444] Schon allein der dadurch ausgelöste psychische Stress entpuppte sich für sie als genauso hochgiftig wie die Dämpfe vor Ort. Möglicherweise lässt sich die höhere Zahl weiblicher Neugeborener in Frankreich nach der blutigen Terrornacht in Paris 2015 ähnlich begründen.[445] Später erfolgte Studien deuten darauf hin, dass die männlichen Föten, die es trotz dieser nicht nur für die Mütter, sondern auch für sie selbst äußerst stressbehafteten Umstände bis zur Geburt schafften, bei medizinischen und kognitiven Untersuchungen für ihre Altersgruppe ungewöhnlich gut abschnitten, fast so, als wären sie von Haus aus jedem Härtetest gewachsen.[446]

Anderen Forschungsergebnissen zufolge können bereits unterschwellige Stressfaktoren wie eine parasitenbefallene oder starker Luftverschmutzung ausgesetzte Lebensumgebung oder aber ungewöhnlich hohe beziehungsweise tiefe Außentemperaturen während der Schwangerschaft die Wahrscheinlichkeit eines männlichen Nachkommens geringfügig reduzieren.[447] Dasselbe gilt für werdende Mütter, die regelmäßig auf das Frühstück verzichten,[448] vermutlich weil ihr Körper das fälschlicherweise als Signal drohender Ressourcenknappheit interpretiert, einen der größten evolutionsbiologischen Stressfaktoren – auch wenn die Schwangere selbst einfach nur nicht schon wieder dreißig Kilo zunehmen will.

Und es kommt noch dicker: Der Körper chronisch gestresster Schwangerer pusht nicht nur das Geschlecht des Fötus entsprechend den herrschenden Lebensbedingungen. Er kann noch tiefer in die Trickkiste greifen und auch dessen Temperament an die Erfordernisse der Umgebung anpassen. Klar können wir die Persönlichkeit unserer Kinder nicht nach Gusto ummodeln, so hartnäckig wir das auch manchmal versuchen. Dennoch nehmen wir unbeabsichtigt oder unbewusst durchaus gelegentlich Einfluss auf ihr Wesen, um sie auf das Leben in einer wohlgesonnenen oder aber feindlichen Welt einzustimmen.

Wie wir schon gesehen haben, beginnt diese Form der Nachwuchsprägung bei Ratten kurz nach der Geburt über Ausmaß und Intensität des Körperkontakts zwischen Mutter und Jungen. Ein gewisses Mitleid lässt sich kaum unterdrücken angesichts der Rattenbabys, die von ihren Mamas auffallend wenig geleckt und umhegt werden und daher wahrscheinlich, sofern es sich um weibliche Babys handelt, ihrerseits nicht ganz den Standards unserer sentimentalen Vorstellung von liebevoller mütterlicher Fürsorge entsprechen. Doch genau diese Rattenjungen sind aufgrund bestimmter genetisch bedingter Änderungen ihres An-griff-oder-Flucht-Verhaltens wahrscheinlich viel besser auf das Leben unter besonders stressbehafteten Bedingungen vorbereitet.

Dank ihrer Milch haben Säugetiermütter anscheinend eine weitere Möglichkeit der klammheimlichen Einflussnahme auf ihre Kids. Die Zusammensetzung von Primatenmilch fällt hinsichtlich Nährstoff- und Hormongehalt höchst unterschiedlich aus, daher sind auch Menschenmütter in der Lage, je nach Lebensumständen verschiedene Mischungen zu produzieren, um Wachstum und Temperament ihres Nachwuchses über den täglich mehrfachen Milkshake-Ausschank entsprechend zu beeinflussen.

Dieses Phänomen wird als *lactational programming*, laktokrines Programmieren bezeichnet. Bekommt ein Säugling mit der Muttermilch überdurchschnittlich viele Stresshormone wie etwa Cortisol ab, wird er mit höherer Wahrscheinlichkeit »unruhiger und ängstlicher« und damit ein Kind, das innerlich immer im Alarmzustand ist. Affenbabys, die cortisolreich gesäugt wurden, wachsen ungewöhnlich schnell;[449] sie »bevorzugen« offenbar das Wachstum und widmen ihm mehr Ressourcen als der Erkundung ihrer Stellung innerhalb der Gruppenhierarchie, vermutlich weil sie in den dabei unvermeidlichen Rangeleien von vornherein die Stärkeren sein wollen.

Noch steht nicht fest, ob es sich beim Menschen ähnlich verhält. Eine Studie fand Belege dafür, dass zwischen dem Wesen eines Säuglings und dem Stresshormongehalt der Muttermilch ein Zusammenhang besteht.[450] Und einige Wissenschaftler*innen sind der Überzeugung, seit ihrer Geburt an Stress gewöhnte Kinder seien in besonderem Maße prädisponiert, auch in brenzligen Gebieten unseres Planeten klarzukommen, einschließlich des heißen Pflasters in so manchem heimischen Stadtviertel. Einer der Hauptvertreter dieser These ist Bruce Ellis, Professor an der University of Utah, der in dem von ihm gegründeten Hidden Talents Lab entsprechende Forschungen betreibt.

Durch Dauerstress ausgelaugte Mütter mit Mandelkernen, die

auf ihr schreiendes Baby über- oder unterreagieren, sie schroff oder distanziert handeln lassen oder ihrer Muttermilch zu viel Cortisol beifügen, sind also womöglich *keine* Rabenmütter, sondern liebende Mamas, die ihren Nachwuchs mit allen Mitteln auf die Welt vor der Wohnungstür vorbereiten.

»Solche Mütter verhalten sich nicht unbedingt falsch und lieblos«, sagt Assistenzprofessorin Elizabeth Byrnes von der Tufts University, »in einer lieblosen Umgebung verhalten sie sich richtig.«

Durchaus denkbar, dass ein in sogenannte bessere Kreise hineingeborenes verwöhntes Prinzesschen, dessen Helikoptermami jede Prüfung ihrer mütterlichen Reiz-Reaktions-Reflexe locker überstünde, am Arme-Kinder-Alltag in kürzester Zeit zerbräche.

Seit Emily mir damals erzählte, ihr sei ein neues Herz gewachsen, habe ich auch andere Mütter diese Metapher verwenden gehört: Ein Kind ist wie ein zweites Herz, nur dass es außerhalb unseres Körpers herumstrampelt, krabbelt, spielt, umherhüpft und Dreirad fährt. Heile Welt gibt's nur im Heimatfilm, klar. Was aber, wenn die Welt außerhalb unseres Körpers mit Landminen gespickt ist und von potenziellen Vergewaltigern wimmelt? Würden wir dann nicht versuchen, unser schutzloses, flattriges kleines Organ mit allen Mitteln zu wappnen? Ein Kind bekommt von seiner Mutter die Essenz ihrer bisherigen Lebenserfahrung übertragen. Das Kind wiederum prägt ihre zukünftige Lebenserfahrung und vollendet so die Feedbackschleife.

Fazit: Die evolutionsbedingte psychische wie physische Reaktion mittelloser Mütter auf widrige Lebensbedingungen ist womöglich nicht nur »unter den gegebenen Umständen akzeptabel«, sondern schlicht und ergreifend klug.

»Ohne Berücksichtigung des Kontexts zwischen ›guter‹ und ›schlechter‹ elterlicher Fürsorge zu unterscheiden ist unplausibel«, urteilten Professor Ellis und zwei seiner Kollegen in einer 2012 erschienenen Studie.[451] »Großes beziehungsweise geringes elterliches Engagement wird entscheidend durch äußere Faktoren bestimmt. Unterschiedliche soziale und ökologische Umgebungsbedingungen führen zu entsprechend adaptierten Fürsorgestrategien.«

―――

Bruce Ellis hat einen wichtigen Begriff ins Spiel gebracht: »sozial«. Wichtig, weil Mütter zweifellos durch die Welt im weiteren Sinne mit ihren von Natur, Mensch und Maschine geschaffenen Gefahren geprägt werden. Doch die Mutter aller Mamakräfte ist das soziale Netzwerk, das sie und die Menschen in ihrem Umfeld miteinander verknüpft.

Diese Erkenntnis habe ich nicht etwa aus einem Buch oder einem wissenschaftlichen Fachjournal. Ich bin selbst darauf gekommen – und zwar auf die harte Tour.

Kapitel 9

Die Mutter aller Mamakräfte

Was Family & Friends mit Stress und Status zu tun haben

Die ersten Tritte, die Fötus Nr. 4 mir verpasst, sind klein, aber so heftig, als wäre meine Gebärmutter einer von den Werbeballons aus dem Schuhladen, die meine Kids endlos durch die Gegend kicken. Immer wenn ich mich hinsetze oder aufstehe, entweicht mir ein geysirhaft hochsprudelnder Rülpser.

Diese Schwangerschaft schreitet also ganz normal voran. Ich bin zwar erst in der 24. Woche, doch wegen des bereits festgelegten Termins für den Kaiserschnitt steht der voraussichtliche Geburts-Tag seit Monaten im Kalender, und als Stammkundin in der Geburtschirurgie muss ich mir über eine Menge seltsamer Sachen – etwa darüber, wie ich wohl einen riesenhaften Pezziball im krümelbedeckten hinteren Teil unseres Minivans verstaut bekomme – gar nicht erst Gedanken machen. Insbesondere angesichts der Tatsache, dass ich inzwischen hervorragend über die wesentlichen Grundlagen der Mutterinstinkte informiert bin, könnte ich mich eigentlich entspannt zurücklehnen, voller Vertrauen darauf, dass die Ärzte ihren Job machen, Natur und Hormonrezeptoren sich um den Rest kümmern und alles wieder so wird wie immer, sobald ich mein neues Baby im Arm halte.

Nur dass letztes Mal alles ganz anders kam.

Wir zeugten unser drittes Kind, als wir beide beruflich und persönlich in Topform waren. Mit unseren Karrieren ging es überraschend schnell bergauf, und wir hatten gerade mehr oder weniger spontan beschlossen, unser kleines Reihenhaus in Washington, dessen Wert wunderbarerweise in dem Maß stieg, in dem seine Fläche sich gefühlt für uns und unsere zwei herumtollenden Vorschulkinder verringerte, zu verkaufen und dafür ein idyllisches altes Gehöft in der tiefsten Provinz von Connecticut zu erstehen, ganz in der Nähe meines früheren Elternhauses. Das Wohnhaus des Anwesens war nicht gerade das, was man sich normalerweise unter einem Landsitz vorstellt – wir waren schließlich Journalisten und keine Finanzberater –, aber es ging durchaus in die Richtung, und offen gestanden wollte ich schon lange wie früher in einem richtig großen Haus wohnen und meine Kinder vor den Augen aller, die den gesellschaftlichen Abstieg meiner Familie verfolgt hatten, demonstrativ mit all dem Luxus überschütten, mit dem für uns damals von heute auf morgen Schluss gewesen war.

So sehr wollte ich dieses Haus besitzen, dass ich die warnenden Blicke und bedeutungsschwangeren Kunstpausen des mit der Prüfung der Bausubstanz beauftragten Gutachters in den Wind schlug, selbst dann noch, als er den einen oder anderen verrottenden Balken entdeckte und mein Mann ihm in den grünen Dschungel folgte, der drohte, die Sonnenterrasse zu überwuchern. Die vorherigen Besitzer – tatsächlich Finanzberater – waren offenbar allmählich von ihrer Steuerlast erdrückt worden, und nach ihrem Tod hatte Mutter Natur wieder das Regiment übernommen. Ich fand das alles einfach nur wildromantisch.

Baby Nr. 3 war die Krönung unseres perfekten Plans. Und es war, was wir damals noch nicht wussten, nicht nur ein Neuzugang, sondern auch eine Neuheit für uns, nämlich ein Sohn. Aus wissenschaftlicher Sicht hätte man den Jungen in meinem Bauch durchaus als unterschwelligen Vertrauensbeweis meines Körpers in unsere Zukunft deuten können.

Dann eines Morgens, gerade mal ein paar Tage nachdem wir trotz des beunruhigenden gutachterlichen Urteils den Kaufvertrag unterschrieben hatten, und als ich gerade stolz den noch pipifeuchten Schwangerschaftstest präsentierte, entdeckte mein Mann an seinem Hals eine kleine rote Pustel. Die Pustel selbst, von der nahe gelegenen ambulanten Notfallstation als »nur eine kleine Entzündung« diagnostiziert, verschwand kurz darauf wieder – im Gegensatz zu den Symptomen, die sie ausgelöst hatte. In den drei darauffolgenden Monaten reihten sich anfallartige Schmerzen, Schlafstörungen, vermeintliche Herzinfarkte, ein Dutzend Arzttermine und Aufenthalte in der Notaufnahme aneinander, ohne dass irgendjemand herausfand, woran mein Liebster litt. Kardiologen, Gastroenterologen, Neurologen und Rheumatologen zuckten ratlos mit den Schultern. Psychiater verkündeten die eine oder andere plausible Erklärung, doch die von ihnen verschriebenen Medikamente zeigten keinerlei Wirkung. Stattdessen verkümmerte mein Gatte – mein einst fröhlicher, daueroptimistischer Begleiter, Schlafliedbarde und Babynagelschneider, mein alter Highschool-Debattengegner, der sich als Mann meines Lebens entpuppt hatte – vor meinen Augen, nahm zwanzig Kilo ab und wurde auch in sonstiger Hinsicht zum Schatten seiner selbst, verzweifelt, schmerzgepeinigt und immer den Tränen nahe.

Schwangere Frauen können äußerst empfindlich auf eine derart stressbehaftete Lage reagieren, aber ich für meinen Teil war ziemlich gut gegen diese Gefahr gewappnet. Ich erwartete nicht mein erstes Kind, daher war meine Mutter-Maschinerie bereits weitgehend einsatzbereit. Ich war finanziell abgesichert (wenn auch jeden Tag ein bisschen weniger, weil die Ausgaben für unsere »Farm« in die Höhe kletterten und die Arbeitskraft meines Mannes in die Tiefe trudelte), ich hatte eine gute Ausbildung, solide Babysitter- und Stillerfahrung im Rücken, war von einer liebenden Mutter großgezogen worden, befand mich bei bester Gesundheit und in Gesellschaft zweier wohlgeratener Töchter. Ich war glücklich verheiratet und mit meinen 35 Jahren schon eine von den viel gepriesenen späten Müttern.

Allerdings standen diesen ganzen Vorteilen ein paar Nachteile gegenüber. Aufgrund der eindrucksvollen Häufung psychischer Störungen in meiner Familie lauerte eine solche Gefahr wahrscheinlich auch irgendwo in meinen Genen, was ein erhöhtes

Risiko für mich bedeutete, an einer Wochenbettdepression oder Ähnlichem zu erkranken.[452] Meine Kindheit war nicht frei von traumatischen Ereignissen irgendwo zwischen TRAUMA und Trauma gewesen, darunter in erster Linie der frühe Tod meines Vaters. Obendrein hatte ich bereits zwei Kaiserschnitte hinter mir, und nach der damals falsch berechneten Lokalanästhesie und brüllenden Schmerzen war nicht ganz auszuschließen, dass es auch diesmal wieder zu der einen oder anderen unerfreulichen Erfahrung kommen würde.

Und dann war da noch etwas, das ich allerdings noch gar nicht wusste, als ich mit meinem Sohn schwanger war:[453] Einer Forschungsarbeit zufolge beschert eine dritte Schwangerschaft den Müttern einen leichten Anstieg psychischer Probleme, und zwar insbesondere dann, wenn das dritte Baby ein anderes Geschlecht hat als seine beiden älteren Geschwister. Nicht zu vergessen, dass männlicher Nachwuchs das Depressionsrisiko ihrer Mamas ohnehin in die Höhe treibt.

Doch die unmittelbarste Bedrohung für meine mütterlichen Verhaltensmuster lag außerhalb meines Körpers. Die Gefahr ging von einem radikalen Umsturz meiner Lebensbedingungen aus, der jedoch nicht auf Erdbeben, Krieg, Taifun oder drückende Armut zurückging. Meine Welt geriet durch Turbulenzen ins Wanken, in die kurz zuvor ein anderer Mensch geraten war, und obendrein durch drastische Veränderungen innerhalb meines »sozialen Bezugssystems«, wie es offiziell bezeichnet wird.

In der Zeit, in der meine beiden Töchter auf die Welt gekommen waren, fühlte ich mich sicher und geborgen bei meinem fürsorglichen Mann, der immer sofort parat stand, wenn mir mal wieder nach *Ben & Jerry's* war, und in einem Umfeld, in dem mehrere altvertraute Freundinnen gerade ähnliche Erfahrungen machten. Doch nun, in unserem »neuen« Haus, morsch und altersschwach am Rande des Abgrunds vor sich hin bröckelnd, kam ich mir vollkommen verlassen vor.

Das Verhalten von Säugetieren wird geprägt und manchmal sogar bestimmt durch das soziale Umfeld, sprich durch die in der Nähe lebenden Speziesangehörigen. Für den Menschen gilt das in besonderem Maße, weil ein starkes Gemeinwesen für ihn im Laufe der Evolution unverzichtbar geworden ist. Daher besteht ein enger Zusammenhang zwischen mangelnder sozialer Unterstützung und postpartalen psychischen Störungen.

Studienergebnisse der Columbia University lassen darauf schließen, dass die Qualität des sozialen Bezugssystems einer werdenden Mutter der Hauptindikator für ihren nachgeburtlichen geistigen Gesundheitszustand ist, und zwar gleich aus mehreren Gründen:[454] Neumütter brauchen praktischen Rat (wie etwa der Hinweis meiner Mutter, vielleicht doch besser mehr als nur ein Hemdchen für mein erstes Baby zu kaufen) und praktische Tat (wie die einer netten Nachbarin, die duftenden Hühnereintopf vorbeibringt, damit der Kühlschrank wenigstens nicht ganz leer bleibt). Und sie brauchen, wie es manchmal etwas verquast heißt, »emotionale Nahrung«.

Der letztgenannte Faktor – nennen wir ihn der Einfachheit halber »Liebe« – ist der am wenigsten wissenschaftlich erforschte, aber auch mit hoher Wahrscheinlichkeit der wichtigste. Eine große Truppe *family & friends* in Reichweite beschert werdenden Müttern die ganze Schwangerschaft hindurch Schwung, wodurch der Blutdruck unten bleibt und die Plazenta ihr Bestes gibt. Bei Müttern mit solidem sozialen Umfeld verläuft die Geburt leichter, und es kommt seltener zu Kaiserschnitten;[455] nach der Geburt sind diese Mamas weniger erschöpft und tun sich leichter mit dem Stillen.

Adoptivmütter sind ähnlich stark auf soziale Unterstützung angewiesen. Sie gebären ihr Kind zwar nicht selbst, doch das Ausmaß an Rat und Ermutigung, das ihnen vor der Adoption zuteilwird, spielt für ihr zukünftiges Mutterdasein eine ähnlich bedeutende Rolle, sowohl ihr Wohlbefinden als auch ihre Kompetenzen betreffend.

Dabei ist es meistens unwichtig, wer unsere Cheerleader sind.

Schwangere, die gelegentlich zu Hause von dafür bezahlten fremden Beraterinnen aufgesucht werden, machen sich nach der Geburt als Mütter besser und neigen weniger zu Kindesvernachlässigung.[456] Wenn Frauen vor und während der Geburt von professionellen Doulas betreut werden, sind sie im Umgang mit ihren Babys von Anfang an »aufmerksamer und reaktionsbereiter«[457].

Wie nicht anders zu erwarten, sind jedoch im Leben einer Schwangeren bestimmte Menschen – ihre Lebenspartner*innen, ihre Eltern, enge Freund*innen – von ganz besonderer Bedeutung für ihre Mutterwerdung.

Zu dem Zeitpunkt, als mein drittes Kind es sich in mir bequem machte, war von den Herzensmenschen, die mir bei meinen beiden ersten Schwangerschaften zur Seite gestanden hatten, keiner mehr da. Besonders schlimm war das De-facto-Verschwinden meines Mannes, der zwar körperlich weiterhin präsent, aber geistig und emotional abwesend war. Vielleicht hatte ihn unser selbst gewähltes Leben auf der Überholspur zu sehr belastet, und jetzt krachte er unter dem Stress zusammen wie ein Legostein unter schwerem Schuhwerk, dachte ich manchmal, wenn ich ihn durch die noch leeren Zimmer unseres klapprigen Anwesens streifen sah. Vielleicht hatten ihm meine überdimensionierten Traumvorstellungen und lautstark geäußerten Wünsche nach mehr und nur dem Besten für unsere Kinderschar den Rest gegeben. Vielleicht hatte sein Zustand aber auch gar nichts mit mir zu tun, sondern mit einer Genmacke, die sich jetzt erst bemerkbar machte. Er litt anscheinend an einer ernsthaften körperlichen Krankheit oder aber einer absonderlichen psychischen Störung – was unterm Strich auch nicht viel besser war, wie ich schon in meiner Kindheit begriffen hatte.

Wenn ich ihn manchmal durch die welligen Glasscheiben der farbverklebten Fenster unseres »neuen« Heims betrachtete, versuchte ich, nicht daran zu denken, dass Familiengeschichten oft zyklisch verlaufen.

Etwa eine Woche vor dem Abschied aus Washington und dem großen Sprung in den Norden verabschiedete ich mich auch gleich von meinen engen Mamafreundinnen, mit denen ich mich bisher jede Woche getroffen hatte, ausgerüstet mit Kaffee und / oder radkappengroßen Chocolate Chip Cookies. Ach ja, und meinen langjährigen Journalistenjob gab ich auch auf, um zukünftig allein in meiner Dachkammer Bücher zu schreiben, anstatt im Kreise lieber Kolleg*innen die Arbeitszeit mit ein bisschen Tratsch und gutmütiger Jammerei zu würzen.

Seltsamerweise weckte die Depression, in der ich relativ schnell versank, Erinnerungen an eine Szene aus *Die Zauberflöte* in mir. Ich bin kein Opernfan, aber als ich vor einer gefühlten Ewigkeit in der Grundschule war, hatten wir einen Musiklehrer, der uns Drittklässlern immer ein Video davon vorspielen ließ, wenn sein Unterricht ausfiel – was relativ häufig der Fall gewesen sein muss, denn diese eine Szene hat sich mir ins Gedächtnis eingebrannt.

In eine nachtblaue, sternenbesetzte Prachtrobe gekleidet, schritt die Königin der Nacht auf die Bühne, die Schleppe ihres Kleides ein wallendes, wogendes Wunder. Mein Drittklässlerinnen-Ich wartete auf den Moment, in dem das Ende der Schleppe sichtbar würde, bis mir dämmerte, dass sie wirklich endlos war und dass diese durchgeknallte Dame niemand anderes war als der Nachthimmel selbst, wie sie da in höchsten Tönen auf Deutsch (was das Ganze noch Furcht einflößender klingen ließ) kreischte:

O zittre nicht, mein lieber Sohn!
Du bist unschuldig, weise, fromm;
Ein Jüngling, so wie du, vermag am besten
Dies tiefbetrübte Mutterherz zu trösten.

Als ich in den Monaten vor und nach der Geburt meines Sohns in unserem neuen Haus wütete und wehklagte, wenn ich nicht gerade schwermütig die Schlafzimmerdecke anstarrte, wurde mir irgendwann klar, dass meine beiden kleinen Töchter und später auch »mein lieber Sohn« (sofern er nicht gerade schlief) mich vermutlich genau *so* sahen: eine Art Königin der Nacht im Dauermodus, die durchaus auch schon zur Mittagszeit ihren ersten

Auftritt haben konnte, nurmehr eine Hülle, innen ohne Leben und außen mit Tränen statt mit Sternen verziert.

Wie soll eine im Wesentlichen auf der Analyse von Mäusegehirnen beruhende Forschungsdisziplin imstande sein, solche einzig unter Menschenmüttern auftretenden Qualen auch nur ansatzweise zu ergründen, Qualen, die nicht nur auf höchst persönliche Erfahrungen und genetische Codes zurückzuführen sind, sondern auf das ebenso komplexe wie veränderliche soziale Umfeld einer jeden Mutter?

Wobei: Sogar Laborratten-Mamas reagieren recht deutlich auf soziale Umgebungsfaktoren.[458] Sie gehen mit ihren Kleinen fürsorglicher um, wenn sie sie nicht allein, sondern mit anderen Weibchen zusammen aufziehen.

Einige Forschende haben sich in ihrem Bemühen, exemplarisch die Komplexität des Gemüts einer sozial vereinsamten Mutter zu ergründen, auf ein Tier spezialisiert, das fast so gesellig ist wie wir.

Ich warte am staubigen Ende der Simian Lane, gekleidet in einen weißen Laborkittel und Einweg-Schuhüberzieher, wie sie auch die Besucher*innen unserer Kita verwenden müssen.

Erin Kinnally, Professorin am UC Davis California National Primate Research Center, kommt herangefahren und öffnet mir die Beifahrertür ihres Wagens. Innen sieht er verdächtig sauber aus, einschließlich des krümelfreien Kindersitzes für ihren vierjährigen Sprössling.

»Ich hab vor Ihrer Ankunft natürlich sauber gemacht«, bemerkt sie. »Steigen Sie ein!«

Wir fahren zu einem großen Freigelände, wo auf mehreren abgegrenzten Wiesenflächen verschiedene Rhesusaffen-Kolonien leben. Manche Gruppen umfassen bis zu 150 Tiere, darunter viele Mütter mit ihrem Nachwuchs.

Wir fahren langsam an über einem Dutzend ungefähr 2000 Quadratmeter großen Gehegen vorbei. Affenbabys segeln durch die Luft wie von unsichtbaren Luftkissen getragen, eines gleitet mit der Gelassenheit eines routinierten Feuerwehrmanns einen Stützpfosten hinunter, während die Alten unter ihm zanken, blaffen und lippenschmatzen.

Die Gehege sind gut bestückt mit Plastikrutschen, Wippen und anderen von Kinderspielplätzen ausgemusterten Vergnügungsgeräten, mit dicken Baumstammstücken und sogar mit einer Kletterkuppel, auf der gerade ein riesiges Affentheater herrscht.

Die äußerst geselligen und intelligenten Rhesusaffen benötigen laut Kinnally allerdings auch »Zeit für sich«, weshalb jedes Gehege auch ein paar geschützte Ecken hat, in die die Bewohner sich bei Bedarf aus schwelenden Gruppenspannungen zurückziehen können.

»Das hier ist wirklich ein gutes Abbild des menschlichen Wesens«, sagt Kinnally. »Die Affen sind genetisch eng mit uns verwandt und leben wie wir in sozial stark strukturierten Gruppen. Jede Gruppe ist wie eine eigene Welt, und um die zu verstehen, muss man die Persönlichkeit der Gruppenmitglieder, die demografischen Merkmale der Gruppe und ihr Konfliktpotenzial kennen. Und man sollte auch wissen, ob in der Gruppe ein blöder Sack das Sagen hat.«

Die Gattung der Makaken, zu der die Rhesusaffen gehören, ist bekannt für rigide Hierarchien mit heftiger Hackordnung, weshalb sie auch als »despotische Art« bezeichnet wird (ein Ausdruck, der mich reflexartig an Kleinkinder denken lässt). Interessanterweise wird bei diesen Affen der Rang – der in gewisser Weise dem Gefüge menschlicher sozialer Schichten ähnelt – matrilinear, also zwischen verwandten Weibchen vererbt. Bei den Affenköniginnen sind Aufstieg und Fall keine Seltenheit, entsprechend komplex und dynamisch ist das soziale Gefüge. Um die unübersichtlichen sozialen Netzwerke innerhalb einer einzigen Gruppe zu entwirren und darzustellen, engagierten die hiesigen Primatenforschenden kürzlich zur Unterstützung gleich drei Experten für statistische Physik.

Instabilität und Spannungen innerhalb ihres sozialen Umfelds sowie deren negative Auswirkungen prägen das Verhalten jeder einzelnen Affenmutter.

Wir parken vor einem Gehege mit für ihre Rauflustigkeit bekannten Affen, die offenbar nonstop eine Primatenversion von »Räuber und Gendarm« zum Besten geben. Kein Wunder, dass es hier für die mit mütterlichen Verhaltensmustern betrauten Forschenden, die mehrmals pro Woche das Leben in den Gehegen beobachten und jede Regung der Affenmütter dokumentieren, besonders viel zu sehen gibt.

Obwohl wir gut drei Meter vom Zaun entfernt stehen bleiben, machen sich gleich mehrere Affen aus dem Staub, als sie uns herannahen sehen; nur Tubby, eine neugierige ältere Affendame, zockelt zu uns herüber. Jede Affenmutter hat nicht nur einen Namen, sondern auch einen auf die Brust und die Innenseite eines Oberschenkels tätowierten fünfstelligen Code. Obendrein ist ihr Fell zu Identifikationszwecken hier und da mit individuell unterschiedlichen Farbmustern verziert, die jedoch von den selbst im sonnigen Kalifornien gelegentlich auftretenden Regenschauern weggewaschen werden können.

Nachdenklich betrachte ich Tubbys elfenhaft spitze Ohren und ihr rötliches Gesicht, das dieselbe Farbe hat wie ihr Hinterteil, und suche in ihrem Mamawanst und ihren mandelförmigen Augen nach irgendetwas von mir.

Erin Kinnelly zählt die Faktoren auf, die das Verhalten von Affenmüttern prägen. Die meisten treffen auch auf mich zu: Alter, Anzahl der Geburten, Gene, Nachwuchserfahrung der Mutter, Geschlecht des Affenjungen und andere persönliche Eigenschaften; außerdem Nahrungsverfügbarkeit, Verfügbarkeit von Zufluchtsorten und andere Umgebungscharakteristika. In freier Natur wird das Mutterverhalten einiger Affenspezies sogar von der Höhe des Baumkronendachs beeinflusst, in dem sie leben: Je weiter weg vom Boden eine Affenfamilie lebt, desto ängstlicher ist die Mutter.

Der wohl bedeutendste Einflussfaktor ist jedoch das soziale Umfeld. Mutterlos aufgewachsene Rhesusaffen neigen dazu, ihre eigenen Jungen zu vernachlässigen oder zu misshandeln – in der

Nähe der Mutter lebende Affen hingegen sind im Umgang mit ihren Kleinen in der Regel kompetenter und gelassener.

Und dann sind da ja auch noch die Senioren. »Die eigene Großmutter in der Nähe zu haben spielt eine riesengroße Rolle«, erklärt mir später Primatenforscher Dario Maestripieri, mittlerweile an der University of Chicago tätig. »Großmütter unterstützen die Mütter, indem sie ihre Babys füttern, pflegen und beschützen. Sie wachen aufmerksam über die Affenkids. Affen leben in einer gefahrenreichen Gesellschaftsstruktur, da ist es wichtig, auf die eigene Familie zählen zu können.«

Affenmütter mit einem funktionierenden Netzwerk weiblicher Verwandter sind bemerkenswert entspannt, lassen ihre Kleinen in Grüppchen spielen und nach Herzenslust die Gegend erkunden, schlicht weil sie darauf vertrauen, dass ihre Mütter, Schwestern und Cousinen ihnen beim kleinsten Zwischenfall zu Hilfe eilen.

Wenn der verzweigte Familienclan einer Mutter dank der matrilinearen Rangvererbung einen hohen Status besitzt, kann sie sich auf ihren Lorbeeren, oder besser gesagt auf ihrem gemütlichen Schlafplatz ausruhen, der ebenso zu ihren Privilegien zählt wie ein Schattenplätzchen bei Sonne, ein Platz im Trockenen bei Regen und der Zugriff auf die besten Leckereien.

Professorin Kinnally deutet auf Grapefruit, das Alphaweibchen der Gruppe. Sie verhält sich ganz so, wie es schon ihr Name vermuten lässt: bitterherb und säuerlich, als sie das Junge, das sich an ihren linken Oberschenkel klammert, wegstößt und davontrottet. Als Königin, wenn auch als ziemlich verlottert dreinschauende, kann sie sich das erlauben, denn ihr Nachwuchs ist im Mafia-Sinne unantastbar. Niemand würde es wagen, ihren Kids auch nur ein Härchen zu krümmen.

Die Wissenschaftlerin zeigt mir auch ein anderes, niederrangigeres Affenweibchen, an dessen Namen sie sich bezeichnenderweise nicht sofort erinnern kann. Die magere und deutlich jüngere Affenmama lässt die Gruppe nicht aus den Augen, immer auf der Hut vor plötzlich ausbrechenden Konflikten. Sie will ihr Junges lieber in der Nähe wissen, anstatt es seine Umgebung erkunden zu lassen – ein Verhalten, das sich manchmal auch bei sozioöko-nomisch benachteiligten Müttern findet, die eher zu Trennungs-angst und autoritärer Erziehung neigen. Das Weibchen erstarrt förmlich, als das hochaggressive Alphamännchen Karate Kid vorbeistolziert, den Schwanz zu einem buschigen Fragezeichen geformt. (Bei Makaken bleibt die Vaterschaftsfrage in der Regel offen, und die Nachwuchsfürsorge ist allein Sache der Mütter.)

Hier im sonnigen Kalifornien führen die Affen eigentlich ein sehr angenehmes Dasein. Anders als ihre Verwandten daheim in Südostasien müssen sie sich nicht mit dem Monsun herum-plagen, und ihr Trockenfutter wird großzügig ergänzt durch Obst und Gemüse frisch vom Feld nahe gelegener Anbaubetriebe und überschüssige Halloweenkürbisse von Bobby Dazzlers Pumpkin Patch gleich nebenan.

Doch selbst in diesem Affenparadies ist Stress nichts Unbekann-tes, und das gilt in besonderem Maße für niederrangige Mütter mit dürftigen sozialen Netzwerken. Sie haben ein schwächeres Immunsystem und unterscheiden sich von besser aufgestellten Affenmüttern auch in anderer Hinsicht. So ergab eine Unter-suchung, die Maestripieri gemeinsam mit Kolleg*innen an siebzig Affen vornahm, dass die im Rang ganz unten stehenden Mütter im Vergleich zur Upper Class viermal so viel Stresshormone im Blut hatten und obendrein Gefahr liefen, zum Gegenstand finsterer Amüsiermethoden privilegierter Gruppenmitglieder zu werden.[459]

»Genau wie in freier Natur haben wir auch hier schon ziem-lich heftige Sachen gesehen«, berichtet Erin Kinnally. »Ich hab weinen müssen, als ich einen hochrangigen Halbwüchsigen un-erträglich lang mit dem Baby einer niederrangigen Affenmutter habe ›spielen‹ sehen.« Diese Form von »Kidnapping« kann auch schon mal dazu führen, dass der entwendete Sprössling am Ende buchstäblich plattgemacht wird und die Kindsmutter hilflos zu-schauen muss. Wenn Halbstarke dieser handfesten Form der Unterhaltung frönen, greift häufig das Personal der Anlage ein.

Niederrangige Affenmamas wissen aus Erfahrung, dass sie stets ein Auge auf ihren Nachwuchs haben müssen. Hochinteres-

santen Studien zufolge versuchen sie vermehrt, weinende Affenbabys zu beruhigen, wenn höherrangigere Tiere in der Nähe sind,
weil sie Angst haben, Aufmerksamkeit und damit potenziell auch
Aggressionen auf sich zu ziehen.[460]

Aaaoää!, Aaaoää!, brüllen die Affen, als ein weißer Van mit quiet-
schenden Reifen am Eingang des Geländes zum Stehen kommt.

In Gefangenschaft sind die Unmengen natürlicher Fressfeinde
der Affen von Hai bis Tiger passé – dafür haben sie es hier mit
Forschenden zu tun, die in ihren weißen Wagen regelmäßig ausgewählte Clanmitglieder in ihre Labors verfrachten, um sie Tests
oder medizinischen Behandlungen zu unterziehen.

Wenn der fortgeschaffte Affe wieder in sein Gehege gebracht
wird, stehen die Wissenschaftler manchmal daneben und beobachten die daraufhin einsetzende soziale Kettenreaktion.

Um die im Gehege befindlichen Affen abzulenken, werfen weiß
gekleidete Mitarbeiter*innen ihnen in hohem Bogen Sonnenblu-
menkerne zu, als würde bei einer Hochzeit Reis verstreut. Grapefruit, vollkommen fixiert auf den ihr rechtmäßig zustehenden
Löwenanteil, stürmt auf allen vieren heran, ihr tapfer sich fest-
klammerndes Junges BabyBjörn-mäßig vor der Brust. Mit beiden
Fäusten stopft sie sich die Kerne in ihr Maul, bis ihre Backen kurz
vorm Platzen sind.

Von ganz weit drüben auf der anderen Seite rauscht fast – aber
nicht ganz! – unbemerkt ein brauner Wirbelwind ins Gehege, soeben freigelassen unter dem wachsenden Geheul seines Clans.

Die Rückkehrerin ist wahrscheinlich jemandes Schwester,
Mutter oder Rivalin, sprich ein Weibchen, das die wahrnehmbare Sozialstruktur der Mütter innerhalb der Gruppe verändern
könnte und damit auch die nicht wahrnehmbaren neurologischen
Prozesse in ihren Gehirnen.

Menschenmütter gehen bereits seit rund 25 Millionen Jahren
einen anderen Weg als Makakenmütter, und normalerweise be-
werfen wir einander auch nicht mit Kacke oder bekämpfen uns

bis aufs Blut, nur um eine Gurke abzubekommen. Trotzdem sind Makaken für Mütterforscher*innen ein hervorragendes Studienobjekt, denn an ihrer durch sozialen Stress und soziale Unterstützung gekennzeichneten Gemeinschaft lässt sich die große Bedeutung weiblicher Netzwerke ablesen. Ganz oben auf der Liste der Topakteurinnen: die Großmutter mütterlicherseits.

Nach dem von vornherein zum Scheitern verurteilten Umzug meiner Familie ins Hinterland von Connecticut war meine Mutter unser Silberstreif am Horizont. Denn sie wohnte bloß ein paar Kilometer entfernt, die Distanz, die Anthropolog*innen irgendwie unheilvoll als »einen Tagesmarsch« bezeichnen, wenn sie in ihren Studien von der Entfernung zwischen Mutterhütte und Tochterhütte in weltabgewandten Dörfern schreiben.[461]

Für uns war die Nähe meiner Mutter wirklich ein Glücksfall, denn bekanntlich besteht einer der wenigen Nachteile des Spätgebärendendaseins darin, dass wir meist weit entfernt von unseren Eltern wohnen, die obendrein nicht selten schon relativ klapprig sind, wenn wir uns endlich dazu entschließen, Nachwuchs in die Welt zu setzen. Mittellose Frauen hingegen leben meistens in der Nähe ihrer (wesentlich jüngeren) Eltern und damit noch im Schutzgebiet elterlicher Liebe.[462] Apropos: In Kulturkreisen, in denen Neumütter in unmittelbarer Nachbarschaft von Familienmitgliedern leben, kommt es offenbar wesentlich seltener zu Wochenbettdepressionen.[463]

Bei uns war das Ganze offen gestanden nicht gerade reiner Zufall, denn mein Mann und ich hatten von Anfang an den – von meiner Mutter, zu der Zeit leidenschaftlicher Kreuzfahrtfan, allerdings genau genommen nicht abgesegneten – Plan, die Oma ein Stück weit in die Kinderbetreuung einzubeziehen. (Derart subversive Machenschaften sind, schrieb der Autor und Kolumnist David Berry einmal, der Grund für die Existenz des Rentnerparadieses Florida.) Letztlich kam es dann auch dazu, allerdings ging es ziemlich plötzlich und unerwartet nicht mehr um ihre Enkel, sondern um mich. Ich war es, die ihren Beistand brauchte, und deshalb begleitete sie mich auch zu meiner Wache in diesen

Schafstall, über uns der endlose Nachthimmel und die Luft so kalt, dass sogar die Sterne zu frösteln schienen.

Nur wenige Säugetiere können sich derart nützlicher Großmütter erfreuen. Die meisten Säugetiermamas verabschieden sich von ihren ausgewachsenen Jungen kurz und schmerzlos auf Nimmerwiedersehen, eine Eigenart, die Helikoptermütter mit Staunen und womöglich auch einer Prise stiller Bewunderung erfüllen dürfte. So nehmen Präriehundmamas die Pfoten in die Hand, sobald ihre Welpen entwöhnt sind.[464] Braunbärmütter verdrücken sich, sobald sie einen neuen Lover finden.[465] Nager ignorieren ihren Nachwuchs konsequent, kaum dass er ein paar Wochen alt ist. (»Mother is not like Mother« lautet der bedeutungsschwangere Titel einer Forschungsarbeit über das befremdliche Säugeverhalten von Meerschweinchenmüttern.[466])

Bei einigen unserer nächsten Primatenverwandten, wie etwa den Rhesusaffen, legen die älteren Weibchen einer Gruppe auch ihren ausgewachsenen Töchtern gegenüber Zuneigung und Hilfsbereitschaft an den Tag. Sie bleiben jedoch lebenslang fruchtbar und müssen sich immer wieder auch um ihren jüngeren und hilfsbedürftigen Nachwuchs kümmern. Selbst den fürsorglichsten Omas bleibt da nichts anderes übrig, als Zeit und Kräfte entsprechend einzuteilen. (Bei Seiden- und anderen Neuweltaffen hingegen kann es durchaus vorkommen, dass trächtige Omas aus Eifersucht ihre eigenen Enkel töten.[467])

Doch für Menschenmütter mit ihren komplexen Lebensumständen und ihren Heute-hier-aber-vielleicht-morgen-fort-Beziehungspartnern sind ihre eigenen Mütter nicht selten ein Bollwerk gegen sämtliche Widrigkeiten des Lebens, ein solides Sicherheitsnetz, auf das sie sich blind verlassen können.

»Je nach Kulturkreis sind Väter eine mehr oder weniger große Hilfe, doch das Engagement der Großmutter mütterlicherseits ist grundsätzlich wesentlich beständiger«, erklärt die Anthropologin Brooke Scelza von der University of California, Los Angeles, die sich schon mit Großmüttern aus aller Welt beschäftigt hat.

Noch vor einem Jahrhundert stellte ein renommierter Anthropologe, der längere Zeit mit dem australischen Jäger- und Sammlervolk der Tiwi lebte, die Existenzberechtigung nicht mehr fortpflanzungsfähiger Frauen infrage. Sie seien nicht mehr als eine Laune der Natur, »das reinste Ärgernis«, »körperlich recht abstoßend« und als Forschungsobjekt definitiv unter seiner Würde. (Gut möglich, dass solche üblen Klischeevorstellungen meine immer noch sehr aparte Mutter dazu bewogen haben, das O-Wort nach Kräften zu ignorieren. Abgesehen von einer kurzen Phase, in der sie auch auf »Superfrau« reagierte, hört sie grundsätzlich nur auf die französische Variante »Mamie«.)

Wie gut, dass die Zeiten sich geändert haben. Heute gibt es zahlreiche wissenschaftliche Studien, in denen die Menschenomas nachdrücklich gelobt und gepriesen werden.[468] Aufgrund der Menopause – ein ausschließlich beim Homo sapiens auftretendes biologisches Phänomen, sieht man von Orcaweibchen mal ab – sind sie in starkem Maße anpassungsfähig.

»Angesichts ihres mit der Zeit schwächer werdenden Körpers: Wann soll sie das Handtuch werfen, mit der eigenen Fortpflanzung aufhören und sich stattdessen um die Kinder ihrer Tochter kümmern?«,[469] beschreibt Sarah Blaffer Hrdy die evolutionsgeschichtliche Grundfrage der Großmütter. (Anmerkung: Ich hätte meiner Mutter den Kern dieser Botschaft vielleicht schonender nahebringen sollen, als ich ihr meine Vorstellungen in Sachen Enkelbetreuung präsentierte.) So gesehen ist die Menopause ein weiterer cleverer Schachzug, den Frauen im Laufe der Evolution ausklügelten, um das Fortleben ihrer Gene bis in alle Ewigkeit zu sichern: Da wir Eier und Milch irgendwann nicht mehr selbst im Angebot haben, können wir unsere Töchter nach Kräften unterstützen und ihnen in Sachen Kinderbetreuung jederzeit unter die Arme greifen. Ältere Mütter mit mehreren Kindern weisen nicht selten ungewöhnlich lange Telomere an den Enden ihrer Chromosomen auf,[470] ein Indiz dafür, dass sie vermutlich auf bisher rätselhafte Art langsamer altern, um ihren Töchtern so lange wie möglich zur Seite stehen zu können.

Wie bereits erwähnt, können mütterliche Verhaltensmuster

Familien über Generationen hinweg dadurch prägen, dass frühe Mutter-Kind-Interaktionen genetische und epigenetische Spuren hinterlassen. Im Hier und Jetzt jedoch spielt es zunächst mal eine Riesenrolle, ob Mamas Mama mit im Boot ist und bereitwillig die Ärmel hochkrempelt. Insbesondere im Vergleich zu ebenso unerfahrenen wie unzuverlässigen Babysitter-Teenies sind Großmütter mütterlicherseits nicht weniger als die rechte Hand einer jeden Neumama. Was längst nicht nur am engen Verwandtschaftsgrad liegt: Omas mutterspezifischer neuronaler Schaltkreis, manchmal auch als maternales Gedächtnis bezeichnet, ist bereits komplett installiert und braucht maximal ein kleines Update; sie selbst hat jede Menge praktische Erfahrung und kann daher so anspruchsvolle Fürsorgepflichten wie Babyberuhigen und Babybaden übernehmen.

Insofern ist es nicht erstaunlich, dass stark involvierte Großmütter fast überall, vom ländlich geprägten Äthiopien bis zu Industrienationen wie Deutschland, die Säuglingssterblichkeit positiver beeinflussen als die Väter. (Eine kürzlich veröffentlichte Analyse finnischer Geburtsregister der vorindustriellen Ära ergab, dass die Überlebenschancen von Kleinkindern um sagenhafte dreißig Prozent stiegen, wenn ihre Großmütter mütterlicherseits in der Nähe lebten und der noch relativ rüstigen Altersgruppe der 50- bis 75-Jährigen angehörten.[471]) In Großbritannien steigert engerer Kontakt zu den Eltern die Schwangerschaftswahrscheinlichkeit ihrer erwachsenen Töchter, auch deutet einiges darauf hin, dass die Nähe werdender Mütter zu ihren Müttern den Verlauf der Schwangerschaft günstig beeinflusst.[472] Im Rahmen einer vergleichenden Hormonanalyse, an der 210 Frauen teilnahmen, wurde ein Zusammenhang zwischen dem Spiegel des schwangerschaftsstabilisierenden Polypeptids Corticoliberin und familiärer Unterstützung entdeckt (die am beständigsten nicht etwa durch den Kindsvater, sondern durch die eigene Mutter erfolgt).[473] Da Corticoliberin zusammen mit Oxytocin auch die Wehen auslöst, sind ihren Müttern nahestehende Schwangere hormonell besser vor Frühgeburten geschützt.

Für die Phase nach der Geburt haben sich je nach Kulturkreis äußerst unterschiedliche Traditionen herausgebildet. So bringen nigerianische Mütter ihre Töchter zur Erholung in ziemlich fantastisch klingenden *fattening rooms* unter.[474] Chinesische Neugroßmütter schmoren Schweinsfüße mit Ingwer,[475] wahrscheinlich um den geplünderten Knochen ihrer Töchter neues Kalzium zuzuführen, und ihre indonesischen Kolleginnen kochen eine besondere Suppe, um die Milchbildung zu fördern. Meine Mutter macht Spaghetti mit Hackfleischbällchen.

Wenn die eigene Mutter nicht greifbar ist, steht die werdende Mutter ohne Schutz und Unterstützung da. Der Tod der Oma vor der Geburt ihres Enkels ist ein gefährlicher Stressfaktor für jede Schwangerschaft, insbesondere wenn die Mutter ein männliches (und damit immer etwas »heikleres«) Baby austrägt. Eine puertoricanische Studie ergab, dass Schwangere aus dem Stamm der Himba, die mit ihren Müttern in Unfrieden unter einem Dach lebten, im Vergleich zu Frauen mit einer guten Beziehung zu ihren Müttern nach der Geburt mit ganz erheblichen Schwierigkeiten zu kämpfen hatten.[476]

Apropos: Die Neumütter, die großmütterliche Unterstützung am dringendsten brauchen – häufig Frauen, die in ihrer frühen Kindheit vernachlässigt, misshandelt oder missbraucht wurden –, haben die schlechtesten Chancen, sie auch zu bekommen.

Wobei auch Großmütter väterlicherseits durchaus sehr hilfreich sein können. Während meiner Kindheit war meine Mutter berufstätig, also fungierte Papas Mama als meine Krankenschwester, wenn ich mir etwas eingefangen hatte, lungerte mit mir auf der Couch, fütterte mich mit kross gebratenen Speckstreifen und ließ mich *Der Preis ist heiß* anschauen, während sie in ihrem neuesten Groschenroman à la »Halb-zog-er-sie-halb-sank-sie-hin« schmökerte. Meine Schwiegermutter kümmert sich gerne um meine Kinder, presst mit ihnen wilde Blumen, veranstaltet formidable Ostereiersuchen und wird von ihnen heiß geliebt. Die Mütter väterlicherseits haben nicht etwa deshalb so häufig eine distanzierte Beziehung zu den Familien ihrer Söhne, weil sie selbst das so wollen, sondern weil ihre Schwiegertöchter sie in einem Akt archaischer Blutsverwandtenbevorzugung auf Abstand halten.

Im Großen und Ganzen jedoch werden Großmütter väterlicherseits von Anthropolog*innen und Biolog*innen trotz ihres berufsbedingt unverstellten Blicks in die Weiten der Natur als eine letztlich weniger wichtige Kategorie Co-Fürsorgender angesehen. »Das bedeutet natürlich nicht, dass eine Mutter keine gute Beziehung zu ihrer Schwiegermutter haben kann«, stellt die Anthropologin Brooke Scelza klar. Doch Papas Mama ist möglicherweise allein schon aus evolutionsgeschichtlichen Gründen »weniger fürsorgemotiviert«, und der wichtigste dürfte ein weiteres Mal die Vaterschaftsungewissheit sein: Großmütter väterlicherseits können sich der Blutsverwandtschaft mit ihren Enkeln nie sicher sein, kümmern sich daher möglicherweise weniger um sie und haben folglich keinen nennenswerten Einfluss auf ihre Überlebenswahrscheinlichkeit.

Auch hat Papas Mutter von Haus aus weniger Interesse am Wohlergehen der Mutter ihrer Enkel: Falls diese arrogante blöde Kuh im Kindbett den Löffel abgibt, kann ihr Sohn immer noch anderswo seine Samen säen. (De facto kann er das natürlich auch, wenn sie noch lebt.) Ein todsicherer Killer jeglichen familiären Festivitäten-Smalltalks ist ein Studienergebnis, demzufolge Frauen, die nicht in der Nähe ihrer Mütter, sondern ihrer Schwiegermütter wohnen, zwar in einer erweiterten Familienstruktur leben, aber bei schlechterer Gesundheit sind.[477] Dasselbe gilt für eine chinesische Studie, aus der hervorgeht, dass Mütter, die traditionsgemäß nach der Geburt in engem Kontakt mit ihrer Schwiegermutter waren, ein um fünfzig Prozent erhöhtes Depressionsrisiko hatten.[478]

Jetzt aber schnell das Thema gewechselt, bevor meine oder Ihre Schwiegermutter Wind von dieser zugegebenermaßen viel diskutierten Teildisziplin der Mütterforschung bekommt, die sich mit den Müttern der Väter befasst. Schließlich wurde auch die Rolle der Großväter bereits wissenschaftlich erforscht. Der Evolutionspsychologe Harald A. Euler konstatierte, in die Aufzucht des Nachwuchs-Nachwuchses involvierte Männchen existierten im Tierreich nicht, »möglicherweise abgesehen von Tümmlern«.[479] Bei den tierischen Vatervätern ist jede Form von Opa-Engagement gleich aus zwei Gründen unwahrscheinlich: Weder wissen sie, ob ihr männlicher Nachkomme diesen oder jenen Enkelwurf gezeugt hat, noch können sie wissen, ob besagter männlicher Nachkomme überhaupt von ihnen selbst gezeugt wurde.

So gesehen sind engagierte Opas für alle Mütter, die in den Genuss eines dieser offenbar gar nicht so verbreiteten Exemplare kommen, ein Geschenk des Himmels. Ihr Einsatz für die lieben Kleinen ist individuell höchst verschieden, doch alles in allem bewerten Anthropolog*innen ihre emotionale und materielle Unterstützung als potenziell »stabilisierenden Einfluss« auf junge Familien.[480]

Mein Vater starb fast ein Vierteljahrhundert vor der Gesundheitskrise meines Mannes, doch mein Schwiegervater lebte glücklicherweise nur zwanzig Autominuten entfernt von unserem unseligen neuen Heim. Während unser Leben dort aus den Fugen geriet, machte der Opa die vielen farbverklebten Farmfenster wieder gängig, umfriedete unser Gelände kindersicher mit soliden Holzzäunen und war im Übrigen unermüdlich damit beschäftigt, Abhilfe gegen eine ganze Reihe frustrierend vertrackter Probleme zu schaffen. Zwar musste er weniger hochemotionale Begegnungen mit der Königin der Nacht durchstehen als meine arme Mutter, doch er leistete entscheidende finanzielle Hilfe, indem er die Rechnungen für eine Teilzeitkinderfrau übernahm, die wir uns sonst schlicht nicht hätten leisten können. Und die war mir nicht nur eine Riesenhilfe bei der Wäsche, sondern gewann in einer besonders schwarzen Stunde noch viel mehr Bedeutung für mich: Sie wurde mir zur Freundin.

⌒

Offenbar haben sogar Fledermausweibchen Freundinnen, mit denen sie ihre hochgewürgten Blutsüppchen teilen.[481] Als ich damals Lichtjahre entfernt von meinen alten Freundinnen in dieser Depression feststeckte, wünschte ich mir einfach jemand zum Zusammen-Ramen-essen.

Hinter diesem schlichten Bedürfnis steckt jedoch ein Selektionsdruck, der so alt ist wie die Menschheit. Frauenfreundschaften basieren vermutlich im Ursprung auf der Notwendigkeit, als Mutter auf jede Menge potenzieller Co-Fürsorgender zurückgreifen zu können.[482] »Eine für alle, alle für eine« war nun mal die einzig sinnvolle Strategie angesichts von Dauer, Aufwand und Komplexität der Aufzucht von Menschenkindern, zahlreichen mehr oder weniger hilflosen Nachkommen ein und derselben Mutter, äußeren Gefahren und der generellen Unzuverlässigkeit der Väter, sofern sie überhaupt greifbar waren.

Gut möglich, dass auch Lesbianismus auf einen ähnlichen Zusammenhang zurückzuführen ist:[483] Was mit dem Austausch mütterlicher Hilfeleistungen begann, entwickelte sich im Laufe der Evolution zu einer wesentlich tiefer gehenden Beziehungsmöglichkeit.

In Kulturkreisen, die auf Bedarfsdeckungswirtschaft beruhen, haben Babys mit geselligen Müttern höhere Überlebenschancen, und das aus gleich mehreren Gründen. Dort stillen Freundinnen und Nachbarinnen nicht nur ihre eigenen Säuglinge, sondern routinemäßig auch die anderer Frauen. Auch Löwinnen und Wölfinnen sind für diese Form der alloparentalen Fürsorge bekannt. Moderne Bostoner Neumütter werden ihre Augensterne wohl kaum in die Nähe fremder Brüste lassen,[484] doch immerhin fragen sie einer Studie zufolge durchschnittlich zehnmal täglich erfahrenere Mütter um Rat. Und noch bedeutend wichtiger als jeder Gefallen unter Freundinnen ist der beständige emotionale Rückhalt. Anlässlich einer Befragung von Müttern vierjähriger Kinder zeigte sich, dass diejenigen, die sich als mit ihrem sozialen Netzwerk zufrieden bezeichneten, im Vergleich zu weniger zufriedenen Müttern »optimales Mutterverhalten« an den Tag legten.[485]

Tja. Nur dumm, dass ich gerade meine Mädelstruppe hinter mir gelassen hatte und dass sowohl Emily als auch meine Schwester meilenweit entfernt wohnten.

Vor unserem fatalen Umzug hatte ich, wann immer mir nach einer neuen Freundin war, im Büro zuverlässig eine ausfindig gemacht. Ein echter Klassiker: Für Neumütter gibt es keine bessere Kontaktbörse als den Arbeitsplatz,[486] schließlich sind siebzig Prozent von ihnen erwerbstätig. Um die vierzig Prozent sind sogar die Hauptverdienerinnen der Familie, im Vergleich zu mageren elf Prozent im Jahr 1960.

Auf die eine oder andere Weise leisten alle Mütter Schwerstarbeit. Mein Lieblingsbeispiel aus dem Tierreich sind Robben, die auf ihren Jagdzügen so lange unterwegs sind, dass sich manchmal Seepocken auf ihnen häuslich niederlassen. Apropos unterwegs: Die Antworten auf die Frage, ob es der psychischen Gesundheit von Neumüttern zuträglich ist, außerhalb der eigenen vier Wände zu arbeiten, gehen verblüffend genau ins Detail und haben zumeist auch einen politischen Hintergrund. Der Arbeitsplatz als Kontaktbörse ist da nur eine von vielen Facetten. Immerhin ist die Wissenschaft sich einig, dass manche Arbeitsformen für Mütter stressbehaftet und damit schädlich sind, andere hingegen bereichernd und daher eine gute Sache.[487] Einige berufstätige Mütter sind in ihrem Job zwar unglücklich,[488] doch Vollzeitmamas sind depressionsanfälliger, besonders diejenigen unter ihnen, die in der sozialen Isolation ausgedehnter, großzügig gestalteter Vororte leben. (Inzwischen verstehe ich auch, was das konkret bedeutet: Das Riesengelände rings um unser Haus wirkte so abweisend, dass an Halloween nie auch nur eine einzige Spukgestalt bei uns ihr Glück mit »Süßes, sonst gibt's Saures« versuchte, und im Laufe unserer Jahre dort lernte ich nicht eine Nachbarin kennen.)

Der Arbeitsplatz ist übrigens ein weiterer Bereich zeitgenössischen Mamalebens, auf den Erkenntnisse aus der Affenforschung übertragbar sind. Erinnern Sie sich noch an die Schlaraffenland-oder-Schmalhans-Futterkarren? Ein instabiles berufliches Umfeld zermürbt Mamas Nerven, ein berechenbares stabilisiert sie. Jobs, in denen wir unsere Tätigkeit selbst strukturieren können, genug freie Tage zur Verfügung haben, in Gleitzeit arbeiten, uns vor unseren Kindern verstecken (huch, wie kommt das denn hier rein?) und bei Bedarf ins Homeoffice wechseln können, bringen berufliche Anerkennung und soziale Vorteile mit sich, ohne die Erledigung unserer häuslichen Pflichten zu beeinträchtigen. Für Mütter hingegen, die Wechselschichten, Saisonarbeit und starre Arbeitszeiten in Kauf nehmen oder aus finanziellen Gründen jede sich bietende Arbeit annehmen müssen, hat Erwerbstätigkeit deutlich weniger erfreuliche Seiten. Kein Wunder, dass Mütter, die weniger als einen Monat nach der Geburt ihres Kindes wieder in die Tretmühle zurückkehren, offenbar mit erhöhtem Stress und erhöhter Depressionsgefahr rechnen müssen.[489]

Den brutalen Druck, quasi direkt nach der Entbindung auf Kommando wieder Spitzenleistungen bringen zu müssen, bekommen Frauen quer durch alle Berufe und Positionen zu spüren, darunter auch Firmenanwältinnen (ich kenne eine, die bereits ein paar Tage nach der Geburt ihre Mandanten wieder vor Gericht vertreten musste) und Chirurginnen in Weiterbildung:[490] Einer Studie zufolge erwogen aus diesem Grund vierzig Prozent aller Befragten während der Schwangerschaft, alles hinzuwerfen. Hauptleidtragende sind jedoch eindeutig alleinerziehende Mütter unterer Einkommensschichten; gleichzeitig sind für sie Auswege und Ausweichmöglichkeiten am dünnsten gesät. Ein Blick in die amerikanische Todesstatistik liefert den traurigen Beweis: Dem schlimmsten Stress sind die Mütter ausgesetzt, die ihren Nachwuchs nach anfänglicher Partnerschaft allein durchbringen müssen und kaum Einfluss auf die Art und zeitliche Struktur ihrer Arbeit haben.[491]

In meinem eigenen Arbeitsleben war es eigentlich immer recht rosig zugegangen. Ich wurde zwar nicht sonderlich gut bezahlt, aber als Journalistin empfand ich im Job »Freiheit und Selbstbestimmtheit«, Gefühle, die eine belgische Studie für die Optimierung der psychischen Gesundheit berufstätiger Mütter als besonders bedeutend identifizierte.[492] Ich erfreute mich großzügig bemessener Mutterschaftsurlaube, nachlässiger Arbeitskontrolle, zahlreicher Egotrips, exzentrischer, gleichwohl unterhaltsamer

Kolleg*innen und – wir waren schließlich in Washington, kein ewiges Pendeln erforderlich – eines angenehmen Spazier-, oder in Schwangerschaftszeiten besser gesagt Watschelwegs zur Arbeit. Forschungen belegen die Auswirkungen längeren täglichen Pendelns auf die Schwangerschaft[493]: Über neunzig Minuten pro Strecke führen zu einer minimalen Verringerung der Chancen auf einen männlichen Nachkommen, möglicherweise wegen des damit einhergehenden Frühstücksverzichts. Für mein leibliches Wohl war gesorgt, und zwar in Form des Empanada-Foodtrucks direkt gegenüber von unserem Bürogebäude. Vor unserem unüberlegten Umzug nach Connecticut bestand die größte Enttäuschung meines Daseins als berufstätige Mutter in der jähen Feststellung, dass das offizielle Stillzimmer im Hause gleichzeitig als muslimischer Gebetsraum diente.

Hierarchische Arbeitsstrukturen beim Menschen haben ähnlich gravierende Auswirkungen auf das mütterliche Wohlergehen wie die Rangordnung innerhalb von Affenclans. »Eine untergeordnete Position ist eindeutig schlecht für die Gesundheit«, erklärt Toni Ziegler, Primatologin am Wisconsin National Primate Research Center. »Wenn Sie in einem Unternehmen oder einer Arbeitseinheit in der Hierarchie ganz unten stehen, haben Sie im wahrsten Sinne des Wortes nichts zu sagen. Keiner hört Ihnen zu, auch wenn Sie noch so kluge Ideen haben, weil keiner Sie ernst nimmt. Die Folge ist Dauerstress, der wiederum Ihre Entzündungswerte in die Höhe und Ihre Stoffwechselhormone ins Chaos treiben kann.«

Mit meinem Stoffwechsel war damals alles bestens. Mein Name stand ganz oben im Impressum des Magazins, für das ich arbeitete. Fast alle in meinem Arbeitsumfeld gaben mir das Gefühl, als Kollegin und Mensch voll in Ordnung zu sein. Mit vielen war ich gut befreundet.

In Connecticut blieb mir nur die Erinnerung an meine Wohlfühlkolleg*innen. Und mein »Büro« bestand aus einem ausrangierten Küchentisch vor einer angeschmuddelten Zimmerwand.

Fakt ist: Mein sozialer Status und die damit einhergehenden sozialen Privilegien sind maßgebliche Teile meines höchst persönlichen Mamapuzzles. Sie liefern die Erklärung für so ziemlich alles, von meinen schönen Erinnerungen ans Angestelltenleben über die Möglichkeit für meinen Mann, mehr oder weniger spontan aufs Land zu ziehen und trotzdem seinen einträglichen Job behalten zu können, bis hin zur tatkräftigen Unterstützung durch einen Großvater, der innerhalb kürzester Zeit eine Kinderfrau für uns auftrieb.

Gleichzeitig habe ich auf vielfältige Weise erleben müssen, dass die Zugehörigkeit zu einer privilegierten Gesellschaftsschicht längst nicht immer Schutz bietet. Was vermutlich erklärt, warum das übermächtige Gefühl, die Ereignisse meiner Kindheit mit einem in sich selbst eingeschlossenen Mann und finanziell in freiem Fall ein zweites Mal zu durchleben, derart viel Sand ins Getriebe meines Mutterhirns brachte.

Welche Bedeutung die Zugehörigkeit zu einer bestimmten sozialen Schicht hat, ist erst dann in vollem Maße erkennbar, wenn man wie ein Stein eine Stufe weiter nach unten fällt. Als Kind zog der finanzielle Ruin unserer Familie für mich mehr nach sich als den Verzicht auf Ponyreiten auf meinen Geburtstagspartys. Mehr als nur den Tausch eines Mercedes gegen einen abgerockten Honda Civic mit nur einem Seitenspiegel. Mehr als die Tatsache, dass wir uns seitdem nie wieder einen Urlaub leisten konnten, während alle anderen Mädchen aus meiner Klasse weiterhin im Februar braun gebrannt und mit bunt geflochtenen Zöpfchen aus den Ferien zurückkamen – Statussymbole, die im Haar blieben, bis sie zerfielen. Der soziale Abstieg blieb auch auf der Beziehungsebene nicht folgenlos: Unser soziales Umfeld schrumpfte. Alte Freunde riefen nicht mehr an. Meine Schwester und ich waren plötzlich Freiwild für jegliche Art von Hohn und Spott wie kaum ein anderes Kind in der Stadt.

Wenn man an einem Ort lebt, in dem es keine wirklich armen Menschen gibt, weil die bereits vor ewigen Zeiten aus der Stadt gedrängt wurden, scheint ein geradezu riesenhafter Unterschied zwischen gehobener Mittelschicht und unterer Mittelschicht zu bestehen. An der Spitze der lokalen Hierarchie standen Führungskräfte von Großunternehmen und kleinere Finanzmagnaten. Ganz unten standen die Busfahrer und ihre Kids, die mich nun höflich auf die eine oder andere Zigarette in eine nahe gelegene Gartenlaube einluden.

Ich würde Ihnen jetzt gerne erzählen, dass die lieben Mamas in dieser wunderbaren Stadt nachvollziehen konnten, was dieser Absturz für unsere Familie bedeutete, und entsprechend nett zu mir waren – aber im Großen und Ganzen war das nicht der Fall. Ich war dick, ungelenk und bekam meine Tage früher als alle anderen Mädchen, was einige Evolutionsbiolog*innen vermutlich als körperliche Auswirkung der instabilen Verhältnisse während meiner Kindheit und Jugend werten würden.[494] Allerdings gibt es in meiner Familie viele dralle, stämmige Mädels, also lag es in meinem Fall wohl schlicht an den Genen.

Meine Schwester und ich verbrachten einen Großteil unserer jungen Jahre mit dem Aushecken wilder Pläne, die allesamt die Wiederherstellung unserer Familienehre zum Ziel hatten. Wir wühlten in Holzkohlesäcken (wir hatten nämlich irgendwo gehört, dass Kohle nach einiger Zeit zu Diamanten wird) und gruben an allen möglichen und unmöglichen Stellen nach seltenen Saurierskeletten, die wir sodann gegen einen ordentlichen Batzen Geld an das American Museum of National History verhökern wollten.

Irgendwann jedoch dämmerte uns, dass gute Schulnoten sich als einfacherer Weg zum Ziel erweisen könnten. An der Highschool war ich nie die hellste Kerze auf der Torte, aber ich war so wild entschlossen und so gewöhnt an Stress diversester Art, dass mir Uni-Zulassungstests und sogar solche Nagelkauer-Highlights wie Debattierturniere allesamt machbar erschienen. Emily, als Tochter unserer gestrengen Mittelstufen-Gesangslehrerin ebenfalls eine Außenseiterin, schloss sich mir in meinem Bestreben an, das Blatt zu wenden und unser Schicksal herauszufordern. Das klappte auch: Sie wurde am MIT aufgenommen, ich in Harvard, und bald darauf kletterte ich die soziale Leiter wieder hinauf ins Privilegiertenleben.

Als ich später in meine Heimatstadt zurückkehrte, wollte ich um jeden Preis doch noch ein Happy End für die Geschichte meiner Familie erzwingen. Ich stellte mir vor, wie meine Töchter und ihre Bräutigame sich auf dem gepflegten Rasen unseres Anwesens inmitten einer fröhlichen Hochzeitsgesellschaft das Jawort gäben, und überschlug kurz, ob wir wohl ein paar hundert Gäste am Pool platzieren könnten, wenn das Wetter denn mitspielte.

Bloß blöd, dass meine mit so gewaltiger Kraftanstrengung betriebene Klettertour die soziale Leiter wieder hinauf mit dem allzu vertrauten Gefühl des freien Falls endete. Ich war gefangen in einem Haus, das inzwischen mehr Stanley Kubricks Overlook Hotel in der Nebensaison ähnelte als dem Schauplatz einer großen Hochzeitsgesellschaft, und das alles lag an nichts anderem als meinem ureigenen Ehrgeiz und Drang, wieder auf den Platz ganz oben zurückgelangen, auf den ich, so meine hartnäckige Überzeugung, von Haus aus gehörte. Das Gefühl der Zugehörigkeit zur Hautevolee kann sich durchaus körperlich äußern, und zwar in Gestalt brennenden Anspruchsdenkens: Ich war zwar innerhalb der geltenden Hackordnung ganz unten gelandet und hatte mir da nachweislich Kratzer und blaue Flecken geholt, doch in mir steckte immer noch der Geist der verwöhnten kleinen Göre, die ich mal gewesen war. Und nun hatte diese kleine Geistergöre, noch immer in ihren niedlichen Kinderpelzmantel gewandet, mich dahin gelockt, wo ich nun wirklich nie wieder sein wollte. Von der Verheißung blühender Rosengärten blieb nichts außer einem Haufen schrecklich zimperlicher Dornengewächse und einem Stapel Gärtnerrechnungen auf dem Küchentisch. Ein klassischer Akt der Hybris.

Allerdings war ausgerechnet mein Anspruchsdenken einige Zeit später auf ziemlich verquere Weise die Rettung.

Zwischen armen und reichen Müttern gibt es zahlreiche nachweisbare Unterschiede, von der Anzahl laktosefreier Biodesserts in unseren Einkaufswagen bis zur Anzahl der Hintern, die wir versohlen.[495] Doch erst als ich endlich beschloss, mich wegen meines Gemütszustands an meinen Arzt zu wenden, wurde mir so richtig klar, dass soziale Privilegien für eine gebeutelte Mutter zum Ass im Ärmel werden können.

Das Ganze passierte etwa zwei Monate nach der Geburt meines Sohns. Er schlief unten in den Armen unserer Kriseninterventions-Kinderfrau, und meine Töchter schauten zum x-ten Mal Disneys *Eiskönigin*, ihre kleinen Köpfchen ganz nah am Fernseher zusammengesteckt. Kein Wunder, wir hatten schließlich gleich nach der Erkrankung meines Mannes jegliche Bestrebung aufgeben, die Bildschirmzeit unserer Kinder ordnungsgemäß zu begrenzen.

Die Königin der Nacht lag auf ihrer Bettstatt und starrte an die rissige Zimmerdecke. Tränen rannen ihr aus den Augenwinkeln. Damals hatte ich mich noch nicht mit dem potenziellen evolutionsgeschichtlichen Sinn dieser seltsamen emotionalen Taubheit befasst, und es war mir auch völlig egal, ob sie mich nun darauf vorbereiten sollte, für meine Kinder durch eine Feuersbrunst zu laufen oder sie in Rindenstoff zu wickeln und in ein geeignetes Gewässer zu werfen. Auch hatte ich nicht gemerkt, ob ich meinen Sohn ab einem bestimmten Moment nicht mehr auf der linken, sondern auf der rechten Seite hielt, oder ob sein Weinen in meinen Ohren irgendwie gedämpfter klang als früher. Gut möglich, dass Oxytocin in meinem Körper gerade Mangelware war. Oder dass mein Nucleus accumbens schlappgemacht hatte. Aber damals interessierte es mich nicht die Bohne, wie mein in quälender Auflösung begriffenes Mutterhirn wohl im Scan eines Forschungslabors aussähe, welche Hormone mir gerade fehlten oder ob irgendein Drecksgen an allem schuld war.

Ich wollte nur raus aus diesem Zustand.

Ich hatte den Anruf bei meinem Gynäkologen wochenlang vor mir hergeschoben in der Annahme, ihn wegen meiner postpartalen Depression zu konsultieren, sei zwar unangenehm, aber nichtsdestotrotz eine grundsätzlich verfügbare Option auf eine Rettung in letzter Minute. Außerdem hatte ich über Psychotherapie und dergleichen immer die Nase gerümpft, insofern fiel es mir nicht leicht, überhaupt diesen Anlauf zu nehmen. Ich zögerte und zögerte noch länger. Doch als ich an jenem Nachmittag schließlich zum Telefon griff, war ich mir sicher, noch am selben Tag einen Termin und anschließend Anteilnahme oder Medikamente oder (wie Schneemann Olaf sie in *Die Eiskönigin* anbietet) Umarmungen zu bekommen. Am liebsten alles zusammen.

Eine Sprechstundenhilfe notierte meine Nachricht für den Arzt. Etwa eine Stunde später rief er zurück, der Stimme nach zu schließen ziemlich gestresst.

Die nette »Schniedelwutz«-Gynäkologin, die meinen Sohn geholt hatte, gehörte meiner Washingtoner Vergangenheit an. (»So süße Bäckchen!«, hatte ich sie über meine eigenen Schmerzensschreie hinweg – die stümperhafte Anästhesie, Sie wissen schon – begeistert rufen gehört.) Den neuen Frauenarzt hatte ich bereits anlässlich einer monatlichen Routineuntersuchung aufgesucht, aber er konnte sich nicht an mich erinnern, hatte offenbar auch meine Patientenakte nicht gelesen, und ich weinte so heftig, dass ich zu intellektueller Konversation und subtiler Selbstdarstellung schlicht nicht in der Lage war.

Anders als bei meiner bisherigen Ärztin, die im Wesentlichen Businessfrauen aus der ganzen Stadt behandelte, war ich hier in Connecticut in einer Kleinstadtpraxis gelandet, deren Patientinnen aus allen möglichen sozialen Schichten und Einkommensverhältnissen kamen. Seinem (wenn überhaupt) kurzen Blick in meine Akte konnte mein neuer Arzt nicht entnehmen, dass er es mit einer gut betuchten, top ausgebildeten, gefälligst ernst zu nehmenden weißen Dame zu tun hatte, die (zumindest im Augenblick) in einem großen (wenn auch in lachhaftem Zustand befindlichen) Anwesen in einer der besseren Gegenden dieser wohlhabenden Stadt lebte. Für ihn war ich bei unserem Telefonat nichts weiter als ein trauriges kleines Stimmchen am anderen Ende der Leitung, irgendeine Mutter in Amerika.

Er hörte mir zu. Dann sagte er kalt: »Sie hatten früher schon Depressionen, oder?«

Er sagte nicht: »Sind Sie depressiv?« oder »Hatten Sie schon einmal eine Depression?« So, wie er es formulierte, war es ein glatter Vorwurf.

Jedenfalls war ich bis dato nie depressiv gewesen. Ein bisschen überspannt, das schon – bei Stress landete ich schnell in der Kategorie »Frauen am Rande des Nervenzusammenbruchs«. Fröhliche Unbekümmertheit war jedenfalls nicht unbedingt mein Normalzustand. Aber ich hatte immerhin eine schwere Depression miterlebt und wusste nur zu gut, was sich hinter diesem Wort verbarg, welche Folgen diese Krankheit haben konnte, und dass ich sie bis zu diesem Zeitpunkt noch nie gehabt hatte. In meiner Krankenakte stand rein gar nichts, was einen anderen Schluss zugelassen hätte, aber um das festzustellen, hätte mein Arzt sie natürlich erst mal lesen müssen.

Doch dann dachte ich nach: Was genau meinte er eigentlich mit »früher«? Neun Monate zuvor hatte ich noch ein glorreiches Lebenshoch genossen, doch nun konnte ich mich kaum noch an diese Zeit erinnern. Und auch an sonst kaum etwas, das weiter zurücklag als die letzten drei Horrornächte, die für mich jeweils gegen drei Uhr abrupt endeten, weil ich meinen Sohn stillen musste. War ich jemals so richtig glücklich gewesen? Und dann schoss mir dieser Tag vor sechzehn Jahren ins Gedächtnis, als damals in Collegezeiten der Abgabetermin für eine besonders schwierige Seminararbeit vor der Tür stand und es mir so mies ging, dass ich ins Campus-Krankenhaus musste. Man behielt mich einen Nachmittag dort, ich sollte ruhen, bekam aber weder Medikamente noch irgendeine andere Behandlung, nur ein paar ermutigende Worte mit auf den Heimweg. Zählte das schon als Depression?

»Irgendwie schon«, gab ich dem Arzt schließlich schluchzend zur Antwort.

Womit ich ihm prompt das gewünschte Stichwort lieferte, denn er übersetzte meine Äußerung offenbar als »nicht mein Zuständigkeitsbereich«, rasselte die Telefonnummer eines Therapeuten in einer Stadt in der Nähe herunter und legte auf.

Seine Praxis nahm nie wieder Kontakt mit mir auf.

Als ich mich wieder weit genug im Griff hatte, um die Telefonnummer zu wählen, erfuhr ich per Anrufbeantworter, die Wartezeit für eine Erstberatung liege aktuell bei zwei Monaten.

Zwei Monate sind grundsätzlich eine lange Zeit, aber für jemanden mit einem acht Wochen alten Säugling und albtraumartig langen Nächten sind zwei Monate eine Ewigkeit. Bei Müttern in solchen schier ausweglosen Lebenslagen ist nicht auszuschließen, dass sie ihre Familien verlassen. Oder dass sie ihrem Leben ein Ende setzen. Doch viele westliche Länder führen keine Statistik über Suizide von Müttern – ein Zeichen dafür, wie wenig Achtung sie selbst heute noch erfahren.[496] Eine Ausnahme ist Japan, wo Mütter aufgrund der Überalterung der Gesellschaft offenbar langsam Mangelware werden.[497] Dort trat infolge einer Studie zutage, dass jährlich dreißig Prozent aller verstorbenen Schwangeren und Neumütter Suizid begangen hatten.

Ich würde einen solchen Schritt nie im Leben in Erwägung ziehen, geschweige denn tun. Aber welche Mutter kann sich schon vorstellen, dass es eines Tages vielleicht doch so kommen könnte?

In dieser Situation zeigte sich die grundlegende Bedeutung meines Sozialstatus. Wenn Anspruchsdenken und lautstarke Entrüstung zu den Vorrechten gehören, die die Upper Class ungerechterweise für sich gepachtet hat – bitte schön, dann wird's jetzt krachen. In mir regte sich ein Wesen mit gebleckten Zähnen und gesträubtem Fell, nennen wir es Grapefruit, wie die Affenclanchefin, der ich in diesem Primatenforschungszentrum begegnet war. Meine Kinder und ich waren in Not. Wie kann dieser Kerl es da wagen, mich einfach in die Wüste zu schicken? Obwohl in meiner Welt alles gerade ziemlich finster aussah, war ich immer noch helle genug, um zu wissen, dass es in ihr massenhaft Mediziner*innen gab. Viele meiner Freund*innen, Verwandten und sogar dauerbedröhnten Kommiliton*innen waren inzwischen renommierte Ärzte aller möglichen Fachrichtungen; obendrein verdiente ich schließlich mein Geld mit Interviews, die ich mit berühmten Wissenschaftler*innen führte. Der Typ hatte ja keine *Ahnung*, mit wem er es da zu tun hatte. Tiefe, wütende Töne ballten sich in meiner Kehle zu etwas, was man sonst eigentlich nur aus den Lautsprechern von Monster-Truck-Rallyes zu hören bekommt. Wäre ein Wäschekorb in greifbarer Nähe gewesen, ich hätte ihn kurz und klein geschlagen. Ich wäre mit einem Baseballschläger auf einen Bären losgegangen. Doch bei dieser Bedrohung ging es um viel mehr als um einen Grizzly oder einen glücklosen Einbrecher. Sie war abstrakt, und entsprechend furios war der Mutterzorn, der unmittelbar darauf aus dem Nichts in mir aufstieg. Hier trat mein Sozialstatus gegen den des Arztes an, seine Macht gegen meine Macht und seine Einschätzung meiner Lebenslage gegen meine Einschätzung, und auf einmal war mir glasklar: Weder schlucke ich bereitwillig, was der mir über mich sagt, noch glaube ich ihm, dass in meiner Situation tatsächlich nur so wenig zu machen ist.

Fuchsteufelswild rief ich Emily in Minnesota an, die (ein Hoch auf Frauenfreundschaften) immer ans Telefon geht, wenn ich anrufe, und inzwischen Ärztin ist (solche Connections sind soziale Privilegien, logo). Sie zog ein paar Strippen und gab mir die Nummer des besten Allgemeinmediziners in meiner Gegend, einem alten Freund, der eigentlich keine neuen Patienten mehr aufnahm. Weil ich nicht klar denken konnte, war mir gar nicht in den Sinn gekommen, dass so gut wie jeder Arzt mir bei diesem Lehrbuchleiden frischgebackener Mütter hätte helfen können. Nun aber sagte Emily mir, ich solle da einfach anrufen, und das tat ich.

Am nächsten Nachmittag rappelten zwei orangefarbene Tablettenröhrchen beruhigend in meiner Handtasche, und in ein paar Wochen hatte ich einen weiteren Termin. War ja babyleicht, würden meine Kinder sagen. Doch letztlich waren es nicht in erster Linie die ärztlich verordneten Medikamente, die mich wieder ins Lot brachten, sondern das durch sie erzeugte Gefühl, mein Leben wieder unter Kontrolle zu haben. Ich schluckte sie nur ein paarmal; heute, vier Jahre später, ruhen dieselben Röhrchen als eine Art Talisman immer noch auf dem Grund meiner Tasche.

Das Gefühl der Hilflosigkeit, das nach diesem kurzen Telefonat in mir aufstieg, ist mir noch genauso präsent wie die knallharte Erkenntnis, dass die Geschichte für mich auch ganz anders hätte ausgehen können.

Damals war ich im Mamamodus und vollkommen auf mein eigenes Überleben und das meiner Kinder fixiert. Jetzt bin ich wieder schwanger und denke jedes Mal, wenn ich vor einer meiner monatlichen Vorsorgeuntersuchungen im Wartezimmer meines neuen (klar), aber ebenfalls Frauen aller möglichen Schichten und Hintergründe behandelnden Arztes sitze, über dieses fatale Telefonat nach. Ich werfe meinen kunterbunt verschiedenen Mitmüttern verstohlene Blicke zu, wenn sie wie ich am Bund ihrer Umstandsjeans zerren, die grundsätzlich auf Halbmast hängen, egal, um welche Marke es sich handelt. Inzwischen kann ich mir besser zusammenreimen, warum ausgerechnet die sozial schwächsten Frauen unterdurchschnittlich oft wegen postpartaler Depressionen behandelt werden (obwohl sie überdurchschnittlich stark daran leiden): Weil sie ganz generell im Gesundheitswesen so schlechte Karten haben und daher in solchen Situationen wesentlich stärker auf familiäre als auf ärztliche Hilfe setzen.

Früher glaubte ich mal, aus verschiedenen Frauen würden sozusagen von Natur aus verschiedene Mütter. Heute weiß ich, dass ein und dieselbe Frau je nach Lebensumständen, Hilfsangeboten und zur Verfügung stehenden Ressourcen (inklusive Sympathie und Respekt mächtiger Unbekannter) zu verschiedenen Müttern werden kann.

Auch ich selbst war schon und bin mehrere Mütter.

Hoffentlich ist jetzt nicht der Eindruck entstanden, mein Zwangsaufenthalt auf der dunklen Seite des Mamamondes habe easy-peasy ein Ende gefunden, nur weil ich ein paar von den Pillen (eines der Medikamente wird auch als Hausfrauenheroin bezeichnet, was ich ziemlich verstörend finde) eingeworfen und mit meiner

Ma gemütlich auf dem Sofa gechillt habe, während das Kindermädchen den Laden am Laufen hielt.

Wir hatten immer noch nicht die geringste Ahnung, was es mit der mysteriösen Krankheit meines Mannes auf sich hatte.

Väter haben hier bisher ordentlich was auf die Mütze bekommen, ganz egal, ob sie Plazentas in uns verstauen, obwohl sie schon mit einem Bein durch die Tür sind, oder in Zeiten der Cholera wortlos das Weite suchen. Das alles ist wissenschaftlich ziemlich gut belegt.

Doch beim Homo sapiens, dem Erdenwesen mit dem ausgeprägtesten sozialen Beziehungsgefüge, ist die Vatermaterie außerordentlich komplex. Makakenmütter kennen den Vater ihrer Kleinen in der Regel nicht, er und sein weiteres Schicksal sind ihnen schnurz. Was man von mir nicht sagen konnte.

Für die meisten Säugetiere ist instinktbasierte Mutterliebe so ziemlich die einzige Form der Liebe. »Bei Tieren sehen wir, dass sie nur eine Form von Bindung eingehen«, hauptsächlich zu ihrem Nachwuchs, sagt Professorin Karen Bales, die an der University of California, Davis, Paarverhalten erforscht. »Menschen hingegen können mit zahlreichen anderen Menschen sehr enge, hoch selektive Beziehungen eingehen, die für sie auf ganz verschiedene Weise von Bedeutung sind. Unser im Vergleich zur Tierwelt größeres Gehirn ist vermutlich nicht nur der Grund für unsere besonderen kognitiven, sondern auch für unsere besonderen emotionalen Fähigkeiten.«

Wie bereits erwähnt, gibt es eine Theorie, der zufolge Mutterinstinkte, aus neurologischer Perspektive betrachtet, die Grundlage menschlicher Liebesbeziehungen bilden. Bei Säugetieren könnte hinter der Paarbindung (die bei weniger als fünf Prozent aller Spezies auftritt, also extrem selten ist) eine clevere Überbrückung der evolutionsgeschichtlich wesentlich älteren mütterlichen Liebe stecken.[498] Liebe auch ohne Kinder, sozusagen. Gut möglich, dass dieselben Hormone, die die Mutterbindung fördern, Oxytocin zum Beispiel, eine Frau auch an einen schlaksigen, bärtigen Mann binden, der erkennbar nicht ihr Baby ist.

Ich für meinen Teil kann mir gar nichts anderes vorstellen als ein Leben zu zweit. Dieser Hang, der ohnehin im Menschen genetisch angelegt ist, hat sich bei mir vermutlich noch dadurch verstärkt, dass mein Mann und ich zehn Jahre lang weit entfernt von unseren Eltern lebten und uns daher mehr oder weniger im Zweierteam und ohne familiäre Unterstützung um Kids und Karriere kümmerten.

Bei meinen Geburten war er an meiner Seite, nicht meine Mutter. Er war es, der damals die ganze Nacht mit mir wach blieb. Mit vielen kaum wahrnehmbaren Alltagswinzigkeiten hatte er mir geholfen, ganz allmählich den Argwohn und die Angst zu überwinden, die mir seit der Achterbahnfahrt meiner Kindheit in den Knochen steckten, beides Gefühle, die mir in meiner Mutterrolle alles andere als zuträglich gewesen wären, hätten sie in meinem Mandelkern oder sonst wo weiter vor sich hin geschwelt. Die Geschichte unserer Liebe, Ehe und all unserer turbulenten, häufig ziemlich unqualifizierten Kindererziehungsabenteuer schenkten meinem Gemüt eine Art inneren Frieden. Ich liebte meinen Mann von Herzen, mit Schmerzen, über alle Maßen und konnte mir nicht vorstellen, dass er mich je verlassen würde.

Wie schon erwähnt, haben selbst die Väter, die sich nicht irgendwann verdrücken, keinerlei positiven Einfluss auf die Überlebenswahrscheinlichkeit ihrer Sprösslinge – wobei ich diese wissenschaftliche Erkenntnis hiermit in Zweifel ziehe, schließlich fischte mein Mann einmal einen Penny aus der Kehle von Tochter 2. Doch in Sachen Hilfe und Beistand für die Mütter liefern die Papas sich mit den Omas sogar ein Kopf-an-Kopf-Rennen.[499]

Bei intergenerationell auftretender Vernachlässigung und Gewalt, wenn mangelhaftes Fürsorgeverhalten von der Mutter an die Tochter weitergegeben wird, ist die Präsenz eines liebenden Beziehungspartners einer der wenigen Faktoren, durch die der Teufelskreis durchbrochen werden kann.[500] Mütter, die vom Vater ihrer Kinder unterstützt und entlastet werden, sind tendenziell weniger gestresst, fürsorglicher und glücklicher.[501] In den Nachwehen einer Katastrophe kommen sie besser zurecht. So ergab eine Studie, die die Daten Erdbebenüberlebender auswertete, dass Mütter in einer »funktionierenden ehelichen Partnerschaft« psychisch stabiler und damit auf zukünftige Gefahren dieser Art mental besser vorbereitet waren.[502] Doch Ähnliches gilt auch, wenn nicht gerade ein Desaster vor der Tür steht: Mit ein paar Streicheleinheiten zur rechten Zeit kann jeder Beziehungspartner das Gemüt seiner Liebsten vor postpartalen Stimmungstiefs schützen. Eine Analyse der Auswirkungen einer neuen Vaterschaftsurlaubsregelung in Schweden brachte an den Tag, dass die dreißig Tage, die die Neupapas zusätzlich zu Hause verbringen durften, zu einer Verminderung ärztlich verordneter Antidepressiva für die Neumamas um sage und schreibe 26 Prozent führten.[503]

Nicht präsente Väter hingegen werden mit einem erhöhten Risiko für Frühgeburten, Schwangerschaftsanämie, Bluthochdruck und Depression in Verbindung gebracht, und zwar insbesondere dann, wenn die Mütter nicht aus freien Stücken alleinstehend sind.[504]

Für solche negativen Folgeerscheinungen gibt es sowohl praktische als auch emotionale Gründe: Alleinerziehende Mütter haben oft schlicht mehr um die Ohren und weniger Zeit für ihre Kinder, sie stehen unter stärkerem finanziellen Druck, haben weniger Aufstiegsmöglichkeiten und im Vergleich zu in einer Partnerschaft lebenden Müttern ein bedeutend kleineres soziales Netzwerk, dem sogar die letztlich manchmal durchaus nützliche Schwiegermutter fehlt.

Auf die Frage nach den tieferen Gründen dafür, warum manche Väter bleiben und andere Väter gehen, gibt es anstelle einer Antwort nur ein komplexes Geflecht unterschiedlichster Faktoren, darunter neben im weitesten Sinne kulturabhängigen Grundeinstellungen und Erwartungen auch höchst persönliche Variablen, so etwa die Qualität der Beziehung zum eigenen Vater.

Lange Zeit herrschte der Glaube, ein Vater sei eher bereit, seine Rolle auch langfristig zu übernehmen, wenn sein erstgeborenes Kind ein Sohn ist – typisch, was?

Umso interessanter ist die aktuelle Annahme einiger Sozialwissenschaftler*innen, Frauen würden mit höherer Wahrscheinlichkeit männlichen Nachwuchs in die Welt setzen, wenn sie bereits in einer stabilen und ausgeglichenen Partnerschaft leben.[505] Insofern wären ihre Jungs eher ein Beleg für eine *bereits existierende* gute Beziehung mit wenigen Stressfaktoren als ein Köder, um den Papa bei der Stange zu halten.

Unabhängig davon deuten verstörende Studienergebnisse darauf hin, dass das Verhalten von Vätern den Müttern gegenüber auch vom Aussehen der gemeinsamen Sprösslinge abhängt. Wie kaum anders zu erwarten, geht es im Wesentlichen um die Frage, wie ähnlich sie dem Papa sind. So zeigte sich in einer in den Adirondacks, einer Region des Bundesstaats New York, durchgeführten Studie, im Rahmen derer Befragungen gewalttätiger Väter mit den Krankenakten ihrer Partnerinnen (Hämatome, Knochenbrüche, chirurgische Eingriffe) verglichen wurden, dass die Väter bei nur schwach ausgeprägter Ähnlichkeit mit ihren Kindern in häuslichen Konflikten ihre Frauen schwerer verletzten.[506]

Ganz egal, ob die Verletzungen physischer oder psychischer Natur sind: Ein unbeherrschter, zu verbaler wie nonverbaler Gewalt neigender Partner hat, so der wissenschaftliche Konsens, für Mütter schlimmere Folgen als gar kein Partner.

Dr. Leah Hibel von der University of California, Davis, bat kürzlich verheiratete Mütter und Väter sechs Monate alter Kinder zu Versuchen in ihr Forschungslabor, teilte sie in zwei Gruppen ein und forderte die Ehepaare der einen Gruppe auf, jeweils zehn Minuten lang heikle Beziehungsthemen zu diskutieren, während die Paare der anderen Gruppe genauso lange über angenehme Themen sprechen durften.[507]

»Wir hatten auch Paare, die sich richtig in die Wolle bekamen, einander Sachen an den Kopf warfen und rumgezankt haben«, erinnert sich Dr. Hibel. Anschließend spielten die Mütter unter wissenschaftlicher Aufsicht mit ihren Kleinen. Die Cortisolmessungen, die vor und nach dem »Streitgespräch« an Mutter und Kind vorgenommen wurden, deuten darauf hin, dass der durch die Konfliktsituation erhöhte Stresspegel der Mutter Auswirkungen auf die Interaktion mit ihrem Kind hatte.

Als besonders interessant wertet Dr. Hibel die Parallelen zwischen dem *tatsächlichen* Kommunikationsstil der Eltern einerseits und Hormonspiegel und Verhalten der Mutter andererseits, schließlich waren die Paare ja nach dem Zufallsprinzip in die »Konflikt«- beziehungsweise »Harmonie«-Gruppe eingeteilt worden. Folglich waren die Gespräche einiger Paare der ersten Gruppe trotzdem liebevoll und von Empathie geprägt; ein paar andere Paare gingen einander trotz ihrer Einteilung in die »Harmonie«-Gruppe an die Gurgel, und die Mütter waren danach im Umgang mit ihren Kids potenziell unaufmerksamer. Fazit: Die innere Dynamik einer jeden Ehe ist so tief in den Partner*innen verwurzelt, dass auch wissenschaftliche Manipulationsversuche ihr kaum etwas anhaben können.

Genau wie Jobs, »können Partner Erfüllung oder Stress mit sich bringen«, erklärt Dr. Hibel. »In einer Partnerschaft zu leben ist nicht automatisch eine gute Sache. Wenn die Liebesbeziehung toxisch wird, nimmt auch die Mutter-Kind-Beziehung Schaden.« In einer gestörten Beziehung lebende Mütter weisen oftmals ein gestörtes Mutterverhalten auf.[508] So ergab eine andere Studie, dass die Kommunikationsmuster zwischen Müttern mit einem geringeren Ausmaß »ehelicher Liebe« und ihren zweijährigen Kindern manchmal nur schwach ausgeprägt waren.

Der Beziehungszustand ist also nach wie vor ein wichtiger Frühindikator für die Qualität mütterlichen Fürsorgeverhaltens.[509] Doch auch Frauen, die ihr Schicksal selbst in die Hand nehmen und ihre Kinder *aus freien Stücken* (was das Entscheidende ist) allein durchbringen, kommen genauso gut oder noch besser klar als Mütter, deren Ehen ihnen mehr Kummer und Schmerz bescheren als Zuneigung und Unterstützung.

Ich selbst hingegen war meilenweit davon entfernt, meinen Mann aus freien Stücken zu verlassen. Er war mir Halt und Stütze, in emotionaler und seit der Geburt unserer Kinder auch finanzieller Hinsicht, obwohl ich das nur ungern zugab. Außerdem war ich als Halbwaise bei meiner Mutter aufgewachsen und wusste nur zu gut, welche Folgen es hat, vaterlos groß zu werden. Mein krankheitsgezeichneter, klapperdürr gewordener Mann und ich gerieten uns zwar ganz ohne wissenschaftlich kreierten Anlass pausenlos in die Haare, aber trotzdem wollte ich mich keinesfalls von ihm trennen, ihn sterben oder sonst wie verschwinden sehen. Wobei ich langsam beides ernsthaft befürchtete.

Auf die Frage, ob es nun »gut« oder »schlecht« ist, eine alleinerziehende Mutter zu sein, haben viele Leute eine klare Antwort, die sie mit erstaunlicher Leidenschaft vortragen. Die neurobiologischen Folgen eines *unfreiwillig* ungebundenen Mutterdaseins jedoch sind in der Mütterwissenschaft bisher weitgehend unerforscht.

»Erstaunlicherweise«, schreibt Oliver Bosch, Professor an der Universität Regensburg, »existieren kaum Daten zu den neurobiologischen Grundlagen der emotionalen Veränderungen im Gefolge der Trennung einer Frau von ihrem Partner.«

Die Auswirkungen einer unfreiwilligen Trennung auf das komplexe Zusammenspiel von Hormonen und Botenstoffen im Körper der vom Partner verlassenen Mutter sind schwer zu erforschen, weil die für den Menschen typischen engen Paarbindungen im Tierreich sehr selten sind und ausgerechnet die Nagetiere – das bevorzugte Studienobjekt der Wissenschaftler – sich fast flächendeckend durch »Heute-hier-morgen-fort«-Beziehungen auszeichnen.

Deshalb arbeitet Professor Bosch mit Präriewühlmäusen, eine der wenigen Nagetierspezies, bei der beide Eltern an der Nachwuchsaufzucht beteiligt sind und auch die Papas kuscheln und lecken und im Nest herumwerkeln. (Obwohl das superniedlich klingt, sind die Fellbällchen für die Forschenden, so Professor Bosch, »kleine Monster«, die im täglichen Umgang spezielle

Schutzhandschuhe erfordern.) Die kampflustigen Gartenquälgeister verhalten sich ab dem Moment der ersten amourösen Paarbegegnung anders als alle anderen Labornager: Der Eisprung des Weibchens setzt erst ein, wenn sie ihren ersten Sexualpartner auswählt, der dann in der Regel ihr Männchen fürs Leben wird.

Jahrzehntelang hatten die Wissenschaftler – es waren tatsächlich im Wesentlichen Männer – fast ausschließlich die eigenartigen neurochemischen Prozesse in Körper und Gehirn der so außergewöhnlich hingebungsvollen Präriemaus*papas* im Visier. Professor Bosch hingegen interessierte sich auch für die Mamas. Wird sich ihr Mutterverhalten ändern, fragte er sich, wenn sie ihren Nachwuchs ohne ihren Lebenspartner durchbringen müssen?

Sein Team betätigte sich als Partnervermittlungsinstitut, organisierte Rendezvous zwischen jungfräulichen Weibchen und geschlechtsreifen Männchen und spendierte den flauschigen Wesen auf der Suche nach dem Partner fürs Leben anschließend 18 Tage im Kuschelkäfig – für Nager eine halbe Ewigkeit.

Kurz vor dem ersten Wurf klaubte dann ein Mitglied des Forschungsteams die Männchen aus den Käfigen wie die behandschuhte Hand Gottes.

Zu Boschs großem Erstaunen sah bei den Mausmamas trotzdem alles nach *business as usual* aus: Sie warfen, kümmerten sich um ihre Kleinen mehr oder weniger wie immer, fütterten und wärmten sie und hielten sie (fast) alle am Leben.

Doch als das Forschungsteam mit ihnen eine Reihe von Standard-Stresstests durchführte, stellte sich heraus, dass sie sich eindeutig anders verhielten als andere Präriemausmütter. Sie kauerten reglos in den exponierteren Gängen des Labyrinths, das sie normalerweise eifrig erkundet hätten. Als Bosch sie behutsam in einen mit Wasser gefüllten Becher gleiten ließ (was für gesunde Mäuse völlig okay ist, denn sie sind gute Schwimmer), reagierten sie apathisch auf den unfreiwilligen Ausflug ins Nass, machten kaum Schwimmbemühungen, sondern trieben auf der Wasseroberfläche. Fast schien es, als hätten sie ihren Lebenswillen verloren.

Von dieser Versuchsreihe sind Professor Bosch zwei wesentliche Erkenntnisse geblieben. Einerseits ist er nach wie vor verblüfft über die Stärke und Unerschütterlichkeit der alleinerziehenden Mausmamas.

»Für mich war es unglaublich, mit eigenen Augen zu sehen, wie robust das Muttergehirn ist, wie stark der Trieb, unter allen Umständen den Nachwuchs zu versorgen, und meiner Meinung nach ist das bei Menschenmüttern nicht viel anders«, sagt er. »Mütter bleiben immer voll und ganz Mütter, selbst wenn sie in dieser Rolle auf sich allein gestellt sind.«

Andererseits bestand die zweite Erkenntnis in dem Wissen um die extreme Verwundbarkeit, die sich hinter dem Kampfgeist der Mausmamas verbarg. Bei seinem Experiment legten sie, so Professor Bosch, »veränderte emotionale Verhaltensweisen« an den Tag – etwas Ähnliches wie eine Depression beim Menschen.

Seine beiden Beobachtungen haben vermutlich auch in der freien Wildbahn Bestand, wo ungefähr ein Drittel aller Wühlmausmütter irgendwann zur Witwe wird. (Wühlmausmännchen, mir gegenüber auch schon mal als »Kartoffelchips der Prärie« bezeichnet, erfreuen sich unter ihren Fressfeinden leider großer Beliebtheit.) Die Mehrheit der Mauswitwen geht keine feste Bindung mehr ein, paart sich allerdings noch mit Gelegenheitsbekanntschaften und kümmert sich um ihren Nachwuchs.

Immerhin war die erzwungene Witwenschaft der Präriewühlmäuse in Boschs Experiment auch für die Forschungsobjekte selbst nicht vollkommen vergeblich:[510] Bei einigen Weibchen gelang es ihm später, das seltsam apathische Verhalten der depressiven Mamas rückzuentwickeln, indem er bestimmte Rezeptoren in ihren Gehirnen hormonell blockierte. Er ist überzeugt, dass die Erforschung der neurobiologischen Vorgänge im Gehirn niedergeschlagener Präriemausmütter völlig neuartige Möglichkeiten der Behandlung depressiver Menschenmütter eröffnet.

In meinem Fall trat die Besserung nicht durch eine Rezeptor-blockade ein, sondern schlicht dadurch, dass es meinem Mann allmählich besser ging. Es stellte sich heraus, dass er an einer heftigen, doch bis dato kaum erforschten bakteriellen Infektions-krankheit litt. Die kleine rote Pustel an seinem Hals ganz am An-fang der Geschichte war der Biss einer infizierten Zecke gewesen. Schuld war also nicht etwa ein kaputtes Gen oder irgendein alter Fluch auf unserem neuen Haus, sondern ein kleiner, aber fieser Stressfaktor in unserer unmittelbaren Umgebung, amtliche Be-zeichnung »Umweltstressor«, dem mein Mann unwissentlich zu nahe gekommen war, möglicherweise sogar bei unserer folgen-schweren Hausbesichtigung. Und in dem Maße, in dem er wieder gesund wurde – ganz allmählich nur, er war monatelang in Be-handlung, und nicht alles, was die Ärzte ausprobierten, schlug so an, wie wir uns das erhofften –, ging es auch mir ganz allmählich wieder besser.

Unsere Traumvorstellung vom Leben auf dem Lande verpuffte jedoch im Zuge der Ereignisse. Ich hatte mir immer ausgemalt, dass unser Anwesen, einmal stylish hergerichtet, unseren Kin-dern für die Zukunft zur festen Burg würde. Nun verkauften wir es, blieben der Gegend aber treu und zogen in ein Haus mit ei-nem kleinen Garten in einer nahe gelegenen Kleinstadt, unweit unserer Mütter und meines Schwiegervaters. Wir kennen alle un-sere Nachbarn, und an Halloween geben Geister und Gespenster sich bei uns die Klinke in die Hand. Gleich um die Ecke gibt es eine Ramen-Bar.

Die materiellen Lebensbedingungen sind zweifellos ein ent-scheidender Faktor für jedes Mutterdasein, noch wichtiger je-doch sind die Menschen um sie herum. Die einzig feste Burg für Kinder ist eben ihre Mutter. Doch um dieser Aufgabe gerecht zu werden, braucht sie Unterstützung.

Kapitel 10

Mutter werden ist nicht schwer ...

Was wir tun können, um das Muttersein zu erleichtern

Entspannt warte ich in einem Zimmer des New York Hospital mit wunderbarer Aussicht auf den Hudson und Georgia O'Keeffes züchtigen »Schwarz und lila Petunien« an der Wand und bin sehr zufrieden mit mir. Das liegt unter anderem daran, dass ich (mittlerweile im dritten Trimester meiner vierten Schwangerschaft) so schlau war, schon im Vorfeld nicht nur alle Toiletten in der näheren Umgebung auszukundschaften, sondern auch den mexikanischen Schnellimbiss gleich um die Ecke, bei dem ich im Geiste bereits eine Zigtausend-Kalorien-Lunchbestellung zusammengestellt habe. Vor allem aber bin ich hocherfreut, meinen hochschwangeren Körper vor meiner letzten Geburt der Wissenschaft auf eine Weise zur Verfügung stellen zu können, die mich weder dazu verpflichtet, gellende Säuglingsschreie mitanzuhören, noch dazu, mich mit Spielknete einzusauen.

Was mich in der Online-Beschreibung des Experiments des Perinatal Pathways Lab der Columbia University spontan überzeugte, war die Formulierung »duftende Lotion«.

Als die junge Forschungsassistentin, die mir lächelnd auf die Untersuchungsliege hilft, nebenbei erwähnt, sie sei aufgrund ihrer Tätigkeit in einem Rattenversuchslabor sehr erfahren im Umgang mit Elektroschocks, kommen mir allerdings leise Zweifel. Ich hatte gedacht, ich bekäme hier eine Gratismassage und ein paar

Anregungen für stressreduzierende Schwangerschaftsmeditation. Ist so eine Versuchsanordnung etwa zu schön, um wahr zu sein? Doch zu meiner großen Erleichterung geht's dann weiter wie bei jedem Standard-Wellnessprogramm. Mir werden zwei Tuben duftender Lotion gereicht, und ich schnuppere bedächtig an beiden, ganz so, als wäre ich die Art Frau, die Muße und Reserven genug hat, sich dem Bouquet diverser Düfte hinzugeben. Eine Lotion riecht cremig-moschusartig; ich entscheide mich für blumig-frisch. Dann zerre ich mein Umstandsshirt nach oben, bekomme EKG-Elektroden auf den Brustkorb gepappt und Ultraschallgel auf den Bauch geschmiert, damit der Fetalmonitor an meinem Bauch befestigt werden kann. Die Miniversion einer Blutdruckmanschette umfasst meinen Zeigefinger, genau wie meine Kids es manchmal tun, anstatt meine Hand zu halten.

»Keine Sorge, Sie müssen jetzt nicht ›ommmmm‹ oder so was sagen«, beruhigt mich die Forschungsassistentin. Wahrscheinlich spürt sie, dass Entspannung nicht gerade meine Stärke ist.

Sie verschwindet hinter einer Trennwand mit einem Fenster darin.

»Bitte öffnen Sie die Tube«, murmelt zu Beginn der Meditation eine weibliche Stimme vom Band. »Bewegen Sie sie vor Ihrer Nase hin und her und konzentrieren Sie sich auf den Duft.« Gehorsam widme ich mich dem Wohlgeruch der Rosen oder welche Blumen auch immer in meiner Tube stecken. »Legen Sie die Tube so nahe wie möglich ab.« Erledigt. »Erlauben Sie Ihren Augen, sich ganz sacht zu schließen. Nehmen Sie sich einen Moment Zeit, um Ihren Atem und Ihren Körper zu spüren ...«

Ich folge den Anweisungen, so gut ich kann, entspanne meinen Brustkorb, lasse meine Oberschenkel ganz weich werden und die Spannung aus meinen Händen strömen, richte meine Wahrnehmung auf meine Rippen und versuche gleichzeitig nach Kräften, das Sirenengeheul draußen in der großen Stadt auszublenden.

»Richten Sie Ihre Wahrnehmung nun auf Ihren Bauch«, murmelt die Stimme. »Atmen Sie entspannt weiter und lassen Sie Ihre Hände sanft auf Ihrem Bauch kreisen.« Nun dämmert mir, dass hier keine Massagefachkraft zeitnah aus ihrem Versteck hervorspringen wird. Das Ganze ist vielmehr ein Do-it-yourself-Unterfangen. Also lasse ich brav meine Hände über meinen enormen Bauch gleiten, der bald komplett mit Ultraschallglibber eingeschleimt ist.

»Diese Übung endet nun«, sagt die Stimme nach etwa sieben Minuten Atmen und Massieren. Sie klingt jetzt etwas strenger. »Bitte denken Sie daran, sie auch morgen zu wiederholen.«

Hinter der Wand mit dem Fenster werden meine Körperdaten und die meiner ungeborenen Tochter, darunter unsere jeweilige Herzfrequenz und meine Gebärmutterkontraktionen, in farbige Computerdiagramme übertragen und auf diversen Bildschirmen angezeigt. Wäre ich hochoffiziell Probandin dieses Experiments und nicht nur einmalig auf eine Gratismassage aus, würde das Forschungsteam mir für Hormonanalysen obendrein Blut-, Speichel- und Haarproben abknöpfen. Bei der Geburt würden sie die Plazenta für sich beanspruchen und deren epigenetische Marker untersuchen.

Mithilfe ihrer Versuchsanordnung wollen die Wissenschaftler*innen herausfinden, ob sich das zukünftige Mutterverhalten durch eine einfache geführte Meditation beeinflussen lässt. Forschungsleiterin Catherine Monk bezeichnet solche Formen der Mamatherapie als »light touch«, denn sie kosten nicht viel, erfordern wenig Zeit und Energie und könnten daher von einer Vielzahl Schwangerer ohne größeren Aufwand angewendet werden. Bei den exquisiten Düften, zwischen denen frau zu Beginn des Experiments wählen darf, handelt es sich übrigens um Feld-Wald-und-Wiesen-Babylotionen aus dem Drogeriemarkt.

Möglicherweise wird diese Stressreduktionsmethode funktionieren und werdende Mütter bis in Mark und Gene entspannen. Wenn es so kommt, wird es allerdings noch eine ganze Weile dauern, bis Professorin Monk mit Sicherheit sagen kann, *warum* sie funktioniert. Weil die Schwangeren sich irgendwann reflexartig entspannen, wenn ihnen der Duft der Lotion in die Nase steigt, mit der sie sich auf wissenschaftliches Geheiß täglich massieren? Oder weil die Ungeborenen mit der Zeit lernen, sich parallel zu ihren Müttern zu entspannen (der Geruchsinn ist die erste Sinneswahrnehmung, die sich während der Schwangerschaft herausbildet) und die spätere Mama-Knirps-Beziehung deshalb eher Slowfox ist als Paso Doble? Aber wer weiß, vielleicht erweist sich die Massage in diesem Experiment schlicht deshalb als förderlich, weil die Probandinnen anlässlich der regelmäßig stattfindenden Tests die ungeteilte Aufmerksamkeit des Krankenhauspersonals und die gelegentlichen Schwätzchen mit freundlichen jungen Forscher*innen genießen.

Es kann allerdings auch sein, dass das Experiment scheitert.

In den letzten Jahren hat die erfindungsreiche Mütterwissenschaft eine ganze Reihe origineller Mamatherapien entwickelt, von Töpfern bis Dru-Yoga.[511] Man verabreichte uns schon Safran und Probiotika, stand uns rund um die Uhr per Telefon, E-Mail oder SMS zur Seite, stimmte in Hörweite Harfen und badete uns in »Morgenlicht«.

Die meisten dieser experimentellen Therapieansätze haben offenbar wenige bis keine langfristigen Auswirkungen auf die psychische Gesundheit der Probandinnen. Und neuartige medikamentöse Therapien sind auch nicht unbedingt erfolgreicher. Eine Zeit lang setzte die Fachwelt hohe Erwartungen in oxytocinbasierte Behandlungsmethoden, bei denen psychisch beeinträchtigte Mütter Oxytocin inhalierten, um den Spiegel des Wohlfühlhormons in ihrem Körper zu erhöhen. Doch dieser Ansatz kann anscheinend weder die geistige Gesundheit noch das mütterliche Fürsorgeverhalten stabil positiv beeinflussen;[512] stattdessen hat er gelegentlich unerwünschte Nebenwirkungen, wie etwa gesteigerte Aggressivität. Was vermutlich wiederum darauf zurückzuführen ist, dass bei Frauen Anzahl und Verteilung der im Gehirn für die Bindung des Oxytocins zuständigen Rezeptoren bis zu einem gewissen Grad von frühen Kindheitserfahrungen abhängen können – und um *die* rückzubilden, bräuchte man eine Zeitmaschine.

Antidepressiva sind effizienter,[513] doch selbst wer zu den glücklichen Pi mal Daumen dreißig Prozent aller Neumütter gehört, deren postpartale psychische Störungen korrekt diagnostiziert und behandelt werden, kommt nicht umhin festzustellen, dass auch diese Medikamente keine Wundermittel sind. (Ganz wichtig: Jede Mutter ist anders, und ich bin keine Medizinerin, deshalb sollten Sie bei psychischen Problemen unbedingt Ihre Ärztin beziehungsweise Ihren Arzt konsultieren, bevor Sie eine wie auch immer geartete Behandlung beginnen.) Die meisten einschlägigen Mama-Medikamente sind genau wie meine damals selektive Serotonin-Wiederaufnahme-Hemmer (SSRI), die unter verschiedenen Namen rezeptpflichtig in der Apotheke erhältlich sind. Bis zum Eintritt der vollen Wirkung dauert es etwa zwei Monate, so lang, dass die Abwärtsspirale manchmal kaum noch zu stoppen ist. 2019 ließ die US-amerikanische Arzneimittelzulassungsbehörde FDA *Zulresso* zu, das erste eigens für die Behandlung postpartaler Depressionen entwickelte Medikament.[514] Dieses schnell wirksame, doch noch nicht überall verfügbare Mittel, das in Deutschland bisher nicht zugelassen ist, muss über einen Zeitraum von sechzig Stunden kontinuierlich intravenös verabreicht werden und kostet pro Mutter umgerechnet knapp 28 000 Euro.

Klassische Gesprächstherapien geben einigen Anlass zur Hoffnung:[515] Im Rahmen einer Pilotstudie wurden anhand von Vorher-Nachher-Gehirnscans Belege dafür gefunden, dass bereits um die zwölf Therapiestunden die neurobiologischen Prozesse im Muttergehirn – etwa die Aktivität des Mandelkerns – beeinflussen können. Doch solche Behandlungsmethoden kosten viel Zeit und Geld und sind nur schwer in ein flächendeckendes Angebot für alle betroffenen Mütter überführbar. Außerdem erweisen auch sie sich mitunter als wirkungslos. Unterm Strich scheint es derzeit wesentlich einfacher, bestimmte mütterliche Verhaltenszüge wie körperliche Züchtigung oder Fehler beim Schlafenlegen gezielt zu ändern, anstatt gleich die ganze Mama optimieren zu wollen.

Da Wissenschaftler*innen sich sogar im Rahmen kleiner und genau kontrollierter klinischer Studien schwertun, Mutterinstinkte und Mutterverhalten nachhaltig zu modulieren, ist es wenig erstaunlich, dass staatliche Förderprogramme meistens ebenso wenig erfolgreich sind. So wollte der Staat New Jersey die Zahl postpartaler Depressionen mithilfe eines gut gemeinten Screening-Programms für Jungmütter senken, konnte jedoch mit dieser Aktion potenziell besonders gefährdete Frauen nachweislich kaum erreichen.[516]

Wer Müttern helfen will, bekommt es unweigerlich mit einem Paradoxon zu tun. Einerseits ist kaum eine Bevölkerungsgruppe so motiviert und lernwillig wie Jungmütter, und kaum eine verdient mehr gesellschaftliche Unterstützung. Andererseits ist es unglaublich schwer, überhaupt in ihre Wahrnehmung vorzudringen, weil ... Sie wissen schon: In unseren Gehirnen bleibt kein Stein auf dem anderen, und deshalb sind wir immer so beschäftigt und überfordert und offenbar auch ziemliche Nieten, wenn wir täglich mit dem Tablet Meditationshausaufgaben machen sollen.

Außerdem haben wir zwar oft das Gefühl, ganz allein zu sein, aber eigentlich sind wir ja ganz viele – über zwei Milliarden, als ich das letzte Mal nachgezählt habe –, also ist es gar nicht so einfach, herauszufinden, wer von uns wann welche Form von Engagement und Unterstützung braucht. Wie schon gesagt ist ausgerechnet bei den Frauen mit den schwierigsten Lebensumständen die Wahrscheinlichkeit am geringsten, dass sie die Hilfe bekommen, die sie brauchen.

Auf einer viel tiefer gehenden Ebene lauert noch eine weitere Gefahr: Die irrige Annahme, Mutterverhalten sei ganz und gar angeboren, kann zu dem ebenso irrigen Schluss führen, einschlägige Hilfsangebote könnten von Haus aus sinnlos sein. Schließlich schlägt die Menschheit sich seit gut 200 000 Jahren (bei unserer Säugetierverwandtschaft sind es sogar schon 200 Millionen Jahre) irgendwie durch und ist bisher auch ohne Dankbarkeitstagebuch und Blütenduftmassagen klargekommen. Mütter wurden durch die Evolution, durch bis zurück in die Anfänge der Zeit reichende Fürsorgeerfahrung und durch die Wunder unserer höchst persönlichen Hormonkaskaden eine halbe Ewigkeit geformt – wer oder was könnte uns da schon noch helfen? Wenn eine Mutter von Natur aus völlig instinktbasiert ist, warum dann nicht einfach der Natur ihren Lauf lassen? Das Hohelied von der Macht der Mutterschaft zu singen und ansonsten darauf zu vertrauen, dass früher oder später die Mutterinstinkte schon »anspringen«, kann zur billigen Rechtfertigung dafür werden, Mütter schlicht und ergreifend sich selbst zu überlassen.

Die berühmten Mutterinstinkte existieren zwar tatsächlich, sind aber kein Routinemodus und erst recht kein Automatismus. Sie sind dynamisch, formbar und können gestärkt oder geschwächt werden. Sie reagieren empfindlich auf instabile materielle Lebensbedingungen und in besonderem Maße auf subtile soziale Stimuli. Anders als die Frauen von Stepford sind Mütter keine Roboter, die darauf programmiert wurden, immer lieb und brav und den lieben langen Tag mit Brotbacken beschäftigt zu sein. Wir können unberechenbar sein, furchterregend und sogar gewalttätig. Dieselben Mutterinstinkte, die unsere Kinder schützen, können ihnen irreparablen Schaden zufügen.

Angesichts dieser Gesamtsituation sind die sinnvollsten Strategien, möglichst vielen Müttern zu helfen, die gezielte positive Beeinflussung von Umfeld- und Umweltfaktoren, die Verminderung mütterspezifischer Stressoren sowie der Auf- und Ausbau von Unterstützungsmaßnahmen für grundsätzlich alle Mütter. Es liegt an unseren Mitmenschen, ob wir uns geschützt und versorgt fühlen oder aber ungeschützt und allein, stark oder hilflos. Letzten Endes geht es bei der Mütterwissenschaft weder um Nabelschau noch um bewundernde Bekundungen, wie wahnsinnig besonders und facettenreich wir Mütter doch sind. (Nach vier Schwangerschaften ist mein Bauchnabel übrigens so ziemlich das Letzte, was ich mir anschauen möchte.) Stattdessen kreist sie um die Frage, wie Frauen physisch und psychisch die wohl fundamentalste Erfahrung bewältigen, die der Mensch machen kann – und mit welchen Hilfsansätzen sie dabei am besten unterstützt werden können. Gemeinsam können wir die Transformation, die Frauen zu Müttern macht, ein Stückchen weiter treiben.

Der schlagkräftigste Beweis für die Gestaltbarkeit des Mutterdaseins ist allein schon die Tatsache, dass es weltweit sowieso
erheblich variiert. Werte und Normen, sichtbare wie unsichtbare
Einflüsse unserer jeweiligen Kultur, die sich wie Seenebel über
Körper und Geist legen, sind hier von überragendem Gewicht
und daher für Forschende ziemlich lästig, was erklärt, warum sie
so gerne mit Ratten arbeiten. Beim Menschen jedoch ist die kulturelle Prägung eine Variable, die nicht eliminiert werden kann.

In einem Kulturkreis ist das Horoskop des Babys nichts weiter
als ein goldiges Gesprächsthema – in einem anderen jedoch kann
es die gesamte Mutter-Kind-Beziehung prägen, weil Mamas Engagement für ihren Sprössling davon abhängt, wie günstig die
Sterne bei seiner Geburt standen.[517] Die geschätzten 93 Prozent
amerikanischer Mütter, die den Klassiker *Schwangerschaft und
Geburt: Alles, was Sie wissen müssen* gelesen haben, gehen vermutlich an ihre Mutterrolle ganz anders heran als die französischen
Mütter, die sich nach wie vor auf Jean-Jacques Rousseaus *Emile
oder Über die Erziehung* verlassen, und das, obwohl der berühmte
französische Philosoph bekanntermaßen alle seine fünf Kinder
ins Waisenhaus verfrachtete.[518] Etwas so Grundlegendes wie die
Überzeugung, dass Mütter mit ihren Kindern spielen sollten, ist
möglicherweise nichts weiter als eine westliche Erfindung, die
den hiesigen Niedergang gemeinschaftlicher Lebensformen widerspiegelt. Zwei der von amerikanischen Müttern gefürchtetsten
Arten familiärer Schutzbefohlener – das sogenannte Kleinkind
und der mutmaßliche Teenager – existieren in einigen anderen
Ecken der Welt noch nicht einmal als gedankliche Kategorie.[519]
Vielleicht sollten wir uns das alle mal vor Ort anschauen.

Einige der aussagestärksten Indizien dafür, dass Mutterschaft
kulturell geprägt wird, sind Studien über reiselustige Mütter zu
verdanken. Denken Sie nur mal an den viel zitierten Unterschied
zwischen ostasiatischer und westlicher Kindererziehung. Ostasiatische Kulturkreise werden aus anthropologischer Sicht oft als
»kollektivistisch« bezeichnet, weil Jahrtausende des Reisanbaus
gemeinsame Terrassierungs- und Bewässerungsbemühungen er-

forderten, was Persönlichkeitszüge wie Gruppenloyalität und Regeltreue beförderte. Europäer und ihre amerikanischen Abkömmlinge hingegen bezeichnen sich gerne als »Individualisten«, als Nonkonformisten und Pioniere, denen Selbstentfaltung wesentlich wichtiger ist als Respekt gegenüber den Eltern.[520]

Bei der vergleichenden Betrachtung zeitgenössischen westlichen und ostasiatischen Fürsorgeverhaltens springen viele solcher Kontraste ins Auge, vom erzählenden Umgang mit Bilderbüchern (westliche Mamas verbreiten sich lautstark über die eigenständige Persönlichkeit der Hauptfigur, ihre Emotionen und Heldentaten, während ihre japanischen Kolleginnen in typisch trällerndem Singsang Hintergrunddetails beschreiben) bis zum sprachlichen Umgang mit ihren Knirpsen (amerikanische Mütter stellen mehr Fragen und zeigen und benennen alle Gegenstände, die ihnen unter die Augen kommen; japanische Mamas neigen zu beschwichtigendem Murmeln).[521] Auch Spielweisen und Erziehungsstile weisen ähnliche Unterschiede auf. Ostasiatische Mütter (»Tigermütter« nennt Amy Chua sie in ihrem Bestseller *Die Mutter des Erfolgs: Wie ich meinen Kindern das Siegen beibrachte*) haben anscheinend einen wesentlich stärker ausgeprägten Beschützerdrang und sind ständig in der Nähe ihrer Kleinen.[522] Einer Studie zufolge baden und schlafen in Japan überraschend viele Mütter gemeinsam mit ihren Kindern, bis diese um die 15 Jahre alt sind.

Einige Forschende vermuten, die Polarität zwischen kollektivistischem und individualistischem Erziehungsstil sei genetisch bedingt und möglicherweise auf die 7R-Variante des Dopaminrezeptors DRD4 zurückzuführen, die den Wohlgefühle, Extraversion und Impulsivität fördernden Botenstoff im Vergleich zu anderen Varianten weniger schnell einkassiert, nachdem unser Hormonsystem uns einen Schuss davon gegönnt hat.[523] Unter Menschen europäischer Abstammung tritt diese Genvariante 23-mal häufiger auf als bei Ostasiat*innen.

Unterm Strich jedoch scheint die Annahme, eine einzige etwas unregelmäßig in der Welt verstreute Genvariante könne tatsächlich in irgendeiner Form etwas so Komplexes wie mütterliche Verhaltensmuster beeinflussen, ziemlich weit hergeholt. Zumal es recht einfach ist, sie hinsichtlich der Eigenarten ostasiatischer Mütter durch nichtbiologische Gründe zu entkräften: Womöglich lassen chinesische Mamas ihre Kleinen ja deshalb nicht aus den Augen und erziehen sie so streng, weil die Regierung des Landes jahrzehntelang eine Ein-Kind-Politik verfolgte. Vielleicht schlafen japanische Mamas nur deshalb zusammen mit ihren Kindern, weil viele Familien sich bei den irrwitzigen Tokioter Immobilienpreisen keine Wohnung mit Kinderzimmer leisten können.

Unabhängig davon belegen Forschungsergebnisse, dass der Tigermama-Stil nach einem Umzug von Ostasien in die USA selten länger als eine Generation überlebt, weil Töchter und Enkelinnen schnell individualistische Züge entwickeln (mit welchem Ausgang auch immer). Eine Studie, im Rahmen derer 118 Mütter mit ihren fünfeinhalb Monate alten Krabbelkindern interagierten, ergab jedenfalls, dass japanisch-amerikanische Mütter sich in einigen Bereichen ganz ähnlich wie gebürtige Amerikanerinnen verhielten.[524] (Und auch andere bemerkenswerte Veränderungen kamen ans Licht, etwa der allmähliche Abschied von der überkommenen Sohnpräferenz hin zur in der neuen Heimat herrschenden Tochterbegeisterung.[525])

Trotz allem sind zumindest einige Spielarten der angeblich über Generationen hinweg quasi mit der Muttermilch aufgesogenen Widerborstigkeit amerikanischer Mamas nicht etwa ein Erbe des Pioniergeistes, sondern erst kürzlich in Erscheinung getreten. Kindernamen beispielsweise, mit denen ich mich aus gegebenem Anlass ohnehin seit einiger Zeit beschäftige. In einigen Kulturkreisen werden traditionell immer dieselben wenigen Namen weitergegeben, in anderen hält man sich an eine staatlich abgesegnete Liste – aber nicht so in den USA. Unsere Begeisterung für extravagante Vornamen, exemplarisch verkörpert durch einige auch dafür bekannte Hollywoodstars, ist aus dieser Perspektive geradezu ein Symbol für unseren grundlegenden Individualismus.

Gegen diese Annahme sprechen allerdings historische Aufzeichnungen, denen zufolge diese Leidenschaft gerade mal hundert Jahre alt ist und sich erst in den 1980er-Jahren verbreitete.[526] Jede amerikanische Mutter, die schon mal einen im 18. Jahrhundert angelegten Friedhof besucht und dabei die massenhaft vertretenen Elizabeths und Sarahs bemerkt hat, kann nicht umhin festzustellen, dass Frauen in früheren Zeiten fast alle dieselbe Handvoll Namen hatten. Im Zuge der gesellschaftlichen Entwicklung in Ostasien entscheiden sich auch dort moderne Großstadtmamas immer öfter dafür, ihren Augensternen ganz besondere Namen zu geben, Kollektivismus hin oder her.[527]

Früher waren amerikanische Mütter auch in anderer Hinsicht anders als heute. Was jetzt als »normal« gilt, war bis vor Kurzem noch die Ausnahme. Unsere puritanischen Altvorderen, häufig John oder Thomas getauft, missbilligten genau das Mutter-Kind-Spiel, das nun so sehr gepriesen wird; noch 1914 warnten Erziehungsratgeber, zu viel Spiel würde »die Nerven der Säuglinge zersetzen«[528].

Wenn nun aber einiges von dem, was wir am westlichen Mutterverhalten als »instinktiv« einstufen, etwa ausufernde »Baby-Spielzeiten« und der geduldige Umgang mit auf Krawall gebürsteten Kleinkindern, eigentlich nicht biologische, sondern kulturelle Wurzeln hat – wie kam es dann dazu?

Dann wollen wir unsere Kinderwagen mal zurückschieben auf jenen trostlosen Friedhof aus dem 18. Jahrhundert.

Er ist voller Säuglingsgräber.

Noch 1900 starben zehn Prozent aller amerikanischen Babys innerhalb des ersten Lebensjahres.[529] Fast alle (vor allem mittellose) Mütter mussten mit dem Tod eines ihrer Kleinen rechnen. Auch noch vierzig Jahre später waren solche Tragödien keine Seltenheit. Die Schwester meines Vaters starb noch in der Wiege, aus wer weiß welchen Gründen. Dergleichen passierte so oft, dass es meiner Großmutter, die zwei ihrer Kinder überlebte, nie in den Sinn kam, mir von der Tante zu erzählen, die ich hätte haben können. Ich erfuhr erst von ihr, als ich bereits Mitte zwanzig war.

Kindersterblichkeit ist in vielen Teilen der Welt noch immer ein fundamentaler Faktor des Mutterdaseins. Bis heute sterben zehn Prozent aller afghanischen Babys vor ihrem ersten Geburtstag.[530] Zwei Drittel aller afrikanischen Mütter in den Ländern südlich der Sahara verlieren statistisch gesehen ein Kind, wenn nicht mehrere.[531] In den USA jedoch führte Anfang des 20. Jahrhunderts eine Kombination aus medizinischen Durchbrüchen, wie etwa die Erfindung des Brutkastens, Armutsbekämpfungsprogrammen und allgemein verbesserten Lebensbedingungen zu einer raschen Verringerung der Säuglingssterblichkeit. Heute sterben nur drei von fünfhundert amerikanischen Neugeborenen,[532] und falls Ihnen diese Zahl immer noch ziemlich hoch vorkommt, beachten Sie bitte, dass sie auch allen Bemühungen zum Trotz verstorbene Extremfrühchen umfasst, die noch vor einigen Jahrzehnten gar nicht in der Sterblichkeitsstatistik auftauchten, sondern als »Fehlgeburt« betrachtet wurden. Die überwältigende Mehrheit unserer Kinder erreicht das Erwachsenenalter.

Ich selbst kann mir nicht vorstellen, wie ich den Tod eines Kindes verkraften sollte, und es ist durchaus möglich, dass mir das auch nicht gelänge, denn Studien zufolge gehen amerikanische Mütter nach einem derartigen Verlust häufig an einer Art gebrochenem Herzen zugrunde. Doch dergleichen ist höchstwahrscheinlich auf kulturelle Prägung zurückzuführen; schließlich unterscheidet sich das Erbgut betroffener Frauen nicht wesentlich vom Erbgut ihrer Großmütter, die solche traumatischen Ereignisse überwanden und weiterlebten.

Nahezu vollkommene Gewissheit, dass jedes geborene Kind auch überlebt, hatte erst die Generation unserer Eltern. Erfolgreiche Gesundheits- und gesellschaftspolitische Maßnahmen sowie der wissenschaftliche Fortschritt hatten bahnbrechende Folgen für die Mutterwelt.

Die historisch geringe Kindersterblichkeit ist vermutlich einer der Hauptgründe dafür, dass amerikanische Mittelschichtmamas heutzutage weniger Kinder bekommen als in den schlechten alten Zeiten, ihre Sprösslinge allesamt auf Händen tragen und sie auf eine Weise mit immateriellen und materiellen Zuwendungen überschütten, die von einigen Wirtschaftsanthropolog*innen als Hyperinvestment oder »übermäßige Investition« bezeichnet wird.[533] *Deshalb* also rennen US-Mütter den Anbietern von Ukulele-Unterricht für Vorschulkinder die Bude ein und behandeln ihre Kids wie kleine Prinzen und Prinzessinnen, anstatt sie mit ein bisschen Chili auf den Brustwarzen ratzfatz abzustillen und zum Ausmisten in den Stall zu schicken.

Auch unser *Motherese*, die vermeintlich seit Urzeiten erdenmuttermäßig instinktiv verwendete Mamasprache, hat sich womöglich erst im Zuge der dank staatlicher Förderprogramme drastisch gesunkenen Säuglingssterblichkeit so massiv verbreitet.[534] Rund um den Globus haben Mütter ihre Babys immer schon geliebt und behütet und mit ihnen mitgefühlt und mitgelitten, doch ihr Zeit- und Kraftaufwand orientierte sich früher an dem Wissen, dass ihre Kleinen möglicherweise nicht allzu lange auf der Welt sein würden.

In ihrer Gesamtheit spiegeln zahlreiche Aspekte der heutigen Lebensumstände amerikanischer Mütter letztlich atemberaubende, durch kollektive Bemühungen erreichte Errungenschaften. Da haben sogar die ausgelaugtesten, entnervtesten Mütter jede Menge Grund zur Dankbarkeit. Durch unser aller Einsatz hat sich das Mutterdasein fundamental verändert.

Trotzdem könnte es uns eine ganze Ecke besser gehen.

Fakt ist: Obwohl die Mütter in den wohlhabenden Gegenden dieser Welt aus zahllosen wunderbaren Errungenschaften Nutzen ziehen können, von der Wegwerfwindel bis zu der berechtigten Hoffnung, ihre Kinder erwachsen werden zu sehen, sind ausgerechnet wir, die von Psychologen als *WEIRD (Western, educated, industrialized, rich, democratic)* bezeichneten Moms, häufig unglücklicher als unsere Kolleginnen in wesentlich ärmeren Ländern. Da ist es wenig erstaunlich, dass die Abkürzung für unsereins, freundlich übersetzt, »höchst seltsam« bedeutet.

Als Jennifer Hahn-Holbrook von der University of California, Merced, die Verbreitung postpartaler psychischer Störungen in 56 Ländern untersuchte, stellte sie erstaunt fest, dass das nationale Wohlstandsniveau offenbar *kein* Indikator für die psychische Gesundheit von Neumüttern ist.[535]

Stattdessen ergab ihre Übersichtsstudie, dass Nepal – wo die Säuglingssterblichkeit fünfmal so hoch ist wie in den USA und ein Viertel der Bevölkerung unterhalb der Armutsgrenze lebt – eines der Länder mit den weltweit niedrigsten Wochenbettdepressionsraten ist, getoppt nur von Singapur.

Doch woran mangelt es Müttern in einer Gesellschaft, die sich zunehmenden Wohlstands erfreut?

In erster Linie vermutlich an Nähe und Gemeinschaft. Der Trend zu alleinstehenden Familienheimen auf großen Grundstücken in zersiedelten Vororten beschert uns zwar, wie mein eigenes »Traumhaus« am Rande des Abgrunds mich gelehrt hat, elegantere Mama-Ökosysteme als früher, lässt uns aber auch vereinsamen. Durchaus denkbar, dass der Drang amerikanischer Mütter, ständig mit ihren Kids zu spielen, nichts anderes ist als ein Symptom ihrer so gar nicht Homo-sapiens-gemäßen Vereinzelung. Der Anthropologe David Lancy wies in diesem Zusammenhang darauf hin, dass die Inuit als eines der wenigen Naturvölker dieser auf Dauer nervtötenden Beschäftigung nachgehen, weil sie ebenfalls »zu Hause festhängen« – allerdings nicht wegen großzügig gestalteter Häuser auf parkähnlichen Grundstücken, sondern wegen der tückischen Eisflächen und monatelangen Dunkelheit des arktischen Winters.[536]

Was uns höchstwahrscheinlich auch fehlt, ist ein Gefühl von Solidarität zwischen der Gesellschaft und ihren Müttern. Als Jennifer Hahn-Holbrook in ihrer Übersichtsstudie die Daten aus aller Welt durchkämmte, stellte sie fest, dass die Länder mit der höchsten Rate postpartaler Depression auch diejenigen mit der stärksten Einkommensungleichheit sind. Zwischen dem armen Nepal und dem wohlhabenden Singapur gibt es nicht allzu viele Gemeinsamkeiten, doch in dem Stadtstaat ist die Schere zwischen den höchsten und den niedrigsten Einkommen kleiner als in vergleichbar wohlhabenden Staaten. »Die wahrnehmbare Kluft zwischen Arm und Reich« ist für viele Mütter das eigentliche Problem, sagt mir Hahn-Holbrook. »Weil sie dadurch den *Eindruck* bekommen, nicht genügend Ressourcen zur Verfügung zu haben.«

Kein Wunder, schließlich ist unser harter Mutterkern nicht etwa biologisch dazu angelegt, dass wir uns sogar noch mit einem Minimum verfügbarer Ressourcen irgendwie durchschlagen. Stattdessen ist er darauf ausgerichtet, Ressourcenschwankungen aufzuspüren und uns dadurch zu helfen, unsere Position in der sozialen Hierarchie zu sichern, wenn nicht zu verbessern.

Und noch etwas können Mütter in Höher-schneller-weiter-Gesellschaften verlieren, in denen Frauen, unter ihnen auch Mütter, alle möglichen Spitzenleistungen vollbringen: Wertschätzung. Und den damit einhergehenden gesellschaftlichen Konsens, dass Mütter in besonderem Maße unterstützt und geschützt werden sollten. In den Ländern mit den trübsten Aussichten für Mütter ist laut Hahn-Holbrook auch der Anteil der Frauen im gebärfähigen Alter am höchsten, die wöchentlich *über* vierzig Stunden arbeiten. Ebenso wie die niedrige Säuglingssterblichkeit ist auch das Ende der Heimarbeit als einzige weibliche Einkommensmöglichkeit eine schwer erkämpfte und noch nicht allzu lange existierende Errungenschaft. Doch der zunehmende Erwartungsdruck selbst auf Frauen mit Kleinstkindern, möglichst genauso viel wegzuarbeiten wie vor der Schwangerschaft, wirft ein Schlaglicht auf eine ganze Reihe tiefer gehende Miseren: mangelnde staatliche Unterstützung für Neumütter, instabile verwandtschaftliche Beziehungen (ob nun wegen der generellen Auflösung traditioneller Familienstrukturen oder aus anderen Gründen), unflexible Arbeitsstrukturen und die Tatsache, dass in überalterten Gesellschaften mit niedrigen Geburtenraten allmählich in Vergessenheit gerät, was es alles braucht, um ein Kind großzuziehen.

Auch Hahn-Holbrook, jung, berufstätig und Mutter eines Vorschulkindes und eines Neugeborenen, arbeitet häufig bis spät in die Nacht hinein, um bei der starken Konkurrenz innerhalb ihres Fachgebiets mithalten zu können. Sie tut das allerdings ohne festen Zeitrahmen für eine Arbeit, in der sie aufgeht, und das mit dem unter Frauen noch immer seltenen Professorinnenstatus, den damit verbundenen sozialen Privilegien und Work-Life-Balance-Vorteilen im Rücken. »Mein Sohn ist gerade nebenan und schläft«, erzählt sie mir am Telefon, »und das macht's für mich leichter.«

Auf der Suche nach Möglichkeiten, Müttern generell das Leben zu erleichtern, ist es manchmal erhellend, das Mutterdasein in zwei ökonomisch ähnlich situierten Ländern einem direkten Vergleich zu unterziehen. Genau das hat Maria Gartstein, Professorin an der Washington State University, kürzlich mit den USA und den Niederlanden getan.

Gartstein, Leiterin eines Zentrums zur Erforschung des frühkindlichen Temperaments, beschäftigt sich mit markanten Unterschieden der Säuglingspersönlichkeit und -verhaltensstruktur im internationalen Vergleich. Babys sind, so die generelle Annahme, noch frei von den Ketten kultureller Einflussnahme, doch diese werden de facto früh angelegt, möglicherweise bereits im Mutterleib. 2015 leitete Gartstein Studien, im Rahmen derer niederländische Säuglinge mit gleichaltrigen Babys aus Idaho und Washington State verglichen wurden. Ergebnis: Die kleinen Niederländer schienen im Durchschnitt ein heitereres Naturell zu besitzen, lächelten häufiger, waren verkuschelter und leichter zu beruhigen. Die amerikanischen sechs und zwölf Monate alten Knirpse hingegen zeigten eine »grundsätzlich negativere Emotionalität, Ängstlichkeit, schwach ausgeprägte Frustrationstoleranz und Niedergeschlagenheit«.[537]

Diese Erkenntnisse kamen nicht gerade aus heiterem Himmel, denn bereits 2013 hatte eine UNICEF-Studie verkündet, niederländische Kids seien die glücklichsten, und zwar nicht nur *on the block*, sondern weltweit.[538] Die amerikanischen Kinder humpelten weit abgeschlagen auf dem 26. Platz ins Ziel, hinter ihnen nur noch litauische, lettische und rumänische Knirpse.

Trotzdem traf Professorin Gartsteins Einblick in die traurige Seele amerikanischer Kinder einen Nerv.

»Es gab jede Menge ganz verschiedener Reaktionen«, erzählt sie. »Manche Leute fragten sich: ›Sind unsere ganzen gut gemeinten Babyförderversuche vielleicht zu viel des Guten?‹« Dieses Fazit löste nicht zuletzt deshalb so starke Verwunderung aus, weil Amerikaner*innen eigentlich keine nennenswerten Unterschiede zwischen sich und den ebenfalls zu den *WEIRDs* gehörenden Niederländer*innen sehen. (So war unter den Reaktionen auf Gartsteins Forschungsergebnisse kaum eine, in der die Verantwortung reflexartig genetischen Unterschieden zugeschoben wurde.)

Um zum Kern des Phänomens vorzudringen, führte Professorin Gartstein eine zweite Studie durch.[539] Nur dass sie diesmal nicht niederländische mit amerikanischen Säuglingen, sondern Schwangere beider Länder verglich. Wie sich herausstellte, waren die werdenden Mamas aus den Niederlanden eine ziemlich glückstrunkene Truppe, während die Seelen ihrer amerikanischen Kolleginnen in vergleichsweise jämmerlichem Zustand und geprägt von Unglück und Sorge waren.

»Meiner Meinung nach liegt das daran, dass die Mütter hier in einem regelrechten Stresshamsterrad feststecken«, sagt Gartstein. »Sie bekommen einfach nicht genug Unterstützung, weder durch das Gesundheitssystem noch am Arbeitsplatz.«

Sie ist der Überzeugung, dass die Niedergeschlagenheit der Schwangeren sich bereits im Mutterleib auf ihre Kinder überträgt und diese damit in gewisser Weise für den Einstieg in einen Teufelskreis »programmiert«.

Was also haben niederländische Mütter, was wir nicht haben?

Tja, zuallererst mal haben sie *kraamverzorgende*.

Doch bevor ich jetzt ein Loblied auf die *kraamverzorgenden* anstimme, sollten wir uns allesamt vor Augen führen, dass politischer und kultureller Wandel viel Zeit und Energie erfordert. Wenn die Mütterwissenschaft – die übrigens ebenso wie ihre Studienobjekte deutlich größerer Unterstützung bedürfte – nur mit Mühe belegen kann, dass so simple Methoden wie Fußmassagen oder zweimal die Woche angebotene Videochats tief verwurzelte mütterliche Verhaltensmuster ein Stück weit modulieren können, dann liegt das nicht etwa daran, dass sie sich nicht genug Gedanken darüber macht, mit welchen Hauptproblemen unser Gemüt und Gehirn es eigentlich zu tun haben. Vielmehr sind diese Probleme entweder zu gewaltig, wie etwa chronische Armut, oder zu winzig, wie etwa intergenerationelle DNA-Methylierungsmuster, als dass ein einzelnes unterbesetztes Forschungszentrum sie lösen könnte.

Eine weitergehende Transformation des Mutterdaseins erforderte die Auseinandersetzung mit einigen der drückendsten, dabei völlig festgefahrenen Probleme der politischen Tagesordnung: nicht nur die Einkommensungleichheit, sondern auch die grundsätzliche Ausrichtung des Gesundheits- und Bildungssystems und viele weitere Themen, an denen die US-Regierung sich mit schöner Regelmäßigkeit die Zähne ausbeißt. Ebenfalls unabdingbar wäre ein flächendeckender Feldzug gegen den unser Land seit Beginn seiner Geschichte zeichnenden Rassismus, dessen fatale Folgen für das Mutterverhalten erst allmählich in ihrer ganzen Tragweite aufgedeckt werden: Der übelste soziale Stressor überhaupt kann offenbar körperliche Schäden anrichten und gilt bei schwangeren Frauen afroamerikanischer Herkunft als Mitverursacher von Bluthochdruck, Frühgeburten, erhöhtem Schwangerschaftsdiabetes-Risiko und Tod.[540] Die Chromosomen ihrer plazentalen Zellen haben kürzere Telomere als diejenigen weißer Frauen, was darauf hindeutet, dass bei ihnen das Schlüsselorgan der Schwangerschaft bereits während dieser vorzeitig altert beziehungsweise »verwittert«[541]. Die Aussichten betroffener afroamerikanischer Mütter auf Behandlung postpartaler Depression sind geringer, die Aussichten auf nachgeburtliche Stillberatung auch; dafür wird ihnen auf den Entbindungsstationen wesentlich öfter von vornherein vorgeschlagen, ihre Säuglinge mit dem Fläschchen zu füttern.[542]

Zu diesen altbekannten Problemen gesellen sich neue, wie etwa die Opioid-Epidemie. Die in den massenhaft geschluckten Schmerzmitteln enthaltenen Wirkstoffe greifen in das körpereigene Belohnungssystem ein, das eigentlich nicht der Drogensucht, sondern der Verstärkung der Mutter-Kind-Beziehung dienen sollte. Studien zufolge zeigte das Belohnungssystem von Schmerzmittelschluckern beiderlei Geschlechts beim Anblick normalerweise höchstes Entzücken hervorrufender Babybilder nur eine schwache Reaktion, und süchtige Mütter wirkten nur mäßig interessiert an den Gefühlsregungen ihrer Säuglinge, obwohl gerade sie die Suchtfaktor- und Sensibilisierungsbasis schlechthin für jede Durchschnittsmama sind.[543] Derzeit werden immer mehr schmerzmittelsüchtige Frauen Mutter,[544] und immer mehr Neumütter werden schmerzmittelsüchtig – was ziemlich nachvollziehbar ist angesichts moderner Mutternöte und der traumatischen Vergangenheit, schlauchenden Gegenwart und unsicheren Zukunft vieler Mütter. Fast zwei Prozent aller Neumütter werden aufgrund genau der Schmerzmittel süchtig, die sie auf den Entbindungsstationen erhalten.[545]

Ein weniger düsteres, doch noch sehr viel weiter verbreitetes Problem ist die wachsende Bedeutung moderner Kommunikationstechnik für uns Mütter. Schon lange bevor wir anfangen, uns über den Medienkonsum unserer Sprösslinge Sorgen zu machen, könnte unser eigener gewohnheitsmäßiger Umgang mit der Medientechnik uns den Blick auf das real existierende, menschliche Wesen in der Wiege verstellen, vom ersten Instagram-tauglichen Schnappschuss gleich nach der Geburt bis zu jeder Stillzeit, die wir dazu nutzen, mal eben kurz unsere Handys zu checken.

Solche Unterbrechungen einer Tätigkeit durch Technik, Fachausdruck: Technoferenzen, führen dazu, dass die Mutter-Kind-Kommunikation leidet, angefangen vom Vorlesestil bis zur Hartnäckigkeit von Versuchen, einem Kleinkind ein Artischockenherz schmackhaft zu machen.[546] Mütter wie ich sind oft mit dem Handy zugange, anstatt mit unseren lieben Kleinen zu reden, während wir ihren Kinderwagen schieben. Für einsame Mamas sind solche aufmerksamkeitsbindenden Geräte sicherlich in erster Linie ein Schutzmechanismus – doch die angestrebte Ablenkung kann auch richtig gefährlich werden. Um 2007 verzeichneten die US-amerikanischen Notaufnahmen einen deutlichen Anstieg von Schädel-Hirn-Verletzungen bei Kindern, für den laut einiger Freakonomics-Fans die Weltfinanzkrise und die damit einhergehende Überforderung vieler Mütter verantwortlich war.[547] Eine Yale-Studie brachte den besorgniserregenden Anstieg jedoch nicht mit dem Wirtschaftscrash in Verbindung, sondern mit der zunehmenden Verbreitung von Mobiltelefonen und der damit einhergehenden Abgelenktheit vieler Mütter.[548]

Insgesamt betrachtet sind all diese Probleme, ob nun uralt oder brandneu, besorgniserregend und dabei äußerst komplex. Es gibt keine Patentrezepte, durch die sie sich schnell und einfach aus der Welt schaffen ließen. Doch Lösungsansätze und Förderprogramme aus aller Welt können zumindest Wege zum Ziel aufzeigen und ermöglichen so erste Schritte in die richtige Richtung.

Mehr Geld für Mütter ist mit Abstand die simpelste Lösung. Ich wäre keineswegs zu stolz, die einschlägigen Angebote auszuschlagen, mit denen gleich mehrere europäische Länder unverhohlen versuchen, Mamas wie mich zu bestechen: In Italien würde ich entsprechend einer kürzlich angekündigten »Ackerlandprämie« für mein drittes Kind mit einem Stück regierungseigenen Landes belohnt werden.[549] In Ungarn wäre ich ab dem vierten Kind von der Einkommensteuer befreit, und in Polen bekäme ich für den Rest meines Lebens eine hübsche kleine Pension.[550]

Einige solcher Förderprogramme entstanden sicher aus reiner Fürsorglichkeit, andere eher aus Panik angesichts dramatisch fallender Geburtenraten. Doch in Anbetracht der Auswirkungen sind die Gründe eher nebensächlich: Derartige substanzielle Vergünstigungen sind mehr als nur Mama-Boni. Sie sind ein handfester Anstoß, der Müttern mehr Sicherheit vermittelt und potenziellen Müttern mehr Zuversicht.

Das einzige US-amerikanische Pendant dazu, der Kinderfreibetrag, wirkt längst nicht so beruhigend, weil er längst nicht so üppig bemessen ist. Allerdings zirkulieren in Washington erste Entwürfe, wie es sich mithilfe eines größeren Freibetrags oder einer Form von Kindergeld als garantierter Einkommensquelle für Familien effizienter gestalten ließe.[551] Eine verbesserte Finanzbasis ist für amerikanische Mütter also, um es mit einer Geburtsmetapher zu umschreiben, nur noch eine legislative Presswehe entfernt.

Nächster Punkt auf der Mamagenda sind die Krankenhäuser. Die Qualität amerikanischer Entbindungsstationen variiert ganz erheblich.[552] Die Kaiserschnittrate schwankt zwischen sieben und nahezu siebzig Prozent, will sagen: Je nachdem, in welchem Krankenhaus eine Schwangere landet, sind ihre Aussichten auf einen massiven operativen Eingriff um das Zehnfache erhöht beziehungsweise verringert. Die skalpellfreudigsten Kliniken befinden sich meist in den ärmsten Gegenden.[553] Trotzdem sind Krankenhäuser mit ihren hohen Sicherheits- und allgemeinen Versorgungsstandards für werdende Mütter aller Wahrscheinlichkeit nach eine ziemlich gute Geburtsstätte, und noch dazu die ideale Startrampe für klinisch getestete Mutter-Aufbauprogramme wie geeignete Wochenbetternährung, Stillenlernen und Hautkontaktpflege.

Wobei der standardmäßige zweitägige Aufenthalt auf der Entbindungsstation so knapp bemessen ist, dass er bei Weitem nicht ausreicht, um völlig fertigen Neumüttern die simpelsten Basics zu vermitteln, geschweige denn so etwas wie mütterliche Kompetenz. (In Japan können Neumütter eine ganze Woche und länger bleiben, was deutlich angemessener scheint.)

Auf den Entbindungsstationen herrschen allerdings nicht immer ideale Bedingungen. Erzwungene Enge und extremer Platzmangel beeinträchtigen das Mutterverhalten vieler Säugetiere, von Schafen bis Gorillas. Unter solchen Umständen vernachlässigen oder verstoßen einige Säugetiere ihren Nachwuchs. Bei den Menschenmamas sieht es ähnlich aus: Studien zufolge sind Neumütter in Einzelzimmern weniger angespannt und stillen bereitwilliger,[554] zwei Faktoren, die mit einiger Wahrscheinlichkeit auch nach der Entlassung aus dem Krankenhaus Bestand haben. Solchen segensreichen Folgen zum Trotz müssen auf den Entbindungsstationen amerikanischer Top-Krankenhäuser selbst voll versicherte Mütter für ein winziges Zimmer und ein Mindestmaß an Privatsphäre *pro Nacht* ein paar hundert Dollar hinlegen. In krassem Gegensatz dazu fördern Länder wie Israel das mütterliche Wohlergehen nach Kräften – Einzelzimmer sind da noch das wenigste.[555] In den sogenannten Entbindungshotels warten zahlreiche Annehmlichkeiten auf die Neumamas, darunter mit etwas Glück auch Whirlpools, Saftbars, Massagen, »Pflegeprodukte mit Mineralien aus dem Toten Meer« und (vermutlich das eigentliche Highlight für alle Neumütter, die sich gerade erst die eine oder andere Krankenhausnacht um die Ohren geschlagen haben) echte Daunenkissen. Inzwischen bieten auch einige zuvorkommende jüdische Gemeinden ähnlich komfortable Rückzugsmöglichkeiten für *kimpeturin* an, wie Wöchnerinnen auf Jiddisch bezeichnet werden.[556]

Von großer Bedeutung sind auch die Menschen, die einer Erstgebärenden bei der Geburt ihres Kindes und damit auch bei ihrer eigenen Geburt als Mutter beistehen. Unterstützungsbedürftige Primipara betrachten Hebammen quasi reflexartig als Schutzengel und zukünftige beste Freundin. Doch dann ist die bisher betreuende Hebamme auf einmal weg, weil ihre Schicht endet. Die Dienstpläne werden nämlich entsprechend gewerkschaftlichen Vereinbarungen aufgestellt und nicht danach, was für das Wohlergehen werdender Mütter am besten ist. Folglich werden neugeborene Erstmütter eben nicht kontinuierlich von ein und derselben Hebamme betreut – was ihre Gesamtwahrnehmung der im Krankenhaus gebotenen sozialen Unterstützung verzerrt. Im Gespräch mit mir plädierte ein Forscher dafür, die Dienste in den Entbindungsstationen so zu restrukturieren, dass zumindest

Hochrisiko-Gebärende den ganzen Parcours hindurch, von der Aufnahme bis zur Entlassung, von einem kleinen Team begleitet werden, das ihre Lebens- und Krankengeschichte genau kennt und ihnen zur Seite steht, wenn ihre Hauptbetreuerin (die ja auch irgendwann schlafen muss, selbst wenn wir das nicht können) zwischendurch nicht anwesend ist. Derzeit sind Entbindungsstationen ja eher wie eine kafkaeske Déjà-vu-Zeitschleife, in der verschiedene Leute immer dasselbe wissen wollen, einschließlich diverser Medizinstudierender, die einen morgens um drei wachrütteln, um zu fragen, wann genau die letzte Periode einsetzte.

Apropos Entbindungspersonal: Ich vermute, dass diese hochqualifizierten Kräfte inzwischen hochoffiziell angewiesen wurden, Neugeborene grundsätzlich nie von ihren Müttern zu trennen. Eine Neuregelung, die im Namen der Wissenschaft von »babyfreundlichen« Krankenhäusern eingeführt wurde, um die Mutter-Kind-Bindung zu fördern.[557] Die ist tatsächlich äußerst wichtig, sollte aber trotzdem nicht in Fesselung ausarten. Mütter, insbesondere Single Moms und Frauen mit schweren Geburtsverletzungen, sind körperlich nicht unbedingt darauf ausgelegt, sich der brandneuen Baby-Experience ganz allein zu stellen. Diese Form der Einsamkeit kann die Mutterinstinkte definitiv nicht stimulieren. Und eine durchgeschlafene Nacht ist für jeden eine super Medizin.

Wenn amerikanische Neumütter aus dem Krankenhaus entlassen werden, gibt man ihnen ein (!) Wickeltuch, ein lustiges gestreiftes Babymützchen (manchmal mit einer Riesenschleife für die Mädchen), ein paar Proben für Pre-Milch und den einen oder anderen Werbeartikel mit. Ich selbst habe mir obendrein immer so viele Wöchnerinnenslips wie möglich unter den Nagel gerissen. Aber mehr ist nicht drin.

In Finnland hingegen erhalten alle Mütter die gleiche Luxus-Erstausstattung, zu der neben Dutzenden anderer nützlicher Gaben oft auch ein Behelfsbabybett samt Matratze und – finnische Temperaturen verpflichten – ein winziger Schneeanzug gehört.[558] Solche Goodies sind nicht einfach nur Geschenke. Sie sind psychologische Stärkungsmittel. Denn sie verringern die zahlreichen Ungewissheiten, denen Neumütter ausgesetzt sind, und signalisieren, dass es irgendwo irgendwelche Leute gibt, die sich kümmern. Um die Mamas und um ihre Kleinen. Obendrein liegt für Mütter mit einem starken Gespür für soziale Ungleichheit ein Trost darin, dass grundsätzlich alle Neumütter mit derselben Erstausstattung an den Start gehen.

Für amerikanische Mütter werden aparte Babyschühchen aus Filz und goldige Minimatratzen wahrscheinlich für immer ein schöner Traum bleiben. Doch da viele von ihnen nun mal nachgewiesenermaßen von der Sorge zerfressen werden, sich nicht genügend Pampers leisten zu können, wäre es doch eine feine Sache, jeder Mutter bei der Entlassung aus dem Krankenhaus einen Gutschein für ein Jahr Gratiswindeln zu überreichen, oder? Das würde Einzelhandelskosten in Höhe von ungefähr neunhundert Dollar entsprechen, Peanuts im Vergleich zu den Gesamtkosten infolge einer Entbindung und eine ziemlich preiswerte Rettungsmaßnahme für Mütter, die ansonsten kein Licht mehr am Ende des Tunnels sähen.

Last but not least brauchen Neumütter nach dem Abschied von der Entbindungsstation eine gesetzlich festgelegte Zeitspanne, die sie mit ihren Säuglingen verbringen können, um die Feinheiten körperlicher Fürsorge zu erlernen und auch mental komplett im Muttermodus anzukommen. Der sicherste Weg, um einer Mutter Zeit mit ihrem Baby zu garantieren, ist ein bezahlter Mutterschaftsurlaub, der nach Meinung von Expert*innen wie Helena Rutherford bereits mehrere Wochen vor dem errechneten Geburtstermin beginnen sollte, damit die Schwangeren ein bisschen zur Ruhe kommen und sich generell auf die vor ihnen liegenden Ereignisse vorbereiten können. Was die Frauen dann nach der Geburt mit ihrer freien Zeit anfangen, ist teilweise von Land zu Land verschieden.[559] So bietet die französische Krankenkasse Rückbildungskurse an. (In Deutschland auch üblich, in den USA nicht.) Doch unabhängig davon gilt grundsätzlich: Je mehr Zeit, desto besser. Bezahlter Mutterschaftsurlaub kurbelt das Stillen an und hilft, Mutter-Kind-Interaktionen zu verfeinern.[560] Studien deuten darauf hin, dass eine generelle Verlängerung des Mutterschaftsurlaubs um zehn Wochen die Zahl der Todesfälle unter Säuglingen um fünf Prozent reduzieren könnte. Mutterschaftsurlaub unter acht Wochen hingegen hat, so die Annahme, einen Anstieg postpartaler Depressionen zur Folge.[561]

Estland bietet seinen Neumüttern bis zu 85 Wochen bezahlten Urlaub.[562] Norwegen legt noch mal sechs Wochen drauf.[563] Und Finnland toppt sie alle mit einem Maximum von sage und schreibe drei Jahren.[564] In den USA hingegen gibt's mager bemessene und meist noch magerer bezahlte zwölf Wochen, und selbst das nur in zwanzig Prozent aller Bundesstaaten. Weshalb das Gros amerikanischer Neumütter im Schnitt gerade mal zehn Wochen *unbezahlten* Mutterschaftsurlaub nimmt. Sie haben keine andere Wahl – obwohl wissenschaftlich nachgewiesen ist, dass kaum etwas so fatale Folgen für das Mutterverhalten hat wie ein leeres Bankkonto.

Auch in diesem Bereich ist allerdings eine Reform der bestehenden Gesetzgebung in greifbare Nähe gerückt. Wir müssen also auch hier nur noch mal tiiiiiiiieeeeef Luft holen, die Kerze auspusten ... und pressen. Klar werden bei uns nicht von heute auf morgen finnische Verhältnisse einkehren, aber ein zwölfwöchiger bezahlter Mutterschaftsurlaub sollte für unsereins zum Geburtsrecht werden.

Jede Mutter ist anders, da kann die Entwicklung öffentlicher Förderprogramme, die die Bedürfnisse individueller Mamapersönlichkeiten vorausschauend berücksichtigen und im Bedarfsfall passende Hilfsmaßnahmen anbieten können, zu einer äußerst komplizierten Angelegenheit werden. Einige meiner Lieblings-Lösungsansätze für vorhersehbare Muttersorgen umfassen daher auch variable Unterstützungsstrategien, die flexibel anwendbar sind.

Womit wir wieder bei den glücklichen niederländischen Mamas

wären. Die sind sowieso mit einer Menge Annehmlichkeiten am Start, unter anderem kostenfreie Doula-Dienste, mindestens vier Monate bezahlter Mutterschaftsurlaub und problemlos verfügbare Betreuungsplätze.

Doch neben den grundsätzlich hilfreichen Unterstützungsposten »Zeit« und »Geld« kommen niederländische Mütter zusätzlich in den Genuss von eigens auf sie zugeschnittene Unterstützungsmaßnahmen, die sich die Erkenntnisse der Mütterwissenschaft zunutze machen. Wenn amerikanische Mütter nach ihren mickrigen zwei Durchschnittstagen auf der Entbindungsstation entlassen werden, werden sie auch gleich vom gesamten System auf die Straße gesetzt. Sie sind nirgendwo weiterhin registriert und haben daher auch keinerlei Anspruch auf soziale Unterstützung jedweder Art. Die meisten US-Mütter dürfen zwar vier bis sechs Wochen nach der Geburt einmalig einen Zwanzig-Minuten-Termin bei ihrem Gesundheitsvorsorger wahrnehmen – doch ungefähr vierzig Prozent von uns verpassen diesen einen einsamen Termin, weil wir dafür nicht freibekommen oder in einer Wochenbettdepression festhängen oder einfach, weil wir unsere Autoschlüssel nicht mehr finden.[565]

In den Niederlanden hingegen hat jede Mutter nach der Geburt die Möglichkeit, bis zu zwei Wochen lang häusliche Hilfe durch eine speziell ausgebildete Säuglingsschwester in Anspruch zu nehmen, und zwar *bis zu acht Stunden täglich*.[566] Der Name dieser Rettungskräfte? *Kraamverzorgende*, genau. Nicht nur erklären die persönlichen Mütterpflegenden alles, was frustrierte Neumamas wissen wollen, aber bisher nicht zu fragen wagten, ob es nun um Beschneidungswunden geht oder darum, ob der verschrumpelte Rest der Nabelschnur wirklich eines Tages einfach abfällt – sie kümmern sich auch um sämtliche bereits vorhandenen lieben Kleinen, erledigen Einkäufe, bringen zum Abendessen Matjes und andere niederländische Delikatessen auf den Tisch und tun auch sonst alles, was frischgebackenen Mamas mitten im physischen wie psychischen Übergang in den Muttermodus aus Ängstlichkeit oder Erschöpfung nicht möglich ist.

Obendrein ist es für Mamas Körper und Gemüt ein richtiger Kick, zu wissen, dass sie nicht allein mit dem ungewohnten inneren und äußeren Chaos fertig werden muss. Mehrfachmütter freuen sich wahrscheinlich in erster Linie über die tatkräftige Hilfe, aber für Erstgebärende ist allein schon die Anwesenheit der *kraamverzorgenden* ein Segen.

In den USA müssten Mütter für eine zehntägige postnatale Betreuung dieser Art aus eigener Tasche um die viertausend Dollar abdrücken, von den erforderlichen Connections und den Kraftanstrengungen bei der Suche nach solchen Mary-Poppins-Lichtgestalten ganz zu schweigen. Allein schon das Preisschild hat mehr oder weniger garantiert zur Folge, dass genau die ausgelaugten Mütter, die menschliche Hilfe und Unterstützung am dringendsten benötigen, sie nie im Leben bekommen werden.

Kraamverzorgende kosten jedoch in der Regel nichts, und wenn doch, dann höchstens ein paar hundert Euro.

Neben den Niederlanden zeichnen sich auch die Länder Down Under durch einige der mütterfreundlichsten Unterstützungssysteme aller Industrieländer aus. In Australien können Neumütter sich samt ihrem Baby innerhalb von drei Jahren nach der Geburt fünf Tage lang stationär in einem medizinischen Zentrum betreuen lassen.[567] Die Kosten trägt die Krankenkasse. Und das gilt nicht nur bei akuten postpartalen Psychosen und anderen gravierenden Gesundheitsproblemen, die vorliegen müssen, bevor amerikanische Neumütter wieder ins Krankenhaus aufgenommen werden. In Australien gilt unter anderem als Aufnahmekriterium, dass es einem Säugling schwerfällt, einen stabilen Schlafrhythmus zu entwickeln – was bei fast allen der Fall ist – oder dass ein Kleinkind Verhaltensauffälligkeiten zeigt. (Die Kategorie »Kleinkind« ist zwar so manchem Kulturkreis fremd, doch Australien gehört definitiv nicht dazu.) Solche Maßnahmen spiegeln vermutlich die in Australien vorherrschende Auffassung, der Übergang in den Muttermodus sei natürlich darauf angelegt, erfolgreich abgeschlossen zu werden, könne aber keinesfalls als automatisch, stabil oder unangreifbar betrachtet werden.

Gleich nebenan in Neuseeland – vielleicht nicht ganz zufällig die erste Nation, die das Frauenwahlrecht einführte und derzeit eine Neumutter als Regierungschefin hat – kümmern sich *Plunket Nurses* um Mamas Wohlergehen.[568] Hinter der nach frisch gestärkten Schwesternhauben klingenden Bezeichnung stecken Mitarbeiterinnen der *Plunket Society*, einer karitativen Organisation, die Müttern und ihren Kindern Fürsorge und Unterstützung bietet. Die *Plunkets* begleiten die Kids bis zum fünften Lebensjahr, und zwar nicht im Sinne flüchtiger Kontakte, sondern in Gestalt einer dauerhaften Beziehung. Das Konzept der *Plunket Society* wurde Anfang des 20. Jahrhunderts von einer adeligen Mutter von acht Kindern entwickelt. Heute unterhält die Organisation landesweit Hunderte Zentren und mobile Kliniken für Mütter in abgelegenen Gegenden. Die Zentren vermitteln nicht nur wichtiges Gesundheitswissen, sondern verleihen auch Spielzeug und Kindersitze, geben Tipps fürs Töpfchentraining und organisieren Frühstücks- und Kaffeerunden für vereinsamte Mamas.

Und falls die Babykacke so richtig am Dampfen ist, stehen die *Plunkets* parat und helfen Müttern beispielsweise, sich aus einer Gewaltbeziehung zu befreien. So können sie bei der Suche nach einer besseren Unterkunft behilflich sein, die für Mütter wesentlich mehr bedeutet als nur die Hoffnung auf ein schöneres Kinderzimmer: Ähnlich wie auf überfüllten Entbindungsstationen kann das Mutterverhalten auch unter beengten Wohnverhältnissen und hohem Lärmpegel leiden. Wenn eine entsprechend mitgenommene Mama in eine ruhigere, grünere Gegend ziehen kann, verbessert sich oft auch die Mutter-Kind-Beziehung wieder.

Wenn die USA ihre Mütter schon nicht mit solchen Mutterschutzengeln beglücken können – dann sollten wenigstens regelmäßige Nachuntersuchungen auch noch Monate oder am besten Jahre nach der Geburt machbar sein. Inklusive freundlicher Erinnerungen durch die betreuenden Praxen, falls die eine oder andere Neumutter kneift. Schließlich können selbst putzmunter wirkende Mütter mit sozialen Privilegien und allem Drum und Dran von verstecktem Leid zerfressen werden. Zusätzlich sollten die gefährdetsten Mütter – Erstgebärende, insbesondere mittellose, junge, PoC, traumatisierte, depressive, alleinstehende Mamas, die einen Kaiserschnitt hinter sich, gerade mal sechs Wochen bis zum Wiedereinstieg in den Job vor sich, Probleme mit dem Stillen und keine Mutter an ihrer Seite haben – bitte schön grundsätzlich *kraamverzorgende*-artigen Beistand bekommen.

Zumindest aber sollten staatliche Hilfsleistungen nicht auch noch ausgerechnet in der Phase des Übergangs in den Muttermodus zusammengestrichen werden, in der unsereins besonders gefährdet und instabil ist: Viele mittellose amerikanische Mütter werden während der Schwangerschaft durch das staatliche Gesundheitsfürsorgeprogramm Medicaid betreut, verlieren diesen Anspruch jedoch zwei Monate nach der Geburt, mit absehbaren psychischen Konsequenzen.

»Das Timing könnte kaum schlimmer sein«, meint auch Catherine Monk. »Den Müttern muss das so vorkommen, als stürzten sie in einen Abgrund.«

Während ich diese Zeilen schreibe, verlieren noch weitaus mehr Mütter den Halt, von den Nerven ganz zu schweigen. Verantwortlich dafür ist das Coronavirus, das jeden erdenklichen mütterlichen Stressfaktor noch verschärft. Alleinerziehende und berufstätige Mütter verzweifeln angesichts der Tatsache, dass in den USA Bars und Restaurants geöffnet bleiben, Schulen jedoch schließen oder nur Online-Unterricht anbieten, ein Gegensatz, der die Gleichgültigkeit (und das ist noch extrem milde ausgedrückt) der Regierung gegenüber chronisch überlasteten Müttern und ihrem Alltag bloßlegt. Da die Mamas obendrein oft nicht mehr auf die Hilfe der Großeltern oder andere etablierte Unterstützungsmodelle zurückgreifen können, sind sie mehr denn je auf sich gestellt. Zwischen unterschiedlichen ethnischen und sozialen Gruppen vertiefen sich die Gräben, etwa im schulischen Bereich, wo wohlhabende Mütter ihren Kindern die Teilnahme an privaten Lerngruppen einschließlich eigens engagierter Lehrkräfte finanzieren, während

Working-class-Moms Tag für Tag eine Infektion riskieren, nur um weiterhin genug Geld für Essen, Miete und diese verdammten Windeln aufzubringen. Nie war für uns Mütter das Gefühl völligen Alleingelassenseins übermächtiger als heute.

Postpartale Depressionen und chronische Schlaflosigkeit verzeichnen einen rasanten Anstieg und unsere Finanzen schwere Erschütterungen,[569] da steht zu vermuten, dass die Geburtenrate in den USA weiter abwärtstrudelt. Weniger Mütter wiederum haben fast unvermeidlich eine noch weniger mütterfreundliche Gesellschaft zur Folge – ein Covid-bedingter Teufelskreis, der auch nach dem Ende der Pandemie kaum zu stoppen sein wird. Falls es wirklich so kommen sollte, werden wir zu einer Handvoll Datensätzen, die in der Geburtenstatistik den allgemeinen Abwärtstrend illustrieren – und den Aufwärtstrend von Frauen, die für immer aussteigen.

Ich tippe diesen düsteren Ausblick mit mehreren abgekauten Fingernägeln, deren Überreste (im Gegensatz zu den noch intakten Nägeln) in einem grässlichen *Vanish*-Pink lackiert sind. Was daran liegt, dass meine beiden älteren Töchter, die genau wie ich seit nunmehr fünf Monaten ihr Zuhause nicht mehr von außen gesehen haben, mitten in ihrer Mama-Maniküre keine Lust mehr hatten und sich verkrümelten.

Allen Übeln zum Trotz muss ich bei dem Anblick lächeln.

Aber womöglich ist das ja gar kein Beweis für meinen Galgenhumor, sondern ein Anzeichen für einen leichten Wahn? Nicht auszuschließen angesichts der Tatsache, dass ich ja unbedingt jetzt, inmitten des internationalen Irrsinns, jenes vierte Kind bekommen musste, von dem ich Ihnen bereits erzählt habe.

Für mich war diese Schwangerschaft auch eine Chance gewesen, meine Königin-der-Nacht-Vergangenheit zumindest teilweise zu überschreiben. Dieses Mal zieht mein Mann wieder auf Zuruf zuverlässig los, um mir Eiscreme zu besorgen, anstatt sich in sich selbst einzuschließen, dachte ich. Unsere finanzielle Schieflage ist längst überwunden, und ich werde nicht mehr so oft heulend die Schlafzimmerdecke anstarren, dachte ich. Wer weiß, vielleicht fange ich sogar an, Babybreirezepte auszuprobieren.

Doch als ich im siebten Monat war, musste mein Mann mit Atemnot in die Notaufnahme, kaum dass er von einer Auslandsreise zurück war. Kurz darauf fingen auch die Kinder und ich an zu husten. Zu dem Zeitpunkt wusste noch niemand so genau, welche Folgen eine Coronainfektion für unsere Familie und insbesondere für ein Ungeborenes haben würde, was mich in ziemliche Verzweiflung stürzte. (»Ich komm sofort vorbei«, sagte meine Mutter unerschrocken, als sie von unserer Erkrankung hörte, doch wir landeten alle in häuslicher Quarantäne, bevor sie ihren Rentnerschlitten starten und zu uns rüber brausen konnte.) Nach unserer Genesung durfte ich noch wochenlang nicht zur Schwangerschaftsvorsorge gehen. Schulen wurden bis auf Weiteres geschlossen. An Alltagsleben war nicht zu denken. Unsere Finanzen schlitterten erneut in eine bedrohliche Schieflage, und wieder saß ich in einer Dachkammer fest bei dem Versuch, ein Buch zu Ende zu bringen (dieses hier).

Kurz bevor Corona zuschlug, geschah etwas, das ich als schreckliches Omen für mein Mutterschicksal ansah: Hamstermädchen Clementine brachte es irgendwie fertig, einen Wurf radiergummipinker Hamsterbabys zu bekommen – und verspeiste sie eines nach dem anderen, trotz aller unserer Bemühungen, sie mittels Möhrchen von der schlimmen Tat abzubringen. Dieser Anblick, so fürchtete ich, musste für meine Kinder doch ganz besonders grauenhaft sein, weil ihre Mama ja gerade schwanger war. Nachdem ich den Verkaufsleiter für Kleintiere der Zoohandlung in bester Bärenmuttermanier auseinandergenommen hatte, weil er meine armen Kinder diesem furchtbaren Spektakel ausgesetzt hatte, bettelte er uns förmlich an, Clementine zurücknehmen und uns dafür ein neues Familienmaskottchen aussuchen lassen zu dürfen, garantiert ohne Babykillergemüt und natürlich kostenfrei.

Meine Töchter aber wollten ihre Hamstermama behalten.

»Niemand ist perfekt, weißt du?«, beschied mir Tochter 1.

Aus irgendeinem Grund kamen mir die Tränen, als sie das sagte.

Genau als die Pandemie ihren Höhepunkt erreichte, begab ich mich für meinen vierten Kaiserschnitt ins Krankenhaus. Die Entbindungsstation wirkte so trostlos wie ein Leichenschauhaus. Nirgendwo bunte Ballonsträuße, keine übereifrigen Neugeborenenfotografen weit und breit. Die Masken der Schwestern verbargen ihren Gesichtsausdruck.

Mir ging es soweit gut – oder zumindest wesentlich besser als letztes Mal. Die Arbeit an diesem Buch erwies sich als sehr hilfreich: Dank meiner ganzen wissenschaftlichen Recherche war ich auf einmal in der Lage, die Faktoren zu meinen Gunsten und jene zu meinen Ungunsten klar zu erkennen. So wusste ich beispielsweise, dass Seuchen mütterliche Verhaltensmuster unterminieren können. Allerdings kristallisierte sich zu der Zeit glücklicherweise heraus, dass Corona die Kinder mehrheitlich verschonte – ein wahrer Segen für jede Mutter. Ich war mir meiner persönlichen Schwächen bewusst, aber auch meiner Stärken. Sonderlich gut in Form war ich nicht, aber das war gerade kaum jemand. Wie die meisten Menschen nehme ich vieles in vergleichenden Kategorien wahr, deshalb sah ich meine eigene schwierige Lage im Vergleich zu der anderer Mütter und hatte das Gefühl: Wir sitzen alle im selben Boot. Auch wusste ich, dass meine Familie und meine neuen Freunde – lauter Menschen, denen mein demnächst das Licht der Welt erblickende Kind und ich wichtig waren – sich auf uns freuten. Bis zum Wiedersehen würde es bestimmt noch dauern, aber ich wusste, dass sie alle da waren, denn sie hatten mir massenhaft Essen vor die Tür gestellt.

Mein Mann durfte im Krankenhaus bei mir bleiben, was fraglich gewesen war, bis Eltern in spe erfolgreich gegen das »Schutzkleidung sparende« Verbot von Partnern im Kreißsaal rebellierten. Dieser kleine Sieg hatte meine Lebensgeister wieder so richtig in Schwung gebracht, und das nicht nur, weil mir der Wert des Beistands, den ein Herzensmensch leistet, inzwischen voll und ganz bewusst geworden war. Sondern weil ich das Ganze schlicht als

Beweis dafür sah, dass auch andere Leute die Probleme von Müttern wahrnehmen, uns ernst nehmen und sich ändern können. Wie immer sind Mütter der Mütter beste Fürsprecherinnen.

Zu der Zeit hatte das Social Distancing zwar spektakuläre Ausmaße angenommen, doch im Krankenhaus dämmerte mir, dass ich zu meinem großen Glück in einer erst kürzlich eröffneten Klinik mit äußerst fürsorglichem Personal gelandet war. Als mein Mann draußen warten musste, während ich für die Anästhesie eine schwertgroße Nadel in die Wirbelsäule gejagt bekam und zu zittern und schlottern begann, bot mein Arzt sogar an, mir die Hand zu halten.

Auf dem Operationstisch neige ich aus verständlichen Gründen dazu, die Augen fest zu schließen und so zu tun, als wäre ich eigentlich ganz woanders.[570] Doch diesmal gelang es meinem Arzt irgendwie (vielleicht weil er spürte, dass ich ein Fan von Vorhang-auf-und-Tusch-Enthüllungen bin), mich dazu zu überreden, eine raffinierte Neuerung auszuprobieren, die offenbar erst nach meiner letzten Geburt entwickelt worden war: ein halb transparentes Gewebe, das im entscheidenden Moment entfaltet wurde. Gnädig verbarg es meine Eingeweide vor meinem Blick, ermöglichte mir aber zum ersten Mal, wenigstens kurz zu sehen, wie das Baby aus meinem Bauch kam und was hinter dem ganzen Wirbel steckte.

Und so begab es sich, dass ich nach vier Schwangerschaften, zahlreichen erfolglosen Exkursionen zu Schafställen und einer gefühlten Million mütterwissenschaftlicher Studien im Kopf endlich die Gelegenheit hatte, bei einer Säugetiergeburt dabei zu sein. Ein Happy End wie aus dem Bilderbuch.

Das Baby wog bei der Geburt 3,9 Kilo, mein bisher schwerstes. Ich gab ihr den Namen meiner Mutter.

Für diesen Neuankömmling und für seine Schwestern, die hoffentlich alle eines Tages Mutter werden, möchte ich an dieser Stelle einige abschließende Tipps geben. Weil wir Mütter nun mal leidenschaftlich gern guten Rat erteilen – und weil unser Leben allzu oft von ahnungslosen Regierungen, überforderten Ururur-großmüttern und sogar früheren Versionen unserer selbst beherrscht wird.

Also dann:

Sammelt Babysittererfahrung. Esst viel Fisch. Kauft lieber gläserne Lebensmittelbehältnisse als Plastikboxen, auch wenn die billiger sind. Schließt schnell Freundschaft, insbesondere mit Frauen, und pflegt sie ein Leben lang.

Entwickelt frühzeitig einen Lebensplan, der eure biologische Entwicklung vorausschauend berücksichtigt. Seht zu, dass ihr einen Platz an einer möglichst guten Uni bekommt, aber hütet euch vor Studiendarlehen. Sucht euren Partner sehr, sehr sorgfältig aus, denn seine Gene könnten mit euren aneinandergeraten. Seid euch der Tatsache bewusst, dass heutzutage weder eine Liebesbeziehung noch ein Mann als solcher für die Mutterschaft zwingend erforderlich sind, dass aber die amerikanischen Mütter mit den meisten Möglichkeiten und sozialen Privilegien immer noch tendenziell verheiratet sind und es auch bleiben.

Wartet mit dem Kinderkriegen, aber nicht zu lange. Geht bei der Auswahl eures Arbeitgebers wie eures Gynäkologen mit äußerster Vorsicht zu Werke. Falls ihr von einem Sohn träumt, häuft euch Pancakes auf den Teller, aber bedenkt, dass Töchter genauso süß sind. Sucht euch eine Doula. Versucht, auf der Entbindungsstation ein Einzelzimmer zu ergattern.

Haltet eure Babys oft im Arm, denn das wird ihr Gehirn wahrscheinlich fürs Leben prägen, aber fühlt euch bloß nicht verpflichtet, Shakespeare für sie zu zitieren (vorausgesetzt, ihr erinnert euch überhaupt noch an die eine oder andere Strophe) oder auf dem Spielteppich alle möglichen Verrenkungen für sie anzustellen. Nehmt skrupellos so viel Urlaub, wie eure Situation es erlaubt. Kommt möglichst nicht auf den Gedanken, euch in einem Vorort ohne Fußwege niederzulassen. Sucht euch eine Bleibe in der Nähe eines Spielplatzes. Sucht euch eine Bleibe in der Nähe eurer Mama.

Was mir besonders wichtig ist: Kümmert euch nach Kräften um

eure Kinder, aber dreht der Welt nicht komplett den Rücken zu. Denn das wird euch letztlich nicht guttun, und außerdem gibt es für uns Mütter immer noch unglaublich viel zu tun. Der ganze Totalumbau unseres Körpers und unserer Wahrnehmung ist gelegentlich schrecklich unangenehm, kann aber auch ein Geschenk sein. Mütter sehen die Welt mit neuen Augen. Die entscheidenden *Must-haves* im Leben einer Mutter sind Sicherheit und Kontrolle, doch meiner Ansicht nach darf auch eine gelegentliche Herausforderung nicht fehlen.

Gründet eine Praxis für drogenabhängige Mütter, wie Emily das schließlich getan hat. Übernehmt die Leitung einer Schule für Flüchtlingsmütter, wie eine andere sehr gute Freundin von mir. Werdet Neurowissenschaftlerin oder Schafzüchterin oder Fotografin oder, warum nicht, *kraamverzorgende*. Schreibt ein Buch. Wählt Mütter oder stellt euch selbst für ein Amt zur Verfügung.

Und habt immer ein Auge auf andere Mütter, insbesondere auf Mütter in Schwierigkeiten. Denn nur unsereins weiß, wie es ist, als jemand anders wiedergeboren zu werden.

Danksagung

Zutiefst zu Dank verpflichtet bin ich den zahlreichen Wissenschaftlerinnen und Wissenschaftlern – einige hier aufgeführt, andere im Hintergrund mit von der Partie –, die mir bereitwillig Einblick in ihre Arbeit, ihr Wissen und ihre Sichtweisen gaben. Besonders dankbar bin ich all jenen, die mir Zutritt zu ihren Forschungsräumen gewährten und es mir damit ermöglichten, bis in den tiefsten Kern des Mutterwesens vorzudringen.

Ich bin dankbar für die vielen Mütter in meinem Leben, vor allem für meine eigene, Maureen Tucker, und meine Großmütter Iva Gwendolyn Tucker und Helen Patricia O'Neill.

Ein ganz besonderes Dankeschön an meine liebe Freundin Amanda Bensen Fiegl, deren Website www.lifeupstaged.com das Gedenken an sie lebendig hält.

Herzlichen Dank an die ebenso großartige wie unerschrockene Karyn Marcus von Gallery Books, die schon an dieses Buch glaubte, als noch nicht mal der Klapperstorch davon wusste. (Dazu nur so viel: Wir beide haben die Buch-als-Baby-Metapher diesmal wohl ein bisschen zu weit getrieben!) Danke auch an die wunderbare Rebecca Strobel, die für dieses Projekt hebammenmäßig die Ärmel hochkrempelte, und an die Forscherin Vicky Hallett, die mir frühzeitig und unerschütterlich zur Seite stand. (Celeste, danke dafür, dass ich mir deine Mama ausleihen durfte.)

Scott Waxman und Ashley Lopez, Waxman Literary Agency, danke ich für die jahrelange Unterstützung. Terry Monmaney und den Redakteur*innen und Mitarbeiter*innen des *Smithsonian Magazine* danke ich für ihre Herzlichkeit und für ihr Verständnis dafür, dass ich regelmäßig abtauchte, um Kinder zu bekommen.

Meiner Schwester Judith Tucker bin ich dankbar für die Pflege meiner Website – eine Idee von ihr! –, und genauso dankbar bin ich ihrem süßen Sohn Amon und Steven Dang, einem vorbildlichen Vater und Onkel. Danke an Emily Brunner, die mich über den ganzen Weg bei jedem Fort- und Rückschritt begleitete. Danke an meinen verstorbenen Vater Harold Tucker und auch an alle anderen, die mir mit Rat, Tat, Trost und Humor zur Seite standen oder mir sonst wie halfen: Jeanne Snow, Patricia Snow, Charles Douthat, Julie Leff, Annie Murphy Paul, Amy Sudmyer, Angie Pepin, Steve Kiehl, Hilary Nawrocki, Virginia Shiller, Rachel Horsting, Lyn Garrity, Laura Helmuth, Richard Prum, Heide Hendricks, Sharon und Satish Rege und Sarah Mahurin (deren süße Nase der Beweis dafür ist, dass Mütter keinen funktionsfähigen Geruchssinn brauchen, um ihre Kinder hingebungsvoll zu lieben). Und noch eine kaum bekannte Tatsache: Dank Sam Moyn und seiner fantastischen Konditoreikreationen besteht mein Gehirn derzeit zu genau 87 Prozent aus Kuchen.

Ein herzliches Dankeschön an alle, die sich mit meinen Kids herumgeschlagen haben, insbesondere Debbie Whitney, Amy Zuniga und Indrani Narine. Danke an Christa Doran und die Trainer*innen von Tuff Girl Fitness. Megagestresste Mamas (und alle anderen) aufgepasst: Falls ihr gerne in guter Gesellschaft an eurer Oberschenkelmuskulatur arbeiten möchtet, werdet online Mitglied bei www.tuffgirlfitnessct.com.

Ewig dankbar bin ich meinen Kids, allesamt Liebe auf den ersten Blick, und allesamt immer noch tagtäglich fähig, mich in höchstes Entzücken oder aber tiefste Verzweiflung zu versetzen. Gwendolyn, Eleanor, Nicholas und Rosemary Maureen: Ihr lernt ja gerade lesen, und wenn die eine oder andere Zeile euch die Cheerios wieder hochkommen lässt, denkt bitte dran, dass Mama damit nur versucht hat, das Geld für die Wucherpreise eures Kieferorthopäden zusammenzubekommen und dass sie euch von Herzen lieb hat.

Für Ross, meinen unglaublich liebevollen, geduldigen Ehemann, die Liebe meines Lebens: Danke, dass du deinen hellen Geist mit mir teilst, genau wie deine Gene, deine Pizzaränder,

deine Schniefer, deine schlaflosen Nächte und auch deine freud-
vollen Tage.

Quellenverzeichnis

Motto

J. M. Barrie, *Peter Pan »vollständige Ausgabe«*, INSEL, 3. Auflage 2015.

Einführung
Von Mäusen und Müttern

1 Gregory Lim, »Do fetal cells repair maternal hearts?«, *Nature Reviews Cardiology* 9, no. 67 (Feb. 2012); G. M. Felker et al., »Underlying Causes and Long-Term Survival in Patients with Initially Unexplained Cardiomyopathy«, *New England Journal of Medicine* 342, no. 15 (Apr. 13, 2000): 1077–84.

2 Lili Barouch, »Peripartum Cardiomyopathy«, Johns Hopkins Heart and Vascular Institute, accessed Oct. 21, 2020, https://www.hopkinsmedicine.org/health/conditions-and-diseases/peripartum-cardiomyopathy; Felker et al. »Underlying Causes.«

3 Save the Children, *State of the World's Mothers 2000*, May 2000, https://www.savethechildren.org/content/dam/usa/reports/advocacy/sowm/sowm-2000.pdf.

4 Laura Glynn, »Decoding the Maternal Brain«, TEDx Talks video, July 3, 2014, https://www.youtube.com/watch?v=71LT-Mnf MEY.

5 Janine A. Clayton and Francis S. Collins, »Policy: NIH to balance sex in cell and animal studies«, *Nature* 509, no. 7500 (May 14, 2014): 282–83.

6 R. Lee et al., »Through babies' eyes: Practical and theoretical considerations of using wearable technology to measure parent-infant behaviour from the mothers' and infants' view points«, *Infant Behavior and Development* 47 (May 2017): 62–71.

7 Laura Sanders, »Here's some slim science on temper tantrums«, *ScienceNews*, Apr. 22, 2016.

8 Sangeetha Vadakke-Madathil et al., »Multipotent fetal-derived Cdx2 cells from placenta regenerate the heart«, *PNAS* 116, no. 24 (June

11, 2019): 11786–95; Amy M. Boddy et al., »Fetal microchimerism and maternal health: A review and evolutionary analysis of cooperation and conflict beyond the womb«, *BioEssays* 37, no. 10 (Oct. 2015): 1106–18.

9 Rina J. Kara et al., »Fetal Cells Traffic to Injured Maternal Myocardium and Undergo Cardiac Differentiation«, *Circulation Research* 110, no. 11 (Nov. 14, 2011): 82–93.

10 Mads Kamper-Jørgensen et al., »Male microchimerism and survival among women«, *International Journal of Epidemiology* 43, no. 1 (Feb. 2014): 168–73.

11 Kirby L. Johnson et al., »Significant fetal cell microchimerism in a nontransfused woman with hepatitis C: evidence of long-term survival and expansion«, *Hepatology* 36, no. 5 (Nov. 2002): 1295–97.

12 William F. N. Chan et al., »Male Microchimerism in the Human Female Brain«, *PLoS ONE* 7, no. 9 (Sept. 26, 2012): e45592.

13 Jonathan C. K. Wells, Lewis Griffin, and Philip Treleaven, »Independent changes in female body shape with parity and age: A life-history approach to female adiposity«, *American Journal of Human Biology* 22, no. 4 (July–Aug. 2010): 456–62.

14 Stefanie L. Russell, Jeannette R. Ickovics, and Robert A. Yaffe, »Exploring Potential Pathways Between Parity and Tooth Loss Among American Women«, *American Journal of Public Health* 98, no. 7 (July 2008): 1263–70; Frank Gabel et al, »Gain a child, lose a tooth? Using natural experiments to distinguish between fact and fiction«, *Journal of Epidemiology and Community Health* 72, no. 6 (2018): 552–56.

15 Tara Bahrampour, »Women's reproductive history may predict Alzheimer's risk«, *Washington Post*, July 23, 2018.

16 Jeffery C. Mays, »1 in 5 Mothers Gets Post-Partum Depression. New York City Plans to Help«, New York Times, Feb. 5, 2020; »Baby Blues After Pregnancy«, *March of Dimes*, Feb. 2017.

17 Laura M. Glynn, Mariann A. Howland, and Molly Fox, »Maternal programming: Application of a developmental psychopathology perspective«, *Development and Psychopathology* 30, no. 3 (Aug. 2018): 905–19; Esther Landhuis, »Why Women May Be More Susceptible to Mood Disorders«, ScientificAmerican.com, Apr. 14, 2020, https://www.scientificamerican.com/article/why-women-may-be-more-susceptible-to-mood-disorders.

18 Ira Henry Freeman, »Kidnapper Seized; Baby Well, Happy«, *New York Times*, May 21, 1953; »Kidnappings Laid to ›Mother Mania‹, »New York Times, Aug. 26, 1923; »Wife Who Leaves Explains Herself«, *New York Times*, July 30, 1912.

19 Jessica Wang, »Mindy Kaling's Mother's Day Post Is About Seeing the Holiday Through Her Daughter's Eyes«, Bustle, May 10, 2020, https://www.bustle.com/p/mindy-kalings-mothers-day-post-inclu des-ode-to-her-daughter-22889571.

20 Lauren J. Ralph, Diana Green Foster, and Corinne H. Rocca, »Comparing Prospective and Retrospective Reports of Pregnancy Intention in a Longitudinal Cohort of U.S. Women«, *Perspectives on Sexual and Reproductive Health* 52, no. 1 (2020): 39–48.

21 Carina Chocano, »The Coast of Utopia«, *Vanity Fair*, Aug. 2019.

22 Marc H. Bornstein, »Determinants of parenting«, in *Developmental Psychopathology*, 3rd ed., vol. 4, Risk, Resilience, and Intervention, ed. Dante Cicchetti (Hoboken, NJ: John C. Wiley and Sons, 2016), 1.

23 Claire Cain Miller, »The U.S. Fertility Rate Is Down, Yet More Women Are Mothers«, *New York Times*, Jan. 18, 2018.

24 Gretchen Livingston, »More than a million Millennials are becoming moms each year«, *Fact Tank*, Pew Research Center, May 4, 2018, https:// www.pewresearch.org/fact-tank/2018/05/04/more-than-a-million-millennials-are-becoming-moms-each-year/.

25 Mark DeWolf, »12 Stats About Working Women«, U.S. Department of Labor Blog, Mar. 6, 2017, https://www.ishn.com/articles/105943-stats-about-working-women.

26 Joe Pinsker, »How Marketers Talk About Motherhood Behind Closed Doors«, *Atlantic*, Oct. 10, 2018.

27 Connie Hwong, »4 Ways that New Babies Influence Consumer Behavior«, vertoanalytics.com, Mar. 13, 2017, https://vertoanalytics.com/4-ways-babies-influence-consumer-behavior/; Bill Page et al., »Parents and children in supermarkets: Incidence and influence«, *Journal of Retailing and Consumer Services* 40 (Jan. 2018): 31–39.

28 Rebecca Brooks, »Mothers Have Higher Fear and Anxiety Than Fathers: What Does It Mean for Brands?«, Forbes.com, Mar. 3, 2020, https:// www.forbes.com/sites/forbesagencycouncil/2020/03/03/mothers-have-higher-fear-and-anxiety-than-fathers-what-does-it-mean-for-brands.

29 Munmun De Choudhury, Scott Counts, and Eric Horvitz, »Major

life changes and behavioral markers in social media: case of child-birth«, *CSCW '13: Proceedings of the 2013 Conference on Computer Supported Cooperative Work* (Feb. 2013): 1431–42.

30 Jill S. Greenlee, *The Political Consequences of Motherhood* (Ann Arbor, MI: University of Michigan Press, 2014), 166.

31 Julia Marin Hellwege and Lisa A. Bryant, »Congress has a record number of mothers with children at home. This is why it matters«, *Monkey Cage* (blog), *Washington Post*, Feb. 15, 2019.

32 Rebecca M. Pearson, et al., »Prevalence of Prenatal Depression Symptoms Among 2 Generations of Pregnant Mothers«, *JAMA Network Open* 1, no. 3 (July 2018): e180725.

33 The Avon Longitudinal Study of Parents and Children, Ilyana Kuziemko et al., »The Mommy Effect: Do Women Anticipate the Employment Effects of Motherhood?« (NBER Working Paper No. 24740, National Bureau of Economic Research, June 2018).

Kapitel 1
Mutterinstinkte zwischen Dichtung und Wahrheit

34 P. Mora Medina et al., »Sensory factors involved in mother-young bonding in sheep: A review«, *Veterinární medicína* 61, no. 11 (Jan. 2018): 595–611.

35 Frédéric Lévy, Matthieu Keller, and Pascal Poindron, »Olfactory regulation of maternal behavior in mammals«, *Hormones and Behavior* 46, no. 3 (Oct. 2004): 284–302; Frédéric Lévy, »Neural Substrates Involved in the Onset of Maternal Responsiveness and Selectivity in Sheep«, in *Neurobiology of the Parental Brain*, ed. Robert S. Bridges (Burlington, MA: Elsevier 2008), 26.

36 Barend V. Burger et al., »Olfactory Cue Mediated Neonatal Recognition in Sheep, Ovis Aries«, *Journal of Chemical Ecology* 37, no. 10 (Oct. 2011): 1150–63.

37 Alison S. Fleming, Meir Steiner, and Carl Corter, »Cortisol, Hedonics, and Maternal Responsiveness in Human Mothers«, *Hormones and Behavior* 32, no. 2 (Oct. 1997): 85–98.

38 Melissa Dahl, »Potty Training Is a Scientific Mystery«, *New York*, Sept. 15, 2014.

39 Susan Davis, »Potty Training: Seven Surprising Facts«, Grow (blog),

WebMD, https://www.webmd.com/parenting/features/potty-trai ning-seven-surprising-facts«1; Zachary Crockett, »The Evolution of Potty Training«, Priceonomics, Sept. 16, 2014, https://priceono mics.com/the-evolution-of-potty-training/.

40 Sheila Marikar, »A Club for New Parents in Los Angeles«, *New Yorker*, Sept. 11, 2017.

41 Marla V. Anderson and M. D. Rutherford, »Evidence of a nesting psychology during human pregnancy«, *Evolution and Human Behavior* 34, no. 6 (Nov. 2013): 390–97.

42 Elise A. Piazza, Marius Cătălin Iordan, and Casey Lew-Williams, »Mothers Consistently Alter Their Unique Vocal Fingerprints When Communicating with Infants«, *Current Biology* 27, no. 20 (Oct. 23, 2017): 3162–67.

43 Helen Shoemark and Sarah Arnup, »A survey of how mothers think about and use voice with their hospitalized newborn infant«, *Journal of Neonatal Nursing* 20, no. 3 (June 2014): 115–21.

44 Sarah Blaffer Hrdy, *Mother Nature: A History of Mothers, Infants, and Natural Selection* (New York: Pantheon Books, 1999), 105. (Auf Deutsch erschienen als *Mutter Natur. Die weibliche Seite der Evolution*. Aus dem Amerikanischen von Andreas Paul, Ellen Vogel, Karin Hasselblatt, Matthias Reiss und Monika Schmalz, Berlin Verlag 2000.)

45 Andrey Giljov, Karina Karenina, and Yegor Malashichev, »Facing each other: mammal mothers and infants prefer the position favouring right hemisphere processing«, *Biology Letters* 14, no. 1 (Jan. 10, 2018).

46 Gianluca Malatesta, »The left-cradling bias and its relationship with empathy and depression«, *Scientific Reports* 9, no. 6141 (Apr. 2019): 1–9.

47 M. P. Vervloed, A. W. Hendriks, and E. van den Eijnde, »The effects of mothers' past infant-holding preferences on their adult children's face processing lateralisation«, *Brain and Cognition* 75, no. 3 (Apr. 2011): 248–54; A. W. Hendriks, M. van Rijswijk, and D. Omtzigt, »Holding-side influences on infant's view of mother's face«, *Laterality* 16, no. 6 (2011): 641–55.

48 Gillian S. Forrester et al., »The left cradling bias: An evolutionary facilitator of social cognition?«, *Cortex* 118 (Sept. 2019): 116–31.

49 Andrea Caria et al., »Species-specific response to human infant

faces in the premotor cortex«, *NeuroImage* 60, no. 2 (Apr. 2, 2012): 884–93.

50 Gianluca Esposito et al., »Baby, You Light-Up My Face: Culture-General Physiological Responses to Infants and Culture-Specific Cognitive Judgements of Adults«, *PLoS ONE* 9, no. 10 (Oct. 29, 2014): e106705.

51 Christine E. Parsons et al., »Ready for action: a role for the human midbrain in responding to infant vocalizations«, *Social Cognitive and Affective Neuroscience* 9, no. 7 (July 2014): 977–84.

52 Christine E. Parsons et al., »Listening to infant distress vocalizations enhances effortful motor performance«, *Acta Paediatrica* 101, no. 4 (2012): e189–e191.

53 Alison S. Fleming et al., »Postpartum factors related to mother's attraction to newborn infant odors«, *Developmental Psychobiology* 26, no. 2 (Mar. 1993): 115–32.

54 Carl M. Corter and Alison S. Fleming, »Psychobiology of Maternal Behavior in Human Beings«, in *Handbook of Parenting*, 2nd ed., vol. 2, *Biology and Ecology of Parenting*, ed. Marc H. Bornstein (Mahwah, NJ: Lawrence Erlbaum 2002), 147.

55 W. E. Wilsoncroft, »Babies by bar-press: Maternal behavior in the rat«, *Behavior Research Methods & Instrumentation* 1 (1968): 229–30.

56 Frank A. Beach and Julian Jaynes, »Studies of Maternal Retrieving in Rats. III. Sensory Cues Involved in the Lactating Female's Response to Her Young«, *Behaviour* 10, no. 1 (1956): 104–25; L. R. Herrenkohl, P. A. Rosenberg, »Exteroceptive stimulation of maternal behavior in the naive rat«, *Physiology & Behavior* 8, no. 4 (Apr. 1972): 595–98.

57 Johan N. Lundström et al., »Maternal status regulates cortical responses to the body odor of newborns«, *Frontiers in Psychology* 4, no. 597 (Sept. 5, 2013).

58 Chloe Thompson-Booth et al., »Here's looking at you, kid: attention to infant emotional faces in mothers and non-mothers«, *Developmental Science* 17, no. 1 (Jan. 2014): 35–46.

59 Shota Nishitani et al., »Differential prefrontal response to infant facial emotions in mothers compared with non-mothers«, *Neuroscience Research* 70, no. 2 (Feb. 2011): 183–8.

60 Linda Mayes, »The Neurobiology of Parenting and Attachment«,

Sigmund Freud Institut video, Mar. 15, 2012, https://www.youtube.com/watch?v=feUjK2PRwIM.

61 Erich Seifritz et al., »Differential sex-independent amygdala response to infant crying and laughing in parents versus nonparents«, *Biological Psychiatry* 54, no. 12 (Dec. 15, 2003): 1367–75.

62 G. Esposito et al., »Immediate and selective maternal brain responses to own infant faces«, *Behavioural Brain Research* 278 (Feb. 1, 2015): 40–43.

63 Marsha Kaitz et al., »Infant recognition by tactile cues«, *Infant Behavior and Development* 16, no. 3 (July–Sept. 1993): 333–41.

64 Trevor I. Case, Betty M. Repacholi, and Richard J. Stevenson, »My baby doesn't smell as bad as yours: The plasticity of disgust«, *Evolution and Human Behavior* 27, no. 5 (Sept. 2006): 357–65.

65 Alan R Wiesenfeld, Carol Zander Malatesta, and Linda L. Deloach, »Differential parental response to familiar and unfamiliar infant distress signals«, *Infant Behavior and Development* 4 (Mar. 1981): 281–95.

66 David Fornby, »Maternal Recognition of Infant's Cry«, *Developmental Medicine & Child Neurology* 9, no. 3 (June 1967): 293–98.

67 Bornstein, »Determinants of Parenting«, 2.

68 Michael Numan and Larry J. Young, »Neural mechanisms of mother-infant bonding and pair bonding: Similarities, differences, and broader implications«, *Hormones and Behavior* 77 (Jan. 2016): 98–112.

69 Paul Raeburn, *Do Fathers Matter? What Science Is Telling Us About the Parent We've Overlooked* (New York: Farrar Straus & Giroux, 2013), 130.

70 Emily S. Miller et al., »Obsessive-Compulsive Symptoms During the Postpartum Period«, *Journal of Reproductive Medicine* 58, nos. 3–4 (Mar.–Apr. 2013): 115–22.

71 Elseline Hoekzema et al., »Pregnancy leads to long-lasting changes in human brain structure«, *Nature Neuroscience* 20 (2017): 287–96.

72 Angela Oatridge et al., »Change in Brain Size during and after Pregnancy: Study in Healthy Women and Women with Preeclampsia«, *American Journal of Neuroradiology* 23, no. 1 (Jan. 2002): 19–26.

73 Rodrigo A. Cárdenas, Lauren Julius Harris, and Mark W. Becker, »Sex differences in visual attention toward infant faces«, *Evolution and Human Behavior* 34, no. 4 (July 2013): 280–87; Irene Messina et al., »Sex-Specific Automatic Responses to Infant Cries: TMS Reveals Greater Excitability in Females than Males in Motor Evoked Potentials«, *Frontiers in Psychology* 6, no. 1909 (Jan. 7, 2016): Amanda C. Hahn et al., »Gender differences in the incentive salience of adult and infant faces«, *Quarterly Journal of Experimental Psychology* 66, no. 1 (Jan. 2013): 200–208.

74 R. Sprengelmeyer et al., »The Cutest Little Baby Face: A Hormonal Link to Sensitivity in Cuteness in Infant Faces«, *Psychological Science* 20, no. 2 (Feb. 2009): 149–54; Janek S. Lobmaier et al., »Menstrual cycle phase affects discrimination of infant cuteness«, *Hormones and Behavior* 70 (Apr. 2015): 1–6.

75 Nicola De Pisapia et al., »Sex Differences in Directional Brain Responses to Infant Hunger Cries«, *NeuroReport* 24, no. 3 (Feb. 13, 2013): 142–46; »Women's, men's brains respond differently to hungry infant's cries«, *National Institutes of Health news release*, May 6, 2013, https://www.nih.gov/news-events/news-releases/womens-mens-brains-respond-differently-hungry-infants-cries.

76 Gianluca Esposito et al., »Using infrared thermography to assess emotional responses to infants«, *Early Child Development and Care* 185, no. 3 (2015): 438–47.

77 Douglas W. Mock, »The Evolution of Relationships in Nonhuman Families«, in *Oxford Handbook of Evolutionary Family Psychology*, ed. Catherine Salmon and Todd Shackelford (New York: Oxford University Press, 2011), 59.

78 Glynn, »Decoding the Maternal Brain.«

79 Mock, »The Evolution of Relationships«, 59.

80 Gretchen Livingston, »Growing Number of Dads Home with the Kids«, *Social & Demographic Trends*, Pew Research Center, June 5, 2014.

81 Stephanie Kramer, »U.S. has world's highest rate of children living in single-parent households«, *Fact Tank*, Pew Research Center, Dec. 12, 2019, https://www.pewsocialtrends.org/2014/06/05/gro

wing-number-of-dads-home-with-the-kids/; Raeburn, *Do Fathers Matter?*, 213.

82 Alicia D. Cast, Susan D. Stewart, and Megan J. Erickson, »Why do men feel more attractive after childbirth?«*Journal of Gender Studies* 22, no. 3 (2013): 335–43.

83 Lee T. Gettler et al., »Longitudinal evidence that fatherhood decreases testosterone in human males«, *PNAS* 108, no. 39 (Sept. 27, 2011): 16194–99.

84 Alison S. Fleming et al., »Testosterone and Prolactin Are Associated with Emotional Responses to Infant Cries in New Fathers«, *Hormones and Behavior* 42, no. 4 (Dec. 2002): 399–413; Ina Schicker, »For Fathers and Newborns, Natural Law and Odor«, *Washington Post*, Feb. 26, 2001.

85 Jennifer S. Mascaro, Patrick D. Hackett, and James K. Rilling, »Testicular volume is inversely correlated with nurturing-related brain activity in human fathers«, *PNAS* 110, no. 39 (Sept. 24, 2013): 15746–51.

86 Erik Gustafsson et al., »Fathers are just as good as mothers at recognizing the cries of their baby«, *Nature Communications* 4 (2013): 1698.

87 Caroline Pape Cowan et al., »Transitions to Parenthood: His, Hers, and Theirs«, *Journal of Family Issues* 6, no. 4 (Dec. 1985): 451–81.

88 Christine E. Parsons et al., »Interpreting infant emotional expressions: Parenthood has differential effects on men and women«, *Quarterly Journal of Experimental Psychology* 70, no. 3 (Mar. 2017): 554–64.

89 Raeburn, *Do Fathers Matter?*, 133.

90 David Richter et al., »Long-term effects of pregnancy and childbirth on sleep satisfaction and duration of first-time and experienced mothers and fathers«, *Sleep* 42, no. 4 (Apr. 2019): zsz015.

91 Corter and Fleming, »Psychobiology«, 167.

92 Ibid., 157.

93 Raeburn, *Do Fathers Matter?*, 130.

94 Katharine Johnson et al., »Gender Differences in Adult-Infant Communication in the First Months of Life«, *Pediatrics* 134, no. 6 (Dec. 2014): e1603–10.

95 Kevin Dudley, »Who Uses Baby Talk More-Moms or Dads?« WSU Health Sciences Spokane Extra, May 19, 2015, https://spokane.

wsu.edu/extra/2015/05/19/who-uses-baby-talk-more-moms-or-dads/.

96 Daniel Paquette, »Theorizing the Father-Child Relationship: Mechanisms and Developmental Outcomes«, *Human Development* 47, no. 4 (Aug. 2004): 193–219.

97 Adele Eskes Gottfried, Allen W. Gottfried, and Kay Bathurst, »Maternal and Dual-Earner Employment Status and Parenting«, in Bornstein, *Handbook of Parenting*, 2:214.

98 Daniel Paquette and Marc Bigras, »The risky situation: A procedure for assessing the father-child activation relationship«, *Early Child Development and Care* 180, nos. 1–2 (2010): 33–50.

99 Jana Vyrastekova et al., »Mothers More Altruistic than Fathers, but Only When Bearing Responsibility Alone: Evidence from Parental Choice Experiments in Tanzania«, *PLoS ONE* 9, no. 6 (June 25, 2014): e99952.

100 C. Allen et al., »Preparation for fatherhood: A role for olfactory communication during human pregnancy?«, *Physiology & Behavior* 206 (July 1, 2019): 175–80.

101 Lenna Nepomnyaschy and Jane Waldfogel, »Paternity leave and fathers' involvement with their young children«, *Community, Work & Family* 10, no. 4 (2007): 427–53.

102 Hong-Xiang Lu et al., »Displays of paternal mouse pup retrieval following communicative interaction with maternal mates«, *Nature Communications* 4 (2013): 1346.

103 Fabian Probst et al., »Do women tend while men fight or flee? Differential emotive reactions of stressed men and women while viewing newborn infants«, *Psychoneuroendocrinology* 75 (Jan. 2017): 213–21.

104 David F. Bjorklund and Ashley C. Jordan, »Human Parenting from an Evolutionary Perspective«, in *Gender and Parenthood: Biological and Social Scientific Perspectives*, ed. W. Bradford Wilcox and Kathleen Kovner Kline (New York: Columbia University Press, 2013), 74–76.

105 Hrdy, *Mother Nature*, 233.

106 Ueslei Marcelino, »Mothers of babies afflicted by Zika fight poverty, despair«, Reuters, Oct. 17, 2018, https://www.reuters.com/article/us-health-zika-brazil-wideimage/mothers-of-babies-afflicted-by-zika-fight-poverty-despair-idUSKCN1MR0F9.

107 Harald Euler, »Grandparents and Extended Kin«, in Salmon and Shackelford, *Oxford Handbook*, 183.

108 B. A. Scelza et al., »High rate of extrapair paternity in a human population demonstrates diversity in human reproductive strategies«, *Science Advances* 6, no. 8 (Feb. 19, 2020): eaay 6195.

109 Haiyan Wu et al., »The male advantage in child facial resemblance detection: Behavioral and ERP evidence«, *Social Neuroscience* 8, no. 6 (2013): 555–67.

110 Robin Wilson and Piper Fogg, »On Parental Leave, Men Have It Easier«, Chronicle of Higher Education, Jan. 7, 2005, https://www.chronicle.com/article/on-parental-leave-men-have-it-easier/.

111 Katherine Ellison, *The Mommy Brain: How Motherhood Makes Us Smarter* (New York: Basic Books, 2005), 163.

112 Steven E. Rhoads and Christopher H. Rhoads, »Gender roles and infant / toddler care: Male and female professors on the tenure track«, *Journal of Social, Evolutionary, and Cultural Psychology* 6, no. 1 (2012): 13–31.

113 Eyal Abraham et al., »Father's brain is sensitive to childcare experiences«, *PNAS* 111, no. 27 (July 8, 2014): 9792–97.

114 Raeburn, *Do Fathers Matter?*, 220; Sara McLanahan and Christopher Jencks, »Was Moynihan Right?«, Education Next, Spring 2015, https://www.educationnext.org/was-moynihan-right/.

115 Kramer, »U.S. has world's highest rate of children living in single-parent households.«

116 Maria Chiu et al., »Mortality in single fathers compared with single mothers and partnered parents: a population-based cohort study«, *Lancet Public Health* 3, no. 3 (Mar. 1, 2018): e115–e123.

117 Wenda Trevathan, *Ancient Bodies, Modern Lives* (New York: Oxford University Press, 2010), 16.

118 Marc H. Bornstein, »Parenting × Gender × Culture × Time«, in Wilcox and Kline, *Gender and Parenthood*, 98–99.

119 Alexandra Topping, »Finland: The only country where fathers spend more time with kids than mothers«, *Guardian*, Dec. 5, 2017.

120 Bornstein, »Parenting × Gender × Culture × Time«, 98.

121 Tim Henderson, »Mothers are 3 times more likely than fathers to have lost jobs in the COVID-19 pandemic«, Chicago Tribune, Sept. 30, 2020.

122 Rebecca Sear and Ruth Mace, »Who keeps children alive? A review

of the effects of kin on child survival«, *Evolution and Human Behavior* 29, no. 1 (January 2008): 1–18.

123 Roberto Romero, »Images of the human placenta«, *American Journal of Obstetrics and Gynecology* 213, no. 4, suppl. (Oct. 1, 2015): S1–S2.

124 Anne C. Ferguson-Smith and Deborah Bourc'his, »The discovery and importance of genomic imprinting«, *eLife* 7 (Oct. 22, 2018): e42368; Raeburn, *Do Fathers Matter?*, 46–66.

125 Marco Del Giudice and Jay Belsky, »Parent-Child Relationships«, in Salmon and Shackelford, *Oxford Handbook*, 74–76.

126 Xu Wang et al., »Paternally expressed genes predominate in the placenta«, *PNAS* 110, no. 26 (June 25, 2013): 10705–10; Courtney W. Hanna, »Placental imprinting: Emerging mechanisms and functions«, *PLoS Genetics* 16, no. 4 (Apr. 23, 2020): e1008709.

127 T. Moore, »Review: Parent-offspring conflict and the control of placental function«, *Placenta* 33, suppl. (Feb. 2012): S33– S36; David Haig, »Maternal-fetal conflict, genomic imprinting and mammalian vulnerabilities to cancer«, *Philosophical Transactions of the Royal Society* 370, no. 1673 (July 19, 2015): 20140178.

128 Hrdy, *Mother Nature*, 434.

129 Elizabeth Abrams and Julienne Rutherford, »Framing postpartum hemorrhage as a consequence of human placental biology: an evolutionary and comparative perspective«, *American Anthropologist* 113, no. 3 (Sept. 2011): 417–30.

130 H. D. J. Creeth et al., »Maternal care boosted by paternal imprinting in mammals«, *PLoS Biology* 16, no. 7 (July 31, 2018): e2006599.

Kapitel 3
Mamamorphose

131 Bianca J. Marlin et al., »Oxytocin enables maternal behaviour by balancing cortical inhibition«, *Nature* 520 (2015): 499–504.

132 Sarah K. C. Holtfrerich et al., »Endogenous testosterone and exogenous oxytocin influence the response to baby schema in the female brain«, *Scientific Reports* 8, no. 7672 (May 16, 2018); Madelon M. E. Riem et al., »Oxytocin Modulates Amygdala, Insula, and Inferior Frontal Gyrus Responses to Infant Crying: A Randomized Con-

trolled Trial«, *Biological Psychiatry* 70, no. 3 (Aug. 1, 2011): 291–97; Helena J. V. Rutherford et al., »Intranasal oxytocin and the neural correlates of infant face processing in non-parent women«, *Biological Psychology* 129 (Oct. 2017): 45–48.

133 Michael Numan and Keith P. Corodimas, »The effects of paraventricular hypothalamic lesions on maternal behavior in rats«, *Physiology & Behavior* 35, no. 3 (Sept. 1985): 417–25.

134 Yi-Ya Fang et al., »A Hypothalamic Midbrain Pathway Essential for Driving Maternal Behaviors«, *Neuron* 98, no. 1 (Apr. 4, 2018): 192–207.

135 »Strangest thing in your mom purse?«, DC Urban Moms (and Dads), Dec. 10, 2019, https://www.dcurbanmom.com/jforum/posts/list/15/844578.page.

136 Pilyoung Kim et al., »The plasticity of human maternal brain: Longitudinal changes in brain anatomy during the early postpartum period«, *Behavioural Neuroscience* 124, no. 5 (Oct. 2010): 695–700.

137 Damion J. Grasso et al., »ERP correlates of attention allocation in mothers processing faces of their children«, *Biological Psychology* 81, no. 2 (May 2009): 95–102.

138 Johanna Bick et al., »Foster Mother-Infant Bonding: Associations Between Foster Mothers' Oxytocin Production, Electrophysiological Brain Activity, Feelings of Commitment, and Caregiving Quality«, *Child Development* 84, no. 3 (May–June 2013): 826–40.

139 M. Pérez-Hernández et al., »Listening to a baby crying induces higher electroencephalographic synchronization among prefrontal, temporal and parietal cortices in adoptive mothers«, *Infant Behavior and Development* 47 (May 2017): 1–12; M. Hernández-González et al., »Observing videos of a baby crying or smiling induces similar, but not identical, electroencephalographic responses in biological and adoptive mothers«, *Infant Behavior and Development* 42 (Feb. 2016): 1–10.

140 Joan T. D. Suwalsky, Charlene Hendricks, and Marc H. Bornstein, »Families by Adoption and Birth: I. Mother-Infant Socioemotional Interactions«, *Adoption Quarterly* 11, no. 2 (Oct. 2008): 101–25.

141 Leigh Ann Henion, »Do New Moms Dream Differently After Giving Birth?« *New York Times,* Apr. 16, 2020.

142 Donald A. Redelmeier et al., »Pregnancy and the risk of a traffic crash«, *Canadian Medical Association Journal* 186, no. 10 (July 8, 2014): 742–50.

143 Pavol Prokop and Jana Fančovičová, »Mothers are less disgust sensitive than childless females«, *Personality and Individual Differences* 96 (2016): 65–69.

144 Robert S. Bridges, »Long-Term Alterations in Neural and Endocrine Processes Induced by Motherhood«, *Hormones and Behavior* 77 (Jan. 2016): 193–203.

145 Alison Fleming and Ming Li, »Psychobiology of Maternal Behavior and Its Early Determinants in Nonhuman Mammals«, in Bornstein, *Handbook of Parenting,* 69.

146 A. V. Klinkenberg et al., »Heart rate variability changes in pregnant and non-pregnant women during standardized psychosocial stress«, *Acta Obstetrica et Gynecologica Scandinavica* 88, no. 1 (2009): 77–82.

147 Kalevi Vähä-Eskeli et al., »Effect of thermal stress on serum prolactin, cortisol and plasma arginine vasopressin concentration in the pregnant and non-pregnant state«, *European Journal of Obstetrics & Gynecology and Reproductive Biology* 42, no. 1 (Nov. 3, 1991): 1–8.

148 Martin Kammerer et al., »Pregnant women become insensitive to cold stress«, *BMC Pregnancy and Childbirth* 2, no. 8 (2002).

149 Heather A. Rupp et al., »Amygdala response to negative images in postpartum vs nulliparous women and intranasal oxytocin«, *Social Cognitive and Affective Neuroscience* 9, no. 1 (Jan. 2014): 48–54.

150 Laura M. Glynn et al., »Pregnancy affects appraisal of negative life events«, *Journal of Psychosomatic Research* 56, no. 1 (Jan. 2004): 47–52.

151 Laura M. Glynn et al., »When stress happens matters: Effects of earthquake timing on stress responsivity in pregnancy«, *American Journal of Obstetrics and Gynecology* 184, no. 4 (Mar. 2001): 637–42.

152 Kirk Johnson, »Amid ›Exploding‹ Houses and a Wave of Mud, a Maternal Instinct Flared«, *New York Times,* Apr. 9, 2014.

153 Susan Lingle and Tobias Riede, »Deer Mothers Are Sensitive to Infant Distress Vocalizations of Diverse Mammalian Species«, *American Naturalist* 184, no. 4 (Oct. 2014): 510–22.

154 M. Purhonen et al., »Effects of maternity on auditory event-related potentials to human sound«, *NeuroReport* 12, no. 13 (Sept. 7, 2001): 2975–79.

155 Christine E. Parsons et al., »Duration of motherhood has incremental effects on mothers' neural processing of infant vocal cues: a neuroimaging study of women«, *Scientific Reports* 7, no. 1727 (2017).

156 Bornstein, »Determinants of Parenting«, 16.

157 Helena J. V. Rutherford, Angela N. Maupin, and Linda C. Mayes, »Parity and neural responses to social and non-social stimuli in pregnancy«, *Social Neuroscience* 14, no. 5 (Oct. 2019): 545–48.

158 Levente L. Orbán and Farhad N. Bastur, »Shifts in color discrimination during early pregnancy«, *Evolutionary Psychology* 10, no. 2 (May 2012): 238–52.

159 B. C. Jones et al., »Menstrual cycle, pregnancy and oral contraceptive use alter attraction to apparent health in faces«, *Proceedings of the Royal Society B* 272, no. 1561 (Feb. 22, 2005): 20042962.

160 R. M. Pearson, S. L. Lightman, and J. Evans, »Emotional sensitivity for motherhood: Late pregnancy is associated with enhanced accuracy to encode emotional faces«, *Hormones and Behavior* 56, no. 5 (Nov. 2009): 557–63.

161 Ellison, *Mommy Brain*, 132.

162 Catharina Lewin and Agneta Herlitz, »Sex differences in face recognition-Women's faces make the difference«, *Brain and Cognition* 50, no. 1 (Oct. 2002): 121–28.

163 Marla V. Anderson and M. D. Rutherford, »Recognition of novel faces after single exposure IS enhanced during pregnancy«, *Evolutionary Psychology* 9, no. 1 (Feb. 2011) 47–60.

164 Daniel M. T. Fessler et al., »Stranger danger: Parenthood increases the envisioned bodily formidability of menacing men«, *Evolution and Human Behavior* 35, no. 2 (Mar. 2014): 109–17.

165 S. D. Coté, A. Peracino, and G. Simard, »Wolf, *Canis lupus*, Predation and Maternal Defensive Behavior in Mountain Goats, *Oreamnos americanus*«, *Canadian Field-Naturalist* 111 (1997): 389–92.

166 Danielle Wallace, »Protective walrus mom sinks Russian navy boat in Arctic Sea«, *New York Post*, Sept. 24, 2019.

167 Colin G. Murphy et al., »Cow-related trauma: A 10-year review of injuries admitted to a single institution«, *Injury* 41, no. 5 (May 2010): 548–50; M. Sheehan and C. Deasy, »A Descriptive Study of the Burden of Animal-Related Trauma at Cork University Hospital«, *Irish Medical Journal* 111, no. 1 (Jan. 10, 2018): 673. Jess Staufenberg, »Cows officially the most deadly large animals in Britain«, *Independent*, Nov. 9, 2015.

168 »Getting run over by an angry momma cow«, YouTube video, May 21, 2016, https://www.you tube.com/watch?v=U99j7WzMAYA.

169 Ronald R. Swaisgood, Matthew P. Rowe, and Donald H. Owings, »Antipredator responses of California ground squirrels to rattlesnakes and rattling sounds: the roles of sex, reproductive parity, and offspring age in assessment and decision-making rules«, *Behavioral Ecology and Sociobiology* 55 (2003): 22–31.

170 Jeff Lawrence, »Mom who pried cougar's jaws off son shares chilling story«, CTV News, Apr. 2, 2019, https://vancouverisland. ctvnews.ca/mom-who-pried-cougar-s-jaws-off-son-shares-chilling-story-1.4363100?.

171 Susan Perabo, »When Mothers Bully Back«, *New York Times*, Mar. 10, 2017.

172 Jared Leone, »Florida mothers slash each other with broken coffee mug in fight over parenting methods«, *Atlanta Journal-Constitution*, Nov. 10, 2018.

173 Anna Prior, »Calling All Cars: Trouble at Chuck E. Cheese's, Again«, *Wall Street Journal*, Dec. 9, 2008.

174 Kelly G. Lambert and Catherine L. Franssen, »The Dynamic Nature of the Parental Brain«, in Wilcox and Kline, *Gender and Parenthood*, 28.

175 Jennifer Verdolin, *Raised by Animals: The Surprising New Science of Animal Family Dynamics* (New York: The Experiment, 2017), 135.

176 Elizabeth Rickenbacher et al., »Freezing suppression by oxytocin in central amygdala allows alternate defensive behaviours and mother-pup interactions«, *eLife* 6 (2017): e24080.

177 Beth L. Mah et al., »Oxytocin promotes protective behavior in depressed mothers: a pilot study with the enthusiastic stranger paradigm«, *Depression and Anxiety* 32, no. 2 (Feb. 2015): 76–81.

178 Ellison, *Mommy Brain*, 88.

179 Jennifer Hahn-Holbrook et al., »Maternal Defense: Breast Feeding

Increases Aggression by Reducing Stress«, *Psychological Science* 22, no. 10 (Aug. 26, 2011): 1288–95.

180 Teal Burrell, »Making Sense of Mommy Brain«, *Discover*, Jan. 19, 2019.

181 Robert Martin, *How We Do It: The Evolution and Future of Human Reproduction* (New York: Basic Books, 2013), 146.

182 Jenni Gritters, »This Is Your Brain on Motherhood«, *New York Times*, May 5, 2020.

183 Ellison, *Mommy Brain*.

184 Lambert and Franssen, »Dynamic Nature«, 21–40.

185 Craig Howard Kinsley et al., »The mother as hunter: Significant reduction in foraging costs through enhancements of predation in maternal rats«, *Hormones and Behavior* 66, no. 4 (Sept. 2014): 649–54.

186 J. du P. Bothma and R. J. Coertze, »Motherhood Increases Hunting Success in Southern Kalahari Leopards«, *Journal of Mammalogy* 85, no. 4 (Aug. 16, 2004): 756–60.

187 Carin Bondar, *Wild Moms: Motherhood in the Animal Kingdom* (New York: Pegasus Books, 2018), 165.

188 Ibid., 166.

189 Madeleine J. Goodman et al., »The compatibility of hunting and mothering among the Agta huntergatherers of the Philippines«, *Sex Roles* 12 (1985): 1119–209.

190 Sasha J. Davies et al., »Cognitive impairment during pregnancy: a meta-analysis«, *Medical Journal of Australia* 208, no. 1 (Jan. 15, 2018): 35–40.

191 Carrie Cuttler et al., »Everyday life memory deficits in pregnant women«, *Canadian Journal of Experimental Psychology* 65, no. 1 (Mar. 2011): 27–37.

192 Laura M. Glynn, »Giving birth to a new brain: hormone exposures of pregnancy influence human memory«, *Psychoneuroendocrinology* 35, no. 8 (Sept. 2010): 1148–55; Serge V. Onyper et al., »Executive functioning and general cognitive ability in pregnant women and matched controls«, *Journal of Clinical and Experimental Neuropsychology* 32, no. 9 (Nov. 2010): 986–95; Jessica F. Henry and Barbara B. Sherwin, »Hormones and Cognitive Functioning During Late Pregnancy and Postpartum: A Longitudinal Study«, *Behavioral Neuroscience* 126, no. 1 (Feb. 2012): 73–85.

193 S. McKay and T. L. Barrows, »Reliving birth: maternal responses to viewing videotape of their second stage labors«, *Image: Journal of Nursing Scholarship* 24, no. 1 (Spring 1992): 27–31; Eman Elkadry et al., »Do mothers remember key events during labor?« *American Journal of Obstetrics & Gynecology* 189, no. 1 (July 2003): 195–200.

194 Louann Brizendine, *The Female Brain* (New York: Harmony, 2007), 105.

Kapitel 5
Alle gleich, aber auch anders

195 Heather M. Hill et al., »All Mothers Are Not the Same: Maternal Styles in Bottlenose Dolphins (Tursiops truncatus)«, *International Journal of Comparative Psychology* 20, no. 1 (2007): 35–54.

196 C. R. Pryce, M. Döbeli, and R. D. Martin, »Effects of sex steroids on maternal motivation in the common marmoset (Callithrix jacchus): development and application of an operant system with maternal reinforcement«, *Journal of Comparative Psychology* 107, no. 1 (Mar. 1993): 99–115.

197 Sarah E. Westrick et al., »Attentive red squirrel mothers have faster growing pups and higher lifetime reproductive success«, *Behavioral Ecology and Sociobiology* 74, no. 72 (2020).

198 P. C. H. Albers, P. J. A. Timmermans, and J. M. H. Vossen, »Evidence for the Existence of Mothering Styles in Guinea Pigs (Cavia aperea f. porcellus)«, *Behaviour* 136, no. 4 (May 1999): 469–79.

199 Siehe auch, Gabriela Gonzáles-Mariscal and Jay S. Rosenblatt, »Maternal Behavior in Rabbits: A Historical and Multidisciplinary Perspective«, in *Parental Care: Evolution, Mechanisms, and Adaptive Significance*, ed. Jay S. Rosenblatt and Charles T. Snowdon (San Diego: Academic Press, 1996), 338–39.

200 Pernilla Foyer, Erik Wilsson, and Per Jensen, »Levels of maternal care in dogs affect adult offspring temperament«, *Scientific Reports* 6, no. 19253 (Jan. 13, 2016).

201 Jeremy Atkinson et al., »Voice and Handgrip Strength Predict Reproductive Success in a Group of Indigenous African Females«, *PLoS ONE* 7, no. 8 (Aug. 3, 2012): e41811; Emily Sutcliffe Cleveland,

»Digit ratio, emotional intelligence and parenting styles predict female aggression«, *Personality and Individual Differences* 58 (Feb. 2014): 9–14.

202 Miriam J. Law Smith et al., »Maternal tendencies in women are associated with estrogen levels and facial femininity«, *Hormones and Behavior* 61, no. 1 (Jan. 2012): 12–16; Denis K. Deady and Miriam J. Law Smith, »Height in women predicts maternal tendencies and career orientation«, *Personality and Individual Differences* 40, no. 1 (Jan. 2006): 17–25.

203 Alastair J. Wilson and Marco Festa-Bianchet, »Maternal Effects in Wild Ungulates«, in *Maternal Effects in Mammals*, ed. Dario Maestripieri and Jill M. Mateo (Chicago: University of Chicago Press, 2009), 89; Hrdy, *Mother Nature*, 126.

204 Trevathan, *Ancient Bodies*, 31.

205 Benedict C. Jones et al., »No compelling evidence that more physically attractive young adult women have higher estradiol or progesterone«, *Psychoneuroendocrinology* 98 (Dec. 2018): 1–5.

206 George W. Holden, »Avoiding Conflict: Mothers as Tacticians in the Supermarket«, *Child Development* 54, no. 1 (1983): 233–40; Adriana G. Bus and Marinus H. van Ijzendoorn, »Affective dimension of mother-infant picturebook reading«, *Journal of School Psychology* 35, no. 1 (Spring 1997): 47–60; Clare E. Holley, Claire Farrow, and Emma Haycraft, »If at first you don't succeed: Assessing influences associated with mothers' reoffering of vegetables to preschool age children«, *Appetite* 123 (Apr. 1, 2018): 249–55.

207 George W. Holden, *Parents and the Dynamics of Child Rearing* (Boulder, CO: Westview Press, 1997), 33.

208 Tonya R. Bergeson and Sandra E. Trehub, »Signature tunes in mothers' speech to infants«, *Infant Behavior and Development* 30, no. 4 (Dec. 2007): 648–54.

209 Alison S. Fleming et al., »Plasticity in the Maternal Neural Circuit: Experience, Dopamine, and Mothering«, in Bridges, *Neurobiology of the Parental Brain*, 524.

210 Laura M. Glynn et al., »Gestational hormone profiles predict human maternal behavior at 1-year postpartum«, *Hormones and Behavior* 85 (Sept. 2016): 19–25.

211 Corter and Fleming, »Psychobiology«, 149.

212 Lane Strathearn, »Maternal Neglect: Oxytocin, Dopamine and the

Neurobiology of Attachment«, *Journal of Neuroendocrinology* 23, no. 11 (Nov. 2011): 1054–65.

213 Ruth Feldman et al., »Natural variations in maternal and paternal care are associated with systematic changes in oxytocin following parent-infant conflict«, *Psychoneuroendocrinology* 35, no. 8 (Sept. 11, 2010): 1133–41.

214 Sohye Kim et al., »Mater nal oxytocin response predicts mother-to-infant gaze«, *Brain Research* 1580 (Sept. 11, 2014): 133–42; Yael Apter-Levi, Orna Zagoory-Sharon, and Ruth Feldman, »Oxytocin and vasopressin support distinct configurations of social synchrony«, *Brain Research* 1580 (Sept. 11, 2014): 124–32; Ruth Feldman et al., »Evidence for a Neuroendocrinological Foundation of Human Affiliation: Plasma Oxytocin Levels Across Pregnancy and the Postpartum Period Predict Mother-Infant Bonding«, *Psychological Science* 18, no. 11 (Nov. 2007).

215 Kelly J. Robinson et al., »Maternal Oxytocin Is Linked to Close Mother-Infant Proximity in Grey Seals (*Halichoerus grypus*)«, *PLoS ONE* 10, no. 12 (Dec. 13, 2015): e144577.

216 Hoekzema, *Nature Neuroscience*, 287–96.

217 Joanna Dudek et al., »Changes in Cortical Sensitivity to Infant Facial Cues From Pregnancy to Motherhood Predict Mother-Infant Bonding«, *Child Development* 91, no. 1 (Dec. 2018): e198–e217.

218 James E. Swain, »Parental Brain Determinants for the Flourishing Child : Evolution, Family, and Society«, in *Contexts for Young Child Flourishing*, ed. Darcia Narvaez et al. (New York: Oxford University Press, 2016), 134.

219 Ellison, *Mommy Brain*, 182.

220 Neil Howlett, Elizabeth Kirk, and Karen J. Pine, »Does ›Wanting the Best‹ create more stress? The link between baby sign classes and maternal anxiety«, *Infant and Child Development* 20, no. 4 (July / Aug. 2011): 437–45.

221 Christine E. Parsons et al., »Music training and empathy positively impact adults' sensitivity to infant distress«, *Frontiers in Psychology* 5, no. 1440 (Dec. 19, 2014).

222 Corter and Fleming, »Psychobiology«, 151 and 158–61.

223 George W. Holden, »Adults' Thinking about a Child-rearing Problem: Effects of Experience, Parental Status, and Gender«, *Child Development* 59, no. 6 (Dec. 1988): 1623–32.

224 Kim A. Bard, »Primate Parenting«, in Bornstein, *Handbook of Parenting*, 2:125.

225 Charles T. Snowdon, »Family Life and Infant Care: Lessons from Cooperatively Breeding Primates«, in Wilcox and Kline, *Gender and Parenthood*, 51.

226 Sarah Blaffer Hrdy, *Mothers and Others: The Evolutionary Origins of Mutual Understanding* (Cambridge, MA: Harvard University Press, 2009), 217–19.

227 »GorillaStory: Maternal Training with Calaya«, Smithsonian National Zoo, Animal News Archive, Feb. 9, 2018, https://nationalzoo. si.edu/animals/news/gorillastory-maternal-training-calaya.

228 Sonya M. Kahlenberg and Richard W. Wrangham, »Sex differences in chimpanzees' use of sticks as play objects resemble those of children«, *Current Biology* 20, no. 24 (Dec. 21, 2010): R1067–R1068.

229 Sally A. Brinkman et al., »Efficacy of infant simulator programmes to prevent teenage pregnancy: a school-based cluster randomised controlled trial in Western Australia«, *Lancet* 388, no. 10057 (Nov. 5, 2016): 2264–71.

230 Dario Maestripieri and Suzanne Pelka, »Sex differences in interest in infants across the lifespan: A biological adaptation for parenting?«, *Human Nature* 13, no. 3 (Sept. 2002): 327–44.

231 Hrdy, *Mothers and Others*, 171.

232 Ellison, *Mommy Brain*, 153; Kaitlyn M. Harding and Joseph S. Lonstein, »Extensive juvenile ›babysitting‹ facilitates later adult maternal responsiveness, decreases anxiety, and increases dorsal raphe tryptophan hydroxylase-2 expression in female laboratory rats«, *Developmental Psychobiology* 58, no. 4 (May 2016): 492–508.

233 Quoctrung Bui and Claire Cain Miller, »The Age That Women Have Babies: How a Gap Divides America«, *New York Times*, Aug. 4, 2018.

234 Olga Khazan, »The Rise of Older Mothers«, *Atlantic*, May 17, 2018.

235 Hrdy, *Mother Nature*, 276, 314.

236 Joanne Reiter, Kathy J. Panken, and Burney J. Le Boeuf, »Female competition and reproductive success in northern elephant seals«, *Animal Behaviour* 29, no. 3 (Aug. 1981): 670–87; T. S. McCann, »Aggressive and maternal activities of female southern elephant seals (*Mirounga leonina*)«, *Animal Behaviour* 30, no. 1 (Feb. 1982): 268–76; W. Don Bowen, »Maternal Effects on Offspring Size and

Development in Pinnipeds«, in Maestripieri and Mateo, *Maternal Effects in Mammals*, 111.

237 Monica Akinyi Magadi, Alfred O. Agwanda, and Francis O. Obare, »A comparative analysis of the use of maternal health services between teenagers and older mothers in sub-Saharan Africa: Evidence from Demographic and Health Surveys (DHS)«, *Social Science & Medicine* 64, no. 6 (Mar. 2007):1311–25; Ban al-Sahab et al., »Prevalence and predictors of 6-month exclusive breastfeeding among Canadian women: A national survey«, *BMC Pediatrics* 10, no. 20 (2010); Katherine Apostolakis-Kyrus, Christina Valentine, and Emily DeFranco, »Factors Associated with Breastfeeding Initiation in Adolescent Mothers«, *Journal of Pediatrics* 163, no. 5 (Nov. 2013): 1489–94; Bondar, *Wild Moms*, 190; Trevathan, *Ancient Bodies*, 169.

238 Michelle Caraballo et al., »Knowledge, Attitudes, and Risk for Sudden Unexpected Infant Death in Children of Adolescent Mothers: A Qualitative study«, *Journal of Pediatrics* 174 (July 1, 2016): 78–83.e2.

239 Katherine M. Krpan et al., »Experiential and hormonal correlates of maternal behavior in teen and adult mothers«, *Hormones and Behavior* 47, no. 1 (Jan. 2005): 112–22; Jennifer Giardino et al., »Effects of motherhood on physiological and subjective responses to infant cries in teenage mothers: A comparison with non-mothers and adult mothers«, *Hormones and Behavior* 53, no. 1 (Jan. 2008): 149–58.

240 Ryan J. Van Lieshout et al., »The Mental Health of Young Canadian Mothers«, *Journal of Adolescent Health* 66, no. 4 (Apr. 1, 2020): 464–69; Dawn Kingston et al., »Comparison of Adolescent, Young Adult, and Adult Women's Maternity Experiences and Practices«, *Pediatrics* 129, no. 5 (May 2012): e1228–e1237.

241 Catherine A. Salmon and James Malcolm, »Parent-Offspring Conflict« and Virginia Periss and David F. Bjorklund, »Trials and Tribulations of Childhood: An Evolutionary Perspective«, in Salmon and Shackelford, *Oxford Handbook*, 85 and 158.

242 Marc H. Bornstein, Diane L. Putnick, and Joan T. D. Suwalsky, »A Longitudinal Process Analysis of Mother-Child Emotional Relationships in a Rural Appalachian European American Community«, *American Journal of Community Psychology* 50, nos. 1–2 (Sept. 2012): 89–100.

243 Caroline Uggla and Ruth Mace, »Parental investment in child

health in sub-Saharan Africa: A cross-national study of health-seeking behaviour«, *Royal Society Open Science* 3, no. 2 (Feb. 2016): 150460.

244 Hrdy, *Mother Nature*, 191.

245 Bornstein, »Determinants of Parenting«, 16.

246 Helena J. V. Rutherford et al., »Executive Functioning Predicts Reflective Functioning in Mothers«, *Journal of Child and Family Studies* 27 (2018): 944–52; Helena J. V. Rutherford et al., »Investigating the relationship between working memory and emotion« regulation in mothers«, *Journal of Cognitive Psychology* 28, no. 1 (2016): 52–59; Elsie Chico et al., »Executive function and mothering: challenges faced by teenage mothers«, *Developmental Psychobiology* 56, no. 5 (July 2014): 1027–35.

247 Hrdy, *Mother Nature*, 94.

248 Bondar, *Wild Moms*, 198–99; Wilson and Festa-Bianchet, »Wild Ungulates«, 88.

249 Eric J. Ward et al., »The role of menopause and reproductive senescence in a long-lived social mammal«, *Frontiers in Zoology* 6, no. 4 (Feb. 3, 2009).

250 Trevathan, *Ancient Bodies*, 71.

251 Tim A. Bruckner et al., »Down syndrome among primiparae at older maternal age: A test of the relaxed filter hypothesis«, *Birth Defects Research* 111, no. 20 (Dec. 2019): 1611–17.

252 Jay S. Rosenblatt, »Hormonal Bases of Parenting in Mammals«, in Bornstein, *Handbook of Parenting*, 2:50.

253 James E. Swain et al., »Maternal brain response to own baby-cry is affected by cesarean section delivery«, *Journal of Child Psychology and Psychiatry* 49, no. 10 (Oct. 2008): 1042–52; Swain, »Parental Brain Determinants«, 132.

254 Marsha Kaitz, Guy Stecklov, and Noa Devor, »Anxiety symptoms of new mothers during a period of recurrent, local terror«, *Journal of Affective Disorders* 107, nos. 1–3 (Apr. 2008): 211–15.

255 Valentina Tonei, »Mother's mental health after childbirth: Does the delivery method matter?«, *Journal of Health Economics* 63 (Jan. 2019): 182–96.

256 Ellison, *Mommy Brain*, 161.

257 Corter and Fleming, »Psychobiology«, 152–53; Pilyoung Kim et al., »Breastfeeding, brain activation to own infant cry, and maternal

sensitivity«, *Journal of Child Psychology and Psychiatry* 52, no. 8 (Aug. 2011): 907–15.

258 Jennifer M. Weaver, Thomas J. Schofield, and Lauren M. Papp, »Breastfeeding duration predicts greater maternal sensitivity over the next decade«, *Developmental Psychology* 54, no. 2 (2018): 220–27.

259 Lane Strathearn et al., »Does Breastfeeding Protect Against Substantiated Child Abuse and Neglect? A 15-Year Cohort Study«, *Pediatrics* 123, no. 2 (Feb. 2009): 483–93.

260 J. Dunne et al., »Milk of ruminants in ceramic baby bottles from prehistoric child graves«, *Nature* 574 (2019): 246–48.

261 For an overview, see Corter and Fleming, »Psychobiology«, 141–81; Angela N. Maupin et al., »Investigating the association between parity and the maternal neural response to infant cues«, *Social Neuroscience* 14, no. 2 (Apr. 2019): 214–25.

262 Jane E. Drummond, Michelle L. McBride, and C. Faye Wiebe, »The Development of Mothers' Understanding of Infant Crying«, *Clinical Nursing Research* 2, no. 4 (Nov. 1993): 396–410.

263 Sari Goldstein Ferber, »The nature of touch in mothers experiencing maternity blues: the contribution of parity«, *Early Human Development* 79, no. 1 (Aug. 2004): 65–75.

264 Kay E. Holekamp and Stephanie M. Dloniak, »Maternal Effects in Fissiped Carnivores«, in Maestripieri and Mateo, *Maternal Effects in Mammals*, 231.

265 Levy, »Neural Substrates«, 31.

266 Bondar, *Wild Moms*, 162.

267 Lambert and Franssen, »Dynamic Nature«, 31–32.

268 Hrdy, *Mother Nature*, 155; Bondar, *Wild Moms*, 190; Bornstein, »Determinants«, 29.

269 Robert S. Bridges, »Long-term alterations in neural and endocrine processes induced by motherhood in mammals«, *Hormones and Behavior* 77 (Jan. 2016): 193–203.

270 Frances A. Champagne and James P. Curley, »Plasticity of the Maternal Brain Across the Lifespan«, in *Maternal Brain Plasticity: Preclinical and Human Research and Implications for Intervention*, ed. Helena J. V. Rutherford and Linda C. Mayes (San Francisco: Jossey-Bass, 2016), 16–17; Emis M. Akbari et al., »The Effects of Parity and Maternal Behavior on Gene Expression in the Medial Preoptic Area

and the Medial Amygdala in Postpartum and Virgin Female Rats: A Microarray Study«, *Behavioral Neuroscience* 127, no. 6 (Dec. 2013): 913–22.

271 Laura M. Glynn, »Increasing parity is associated with cumulative effects on memory«, *Journal of Women's Health* 21, no. 10 (Oct. 2012): 1038–45.

272 Jee-Yeon K. Lehmann, Ana Nuevo-Chiquero, and Marian Vidal-Fernandez, »The Early Origins of Birth Order Differences in Children's Outcomes and Parental Behavior«, *Journal of Human Resources* 53, no. 1 (Winter 2018): 123–56.

Kapitel 6
Auf der Suche nach dem Supermama-Gen

273 Vergl. für einen guten Überblick, see A.M. Lomanowska et al., »Parenting begets parenting: A neurobiological perspective on early adversity and the transmission of parenting styles across generations«, *Neuroscience* 342 (Feb. 7, 2017): 120–39.

274 Sandra H. Losoya et al., »Origins of familial similarity in parenting: A study of twins and adoptive siblings«, *Developmental Psychology* 33, no. 6 (Nov. 1997): 1012–23.

275 Vergl., »Sheepvention 2018: Texel sheep breed at peak performance«, *Weekly Times, June 25, 2018; Dustin McGuire, »Common Beef Breeds of Oregon«, Oregon State University-Beef Cattle Library, Apr. 2013: BEEF105.*

276 Cathy M. Dwyer, »Genetic and physiological determinants of maternal behavior and lamb survival: Implications for low-input sheep management«, *Journal of Animal Science* 86, no. 14, suppl. (Apr. 2008): E246–E258.

277 Cathy M. Dwyer and A. B. Lawrence, »Ewe-ewe and ewe-lamb behaviour in a hill and a lowland breed of sheep: a study using embryo transfer«, *Applied Animal Behaviour Science* 61, no. 4 (Jan. 1999): 319–34.

278 Holekamp and Dloniak, »Fissiped Carnivores«, 231; M. X. Zarrow, V. H. Denenberg, and W. D. Kalberer, »Strain differences in the endocrine basis of maternal nest-building in the rabbit«, Reproduction 10, no. 3 (Dec. 1965): 397–401; Anstiss H. McIver and Wendell

E. Jeffrey, »Strain differences in maternal behavior in rats«, *Behaviour* 28, nos. 1/2 (1967): 210–16.

279 Inger Lise Andersen, Synne Berg, and Knut Egil Bøe, »Crushing of piglets by the mother sow (Sus scrofa)–purely accidental or a poor mother?«, *Applied Animal Behaviour Science* 93, nos. 3–4 (Sept. 2005): 229–43.

280 Marko Ocepek et al., »Can a super sow be a robust sow? Consequences of litter investment in purebred and crossbred sows of different parities«, *Journal of Animal Science* 94, no. 8 (Aug. 2016): 3550–60; B. Hellbrügge et al., »Genetic aspects regarding piglet losses and the maternal behaviour of sows. Part 2. Genetic relationship between maternal behaviour in sows and piglet mortality«, *Animal* 2, no. 9 (Sept. 2008): 1281–88.

281 S. P. Turner and A. B. Lawrence, »Relationship between maternal defensive aggression, fear of handling and other maternal care traits in beef cows«, *Livestock Science* 106, nos. 2–3 (Feb. 2007): 182–88.

282 Marie J. Haskell, Geoff Simm, and Simon P. Turner, »Genetic selection for temperament traits in dairy and beef cattle«, *Frontiers in Genetics* 5, no. 368 (Oct. 21, 2014).

283 Hasse Walum et al., »Genetic variation in the vasopressin receptor 1a gene (AVPR1A) associates with pair-bonding behavior in humans«, *PNAS* 105, no. 37 (Sept. 16, 2008): 14153–56; Eva G. T. Green and Alain Clémence, »Discovery of the faithfulness gene: A model of transmission and transformation of scientific information«, *British Journal of Social Psychology* 47, pt. 3 (Sept. 2008): 497–517.

284 Mark Ellwood and Laura Dannen Redman, »The Science of Wanderlust«, *Condé Nast Traveler*, June 12, 2017.

285 John Horgan, »Code rage: The ›warrior gene‹ makes me mad! (Whether Ihave it or not)«, *Cross Check* (blog), ScientificAmerican. com, Apr. 26, 2011, https://blogs.scientificamerican.com/crosscheck/code-rage-the-warrior-gene-makes-me-mad-whether-i-have-it-or-not.

286 Ashlea M. Klahr et al., »Evocative gene-environment correlation in the mother-child relationship: A twin study of interpersonal processes«, *Developmental Psychopathology* 25, no. 1 (Feb. 2013): 105–18.

287 Reut Avinun, Richard P. Ebstein, and Ariel Knafo, »Human maternal behaviour is associated with arginine vasopressin receptor 1A gene«, *Biology Letters* 8, no. 5 (Oct. 23, 2012): 2012.0492.

288 R. Bisceglia et al., »Arginine vasopres-sin 1a receptor gene and maternal behavior: evidence of association and moderation«,*Genes, Brain and Behavior* 11, no. 3 (Apr. 2012): 262–68.

289 Kalina J. Michalska et al., »Genetic imaging of the association of oxytocin receptor gene (OXTR) polymorphisms with positive maternal parenting«, *Frontiers in Behavioral Neuroscience* 8, no. 21 (Jan. 3, 2014).

290 E. M. Leerkes et al., »Variation in mothers' arginine vasopressin receptor 1a and dopamine receptor D4 genes predicts maternal sensitivity via social cognition«, *Genes, Brain and Behavior* 16, no. 2 (Feb. 2017): 233–40.

291 For example, Andrea Ganna et al., »Large-scale GWAS reveals insights into the genetic architecture of same-sex sexual behavior«, *Science* 365, no. 6456 (Aug. 30, 2019).

292 V. Mileva-Seitz et al., »Serotonin transporter allelic variation in mothers predicts maternal sensitivity, behavior and attitudes toward 6-month-old infants«, *Genes, Brain and Behavior* 10, no. 3 (Apr. 2011): 325–33; W. Jonas et al., »Genetic variation in oxytocin rs2740210 and early adversity associated with postpartum depression and breastfeeding duration«, *Genes, Brain and Behavior* 12, no. 7 (Oct. 2013): 681–94; V. Mileva-Seitz et al., »Dopamine receptors D1 and D2 are related to observed maternal behavior«, *Genes, Brain and Behavior* 11, no. 6 (Aug. 2012): 684–94; V. Mileva-Seitz et al., »Interaction between Oxytocin Genotypes and Early Experience Predicts Quality of Mothering and Postpartum Mood«, *PLoS ONE* 8, no. 4 (Apr. 18, 2013): e61443.

293 R. Arocho and C. M. Kamp Dush, »Like mother, like child: Offspring marital timing desires and maternal marriage timing and stability«, *Journal of Family Psychology* 31, no. 3 (Apr. 2017): 261–72; Holden, *Parents and the Dynamics of Child Rearing*, 63.

294 Peter Fonagy, Howard Steele, and Miriam Steele, »Maternal Representations of Attachment during Pregnancy Predict the Organization of Infant-Mother Attachment at One Year of Age«, *Child Development* 62, no. 5 (Oct. 1991): 891–905.

295 Rand D. Conger, Thomas J. Schofield, and Tricia K. Neppl, »In-

tergenerational Continuity and Discontinuity in Harsh Parenting«, *Parenting* 12, nos. 2–3 (2012): 222–31.

296 Rahma et al., »Predictors of sensitive parenting in urban slums in Makassar, Indonesia«, *Attachment & Human Development* (2018); N. M. Kovan, A. L. Chung, and L. A. Sroufe, »The intergenerational continuity of observed early parenting: A prospective, longitudinal study«, *Developmental Psychology* 45, no. 5 (Sept. 2009): 1205–13; Vaishnavee Madden et al., »Intergenerational transmission of parenting: findings from a UK longitudinal study«, *European Journal of Public Health* 25, no. 6 (Dec. 2015): 1030–35.

297 Jay Belsky et al., »Intergenerational Transmission of Warm-Sensitive-Stimulating Parenting: A Prospective Study of Mothers and Fathers of 3-Year-Olds«, *Child Development* 76, no. 2 (Mar.–Apr. 2005): 384–96.

298 Stephen J. Suomi, »Early determinants of behaviour: evidence from primate studies«, *British Medical Bulletin* 53, no. 1 (Jan. 1997): 170–84.

299 Dario Maestripieri, »Maternal Influences on Offspring Growth, Reproduction, and Behavior in Primates«, in Maestripieri and Mateo, *Maternal Effects in Mammals*, 280.

300 Dario Maestripieri, »The Role of the Brain Serotonergic System in the Origin and Transmission of Adaptive and Mal-adaptive Variations in Maternal Behavior in Rhesus Macaques«, in Bridges, *Neurobiology of the Parental Brain*, 165.

301 Dario Maestripieri, »Early experience affects the intergenerational transmission of infant abuse in rhesus monkeys«, *PNAS* 102, no. 27 (July 5, 2005): 9726–29.

302 Ian C. G. Weaver et al., »Epigenetic programming by maternal behavior«, *Nature Neuroscience* 7 (2004): 847–54; Frances Champagne, »Epigenetics of Mammalian Parenting«, in *Ancestral Landscapes in Human Evolution: Culture, Childrearing and Social Wellbeing*, ed. Darcia Narvaez et al. (New York: Oxford University Press, 2014), 18–37; Frances A. Champagne, »Early Environments, Glucocorticoid Receptors, and Behavioral Epigenetics«, *Behavioral Neuroscience* 127, no. 5 (2013): 628–36.

303 Sarah R. Moore et al., »Epigenetic correlates of neonatal contact in humans«, *Development and Psychopathology* 29, no. 5 (Dec. 2017): 1517–38; David Nield, »Babies Who Are Cuddled More Seem to Have

Their Genetics Altered for Years Afterwards«, ScienceAlert, Oct. 12, 2019, https://www.sciencealert.com/babies-who-are-cuddled-more-seem-to-have-their-genetics-altered-for-years-afterwards.

304 Patrick O. McGowan et al., »Epigenetic regulation of the glucocorticoid receptor in human brain associates with childhood abuse«, *Nature Neuroscience* 12 (2009): 342–48.

305 Julie R. Hoye et al., »Preliminary indications that the Attachment and Biobehavioral Catch-up Intervention alters DNA methylation in maltreated children«, *Development and Psychopathology* (Dec. 19, 2019): 1–9.

306 Lane Strathearn et al., »Adult Attachment Predicts Maternal Brain and Oxytocin Response to Infant Cues«, *Neuropsychopharmacology* 34 (2009): 2655–66.

307 Pilyoung Kim et al., »Perceived quality of maternal care in childhood and structure and function of mothers' brain«, *Developmental Science* 13, no. 4 (July 2010): 662–73.

308 Chloe Thompson-Booth et al., »Ghosts in the nursery: An experimental investigation of a parent's own maltreatment experience, attention to infant faces, and dyadic reciprocity«, *Emotion* 19, no. 6 (2019): 1093–1102.

309 Madelon M. E. Riem et al., »Attachment in the brain: adult attachment representations predict amygdala and behavioral responses to infant crying«, *Attachment & Human Development* 14, no. 6 (2012): 533–51.

310 Christina Moutsiana et al., »Insecure attachment during infancy predicts greater amygdala volumes in early adulthood«, *Journal of Child Psychology and Psychiatry* 56, no. 5 (May 2015): 540–48.

311 Hrdy, *Mothers and Others*, 291.

312 Trevathan, *Ancient Bodies*, 51–52.

Kapitel 7
Achtung, Influencer!

313 Gretchen Livingston, »Family Size Among Mothers«, *Social & Demographic Trends*, Pew Research Center, May 7, 2015, https://www.pewsocialtrends.org/2015/05/07/family-size-among-mothers/.

314 Emily A. Willoughby et al., »Free Will, Determinism, and Intuitive

Judgments About the Heritability of Behavior«, *Behavior Genetics* 49 (Mar. 2019): 136–53.

315 Janet A. DiPietro, Kathleen A. Costigan, and Edith D. Gurewitsch, »Fetal response to induced maternal stress«, *Early Human Development* 74, no. 2 (Nov. 2003): 125–38.

316 Janet A. DiPietro et al., »The psychophysiology of the maternal-fetal relationship«, *Psychophysiology* 41, no. 4 (July 2004): 510–20.

317 Janet A. DiPietro et al., »Physiological reactivity of pregnant women to evoked fetal startle«, *Journal of Psychosomatic Research* 75, no. 4 (Oct. 2013): 321–26.

318 C. H. Zeanah, P. D. Zeanah, and L. K. Stewart, »Parents' constructions of their infants' personalities before and after birth: A descriptive study«, *Child Psychiatry and Human Development* 20 (Spring 1990): 191–206.

319 Laura M. Glynn, Mariann A. Howland, and Molly Fox, »Maternal programming: Application of a developmental psychopathology perspective«, *Development and Psychopathology* 30, no. 3 (Aug. 2018): 905–19.

320 Megan Quist et al., »Interactive Effects of Infant Gestational Age and Infant Fussiness on the Risk of Maternal Depressive Symptoms in a Nationally Representative Sample«, *Academic Pediatrics* 19, no. 8 (Nov. 1, 2019): 917–24.

321 Benjamin W. Nelson, Heidemarie Laurent, and Nick Allen, »How a Mother's Depression Shows Up in Her Baby's DNA«, Smithsonianmag.com, Jan. 22, 2018, https://www.smithsonianmag.com/science-nature/when-mom-feels-depressed-her-babys-cells-might-feel-it-too.

322 Rebecca Jones et al., »Infant interest in their mother's face is associated with maternal psychological health«, *Infant Behavior and Development* 36, no. 4 (Dec. 2013): 686–93; Marc H. Bornstein et al., »Discrimination of facial expression by 5-month-old infants of nondepressed and clinically depressed mothers«, *Infant Behavior and Development* 34, no. 1 (Feb. 2011): 100–106.

323 Siehe auch Roni Pener-Tessler et al., »Boys' serotonin transporter genotype affects maternal behavior through self-control: A case of evocative gene-environment correlation«, *Development and Psychopathology* 25, no. 1 (Feb. 2013): 151–62; Katie Kryski et al., »Evidence for evocative gene-environment correlation between child oxytocin

receptor (OXTR) genotype and caregiver behavior«, *Personality and Individual Differences* 64 (July 2014): 107–10.

324 Emily Grundy and Øystein Kravdal, »Do short birth intervals have long-term implications for parental health? Results from analyses of complete cohort Norwegian register data«, *Journal of Epidemiology & Community Health* 68, no. 10 (2014): 958–64.

325 Reut Avinun and Ariel Knafo, »Parenting as a Reaction Evoked by Children's Genotype: A Meta-Analysis of Children-as-Twins Studies«, *Personality and Social Psychology Review* 18, no. 1 (Feb. 2014): 87–102; A. M. Klahr and S. A. Burt, »Elucidating the etiology of individual differences in parenting: A meta-analysis of behaviorial genetic research«, *Psychological Bulletin* 140, no. 2 (Mar. 2014): 544–86.

326 A. M. Klahr et al., »Birth and Adoptive Parent Antisocial Behavior and Parenting: A Study of Evocative Gene-Environment Correlation«, *Child Development* 88, no. 2 (Mar. 2017): 505–13; Xiaojia Ge et al., »The developmental interface between nature and nurture: A mutual influence model of child antisocial behavior and parent behaviors«, *Developmental Psychology* 32, no. 4 (1996): 574–89.

327 Russell A. Barkley and Charles E. Cunningham, »The Effects of Methylphenidate on the Mother-Child Interactions of Hyperactive Children«, *Archives of General Psychiatry* 36, no. 2 (Feb. 1979): 201–8.

328 Portnoy et al., »Reductions of intimate partner violence resulting from supplementing children with omega-3 fatty acids: A randomized, double-blind, placebo-controlled, stratified, parallel-group trial«, *Aggressive Behavior* 44, no. 5 (May 20, 2018).

329 In UK: Alison Gee, »A World without Down's Syndrome?«, BBC News Magazine, Sept. 29, 2016, https:// www.bbc.com/news/magazine-37500189; For Iceland and Denmark: Julian Quinones and Arijeta Latka, »›What kind of society do you want to live in?‹: Inside the country where Down syndrome is disappearing«, CBS News, Aug. 14, 2017, https://www.cbsnews.com/news/down-syndrome-iceland/.

330 Hrdy, *Mother Nature*, 177.

331 Nancy Scheper-Hughes, *Death Without Weeping: The Violence of Everyday Life in Brazil* (Berkeley: University of California Press, 1992), 356.

332 Susan Hatters Friedman and Phillip J. Resnick, »Child murder by mothers: patterns and prevention«, *World Psychiatry* 6, no. 3 (2007): 137–41; »Infant Homicide«, Child Trends Databank, February 2015, https://www.childtrends.org/wp-content/uploads/2016/03/indica tor_1457608611.364.html.

333 Periss and Bjorklund, »Trials and Tribulations«, 159.

334 Johannes Schwarze and Rainer Winkelmann, »Happiness and altruism within the extended family«, *Journal of Population Economics* 24 (2011): 1033–51; »Heart risk higher for moms raising kids with birth defects«, News Health, Sept. 22, 2018.

335 Erica Neri et al., »Mother-preterm infant interactions at 3 months of corrected age: Influence of maternal depression, anxiety and neonatal birth weight«, *Frontiers in Psychology* 6, no. 1234 (Sept. 1, 2015).

336 Paola Salvatori et al., »Pattern of mother-child feeding interactions in preterm and term dyads at 18 and 24 months«, *Frontiers in Psychology* 6, no. 1245 (Aug. 19, 2015).

337 Douglas Almond, Lena Edlund, and Mårten Palme, »Chernobyl's Subclinical Legacy: Prenatal Exposure to Radioactive Fallout and School Outcomes in Sweden«, *Quarterly Journal of Economics* 124, no. 4 (Nov. 2009): 1729–72.

338 Jennifer Traig, *Act Natural: A Cultural History of Misadventures in Parenting* (New York: HarperCollins, 2019), 191.

339 Anna Aizer and Flávio Cunha, »The Production of Human Capital: Endowments, Investments and Fertility« (NBER Working Paper 18429, National Bureau of Economic Research, Sept. 2012); Douglas Almond and Bhashkar Mazumder, »Fetal Origins and Parental Responses«, *Annual Review of Economics* 5 (Aug. 2013): 37–56.

340 Rebecca Dizon-Ross, »Parents' Beliefs about Their Children's Academic Ability: Implications for Educational Investments«, *American Economic Review* 109, no. 8 (Aug. 2019): 2728–65.

341 Richard O. Prum, *The Evolution of Beauty: How Darwin's Forgotten Theory of Mate Choice Shapes the Animal World-and Us* (New York: Doubleday, 2017), 329.

342 Antoinette M. Landor et al., »Exploring the impact of skin tone on family dynamics and race-related outcomes«, *Journal of Family Psychology* 27, no. 5 (2013): 817–26.

343 Daniel J. Kruger and Steven A. Miller, »Non-Mammalian Infants

Dependent on Parental Care Elicit Greater Kindchenschema-Related Perceptions and Motivations in Humans«, *Human Ethology Bulletin* 31, no. 3 (Sept. 30, 2016): 15–24.

344 Marissa A. Harrison et al., »You must have been a beautiful baby: Ratings of infant facial attractiveness fail to predict ratings of adult attractiveness«, *Infant Behavior and Development* 34, no. 4 (Dec. 2011): 610–16.

345 Lina Kurdahi Badr and Bahia Abdallah, »Physical attractiveness of premature infants affects outcome at discharge from the NICU«, *Infant Behavior and Development* 24, no. 1 (2001): 129–33.

346 Rita J. Casey and Jane M. Ritter, »How infant appearance informs: Child care providers' responses to babies varying in appearance of age and attractiveness«, *Journal of Applied Developmental Psychology* 17, no. 4 (Oct.–Dec. 1996): 495–518.

347 Anthony Volk and Vernon L. Quinsey, »The influence of infant facial cues on adoption preferences«, *Human Nature* 13 (2002): 437–55.

348 Janet Golden, *Babies Made Us Modern: How Infants Brought America into the Twentieth Century* (Cambridge, UK: Cambridge University Press, 2018), 39.

349 Marlon R. Tracey and Solomon W. Polachek, »If looks could heal: Child health and paternal investment«, *Journal of Health Economics* 57 (Jan. 2018): 179–90.

350 A. Alvergne, C. Faurie, and M. Raymond, »Are parents' perceptions of offspring facial resemblance consistent with actual resemblance? Effects on parental investment«, *Evolution and Human Behavior* 3, no. 1 (Jan. 2010): 7–15.

351 A. Alvergne, C. Faurie, and M. Raymond, »Father-offspring resemblance predicts paternal investment in humans«, *Animal Behaviour* 7, no. 1 (Aug. 2009): 61–69.

352 Volk and Quinsey, »The influence of infant facial cues.«

353 Guidice and Belsky, »Parent-Child Relationships«, in Salmon and Shackelford, *Oxford Handbook*, 74; Salmon and Malcolm, »Parent-Offspring Conflict«, 89.

354 Judith H. Langlois et al., »Infant attractiveness predicts maternal behaviors and attitudes«, *Developmental Psychology* 31, no. 3 (1995): 464–72.

355 Hrdy, *Mother Nature*, 410.

356 Nicholas Bakalar, »Ugly Children May Get Parental Short Shrift«, *New York Times*, May 3, 2005.

357 David F. Bjorklund, Jennifer L. Yunger, and Anthony D. Pelligrini, »The Evolution of Parenting and Evolutionary Approaches to Childrearing«, in Bornstein, *Handbook of Parenting*, 2:20.

358 Viki McCabe, »Abstract Perceptual Information for Age Level: A Risk Factor for Maltreatment?« *Child Development* 55, no. 1 (Feb. 1984): 267–76.

359 Holly Rayson et al., »Effects of Infant Cleft Lip on Adult Gaze and Perceptions of ›Cuteness‹, »*Cleft Palate-Craniofacial Journal* 54, no. 5 (Sept. 2017): 562–70.

360 Lynne Murray et al., »The effect of cleft lip and palate, and the timing of lip repair on mother-infant interactions and infant development«, *Journal of Child Psychology and Psychiatry* 49, no. 2 (Feb. 2008): 115–23.

361 »Why baby's sex may influence risk of pregnancy-related complications«, Obs Gynae & Midwifery News, July 23, 2018, https://www.ogpnews.com/2018/07/why-babys-sex-may-influence-risk-of-pregnancy-related-complic ations/31725.

362 Sarah Myers and Sarah E. Johns, »Male infants and birth complications are associated with increased incidence of postnatal depression«, *Social Science & Medicine* 220 (Jan. 2019): 56–64.

363 Agnieszka Żelaźniewicz and Bogusław Pawłowski, »Disgust in pregnancy and fetus sex – Longitudinal study«, *Physiology & Behavior* 139 (Feb. 2015): 177–81.

364 Ellison, *Mommy Brain*, 147; Claire M. Vanston and Niel V. Watson, »Selective and persistent effect of foetal sex on cognition in pregnant women«, *NeuroReport* 16, no. 7 (May 12, 2005): 779–82.

365 J. A. DiPietro and K. M. Voegtline, »The gestational foundation of sex differences in development and vulnerability«, *Neuroscience* 342 (Feb. 7, 2017): 4–20.

366 Agnieszka Żelaźniewicz and Bogusław Pawłowski, »Breast size and asymmetry during pregnancy in dependence of a fetus's sex«, *American Journal of Human Biology* 27, no. 5 (Sept.–Oct. 2015): 690– 96; Andrzej Galbarczyk, »Unexpected changes in maternal breast size during pregnancy in relation to infant sex: An evolutionary interpretation«, *American Journal of Human Biology* 23, no. 4 (July–Aug. 2011): 560–62.

367 Camilla E. Powe, Cheryl D. Knott, and Nancy Conklin-Brittain, »Infant sex predicts breast milk energy content«, *American Journal of Human Biology* 22, no. 1 (Jan.–Feb. 2010): 50–54.

368 Bondar, *Wild Moms*, 153–54.

369 Katie Hinde et al., »Holsteins Favor Heifers, Not Bulls: Biased Milk Production Programmed during Pregnancy as a Function of Fetal Sex«, *PLoS ONE* 9, no. 2 (Feb. 3, 2014): e86169.

370 Katie Hinde et al., »Daughter dearest: Sex-biased calcium in mother's milk among rhesus macaques«, *American Journal of Physical Anthropology* 151, no. 1 (May 2013): 144–50; Katie Hinde and Lauren A. Milligan, »Primate milk: proximate mechanisms and ultimate perspectives«, *Evolutionary Anthropology* 20, no. 1 (Jan.–Feb. 2011): 9–23.

371 Bornstein, »Parenting × Gender × Culture × Time«, 92.

372 Shelly Lundberg and Elaina Rose, »Investments in Sons and Daughters: Evidence from the Consumer Expenditure Survey«, Department of Economics, University of Washington (Feb. 2003); Vicki L. Bogan, »Household Investment Decisions and Offspring Gender: Parental Accounting«, *Applied Economics* 45, no. 31 (2013): 4429–4442; Rose Eveleth, »Young Girls Are More Likely to Want Braces Than Boys«, Smithsonianmag.com, Nov. 25, 2013, https://www.smithsonian mag.com/smart-news/young-girls-are-more-likely-to-want-braces-than-boys; KJ Dell' Antonia, »Mothers Talk Less to Young Daughters About Math«, *Motherlode* (blog), *New York Times*, Feb. 24, 2012, https://parenting.blogs.nytimes.com/2012/02/24/mothers-talk-less-to-young-daughters-about-math/.

373 Byungkyu Lee and Dalton Conley, »Does the Gender of Offspring Affect Parental Political Orientation?«, *Social Forces* 94, no. 3 (Mar. 2016): 1103–27.

374 Claire Cain Miller, »A ›Generationally‹ Perpetuated‹ Pattern: Daughters Do More Chores«, The Upshot, *New York Times*, Aug. 8, 2018, https://www.nytimes.com/2018/08/08/upshot/chores-girls-research-social-science.html.

375 Seema Jayachandran and Ilyana Kuziemko, »Why Do Mothers Breastfeed Girls Less Than Boys? Evidence and Implications for Child Health in India«, *Quarterly Journal of Economics* 126, no. 3 (Aug. 2011): 1485–538.

376 Amanda M. Dettmer et al., »First-time rhesus monkey mothers,

and mothers of sons, preferentially engage in face-to-face inter-actions with their infants«, *American Journal of Primatology* 78, no. 2 (2016): 238–46.

377 Sindya N. Bhanoo, »Orca Mothers Coddle Adult Sons, Study Finds«, *New York Times*, Sept. 17, 2012.

378 Samuli Helle and Virpi Lummaa, »A trade-off between having many sons and shorter maternal post-reproductive survival in pre-industrial Finland«,«, *Biology Letters* 9, no. 2 (Feb. 23, 2013): 20130034.

379 Sarah Harkness and Charles M. Super, »Culture and Parenting«, in Bornstein, *Handbook of Parenting*, 2:257.

380 Prashant Bharadwaj and Leah K. Lakdawala, »Discrimination Begins in the Womb: Evidence of Sex-Selective Prenatal Investments«, *Journal of Human Resources* 48, no. 1 (Winter 2013): 71–113.

381 Seema Jayachandran and Ilyana Kuziemko, »Why Do Mothers Breastfeed Girls Less Than Boys? Evidence and Implications for Child Health in India«, *Quarterly Journal of Economics* 126, no. 3 (Aug. 2011): 1485–538; Silvia H. Barcellos, Leandro S. Carvalho, and Adriana Lleras-Muney, »Child Gender and Parental Investments in India: Are Boys and Girls Treated Differently?«, *American Economic Journal: Applied Economics* 6, no. 1 (Jan. 2014): 157–89.

382 Hrdy, *Mother Nature*, 322; Lisa R. Roberts and Susanne B. Montgomery, »India's Distorted Sex Ratio: Dire Consequences for Girls«, *Journal of Christian Nursing* 33, no. 1 (Jan.–Mar. 2016): E7–E15.

383 David Lancy, *Raising Children: Surprising Insights from Other Cultures* (Cambridge, UK: Cambridge University Press, 2017), 123.

384 Nora Bohnert et al., »Offspring Sex Preference in Frontier America«, *Journal of Interdisciplinary History* 42, no. 4 (2012): 519–41.

385 Associated Press, »Study Finds Boys Preferred as Firstborns«, *New York Times*, July 6, 1982.

386 Francine Blau et al., »Declining son preference in the US«, VoxEU / CEPR, Mar. 12, 2020, https://voxeu.org/article/declining-son-preference-us; Ashley Larsen Gibby and Kevin J. A. Thomas, »Adoption: A Strategy to Fulfill Sex Preference of U.S. Parents«, *Journal of Marriage and Family* 81, no. 2 (Apr. 2019): 531–41. Jacques D. Marleau and Jean-François Saucier, »Preference for a First-Born Boy in Western Societies«, *Journal of Biosocial Science* 34, no. 1 (Jan. 2002): 13–27; Robert Lynch, Helen Wasielewski, and Lee Cronk,

»Sexual conflict and the Trivers-Willard hypothesis: Females prefer daughters and males prefer sons«, *Scientific Reports* 8 (2018): 15463.

387 Michael Baker and Kevin Milligan, »Boy-Girl Differences in Parental Time Investments: Evidence from Three Countries«, *Journal of Human Capital* 10, no. 4 (Winter 2016): 399–441

388 Sabino Kornrich and Frank Furstenberg, »Investing in Children: Changes in Parental Spending on Children, 1972– 2007«, *Demography* 50, no. 1 (2013): 1–23.

389 Lambrianos Nikiforidis et al., »Do Mothers Spend More on Daughters While Fathers Spend More on Sons?«, *Journal of Consumer Psychology* 28, no. 1 (Jan. 2018): 149–56.

390 Douglas Almond and Yi Cheng, »Perinatal Health among 1 Million Americans« (NBER Working Paper, Aug. 2019).

Kapitel 8
Mutters Courage

391 Hidekuni Inadera, »Neurological Effects of Bisphenol A and its Analogues«, *International Journal of Medical Sciences* 12, no. 12 (Oct. 30, 2015): 926–36; Jerome Groopman, »The Plastic Panic«, *New Yorker*, May 31, 2010.

392 Siehe auch, Danielle Della Seta et al., »Bisphenol-A exposure during pregnancy and lactation affects maternal behavior in rats«, *Brain Research Bulletin* 65, no. 3 (Apr. 2005): 255–60; Sarah A. Johnson et al., »Disruption of Parenting Behaviors in California Mice, a Monogamous Rodent Species, by Endocrine Disrupting Chemicals«, *PLoS One* 10, no. 6(June 3, 2015): e0126284; Sofiane Boudalia et al., »A multi-generational study on low-dose BPA exposure in Wistar rats: Effects on maternal behavior, flavor intake and development«, *Neurotoxicology and Teratology* 41 (Jan.–Feb. 2014): 16–26.

393 Mary C. Catanese and Laura N. Vandenberg, »Bisphenol S (BPS) Alters Maternal Behavior and Brain in Mice Exposed During Pregnancy / Lactation and Their Daughters«, *Endocrinology* 158, no. 3 (Mar. 1, 2017): 516–30.

394 Holden, »Avoiding Conflict«, 1983; Holden, *Parents and the Dynamics of Child Rearing*, 73; Bornstein, »Determinants of Parenting«, 34–35.

395 Holden, *Parents and the Dynamics of Child Rearing*, 71–72.

396 Melissa A. Bright et al., »Association of Friday School Report Card Release With Saturday Incidence Rates of Agency-Verified Physical Child Abuse«, *JAMA Pediatrics* 173, no. 2 (Feb. 2019): 176–82.

397 Robert Sapolsky, *Behave: The Biology of Humans at Our Best and Worst* (New York: Penguin Press, 2017), 256. (Auf Deutsch erschienen als *Gewalt und Mitgefühl. Die Biologie menschlichen Verhaltens.* Aus dem Amerikanischen von Hainer Kober und Antoinette Gittinger, Hanser Verlag 2017, S. 327.)

398 Mary C. Catanese, Alexander Suvorov, and Laura N. Vandenberg, »Beyond a means of exposure: a new view of the mother in toxicology research«, *Toxicology Research* 4, no. 3 (May 2015): 592–612.

399 Clara V. Perani et al., »High-fat diet prevents adaptive peripartum-associated adrenal gland plasticity and anxiolysis«, *Scientific Reports* 5 (Oct. 2015): 14821.

400 Kei Hamazaki et al., »Dietary intake of fish and n-3 polyunsaturated fatty acids and risk of postpartum depression: a nationwide longitudinal study-the Japan Environment and Children's Study (JECS)«, *Psychological Medicine* 50, no. 14 (Sept.–Oct. 2020): 1–9.

401 Hrdy, *Mother Nature*, 93.

402 Anna E. Austin and Megan V. Smith, »Examining Material Hardship in Mothers: Associations of Diaper Need and Food Insufficiency with Maternal Depressive Symptoms«, *Health Equity* 1, no. 1 (Sept. 1, 2017): 127–33.

403 »Watch: Man makes life-saving catch as mother throws young son from burning balcony in Arizona«, CTV News video, July 8, 2020, https://www.youtube.com/watch?v=NsTup6SukWc.

404 Nadja Reissland et al., »Maternal stress and depression and the lateralisation of infant cradling«, *Journal of Child Psychology and Psychiatry* 50, no. 3 (Mar. 2009): 263–69.

405 Katherine M. Hillerer et al., »Lactation-induced reduction in hippocampal neurogenesis is reversed by repeated stress exposure«, *Hippocampus* 24, no. 6 (June 2014): 673–83.

406 Holekamp and Dloniak, »Fissiped Carnivores«, 232.

407 Hrdy, *Mother Nature*, 125.

408 Trevathan, *Ancient Bodies*, 71.

409 Kedir Teji Roba et al., »Seasonal variation in nutritional status and anemia among lactating mothers in two agro-ecological zones of

rural Ethiopia: A longitudinal study«, *Nutrition* 31, no. 10 (Oct. 2015): 1213–18.

410 Trevathan, *Ancient Bodies*, 45.

411 Holekamp and Dloniak, »Fissiped Carnivores«, 237.

412 Cathy M. Dwyer, »Genetic and physiological determinants of maternal behavior and lamb survival: implications for low-input sheep management«, *Journal of Animal Science* 86, supp. 14 (Apr. 2008): E246–58.

413 Winston Paul Smith, »Maternal Defense in Columbian White-Tailed Deer: When is it Worth It?«, *American Naturalist* 130, no. 2 (Aug. 1987): 310–16.

414 Lisa J. Dettling and Melissa S. Kearney, »House prices and birth rates: The impact of the real estate market on the decision to have a baby«, *Journal of Public Economics* 110 (Feb. 2014): 82–100.

415 Melissa S. Kearney and Riley Wilson, »The Family Formation Response to a Localized Economic Shock: Evidence from the Fracking Boom«, Nov. 10, 2016, https://papers.ssrn.com/sol3/papers.cfm?abstract_id=2866663.

416 Tim A. Bruckner, Laust H. Mortensen, and Ralph A. Catalano, »Spontaneous Pregnancy Loss in Denmark Following Economic Downturns«, *American Journal of Epidemiology* 183, no. 8 (Apr. 15, 2016): 701–8.

417 Kyle Carlson, »Red Alert: Prenatal Stress and Plans to Close Military Bases«, *American Journal of Health Economics* 4, no. 3 (Summer 2018): 287–320.

418 Elizabeth Preston, »During Coronavirus Lockdown, Some Doctors Wondered: Where Are the Preemies?«, *New York Times*, July 19, 2020. See also: Claire E. Margerison-Zilko et al., »Post-term birth as a response to environmental stress: The case of Sept. 11, 2001«, *Evolution, Medicine, and Public Health* 2015, no. 1 (Jan. 16, 2015): 13–20.

419 Kyle Carlson, »Fear itself: The effects of distressing economic news on birth outcomes«, *Journal of Health Economics* 41 (May 2015): 117–32.

420 Janelle Downing and Tim Bruckner, »Subprime Babies: The Foreclosure Crisis and Initial Health Endowments«, *RSF: The Russell Sage Foundation Journal of the Social Sciences: RSF* 5, no. 2 (Mar. 2019): 123–40.

421 Tim Bruckner and Ralph A. Catalano, »Economic Antecedents of Sudden Infant Death Syndrome«, *Annals of Epidemiology* 16, no. 6 (June 2006): 415–22

422 Tim Bruckner, »Metropolitan Economic Decline and Infant Mortality due to Unintentional Injury«, *Accident Analysis & Prevention* 40, no. 6 (Nov. 2008): 1797–803.

423 Jeremy D. Coplan et al., »Synchronized Maternal-Infant Elevations of Primate CSF CRF Concentrations in Response to Variable Foraging Demand«, *CNS Spectrums* 10, no. 7 (July 2005): 530–36.

424 Shariful Syed et al., »Glucagon like Peptide 1 as a Predictor of Telomere Length in Non Human Primate Exposed to Early Life Stress«, *Biological Psychiatry* 81, no. 10, suppl. (May 15, 2017): S344.

425 Robert J. Quinlan, »Human parental effort and environmental risk«, *Proceedings of the Royal Society B* 274, no. 1606 (Jan. 7, 2007): 20063690.

426 Jonathan Levy et al., »Chronic trauma impairs the neural basis of empathy in mothers: Relations to parenting and children's empathic abilities«, *Developmental Cognitive Neuroscience* 38 (Aug. 2019): 100658.

427 Zhiyong Qu et al., »The Impact of the catastrophic earthquake in China's Sichuan province on the mental health of pregnant women«, *Journal of Affective Disorders* 136, nos. 1–2 (Jan. 2012): 117–23.

428 Aya Goto et al., »Immediate effects of the Fukushima nuclear power plant disaster on depressive symptoms among mothers with infants: a prefectural-wide cross-sectional study from the Fukushima Health Management Survey«, *BMC Psychiatry* 15, no. 59 (2015); Evelyn J. Bromet, »Emotional Consequences of Nuclear Power Plant Disasters«, *Health Physics* 106, no. 2 (Feb. 2014): 206–10.

429 Liz Ford, »Young lives hang by a thread as past haunts Rohingya mothers«, *Guardian*, Mar. 29, 2018; Sammy Zahran et al., »Maternal exposure to hurricane destruction and fetal mortality«, *Journal of Epidemiology and Community Health* 68, no. 8 (Aug. 2014): 760–66.

430 Sohye Kim et al., »Mothers' unresolved trauma blunts amygdala response to infant distress«, *Social Neuroscience* 9, no. 4 (2014): 352–63.

431 Mehr dazu bei Jay Belsky, Laurence Steinberg, and Patricia Draper, »Childhood Experience, Interpersonal Development, and Reproductive Strategy: An Evolutionary Theory of Socialization«, *Child*

Development 62, no. 4 (Aug. 1991): 647–70; Frances A. Champagne and James P. Curley, »The Trans-Generational Influence of Maternal Care on Offspring Gene Expression and Behavior in Rodents«, in Maestripieri and Mateo, *Maternal Effects in Mammals*, 195; Laetitia A. N'Dri et al., »The Invisible Threat: Bisphenol-A and Phthalates in Environmental Justice Communities«, *Environmental Justice* 8, no. 1 (Feb. 2015): 15–19; Ami R. Zota, Cassandra A. Phillips, and Susanna D. Mitro, »Recent Fast Food Consumption and Bisphenol A and Phthalates Exposures Among the U.S. Population in NHANES, 2003– 2010«, *Environmental Health Perspectives* 124, no. 10 (Oct. 2016): 1521–28.

432 Paul W. B. Bywaters et al., *The relationship between poverty, child abuse and neglect: an evidence review*, Joseph Rowntree Foundation, Mar. 3, 2016; Dawn E. Dailey et al., »An Exploration of Lifetime Trauma Exposure in Pregnant Low-income African American Women«, *Maternal and Child Health Journal* 15, no. 3 (2011): 410–18.

433 James W. Collins Jr. et al., »Women's lifelong exposure to neighborhood poverty and low birth weight: a population-based study«, *Maternal and Child Health Journal* 13, no. 3 (May 2009): 326–33.

434 Linda H. Chaudron et al., »Accuracy of Depression Screening Tools for Identifying Postpartum Depression Among Urban Mothers«, *Pediatrics* 125, no. 3 (Mar. 2010): e609–e617.

435 Robert H. Bradley, »Environment and Parenting«, in Bornstein, *Handbook of Parenting*, 2:290.

436 Snehal N. Shah et al., »Housing Quality and Mental Health: the Association between Pest Infestation and Depressive Symptoms among Public Housing Residents«, *Journal of Urban Health* 95 (2018): 691–702.

437 Pilyoung Kim et al., »Socioeconomic disadvantage, neural responses to infant emotions, and emotional availability among first-time new mothers«, *Behavioural Brain Research* 325, pt. B (May 15, 2017): 188–96; Pilyoung Kim, Christian Capistrano, and Christina Congleton, »Socioeconomic disadvantages and neural sensitivity to infant cry: role of maternal distress«, *Social Cognitive and Affective Neuroscience* 11, no. 10 (Oct. 2016): 1597–607.

438 Kate Walsh et al., »Maternal prenatal stress phenotypes associate with fetal neurodevelopment and birth outcomes«, *PNAS* 116, no. 48 (Nov. 26, 2019): 23996–24005.

439 Douglas Almond and Lena Edlund, »Trivers-Willard at birth and one year: evidence from US natality data 1983– 2001«, *Proceedings of the Royal Society B* 274, no. 1624 (Oct. 7, 2007): 2491–96.

440 Elissa Z. Cameron and Fredrik Dalerum, »A Trivers-Willard Effect in Contemporary Humans: Male-Biased Sex Ratios among Billionaires«, *PLoS ONE* 4, no. 1 (Jan. 14, 2009): e4195.

441 Shige Song, »Spending patterns of Chinese parents on children's backpacks support the Trivers-Willard hypothesis: Results based on transaction data from China's largest online retailer«, *Evolution and Human Behavior* 39, no. 3 (May 2018): 336–42; Rosemary L. Hopcroft and David O. Martin, »Parental Investments and Educational Outcomes: Trivers-Willard in the U.S.«, *Frontiers in Sociology* 1, no. 3 (Mar. 31, 2016).

442 »Parents Spend More on Girls Than on Boys in a Recession«, NBCNews.com, May 19, 2015, https://www.nbcnews.com/better/money/parents-spend-more-girls-boys-recession-n361441.

443 Tim A. Bruckner et al., »Economic downturns and male cesarean deliveries: A time-series test of the economic stress hypothesis«, *BMC Pregnancy and Childbirth* 14, no. 198 (2014).

444 Tim A. Bruckner, Ralph Catalano, and Jennifer Ahern, »Male fetal loss in the U.S. following the terrorist attacks of Sept. 11, 2001«, *BMC Public Health* 10, no. 273 (2010).

445 Tim A. Bruckner et al., »Preterm birth and selection *in utero* among males following the November 2015 Paris attacks«, *International Journal of Epidemiology* 48, no. 5 (Oct. 2019): 1614–22.

446 Tim A. Bruckner and Jenna Nobles, »Intrauterine stress and male cohort quality: The case of Sept. 11, 2001«, *Social Science & Medicine* 76 (Jan. 2013): 107–14; Timothy A. Bruckner, et al., »Culled males, infant mortality and reproductive success in a pre-industrial Finnish population«, *Proceedings of the Royal Society B* 282 (Jan. 22, 2015): 20140835; Ralph Catalano et al., »Selection against small males *in utero*: a test of the Wells hypothesis«, *Human Reproduction* 27, no. 4 (Apr. 2012): 1202–8.

447 Madhukar Shivajirao Dama, »Parasite Stress Predicts Offspring Sex Ratio«, *PLoS ONE* 7, no. 9 (Sept. 26, 2012): e46169; Nicholas J. Sanders and Charles F. Stoecker, »Where Have All the Young Men Gone? Using Gender Ratios to Measure Fetal Death Rates« (NBER Working Paper 17434, National Bureau of Economic Research,

Sept. 2011); Ralph Catalano, Tim A. Bruckner, and Kirk R. Smith, »Ambient temperature predicts sex ratios and male longevity«, *PNAS* 105, no. 6 (Feb. 12, 2008): 2244–47.

448 Fiona Mathews, Paul J. Johnson, and Andrew Neil, »You are what your mother eats: evidence for maternal preconception diet influencing foetal sex in humans«, *Proceedings of the Royal Society B* 275, no. 1643 (Apr. 22, 2008): 1661–68.

449 Katie Hinde et al., »Cortisol in mother's milk across lactation reflects maternal life history and predicts infant temperament«, *Behavioral Ecology* 26, no. 1 (Jan.–Feb. 2015): 269–81.

450 Katherine R. Grey et al., »Human milk cortisol is associated with infant temper ament«, *Psychoneuroendocrinology* 38, no. 7 (July 2013): 1178–85.

451 Tomás Cabeza de Baca, Aurelio José Figueredo, and Bruce J. Ellis, »An Evolutionary Analysis of Variation in Parental Effort: Determinants and Assessment«, *Parenting* 12, nos. 2–3 (2012): 94–104.

Kapitel 9
Die Mutter aller Mamakräfte

452 American Society of Anesthesiologists, »Postpartum depression linked to mother's pain after childbirth«, ScienceDaily, Oct. 14, 2018, https://www.sciencedaily.com/releases/2018/10/181014142700.htm.

453 Sarah Wilson, »The Other Costs of Children: Motherhood, Substance Use, and Depression«, (abstract), Nov. 2019, https://ssrn.com/abstract=3483569.

454 Walsh et al., »Maternal prenatal stress phenotypes.«

455 Brooke A. Scelza and Katie Hinde, »Crucial Contributions: A Biocultural Study of Grandmothering During the Perinatal Period«, *Human Nature* 30 (Dec. 2019): 371–97.

456 Hrdy, *Mothers and Others*, 104.

457 Corter and Fleming, »Psychobiology«, 150.

458 James P. Curley and Frances A. Champagne, »Influence of maternal care on the developing brain: mechanisms, temporal dynamics and sensitive periods«, *Frontiers in Neuroendocrinology* 40 (Jan. 2016): 52–66.

459 Eric Michael Johnson, »A primatologist discovers the social factors responsible for maternal infanticide«, ScientificAmerican.com, Nov. 22, 2010, https://blogs.scientificamerican.com/guest-blog/a-primatologist-discovers-the-social-factors-responsible-for-maternal-infanticide/.

460 Stuart Semple, Melissa S. Gerald, and Dianne N. Suggs, »Bystanders affect the outcome of mother-infant interactions in rhesus macaques«, *Proceedings of the Royal Society B* 276, no. 1665 (Mar. 11, 2009): 2257–62.

461 Scelza and Hinde, »A Biocultural Study.«

462 Quoctrung Bui and Claire Cain Miller, »The Typical American Lives Only 18 Miles From Mom«, *New York Times*, Dec. 23, 2015.

463 B. Campos et al., »Familialism, social support, and stress: Positive implications for pregnant Latinas«, *Cultural Diversity & Ethnic Minority Psychology* 14, no. 2 (2008): 155–62.

464 Verdolin, *Raised by Animals*, 3.

465 Bjørn Dahle and Jon E. Swenson, »Family Breakup in Brown Bears: Are Young Forced to Leave?«, *Journal of Mammalogy* 84, no. 2 (May 30, 2003): 536–40.

466 Marc Naguib, Melanie Kober, and Fritz Trillmich, »Mother is not like mother: Concurrent pregnancy reduces lactating guinea pigs' responsiveness to pup calls«, *Behavioural Processes* 83, no. 1 (Jan. 2010): 79–81.

467 Sarah Blaffer Hrdy, »Meet the Alloparents«, *Natural History Magazine*, Apr. 2009; Natalie Angier, »Weighing the Grandma Factor: In Some Societies, It's a Matter of Life and Death«, *New York Times*, Nov. 5, 2002.

468 Susan C. Alberts et al., »Reproductive aging patterns in primates reveal that humans are distinct«, *PNAS* 110, no. 33 (Aug. 13, 2013): 13440–45; Lauren J. N. Brent et al., »Ecological Knowledge, Leadership, and the Evolution of Menopause in Killer Whales«, *Current Biology* 25, no. 6 (Mar. 16, 2015): 746–50.

469 Hrdy, *Mother Nature*, 47.

470 Cindy K. Barha et al., »Number of Children and Telomere Length in Women: A Prospective, Longitudinal Evaluation«, *PLoS ONE* 11, no. 1 (Jan. 5, 2016): e0146424.

471 Bridget Alex, »The Grandmother Hypothesis Could Explain Why Women Live So Long«, *Discover*, Apr. 1, 2019, https://www.discover-

magazine.com/planet-earth/the-grandmother-hypothesis-could-explain-why-women-live-so-long.

472 David Waynforth, »Grandparental investment and reproductive decisions in the longitudinal 1970 British cohort study«, *Proceedings of the Royal Society B* 279 11, no. 1 (Sept. 14, 2012): 1155–60.

473 Jennifer Hahn-Holbrook et al., »Placental Corticotropin-Releasing Hormone Mediates the Association Between Prenatal Social Support and Postpartum Depression«, *Clinical Psychological Science* 1, no. 3 (July 1, 2013): 253–64.

474 Scelza and Hinde, »A Biocultural Study.«

475 Ibid. Anne Noyes Saini, »Pigs' feet and roasted ginger made my traditional postpartum month off«, *The World*, Dec. 17, 2014, https://www.pri.org/stories/2014-12-17/pigs-feet-and-roasted-ginger-made-my-traditional-post partum-month.

476 Scelza and Hinde, »A Biocultural Study.«

477 Ibid.

478 Ellen Y. Wan et al., »Postpartum depression and traditional postpartum care in China: Role of Zuoyuezi«, *International Journal of Gynecology & Obstetrics* 104, no. 3 (Mar. 2009): 209–13.

479 Euler, »Grandparents and Extended Kin«, in Salmon and Shackelford, *Oxford Handbook*, 187.

480 Hrdy, *Mothers and Others*, 266.

481 Gerald G. Carter, Damien R. Farine, and Gerald S. Wilkinson, »Social bet-hedging in vampire bats«, *Biology Letters* 13, no. 5 (May 24, 2017): 20170112.

482 Hrdy, *Mothers and Others*, 272.

483 Barry X. Kuhle and Sara Radtke, »Born Both Ways: The Alloparenting Hypothesis for Sexual Fluidity in Women«, Evolutionary Psychology (Apr. 1, 2013).

484 Ellison, *Mommy Brain*, 95–96.

485 Kay Donahue Jennings, Vaughan Stagg, and Robin E. Connors, »Social Networks and Mothers' Interactions with Their Preschool Children«, *Child Development* 62, no. 5 (Oct. 1991): 966–78.

486 DeWolf, »12 Stats About Working Women.«

487 Ben Renner, »Cruelty Begets Cruelty: A Toxic Workplace Turns Women Into Worse Mothers, Study Finds«, Study Finds.org, Oct. 12, 2019, https://www.studyfinds.org/cruelty-begets-cruelty-toxic-workplace-turns-women-into-worse-mothers/; Klaus Preisner et

al., »Closing the Happiness Gap: The Decline of Gendered Parenthood Norms and the Increase in Parental Life Satisfaction«, *Gender & Society* 34, no. 1 (Feb. 1, 2020): 31–55.

488 Elizabeth Mendes, Lydia Saad, and Kyley McGeeney, »Stay-at-Home Moms Report More Depression, Sadness, Anger«, Gallup. com, May 18, 2012, https://news.gallup.com/poll/154685/stay-home-moms-report-depression-sadness-anger.aspx.

489 Richard J. Petts, »Time Off After Childbirth and Mothers' Risk of Depression, Parenting Stress, and Parenting Practices«, *Journal of Family Issues* 39, no. 7 (May 1, 2018): 1827–54.

490 Emma Goldberg, »When the Surgeon Is a Mom«, *New York Times*, Dec. 20, 2019.

491 Erika L. Sabbath et al., »The long-term mortality impact of combined job strain and family circumstances: A life course analysis of working American mothers«, *Social Science & Medicine* 146 (Dec. 2015): 111–19; Peter Hepburn, »Work Scheduling for American Mothers, 1990 and 2012«, *Social Problems* 67, no. 4 (Nov. 2020): 741–62. Kerri M. Raissian and Lindsey Rose Bullinger, »Money matters: Does the minimum wage affect child maltreatment rates?«, *Children and Youth Services Review* 72 (Jan. 2017): 60–70. Erin K. Kaplan, Courtney A. Collins, and Frances; A. Tylavsky, »Cyclical unemployment and infant health«, *Economics & Human Biology* 27, pt. A (Nov. 2017): 281–88.

492 »What makes a happy working mom?«, ScienceDaily, Dec. 6, 2017, https://www.sciencedaily.com/releases/2017/12/171206122517.htm.

493 Bhashkar Mazumder and Zachary Seeskin, »Breakfast Skipping, Extreme Commutes, and the Sex Composition at Birth«, *Biodemography and Social Biology* 61, no. 2 (2015): 187–208.

494 Paula Sheppard, Justin R. Garcia, and Rebecca Sear, »A-Not-So-Grim Tale: How Childhood Family Structure Influences Reproductive and Risk-Taking Outcomes in a Historical U.S. Population«, *PLoS ONE* 9, no. 3 (Mar. 5, 2014): e89539.

495 Xiaozhong Wen et al., »Sociodemographic differences and infant dietary patterns«, *Pediatrics* 134, no. 5 (Nov. 2014): e1387–e1398.

496 Kimberly Mangla et al., »Maternal self-harm deaths: an unrecognized and preventable outcome«, *American Journal of Obstetrics and Gynecology* 221, no. 4 (Oct. 1, 2019): 295–303.

497 »Giving life and dying of loneliness: many new mothers commit

suicide in Japan«, AsiaNews.it, Sept. 11, 2018, http://www.asianews.it/news-en/Giving-life-and-dying-of-loneliness:-many-new-mothers-commit-suicide-in-Japan-44902.html.

498 Ker Than, »Wild Sex: Where Monogamy Is Rare«, LiveScience, Nov. 20, 2006, https://www.live science.com/1135-wild-sex-monogamy-rare.html.

499 Mary J. Levitt, Ruth A. Weber, and M. Cherie Clark, »Social network relationships as sources of maternal support and wellbeing«, *Developmental Psychology* 22, no. 3 (1986): 310–16.

500 Rand D. Conger et al., »Disrupting intergenerational continuity in harsh and abusive parenting: The importance of a nurturing relationship with a romantic partner«, *Journal of Adolescent Health* 53, no. 4, suppl. (Oct. 1, 2013): S11–S17.

501 Bornstein, »Determinants of Parenting«, 35, 37; Holden, *Parents and the Dynamics of Child-Rearing*, 77.

502 Jian-Hua Ren et al., »Mental Disorders of Pregnant and Postpartum Women After Earthquakes: A Systematic Review«, *Disaster Medicine and Public Health Preparedness* 8, no. 4 (Aug. 2014): 315–25.

503 Petra Persson and Maya Rossin-Slater, »When Dad Can Stay Home: Fathers' Workplace Flexibility and Maternal Health« (NBER Working Paper 25902, National Bureau of Economic Research, Oct. 2019).

504 Tomás Cabeza de Baca et al., »Lack of partner impacts newborn health through maternal depression: A pilot study of low-income immigrant Latina women«, *Midwifery* 64 (Sept. 2018): 63–68; T. Colton, B. Lanzen, and W. Laverty, »Family structure, social capital, and mental health disparities among Canadian mothers«, *Public Health* 129, no. 6 (June 2015): 639–47; Raeburn, *Do Fathers Matter?*, 78.

505 Amar Hamoudi and Jenna Nobles, »Do Daughters Really Cause Divorce? Stress, Pregnancy, and Family Composition«, *Demography* 51, no. 4 (Aug. 2014): 1423–49.

506 Rebecca L. Burch and Gordon G. Gallup Jr., »Perceptions of paternal resemblance predict family violence«, *Evolution and Human Behavior* 21, no. 6 (Nov. 2000): 429–35.

507 Leah C. Hibel et al., »Marital conflict sensitizes mothers to infant irritability: A randomized controlled experiment«, *Infant and Child Development* 28, no. 3 (May / June 2019): e2127.

508 Nadia Pancsofar et al., »Family relationships during infancy and later mother and father vocabulary use with young children«, *Early Childhood Research Quarterly* 23, no. 4 (4th Quarter 2008): 493–503.

509 »Children in single-mother-by-choice families do just as well as those in two-parent families«, ScienceDaily, July 5, 2017, https://www.sciencedaily.com/releases/2017/07/170705095332.htm.

510 Oliver J. Bosch et al., »Abandoned prairie vole mothers show normal maternal care but altered emotionality: Potential influence of the brain corticotropin-releasing factor system«, *Behavioural Brain Research* 341 (Apr. 2, 2018): 114–21.

Kapitel 10
Mutter werden ist nicht schwer ...

511 Michal Bat Or, »Clay sculpting of mother and child figures encourages mentalization«, *Arts in Psychotherapy* 37, no. 4 (Sept. 2010): 319–27; Deirdre Timlin and Ellen Elizabeth Anne Simpson, »A preliminary randomised control trial of the effects of Dru yoga on psychological well-being in Northern Irish first time mothers«, *Midwifery* 46 (Mar. 2017): 29–36; Jamshid Tabeshpour et al., »A double-blind, randomized, placebo-controlled trial of saffron stigma (*Crocus sativus* L.) in mothers suffering from mild-to-moderate postpartum depression«, *Phytomedicine* 36 (Dec. 1, 2017): 145–52; R. F. Slykerman et al., »Effect of *Lactobacillus rhamnosus* HN001 in Pregnancy on Postpartum Symptoms of Depression and Anxiety: A Randomised Double-blind Placebo-controlled Trial«, *EBioMedicine* 24 (Oct. 2017): 159–65; Rachel Y. Moon et al., »Comparison of Text Messages Versus E-mail When Communicating and Querying with Mothers About Safe Infant Sleep«, *Academic Pediatrics* 17, no. 8 (Nov.–Dec. 2017): 871–78; Erin M. Murphy et al., »Randomized Trial of Harp Therapy During In Vitro Fertilization-Embryo Transfer«, *Journal of Evidence-Based Complementary and Alternative Medicine* 19, no. 2 (Apr. 2014): 93–8; Dan A. Oren et al., »An Open Trial of Morning Light Therapy for Treatment of Antepartum Depression«, *American Journal of Psychiatry* 159, no. 4 (Apr. 2002): 666–69.

512 R. Ne'eman et al., »Intranasal administration of oxytocin increases human aggressive behavior«, *Hormones and Behavior* 80, (Apr. 2016): 125–31; Ritu Bhandari et al., »Effects of intranasal oxytocin administration on memory for infant cues: Moderation by childhood emotional maltreatment«, *Social Neuroscience* 9, no. 5 (June 2014): 536–47.

513 Whitney P. Witt et al., »Access to Adequate Outpatient Depression Care for Mothers in the USA: A Nationally Representative Population-Based Study«, *Journal of Behavioral Health Services & Research* 38, no. 2 (Apr. 2011): 191–204.

514 »FDA approves first treatment for post-partum depression«, FDA news release, Mar. 19, 2019, https://www.fda.gov/news-events/press-announcements/fda-approves-first-treatment-post-partum-depression.

515 James E. Swain et al., »Parent-child intervention decreases stress and increases maternal brain activity and connectivity during own baby-cry: An exploratory study«, *Development and Psychopathology* 29, no. 2 (May 2017): 535–53.

516 Katy Backes Kozhimannil et al., »New Jersey's Efforts to Improve Postpartum Depression Care Did Not Change Treatment Patterns for Women on Medicaid«, *Health Affairs* 30, no. 2 (Feb. 2011).

517 Chih Ming Tan, Xiao Wang, and Xiaobo Zhang, »It's all in the stars: The Chinese zodiac and the effects of parental investments on offspring's cognitive and noncognitive skill development« (IFPRI Discussion Paper 1708, International Food Policy Research Institute, 2018).

518 Traig, *Act Natural*, 104; Ruth Franklin, »No Book Will Fix What's Wrong With American Parenting«, *New Republic*, Feb. 22, 2012, https://newrepublic.com/article/100955/druckerman-parenting-french-children-bebe-brooklyn.

519 Traig, *Act Natural*, 164–65, 173.

520 Sapolsky, *Behave*, 276–79.

521 Stacey N. Doan and Qi Wang, »Maternal Discussions of Mental States and Behaviors: Relations to Emotion Situation Knowledge in European American and Immigrant Chinese Children«, *Child Development* 81, no. 5 (Sept.–Oct. 2010): 1490–503; Sapolsky, *Behave*, 276; Suero Toda, Alan Fogel, and Masatoshi Kawai, »Maternal speech to three-month-old infants in the United States and Japan«,

Journal of Child Language 17, no. 2 (June 1990): 279–94; Anne Fernald and Hiromi Morikawa, »Common Themes and Cultural Variations in Japanese and American Mothers' Speech to Infants«, *Child Development* 64, no. 3 (June 1993): 637–56.

522 Hyun-Joo Lim and Tina Skinner, »Culture and motherhood: Findings from a qualitative study of East Asian mothers in Britain«, *Families, Relationships, and Societies* 1, no. 3 (Nov. 2012): 327–43; Harkness and Super, »Culture and Parenting«, 273; Meg Murphy, »Surprising number of Japanese kids still bathe with their parents up until high school«, Japan Today, Jan. 25, 2016, https://japan-today.com/category/features/lifestyle/surprising-number-of-japa-nese-kids-still-bathe-with-their-parents-up-until-high-school.

523 Sapolsky, *Behave*, 279–81.

524 Marc H. Bornstein et al., »Modalities of Infant-Mother Interaction in Japanese, Japanese American Immigrant, and European American Dyads«, *Child Development* 83, no. 6 (Nov./Dec. 2012): 2073–88; Linda R. Cote et al., »The Acculturation of Parenting Cognitions: A Comparison of South Korean, Korean Immigrant, and European American Mothers«, *Journal of Cross-Cultural Psychology* 46, no. 9 (Oct. 1, 2015): 1115–30.

525 Ben Ost and Eva Dziadula, »Gender preference and age at arrival among Asian immigrant mothers in the US«, *Economics Letters* 145 (Aug. 2016), 286–90.

526 Jean M. Twenge, Emodish M. Abebe, and W. Keith Campbell, »Fitting In or Standing Out: Trends in American Parents' Choices for Children's Names, 1880–2007«, *Social Psychological and Personality Science* 1, no. 1(Jan. 2010): 19–25.

527 Sapolsky, *Behave*, 276–77.

528 David Lancy, *The Anthropology of Childhood: Cherubs, Chattel, Changelings* (Cambridge, UK: Cambridge University Press: 2008), 249.

529 Golden, *Babies Made Us Modern*, 207.

530 Sapolsky, *Behave*, 272.

531 Emily Smith-Greenaway and Jenny Trinitapoli, »Maternal cumulative prevalence measures of child mortality show heavy burden in sub-Saharan Africa«, *PNAS* 117, no. 8 (Feb. 25, 2020): 4027–33.

532 »Why American infant mortality rates are so high«, ScienceDaily, Oct. 13, 2016, https://www.sciencedaily.com/releases/2016/10/16 1013103132.htm.

533 Giudice and Belsky, »Parent-Child Relationships«, 75.

534 Lancy, *Raising Children*, 38.

535 Jennifer Hahn-Holbrook, Taylor Cornwell-Hinrichs, and Itzel Anaya, »Economic and Health Predictors of National Postpartum Depression Prevalence: A Systematic Review, Metaanalysis, and Meta-Regression of 291 Studies from 56 Countries«, *Frontiers in Psychiatry* 8, no. 248 (Feb. 1, 2017).

536 David F. Lancy, »Accounting for Variability in Mother-Child Play«, *American Anthropologist* 109, no. 2 (June 2007).

537 Jimin Sung et al., »Exploring temperamental differences in infants from the USA and the Netherlands«, *European Journal of Developmental Psychology* 12, no. 1 (2015): 15–28.

538 Peter Adamson, »Child Well-being in Rich Countries: A Comparative Overview«, *Innocenti Report Card* no. 11, UNICEF, Apr. 2013.

539 Maria A. Gartstein et al., »Is prenatal maternal distress context-dependent? Comparing United States and the Netherlands«, *Journal of Affective Disorders* 260 (Jan. 1, 2020): 710–15.

540 Tyan Parker Dominguez et al., »Racial differences in birth outcomes: The role of general, pregnancy, and racism stress«, *Health Psychology* 27, no. 2 (Mar. 2008): 194–203; Clayton J. Hilmert, »Lifetime racism and blood pressure changes during pregnancy: Implications for fetal growth«, *Healthy Psychology* 33, no. 1 (2014): 43–51; Linda Villarosa, »Why America's Black Mothers and Babies Are in a Life-or-Death Crisis«, *New York Times Magazine*, Apr. 11, 2018.

541 Christopher W. Jones et al., »Differences in placental telomere length suggest a link between racial disparities in birth outcomes and cellular aging«, *American Journal of Obstetrics and Gynecology* 26, no. 3 (Mar. 1, 2017): 294.e1–294.e8.

542 Nina Feldman and Aneri Pattani, »Black mothers get less treatment for postpartum depression than other moms«, KHN, Dec. 6, 2019, https://khn.org/news/black-mothers-get-less-treatment-for-postpartum-depression-than-other-moms/; Chelsea O. McKinney et al., »Racial and Ethnic Differences in Breastfeeding«, *Pediatrics* 138, no. 2 (Aug. 2016): e20152388.

543 Helena J. V. Rutherford et al., »Disruption of maternal parenting circuitry by addictive process: rewiring of reward and stress systems«, *Frontiers in Psychiatry* 2, no. 37 (July 6, 2011); Sohye Kim

et al., »Mothers with substance addictions show reduced reward responses when viewing their own infant's face«, *Human Brain Mapping* 38, no. 11 (Nov. 2017): 5421–39.

544 S. C. Haight et al., »Opioid Use Disorder Documented at Delivery Hospitalization-United States, 1999–2014«, *Morbidity and Mortality Weekly Report* 67 (2018): 845–49.

545 Alex F. Peahl et al., »Rates of New Persistent Opioid Use After Vaginal or Cesarean Birth Among US Women«, *Obstetrics and Gynecology* 2, no. 7 (July 26, 2019): e197863.

546 Brandon T. McDaniel and Jenny S. Radesky, »Technoference: Parent Distraction With Technology and Association With Child Behavior Problems«, *Child Development* 89, no. 1 (Jan. / Feb. 2018): 100–109; Tiffany G. Munzer et al., »Differences in Parent-Toddler Interactions with Electronic Versus Print Books«, *Pediatrics* 143, no. 4 (Apr. 1, 2019); Jenny Radesky et al., »Maternal Mobile Device Use During a Structured Parent-Child Interaction Task«, *Academic Pediatrics* 15, no. 2 (Mar. 1, 2015): 238–44.

547 Joanne N. Wood et al., »Local Macroeconomic Trends and Hospital Admissions for Child Abuse, 2000–2009«, *Pediatrics* 130, no. 2 (Aug. 2012): e358–e364; William Schneider, Jane Waldfogel, and Jeanne Brooks-Gunn, »The Great Recession and risk for child abuse and neglect«, *Children and Youth Services Review* 72 (Jan. 2017): 71–81.

548 Beth Greenfield, »The Surprising Reason More Kids Are Getting Hurt at the Playground«, Yahoo Parenting, Nov. 13, 2014, https://www.yahoo.com/news/the-surprising-reason-more-kids-are-getting-hurt-at-the-102543542767.html.

549 Sabina Castelfranco, »Italy Launches ›Land for Children‹ Plan to Fight Declining Birthrate«, VOA News, Nov. 2, 2018, https://www.voanews.com/europe/italy-launches-land-children-plan-fight-declining-birthrate.

550 Holly Elyatt, »Have four or more babies in Hungary and you'll pay no income tax for life, prime minister says«, CNBC, Feb. 11 2019, https:// www.cnbc.com/2019/02/11/have-four-or-more-babies-in-hungary-and-youll-pay-no-income-tax-for-life.html; »Poland to grant pensions to stay-at-home mums of four«, Reuters, Jan. 22, 2019, https://www.reuters.com/article/us-poland-benefit/poland-to-grant-pensions-to-stay-at-home-mums-of-four-idUSKCN1PG1RM.

551 Dylan Matthews, »Mitt Romney and Michael Bennet just unveiled a basic income plan for kids«, Vox, Dec. 16, 2019, https://www.vox.com/future-perfect/2019/12/16/21024222/mitt-romney-michael-bennet-basic-income-kids-child-allowance

552 Katy Backes Kozhimannil, Michael R. Law, and Beth A. Virnig, »Cesarean Delivery Rates Vary Tenfold Among US Hospitals; Reducing Variation May Address Quality and Cost Issues«, *Health Affairs* 32, no. 3 (Mar. 2013).

553 Carine Milcent and Saad Zbiri, »Prenatal care and socioeconomic status: effect on cesarean delivery«, *Health Economics Review* 8, no. 7 (2018).

554 Rachelle Jones, Liz Jones, and Anne-Marie Feary, »The Effects of Single-Family Rooms on Parenting Behavior and Maternal Psychological Factors«, *Journal of Obstetric, Gynecological & Neonatal Nursing* 45, no. 3 (May–June 2016): 359–70; Bente Silnes Tandberg et al., »Parent-Infant Closeness, Parents' Participation, and Nursing Support in Single-Family Room and Open Bay NICUs«, *Journal of Perinatal & Neonatal Nursing* 32, no. 4 (Oct./Dec. 2018): e22–e32; Nancy Feeley, et al., »A comparative study of mothers of infants hospitalized in an open ward neonatal intensive care unit and a combined pod and single-family room design«, *BMC Pediatrics* 20, no. 38 (2020).

555 Debra Kamin, »These upscale Israeli hotels are designed for new moms and babies«, Times of Israel, Feb. 4, 2017, https://www.timesofisrael.com/these-upscale-israeli-hotels-are-designed-for-new-moms-and-babies/.

556 »Women's Resort Opens Lakewood«, COLlive, May 1, 2018, https://collive.com/womens-resort-opens-lakewood/.

557 Carrie Arnold, »Do ›Baby-Friendly‹ Hospitals Work for All Moms?«, *New York Times*, Apr. 18, 2020.

558 Sarah Gardner, »Finland's ›baby box‹ is a tradition full of nudges«, Marketplace, Dec. 28, 2016, https://www.marketplace.org/2016/12/28/baby-box/.

559 Catherine Pearson, »What the French Get So Right About Taking Care of Newborns«, *HuffPost*, Jan. 17, 2017, https://www.huffpost.com/entry/what-the-french-get-so-right-about-taking-care-of-new-moms_n_587d27b4e4b086022ca939c4.

560 Maureen Sayres Van Niel et al., »The Impact of Paid Maternity

Leave on the Mental and Physical Health of Mothers and Children: A Review of the Literature and Policy Implications«, *Harvard Review of Psychiatry* 28, no. 2 (Mar./Apr. 2020): 113–26.

561 Ibid.

562 Ibid.

563 Christopher Ingraham, »The world's richest countries guarantee mothers more than a year of paid maternity leave. The U.S. guarantees them nothing«, *Washington Post*, Feb. 5, 2018.

564 Ibid.

565 Nina Martin, »Redesigning Maternal Care: OB-GYNs Are Urged to See New Mothers Sooner And More Often«, NPR / ProPublica, Apr. 23, 2018, https://www.npr.org/2018/04/23/605006555/redesigning-maternal-care-ob-gyns-are-urged-to-see-new-mothers-sooner-and-more-often

566 Charlotte Hutting, »What Is a Kraamverzorgster and Where Can I Find One?«, Amsterdam Mamas, https://amsterdam-mamas.nl/articles/what-kraamverzorgster-and-where-can-i-find-one; Gaby Hinsliff, »Here's What It's Like to Live In A Country That Actually Cares About Mothers«, *Huff-Post*, July 17, 2019, https://www.huffpost.com/entry/maternity-leave-postpartum-america-best-countries_n_5d1dc5f4e4b0f312567f5277.

567 Vergl. https://www.tresillian.org.au/about-us/what-we-do/residential-stay/.

568 Kimberly Paterson, »Plunket nurse«, Kiwi Families, https://www.kiwifamilies.co.nz/articles/plun ket-nurse/.

569 Margie H. Davenport et al., »Moms Are Not OK: COVID-19 and Maternal Mental Health«, *Frontiers in Global Women's Health* 1, no. 1 (June 19, 2020); Tim Henderson, »Mothers Are 3 Times More Likely Than Fathers to Have Lost Jobs in Pandemic«, Pew Stateline, Sept. 28, 2020, https://www.pewtrusts.org/en/research-and-analysis/blogs/stateline/2020/09/28/mothers-are-3-times-more-likely-than-fathers-to-have-lost-jobs-in-pandemic; Kim Elsesser, »Moms Cut Work Hours Four Times More Than Dads During Pandemic«, Forbes.com, July 19, 2020, https://www.forbes.com/sites/kimelsesser/2020/07/17/moms-cut-work-hours-four-times-more-than-dads-during-pandemic/?sh= 376fe98a49ca.; Ghadir Zreih et al., »Maternal perceptions of sleep problems among children and mothers during the coronavirus disease 2019 (COVID-19)

pandemic in Israel«, *Journal of Sleep Research* (Sept. 29, 2020): e13201.

570 Maressa Brown, »How Clear C-Section Drapes Let Moms Meet Their Babies in a New Way«, *Parents*, Sept. 16, 2019.

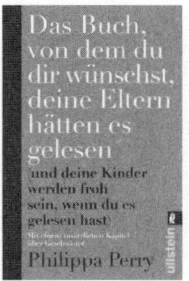
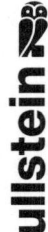